clave

Xevi Verdaguer es psiconeuroinmunólogo (PNI), nutricionista, fisioterapeuta especializado en acupuntura, osteopatía, posturología integrativa e hipnosis clínica, director del máster en Psiconeuroinmunoendocrinología (PNIE) Xevi Verdaguer y divulgador científico.

Su visión holística de la salud, basada en las investigaciones científicas más recientes, lo ha convertido en un profesional de primera línea que ha colaborado con universidades, másteres y posgrados internacionales. Es director de la Academia y el Instituto de PNIE Xevi Verdaguer, con sede en Barcelona, Madrid y Olot, donde él mismo y su equipo multidisciplinar desarrollan una labor asistencial y de investigación.

Además, es autor de *Transforma tu salud* y *Cuídate*.

XEVI VERDAGUER

Tu salud empieza aquí

Aprende a cuidarte y disfruta de una vida sana

DEBOLS!LLO

Papel certificado por el Forest Stewardship Council®

MIXTO
Papel | Apoyando la silvicultura responsable
FSC® C117695

Este libro en ningún caso sustituye la opinión de un médico. Los lectores deben consultar a su médico ante cualquier síntoma que pueda requerir un diagnóstico o atención médica especializada.

Penguin Random House Grupo Editorial

Mayo de 2025

Travessera de Gràcia, 47-49. 08021 Barcelona
Ilustraciones del interior: Ramón Lanza
Diseño de la cubierta: Penguin Random House Grupo Editorial / Begoña Berruezo y David Ayuso
Imagen de la cubierta: © Xavier Torres-Bacchetta

Printed in Spain – Impreso en España

ISBN: 978-84-663-7731-7
Depósito legal: B-4.587-2025

Compuesto en M. I. Maquetación, S. L.
Impreso en Liberdúplex
Sant Llorenç d'Hortons (Barcelona)

P 3 7 7 3 1 7

Un buen día descubrí que las hormonas femeninas forman parte de nuestra salud emocional, digestiva y de un buen descanso nocturno. Por esta razón dedico este libro a las mujeres de mi vida: Sílvia, Aina y Laia

Índice

Introducción

Nunca es demasiado pronto para empezar a encontrarse mejor

La psiconeuroinmunología es una revolucionaria visión holística de la salud humana que estudia la relación recíproca entre las emociones, el sistema nervioso y el sistema inmunitario. Al estudiar la biología humana, comprendemos que todas las funciones del organismo están interrelacionadas y, por lo tanto, todos merecemos que nos traten desde una perspectiva holística e integradora, no solo desde la subjetividad de cada disciplina médica.

Para mí, para ti y para todos, si queremos protagonizar el descubrimiento que nos ayudará a tomar mejores decisiones, el primer paso es contar con la información necesaria para averiguar cómo funcionamos. En este instante esa información está en tus manos.

Mi continua actualización y el estudio de una abrumadora cantidad de estudios científicos me permiten afirmar con total seguridad que el intestino y los microorganismos intestinales tienen un papel vital en la conducta y las emociones, así como en los sistemas nervioso, inmunitario y endocrino, ya que mantienen la salud o provocan enfermedades que dependen de su desequilibrio.

Siento una gran responsabilidad al preguntarte cómo son tus heces, pedos, eructos, orina y otras intimidades, pero durante todo el libro invadiré tu vida más íntima para darte información reveladora, honesta y basada en la ciencia que te ayudará a comprender cómo se comunica tu intestino contigo para que sepas qué necesita en cada momento. De hecho, gran parte de ello te lo explicará un experto en el tema: un pedo.

En este valioso tiempo que compartiremos, descubrirás novedades científicas que destacan la importancia del equilibrio hormonal y la sincronización de nuestros hábitos de vida en los momentos ideales del día y de la noche y que están cambiando la vida y la salud de las personas de forma radical.

Mi desafío es que aprendas a transformar tu salud y, sobre todo, motivarte para que introduzcas en tu vida cambios sostenibles tomando decisiones que te ayuden a conseguir tu objetivo.

Te encantará conocerlo. ¡Sígueme!

1
El viaje de un pedo

Con tu permiso, a las flatulencias las llamaré «pedos», que me resulta más fácil. Durante la infancia, un día te enseñaron a decir «caca», «culo», «pedo» y «pis». Aprendiste su importancia y empezaste a ser consciente de estas funciones del cuerpo. Fueron tus primeros pasos en el humor y te fascinaba todo lo escatológico: te reías cuando alguien hablaba de pedos o cacas, y nadie te regañaba. A medida que crecemos, la historia de los pedos y las cacas va cambiando, y un día, no sé por qué, comienzan a atribuírsele connotaciones negativas: «No digas eso», «He pisado una mierda», «Tienes el gusto en el culo», «Esto es una mierda», «Voy de culo», «Vete a la mierda», «Vas pedo». La gente cree que los gases son malos y que pueden ser tan peligrosos como en ese cuento que afirma que el pedo de un elefante extinguió a los dinosaurios del planeta.

De mayores es difícil ver la vida con los ojos de un niño, pero a veces es bueno mirar atrás. En la historia hay personas que se han ganado la vida con los pedos, como el artista francés de padres catalanes Joseph Pujol, que actuó entre 1890 y 1894 en el famoso cabaret Moulin Rouge de París con su número *Le pétomane* («El pedómano»). Se convirtió en la estrella de la época gracias a su habilidad de entonar melodías tirándose pedos, un arte que arrancaba las sonrisas de todo el mundo. Dicen que lo petaba.

Tirarse un pedo puede ser socialmente incómodo y darnos vergüenza, pero, ahora que tú y yo estamos solos (y que nadie nos oye), puedes hacerlo, pues eso nos iguala. Todos tenemos gases, y es normal y saludable tener una buena diversidad de ellos. Tirarse más de doce pedos al día se asocia con una buena dieta y un buen equilibrio de la microbiota intestinal.

Intentaré que te reconcilies con los gases explicándote lo que dice la ciencia. Los gases, la hinchazón abdominal y el estreñimiento son los problemas de salud que más molestan a las personas. «Xevi, no estoy embarazada… ¿De dónde salen tantos gases? ¿Cómo puedo eliminarlos?», suelen preguntarme muchos pacientes impacientes. «La dieta y la microbiota influyen, pero no hay una única receta», les respondo. Deberás leer el libro para comprender a tu segundo cerebro y ayudarle a eliminar los gases que llevas dentro. Los síntomas de estas personas reflejan un desequilibrio de los microorganismos productores de gases o una mala eliminación de los que pueblan el tracto intestinal.

¿Cómo entran los gases en el cuerpo?

Unos entran, otros se difunden e incluso los hay que se fabrican. Hay gases que entran con el aire que tragamos por la boca (nitrógeno, dióxido de carbono y oxígeno), otros se difunden desde la circulación sanguínea hasta el interior del colon (nitrógeno y oxígeno) y, finalmente, hay algunos que los producimos nosotros, fruto de la fermentación bacteriana en el colon de la comida ingerida. Los seres humanos fabricamos unos 0,2-1,5 l de gases al día. La mayoría no huelen mal y pueden salir a toda velocidad, como el nitrógeno (23-80 %), el dióxido de carbono (5,1-29 %), el oxígeno (1-2,3 %), el hidrógeno (0,06-47 %), el metano (0-26 %) y el óxido nítrico. Sin embargo, un 1 % de esos gases huelen mal, salen despacito y sin hacer mucho ruido, y, aunque aprietes el esfínter, no pasan desapercibidos porque tienen un olor muy desagradable por su alto contenido en azufre: ácido sulfhídrico (H_2S), metanotiol (CH_3SH) y sulfuro de dimetilo ($[CH_3]_2S$).

¿Cómo circulan?

Durante la noche, casi no tragamos aire. Mientras dormimos, los gases circulan por el sistema digestivo desde la boca hasta el ano y recorren el esófago, el estómago, el intestino delgado y el colon. Por la mañana, los gases siguen en el colon, esperando impacientes a salir por el ano cuando te sientes en el retrete o tal vez antes. Sí, quizá antes. Es normal que, antes de desayunar, la barriga esté plana porque, a esas horas, en el intestino delgado hay pocos gases. Pero luego, durante el día, van aumentando debido a la ingesta de alimentos. Si estás en ayunas, tienes unos 100 ml de gases circulando dentro de ti repartidos por el estómago, el intestino delgado y el colon. Si acabas de comer, súmale un 65 % más, sobre todo en el colon, que es donde las bacterias fermentan la comida ingerida a través de la dieta. Durante el día expulsarás, de media, 600-700 ml de gases.

¿Cómo se eliminan?

Los gases se pueden eliminar por tres vías, el 23 % por la primera y el 77 % restante por la segunda y la tercera:

1. **Por el ano**, a través de los pedos (flatulencias).
2. **Por la boca**, a través de los eructos que suben desde el estómago o a través del aliento, cada vez que expulsamos aire durante la respiración. Esto ocurre después de la absorción intestinal de los gases que van del intestino a la circulación sanguínea, llegan al hígado y, finalmente, pasan a los pulmones, para eliminarlos en cada espiración.
3. **Por el metabolismo de las bacterias intestinales** (metanógenas, reductoras de sulfato y acetógenas), que consumen gases. El hidrógeno (H_2) y el dióxido de carbono (CO_2) se reducen en el colon para formar metano (CH_4), ácido sulfhídrico (H_2S) o acetato. Son gases abundantes en el colon y tienen unas funciones muy importantes.

Es decir, aunque no te tires un pedo (un 23 % del gas total), estate tranquilo, que no reventarás. Los gases pueden reducirse por el consumo y el metabolismo propio de las bacterias del colon, o también los puedes absorber y eliminar por la boca cuando espires o en forma de eructos. Seguro que recuerdas el dulce olor del aliento de un bebé (H_2, CO_2, CH_4), claro reflejo de la riqueza en fibras de la leche materna; o el mal aliento de algún que otro adulto (H_2S, metanotiol), por el exceso de bacterias putrefactivas de algunas personas.

Un día me planteé: «Si estoy delante de una persona aguantándome un pedo por educación (y vergüenza), ¿podría este gas arrestado buscar otra salida y ocurrírsele salir por la boca? Si sale y tengo a la persona enfrente, sería mucho peor y menos educado por mi parte», pensé. Entonces, intentando comprender lo que nos explica el gas, me pregunté: «¿Es mejor que salga por el ano antes que enviárselo a la cara?». Bueno, en realidad solo me lo planteé un día y no tengo una respuesta para el niño que llevo dentro. Lo siento.

Hay algunos flatulentos aspectos que vale la pena recordar. Por ejemplo:

- Nos tiramos de doce a veinticinco pedos al día. Eso es lo normal.
- Lo he calculado: son entre 4.300 y 9.125 pedos al año.
- A los ochenta años, habremos eliminado entre 350.400 y 730.000 gases. ¿Dirías que nos pueden afectar de alguna manera?
- La velocidad media de los pedos es de 10,9 km/h. Es posible que un día, andando tan tranquilo por la calle, un pedo te haya adelantado.
- Los pedos son inflamables (H_2 y CH_4). ¿Alguna vez lo has comprobado aproximándote la llama de un mechero al culo mientras te tirabas un pedo? Acércate con cuidado la llama, tírate un pedo y alucina. Estoy sonriendo porque lo hice de pequeño, en el colegio. Por favor, no le digas a nadie que te lo he explicado yo, pues ha llegado a provocar algún que otro accidente.

Voy a contarte una anécdota que ocurrió en 2016 en el Hospital Médico Universitario de Tokio (Shinjuku): una japonesa de unos treinta años estaba siendo sometida a una intervención con láser en sus partes íntimas (cérvix, la parte baja del útero) y, en plena operación, se le escapó un pedo. El caso es que la flatulencia, al entrar en contacto con el láser, provocó un incendio en el quirófano que produjo serias quemaduras a algunos médicos. No sé cómo terminó la operación, pero a la mujer la trasladaron a la unidad de quemados. Un buen susto... Mejor dicho, un buen pedo. Supongo que le imprimieron la lista de los alimentos flatulentos que debía evitar la próxima vez que fuese a pasar por quirófano: coliflor, coles de Bruselas, frijoles, brócoli, repollo, cereales integrales, fruta y lactosa de lácteos de origen animal.

- Las mujeres producen las mismas flatulencias que los hombres.
- A los setenta y cinco años hemos consumido aproximadamente setenta toneladas de alimentos. ¿Dirías que lo que comes te puede afectar de alguna manera?
- Las dietas basadas en vegetales, ricas en fibra, producen más gases. Lo normal es que los vegetarianos se tiren más pedos.

Las dietas ricas en fibra, que se basan en alimentos como frutas, verduras, legumbres, cereales integrales y lácteos con lactosa, producen más gases y promueven efectos beneficiosos para la salud. Sin embargo, los gases que generan estos alimentos se asocian con síntomas digestivos como hinchazón, dolor y distensión abdominal, estreñimiento o diarrea. Además, pueden provocar otros síntomas alejados del intestino que tal vez no sospechabas, como dolor de cabeza, migraña, cansancio, bajo estado de ánimo, alergia, aumento de peso y enfermedades cardiometabólicas (aterosclerosis, hipotensión, sobrepeso o diabetes tipo 2). Recientes investigaciones sobre la producción y eliminación de los gases por parte de la microbiota intestinal nos han permitido saber por qué producimos exceso de gases o tenemos hipersensibilidad a los que suelen circular por el sistema digestivo, además de que nos ayudan a dar respuesta a por qué unos pueden comer legumbres y cebolla sin problema mientras que otras personas dicen: «No puedo con ellas, no las tolero». Son las protagonistas de estos síntomas debido a un exceso o desequilibrio entre los gases y la microbiota.

A los profesionales sanitarios no se nos puede escapar esta información que actualizan las recientes revisiones científicas que explican que la microbiota varía de una persona a otra. La composición y el equilibrio de estos compañeros de viaje que tienes en el intestino condicionan tus gases y todos los aspectos de tu salud, rendimiento y longevidad. Son los conocidos por el nombre científico de «gasotransmisores». Los gases regulan el tono vascular, el estrés oxidativo, la supervivencia celular, las inflamaciones y la función mitocondrial para tener energía. No hace falta que me respondas: ¿crees que una microbiota alterada y un exceso o un desequilibrio de los gases puede afectar a tu energía y a tu salud emocional y cardiometabólica?

Actualmente, las nuevas tecnologías nos permiten identificar el 99 % de los gases que tenemos en el tubo digestivo (hidrógeno, dióxido de carbono y metano) mediante un simple test del aliento (test del lactitol o lactulosa) y a través de un estudio de las heces (estudio del microbioma) que analiza de forma personalizada el ADN de los billones de microorganismos que residen en el intestino. Una simple muestra de heces nos permite saber si tenemos un exceso de las bacterias responsables de los gases (Bacteroides, Desulfovibrio, Ruminococcus, Roseburia, Clostridium, Eubacterium y Methanobrevibacter). Solo es cuestión de analizar las heces y saber cómo está tu microbiota productora de gases. Es la mejor manera de averiguar si los gases están equilibrados o alguno aparece en exceso:

- **H_2 y CO_2.** Producidos por los filos firmicutes y bacteroidetes.
- **CH_4.** Las arqueas que producen metano se llaman «metanogénicas». Cogen cinco moléculas de H_2 y CO_2 para metabolizarlas y reducirlas en una molécula de CH_4. Nos ayudan a reducir el volumen de gases en el colon.
- **H_2S.** Las bacterias que lo producen se llaman «reductoras de sulfato» y nos ayudan a reducir los gases del colon. Metabolizan cinco moléculas de H_2 y una de azufre (metionina, cisteína, taurina de la dieta, suplementos o bilis) para reducirlas a una de H_2S.

- **Acetato.** Las bacterias acetógenas reductoras producen acetato al consumir H2 y CO_2, y nos ayudan a reducir los gases con eficacia.

Quizá el último pedo que te has tirado podría ser el protagonista de nuestro viaje. Discúlpame. Justo ahora un gas nos interrumpe... Creo que quiere decirnos algo:

—Hola, Xevi. Me prometiste que en el primer capítulo me dejarías explicar cómo viajamos los pedos. Por favor, ¿me das permiso para continuar?

—Upsss, sí, sí, claro. ¡Adelante, explícanoslo!

Soy una de esas moléculas de gas que Xevi te ha ido nombrando. Antes de que él siga (porque tiene mucho que contarte), deseo explicarte qué querría encontrarme en cada parte de tu tubo digestivo... A veces, a los gases, se nos complica la vida ahí dentro. La convivencia con según qué huésped no es fácil, pero estoy seguro de que, si te explico el origen de nuestro malestar, podrás ayudarnos para que todos tengamos una mejor vida. De vez en cuando, por la noche, mientras circulamos tranquilamente por tu interior, he comentado con otros gases lo mucho que aguanta el huésped en el que habitamos. Muchas personas viven a toda prisa: afrontan situaciones de estrés que no desean vivir; comen lo que pueden y a la hora que pueden, sin recordar el olor y el sabor de lo ingerido; se olvidan de beber agua, pero toman algo de alcohol para premiarse y cafés para combatir el cansancio; duermen poco y mal; y toman suplementos o medicamentos para descansar y vivir algo mejor. ¡Qué valiente es el cuerpo humano! Si pudiéramos, nos gustaría ayudar a todas esas personas, ya que nuestra vida aquí dentro ya no es lo que era. Un día de estos nos tocará salir al mundo, como pedo que somos, pero, viendo este panorama, no lo tenemos claro. Nos preguntamos: ¿habrá vida ahí fuera?

Los científicos han evidenciado una interacción bidireccional y recíproca entre el intestino y el cerebro. Esto ha planteado a la neurociencia un nuevo paradigma de salud y ha vinculado las inflamaciones gastrointestinales con una alteración del eje microbiota-intestino-cerebro, con curiosas particularidades según el compartimento inflamado, por ejemplo:

- **Los trastornos de la zona digestiva alta (esófago y estómago) se asocian con problemas del sueño (falta de melatonina o GABA).** Por eso, si tienes reflujo, úlceras o inflamación del estómago (gastritis) o del esófago (esofagitis), lo normal es que también sufras de insomnio, ya que estas alteraciones van de la mano. No te entretengas, que no hemos venido a sufrir, y concéntrate en resolver los problemas del sueño: si solo tomas antiácidos (omeprazol o bicarbonato), te complicarás la vida y tus problemas se volverían eternos.
- **Los trastornos de la zona digestiva baja (intestino delgado y colon) se asocian con problemas emocionales (ansiedad y depresión).** Por eso, si tienes colon irritable y estreñimiento, lo normal es que también sufras problemas de bajo estado de ánimo o depresión. Si tienes colon irritable y diarrea, lo habitual es que estés anímicamente más enfadado o ansioso. Y viceversa: el estrés emocional, el sentimiento de derrota, culpa, desesperación o agresividad predicen un aumento de las inflamaciones y colon irritable.

Desde la boca hasta el ano, el tubo digestivo puede llegar a inflamarse y acumular gases en todos los compartimentos intermedios: esófago, estómago, intestino delgado y colon. Te explicaré cómo intentamos comunicarnos contigo, provocándote síntomas específicos según dónde esté la inflamación. Así descubrirás cómo interpretar nuestras señales para entender a tu segundo cerebro. Por supuesto, te daré también las claves para que puedas aplicar el mejor tratamiento posible para nosotros, los gases y las inflamaciones de cada uno de estos compartimentos del sistema digestivo, porque —lee lo siguiente despacito y susurrando— estamos en todas partes.

Para que el huésped en el que habitamos nos haga caso, los gases intentamos explicarnos a nuestra manera. Uno de los aspectos que te gustará saber es que, cuando los gases y la hinchazón aparecen menos de treinta minutos después de haber comido, quizá el origen del problema esté en esta primera parada, el estómago. Ahora te enseñaré cómo identificar y tratar la inflamación, las úlceras del estómago o el reflujo gástrico que irrita e inflama el esófago (reflujo gastroesofágico) o incluso más arriba (reflujo laringofaríngeo).

En cambio, cuando esto sucede más de treinta minutos después de comer, probablemente su origen radica en la siguiente parada, el intestino delgado. Esta la descubrirás más adelante. ¡Sígueme!

Primera parada: el estómago

Me sitúo en la punta de la lengua, te doy la espalda y miro hacia la garganta: veo la campanilla (úvula) y me preparo para bajar, junto con la saliva, por este tobogán de 25 cm (faringe y esófago) hasta nuestro primer destino, el estómago. Justo antes de llegar a él encontramos un esfínter, el esfínter esofágico inferior, que evita que el contenido del estómago refluya hacia arriba, hacia el esófago e incluso hasta la boca. Cuando no cierra bien porque está laxo o tienes hernia de hiato, las sustancias irritantes del estómago y el duodeno (ácido clorhídrico, pepsina, tripsina y bilis) suben inflamando todas las zonas por las que pasan y pueden llegar a provocar esofagitis, faringitis o laringitis. Estas enzimas sirven para digerir las proteínas en el estómago, pero, si suben hacia arriba, se lo cargan todo. Dicen por ahí fuera que entre un 10 y un 20 % de la población tiene síntomas de reflujo algún día de la semana. Y no es normal que tanta gente comente «Tengo ardor y me duele aquí» (señalando por encima del ombligo), «Aunque coma poco, enseguida me lleno» (saciedad temprana) o bien «Tengo una digestión muy lenta y me hincho con facilidad» (plenitud posprandial). ¿Cómo tienes la lengua? Busca un espejo, es solo un momento. ¿La tienes pálida, con una capa blanca?

Los síntomas del reflujo esofágico son:

- Eructos frecuentes.
- Tos, ronquera.
- Acidez, ardor en el pecho, náuseas, regurgitación.
- Dificultad para tragar.
- Trastornos del sueño, apneas.
- Mucosa de la boca seca.
- Ardor bucal, sabor amargo o ácido, alteración del gusto.
- Rinosinusitis crónica.
- Otitis media crónica o perforación del tímpano.
- Aftas en la boca, encías sangrantes (gingivitis) o periodontitis crónica.

Los síntomas de reflujo laringofaríngeo son:

- Tos seca crónica (o intermitente).
- Tos que te despierta del sueño.
- Ronquera.
- Necesidad de aclarar la garganta por acúmulo de moco.
- Cosquilleo y carraspeo excesivo.
- Sensación de bulto o nudo en la garganta incluso después de tragar.
- Dolor y dificultad para tragar por irritación crónica de la garganta.
- Faringitis (dolor al tragar) o laringitis (afonía).
- Cuerdas vocales o laringe enrojecidas, hinchadas o irritadas.
- Pólipos en las cuerdas vocales.
- Acidez de estómago y sensación de ardor en la parte posterior de la garganta.
- Sequedad en la boca, aftas, boca ardiente, erosiones en los dientes, bruxismo y dolor en la articulación de la mandíbula (trastorno temporomandibular).
- Inundación de saliva en la boca. El reflujo ácido que se acumula en la parte superior del esófago provoca de forma

refleja la formación instantánea de saliva. Esto no ocurre cuando el ácido se acumula en la parte inferior del esófago (casos de reflujo más leves).

- Halitosis (mal aliento), sabor amargo, gingivitis o periodontitis.
- Goteo nasal, rinitis o sinusitis.
- Otitis media o dolor de oído.
- Asma no alérgica, bronquitis crónica o neumonía.
- Insomnio, ronquera, apneas del sueño y pesadillas.
- Arritmias, infarto cardiaco o angina de pecho.

Recuerdo a Xevi un día que estaba hablando con un paciente que no dormía bien y tenía arritmias. Pudieron resolver el problema cuando descubrieron que el origen era una úlcera de estómago y la irritación del nervio vago; eso le alteraba el ritmo cardiaco y el descanso nocturno. El paciente había enmascarado sus síntomas digestivos al tomar algún protector estomacal y pastillas para dormir. ¡Qué fuerte! Fue tratar el estómago y se terminaron los problemas de corazón cuando ya tenía la propuesta del marcapasos sobre la mesa. Si padeces problemas respiratorios o de insomnio, no te duermas: asegúrate de no tener gastritis o reflujo. Diagnóstico: cuestionario, gastroscopia y test de saliva:

- El reflujo esofágico y laringofaríngeo suele diagnosticarse a través de un cuestionario sustentado por el Consenso de Montreal, en el que se basan los síntomas que acabas de leer.
- El médico puede realizar una gastroscopia para ver *in situ* la inflamación, el reflujo o la aparición de complicaciones.
- Xevi también te recomendará un test de saliva (Peptest), que sirve para detectar si en ella hay pepsina, una enzima que solo debería estar en el estómago. La pepsina en la saliva es un biomarcador que, si sale positivo, demuestra que existe reflujo laringofaríngeo.

El reflujo y la gastritis

Busca el origen en las infecciones digestivas y pulmonares, y en los trastornos del sueño. A veces, cuando los gases llegamos al estómago, nos miramos y pensamos: «Aquí no se puede vivir». La inflamación del estómago (gastritis) o las úlceras y el reflujo pueden estar causados por infecciones de patógenos, como la bacteria *Helicobacter pylori*, la levadura cándida o un virus como el Epstein-Barr, el citomegalovirus o el herpes simple tipo I. En otras ocasiones, los patógenos provienen de los pulmones y pueden migrar hasta el esófago o el estómago e inflamarlos. Esto lo vemos con frecuencia en personas que padecen asma u otras enfermedades pulmonares.

Cualquiera de estos patógenos provocará un aumento de las sustancias inflamatorias (IL-1, IL-6, IL-8, TNF-α) en el sistema digestivo, al mismo tiempo que causan cansancio y somnolencia durante el día e insomnio o trastornos del sueño por la noche. Así funcionan nuestros dos cerebros (cerebro-intestino) juntos. A veces resolverás los problemas de fatiga crónica, falta de energía o insomnio tratando los patógenos que se encuentran en el estómago, responsables de las inflamaciones locales.

Aparte de estas infecciones, todos los gases sabemos que, si el huésped no duerme bien, estamos perdidos. El insomnio y los trastornos del sueño multiplican por tres el riesgo de hinchazón, dolor abdominal, gastritis y reflujo gástrico. ¿Roncas?

La apnea obstructiva del sueño es la principal causa de la mayoría (58-62 %) de los casos de reflujo gástrico, inflamación de la mucosa y úlceras de estómago. Es decir, los que roncan y hacen apneas tienen más del doble de riesgo de padecer una úlcera en el estómago, independientemente de que tengan o no la infección por la bacteria *Helicobacter pylori* u otros patógenos. Puede que dejar de respirar mientras duermes, como si te murieras, y resucitar varias veces cada noche no sea bueno.

Las apneas provocan falta de oxígeno (hipoxia intermitente), activación del SNS con aumento de las hormonas del estrés (noradrenalina y cortisol) y de las inflamaciones (IL-1, IL-6, IL-8 y

TNF-α) que relajan el esfínter esofágico (cardias laxo). Los gases lo tenemos claro, pero la mayoría de las personas que sufren de acidez e inflamaciones digestivas no saben que la solución pasa por mejorar el descanso nocturno. ¿Duermes poco? En un futuro próximo me gustaría que, cuando un paciente con acidez, gastritis o colon irritable acuda al médico, este le recomiende un estudio del sueño, ya que los trastornos del sueño, y en especial las apneas, van de la mano con los problemas digestivos, y no se resuelven si los tratas por separado con antiácidos (omeprazol, famotidina), probióticos o antibióticos de forma crónica. Seguro que el tratamiento de los dos cerebros en paralelo te dará un mejor resultado.

No creas que es fácil saber si haces apneas sin un estudio personalizado (polisomnografía), aunque hay síntomas que pueden ser reveladores. Sabrás que haces apneas del sueño si:

- Roncas.
- Jadeas o te ahogas durante el sueño.
- Tienes bruxismo (rechinar o apretar los dientes).
- Duermes inquieto o tienes pesadillas.
- Te despiertas para orinar (no creas que siempre es la próstata o que bebes mucha agua).
- Te levantas cansado.
- Padeces somnolencia diurna.
- Sufres dolores de cabeza matutinos.
- Tienes la boca seca por la mañana.
- Te duermes durante el día: en el trabajo, mientras conduces o delante del televisor.
- Padeces problemas de memoria.
- Te falta motivación o interés, o bien tienes un rendimiento bajo o insatisfacción sexual.
- Sientes irritabilidad o mal humor.
- Siempre te notas fatigado.
- Tienes un apetito excesivo.
- Has aumentado de peso o te cuesta mucho perderlo.

Por otra parte, las apneas se asocian con un mayor riesgo de sufrir dolor crónico, sobrepeso, colon irritable, colitis ulcerosa, cáncer de colon, artritis, psoriasis, hipertensión, hígado graso no alcohólico y depresión, y de tener una peor respuesta inmunitaria a los patógenos.

El tratamiento de la apnea obstructiva del sueño puede ser la solución a todos estos síntomas de reflujo gástrico. Las propuestas serían una mascarilla CPAP, una férula de avance mandibular para dormir o ejercicios de tonificación muscular (lengua y labios). Es sorprendente: el tratamiento exitoso de las apneas suele ser la solución de los consecuentes síntomas digestivos. No te duermas. Si no sufres de apneas, pero tienes otras causas de insomnio, deberás leer todo el libro para solucionarlas. Lo importante es saber si el origen del insomnio es por falta de melatonina, GABA, dopamina o una mala termorregulación del cuerpo. En la segunda mitad del libro lo fliparás.

Algunas personas estarán pensando: «Pues yo no sé si hago apneas, pero ronco, me despierto por las noches y tengo la infección por la bacteria». Puede ser, sí. Seguimos.

Mientras estás vivo, el corazón no deja de latir, los pulmones no dejan de respirar, los párpados no dejan de parpadear y las glándulas salivales no dejan de fabricar saliva. La saliva es importante.

Durante el sueño es más probable que tengas reflujo gastroesofágico e inflamaciones del esófago porque, por la noche, la salivación y los movimientos digestivos disminuyen. Veámoslo:

- **Produces menos saliva.** Durante el día produces un volumen de saliva de 0,5 ml cada minuto. De noche, prácticamente 0 ml cada minuto.
- **Tragas saliva menos veces.** Durante el día tragas saliva veinticinco veces cada hora. De noche, cinco veces cada hora. Pasas de hacerlo cada dos minutos a cada doce minutos aproximadamente.
- **Disminuye la motilidad gastrointestinal.** De noche, el vaciado gástrico del estómago y el movimiento de limpieza interdi-

> gestivo del intestino delgado (movimiento migratorio complejo, MMC) son dos veces más lentos y menos frecuentes que durante el día. Estos ciclos de limpieza, que durante el día duran dos horas, de noche son más cortos. Comer por la noche, si te despiertas o si haces turnos nocturnos, es una muy mala idea. Lo explicaré en el próximo apartado, cuando lleguemos a la segunda parada, el intestino delgado.

La saliva es rica en mucina y protege la mucosa de la boca, la faringe, el esófago y los dientes. Otro aspecto interesante de la saliva es que posee un derivado opiáceo que inhibe el dolor: la opiorfina. Investigadores del Instituto Pasteur de París demostraron que la opiorfina activa los receptores opiáceos del sistema nervioso y reduce la sensación de dolor. ¿Te has fijado en los bebés cuando les salen los primeros dientes? Aumentan su salivación para mejorar el control del dolor y del estado de ánimo. Sin ir tan lejos: seguro que muchas veces te has puesto saliva donde te has hecho daño o en una herida. ¡Y funciona!

Durante el día produces y tragas más saliva. Esta neutraliza el ácido del estómago y amortigua el ácido gástrico que entra en el esófago. Por la noche es más probable que haya un aumento del reflujo ácido del estómago porque se mantiene más tiempo y tardas más en aclarar el esófago. Además, casi sin saliva protectora, el riesgo de que la mucosa se inflame es mayor.

Merecen una mención especial las personas que sufren el síndrome de Sjögren, una enfermedad autoinmune caracterizada por producir poca saliva y lágrimas, además de padecer una sequedad general (ojos, boca, nariz, faringe, vagina y piel). Como imaginarás, el síntoma característico de estas personas es la acidez de estómago y el reflujo.

¿Qué hago con el reflujo y la esofagitis?

Todos deseamos que mañana sea un día mejor y para algunas personas los tratamientos médicos pueden ayudarlas a conseguirlo. Te explico diferentes opciones. A Xevi la que le gusta más es la integrativa.

Tratamientos médicos

Las propuestas médicas para tratar los síntomas de reflujo gástrico pueden incluir la cirugía para reconstruir el esfínter esofágico inferior, pero existen tratamientos más conservadores con medicamentos que reducen los síntomas rápidamente: los neuromoduladores, los antiácidos y los ansiolíticos.

Medicamentos neuromoduladores (antidepresivos y ansiolíticos)

Los fármacos más eficaces son:

- **Citalopram:** para tratar la tos crónica.
- **Paroxetina:** para la ansiedad y la depresión.
- **Amitriptilina:** para el dolor y la hipersensibilidad visceral.
- **Mirtazapina:** para reducir la ansiedad y la histamina (que produce espasmos y dolor de estómago), y aumentar la melatonina. Este medicamento te ayudará a dormir, a tener menos hipersensibilidad a todo lo que ingieres y a ganar algo de peso.
- **Baclofeno** (activa el receptor GABA-b para reducir la relajación del esfínter esofágico inferior): para evitar el reflujo gastroesofágico.

Sin embargo, en la actualidad, el principal enfoque médico para tratar el reflujo, las úlceras y el insomnio son los antiácidos y los ansiolíticos.

Medicamentos antiácidos (como omeprazol y famotidina)

La finalidad de los inhibidores de la bomba de protones (IBP) o los antagonistas del receptor H2 (H2R), tan recetados en todo el mundo, es reducir la secreción de ácido en el estómago. Pero ambos son pan para hoy y hambre para mañana. El 20-30 % de las personas que toman IBP, como el omeprazol, siguen experimentando síntomas a pesar de tomar la medicación, y casi la mitad (47,8 %) de aquellos a los que les funcionaba el tratamiento con IBP volvieron a recaer en cuanto suspendieron el tratamiento. Ayer por la tarde oí a un paciente en la consulta de Xevi que le decía: «Xevi, lo bien que estaba durante estos años tomando el antiácido... Quise dejarlo y ahora estoy mucho peor. Creo que me ha hecho efecto rebote». Y yo, que soy el gas que estaba ahí dentro, escuchando su conversación, pensaba: «¿Le dirá que los siga tomando para siempre?». Este es el mayor peligro. El consumo crónico de antiácidos no está recomendado debido a que reducen la fabricación de saliva y la viscosidad de la mucosa gástrica, y retrasan el tiempo de vaciado gástrico. Al reducir el ácido del estómago, lógicamente perjudican la digestión y absorción de proteínas, minerales (calcio, magnesio y hierro) y vitaminas (B1, B9, B12). Estas carencias nutricionales aumentan el riesgo de sufrir fracturas, osteoporosis, fatiga, anemias, arritmias, ansiedad, infecciones, enfermedades renales, colitis y cáncer gástrico. Puedes volver a leerlo, sí. El uso crónico de IBP también aumenta el desarrollo de diabetes tipo 2 (otro factor de riesgo para el reflujo ácido) y altera la composición y función de la microbiota gástrica e intestinal, disminuyendo tus defensas contra los patógenos, con lo cual aumenta el riesgo de sobrecrecimiento bacteriano (SIBO) en el intestino delgado y de infecciones por *Clostridium difficile* en el colon. En fin, antes de empezar a tratar estas consecuencias que tarde o temprano pueden aparecer, piensa si estás centrándote en el origen de tu problema. Con los IBP pagarás un alto precio.

Medicamentos ansiolíticos

Por otro lado, para tratar el insomnio, el principal enfoque médico son las benzodiacepinas (ansiolíticos, hipnóticos y relajantes musculares). El alprazolam y otros son un desastre a nivel digestivo y cerebral. Xevi te lo explicará más adelante. Yo, que soy un gas y desde aquí tengo una visión privilegiada, te aseguro que, cuando tomas estos medicamentos más de tres meses, nuestro futuro es incierto.

Ni los antiácidos protegen el estómago ni los ansiolíticos el cerebro. Dicen que el consumo de omeprazol (antiácido) en España duplica la media de todos los países europeos. Y que nuestro país es líder mundial en el consumo de benzodiacepinas. Xevi se sentirá muy orgulloso si tan solo alguna de las personas que los consumen habitualmente un día lee este libro y consigue salvarle la vida.

Tratamientos integrativos

Ahora te contaré qué es lo que Xevi suele recomendar para el reflujo gastroesofágico y la esofagitis. Con mis consejos y la ayuda de suplementos y terapias complementarias basadas en las actuales evidencias científicas, podrás recuperarte.

No hay protocolos de tratamiento eficaces para todo el mundo porque lo fundamental es que resuelvas el origen del problema. Mientras te centres en encontrar su origen, puedes estar tranquilo.

Busca el origen y trátalo

- Trata la apnea obstructiva del sueño o el insomnio.
- Trata la infección del *Helicobacter pylori* o del virus Epstein-Barr, y recupera el equilibrio del microbioma del estómago.
- Trata la diabetes tipo 2. Si tienes un mal control de la glucosa y eres diabético tipo 2 —con la hemoglobina A1c (HbA1c) ≥ 6,5 % y la glucosa en ayunas ≥ 126 mg/dl—, ten claro que estás en riesgo de lesión nerviosa (neuropatía diabética) y parálisis gástrica (y facial, ocular, etc.).
- Baja de peso si tienes sobrepeso u obesidad. Cuanto mayor sea el perímetro de tu cintura, más disbiosis y reflujo tendrás. Una pérdida de peso de al menos el 10 % mejora a todos los

pacientes con reflujo y les permite reducir el uso crónico de antiácidos (omeprazol, famotidina). Sigue leyendo, porque más adelante Xevi te ayudará a descubrir cuál es tu mejor opción para solucionar estos problemas de peso.

- Evita los medicamentos que empeoran el reflujo, como los antiinflamatorios, los anticonceptivos con progesterona y los IBP (especialmente si eres diabético tipo 2).
- Si tienes mucha sequedad general, descarta el síndrome de Sjögren (enfermedad autoinmune) con la ayuda de tu médico de confianza, y analiza en sangre el factor reumatoideo, los anticuerpos antinucleares (ANA), los anticuerpos Ro 60 (SSA), Ro 52, y La (SSB).

Consejos y hábitos de vida para reducir el reflujo gastroesofágico

- Eleva la cabecera de la cama (o el colchón) con una cuña de 15-30 cm para permitir que la gravedad te ayude a mantener el contenido en el estómago y que no suba hacia arriba. Los hombros deben quedar más altos que el ombligo.
- Duerme sobre el lado izquierdo. Esto es fundamental para evitar el reflujo y la reinflamación que se producirán cada noche hasta que se arregle el esfínter esofágico inferior. No duermas sobre el lado derecho, porque empeora el reflujo.
- Ingiere tu última comida tres horas (o más) antes de acostarte.
- No piques nada antes de irte a dormir.
- Mantén la oscuridad extrema en la habitación (si es necesario, usa antifaz).
- Minimiza las disrupciones del sueño.
- Evita tumbarte las siguientes tres horas después de comer.
- Adopta un patrón dietético que incluya raciones más pequeñas y frecuentes para mitigar la presión del estómago.
- Haz ayuno nocturno. Permite un descanso digestivo de doce horas (o más), entre la cena y el desayuno.

- Sigue horarios regulares para enseñarle a tu segundo cerebro a qué horas debe prepararse para trabajar y durante cuáles descansar.
- Usa ropa holgada, que no te apriete en la cintura.
- Evita las actividades que aumentan la presión en el abdomen y la parte inferior del esófago (agacharte, hacer ejercicio o cantar), al menos hasta dos horas después de comer, para no empujar el contenido del estómago hacia la garganta.
- Necesitas saliva para neutralizar el ácido del estómago y reducir el reflujo gástrico:
    - Garantiza una buena hidratación. El apartado sobre la hidratación es crucial para tu salud, en especial para tener suficiente saliva y evitar el reflujo, el estreñimiento y los problemas de insomnio o ansiedad.
    - Cómete una aceituna y mantén el hueso en la boca durante unos minutos, moviéndolo, para provocar saliva fluida.
- Alternativa para aclarar la garganta: bebe un poco de agua o utiliza la «tos silenciosa», con la que expulsas la mayor cantidad de aire posible de los pulmones en un breve soplo. Esta ráfaga de aire debe salir en un único sonido y luego tragar. No es un ejercicio muy glamuroso, pero lo agradecerás.

Sugerencias para reducir el daño de las secreciones ácidas del estómago

- Chupito de aloe vera puro (solo la pulpa, no la hoja). Tómate uno antes de las comidas.
- Kéfir o yogur bajo en grasa (oveja o cabra). Los lactobacilos presentes en el yogur pueden absorber y eliminar los ácidos biliares que han refluido del intestino al estómago para crear un ambiente gástrico sano que favorezca el crecimiento de las *Prevotella spp*. nuestras queridas bacterias sanas que odian la bilis porque no pueden vivir si esta refluye al estómago.

- Plátano maduro. Es rico en triptófano y flavonoides, en especial en leucocianidina, que aumenta el grosor de la mucosa digestiva y protege el esófago del reflujo ácido del estómago.
- Almendras. Son ricas en grasas monoinsaturadas sanas y antiinflamatorias que pueden neutralizar el ácido del estómago. También son ricas en triptófano, el precursor de la serotonina que estimula su receptor 5-HT_4, lo que mejora el vaciado gástrico y los síntomas de hinchazón y plenitud precoz.
- Verduras de hoja verde: espinacas, brócoli, col rizada, coles de Bruselas, apio y espárragos.
- Jengibre. Sus principios activos (gingeroles y shogaoles) son antiinflamatorios e inhiben el receptor de la serotonina 5-HT_3, que a su vez frena la producción de ácido gástrico y aumenta el movimiento de vaciado gástrico e intestinal.
- Miel o miel de Manuka. Es antioxidante y antibiótico natural, y reduce la inflamación de la mucosa gastrointestinal.
- Canela. Mejora la circulación sanguínea y enfría el estómago hasta 2 °C. En la dieta o en forma de suplementos, es un gran antioxidante e inhibe tanto la secreción de ácido gástrico como de pepsina, lo que resulta en una protección de la mucosa y una disminución gástrica del gas CO_2.
- Apúntate este zumo: apio, jengibre, aloe vera, chía y una fruta (mango, manzana, pera, arándanos o *açaí*).

Protección de las mucosas

Los trastornos gastrointestinales funcionales —como el reflujo gastroesofágico, la dispepsia funcional y el colon irritable— tienen en común una inflamación de bajo grado en la mucosa. La barrera mucosa es nuestra primera línea de defensa, y su integridad nos protege contra los potenciales daños que pueden causar los agresores externos (alimentos, bebidas o medicamentos) y los internos (patógenos, toxinas bacterianas, ácidos o pepsina). La mucosa gástrica podría inflamarse por infecciones (*Helicobacter pylori*, Epstein-Barr, etc.); por la ingesta crónica de alcohol o tabaco; por medicamentos de riesgo como el ibuprofeno (o antiinflamatorios no esteroideos, AINES), la aspirina o la cortisona; tal vez por el insomnio o el estrés crónico; y también por algunos alimentos que verás al final del libro. Sabemos que los fármacos que suelen proponerse para tratar las úlceras y las gastritis provocan problemas asociados, y por esta razón vamos a ofrecerte alternativas naturales para mejorar las inflamaciones, la hinchazón y el reflujo gastroesofágico, y sustituir los IBP al mismo tiempo.

Melatonina

Existe una relación bidireccional entre los trastornos del sueño, el reflujo gástrico y la melatonina que se fabrica en los dos cerebros. En un reciente metaanálisis y revisión sistemática, los investigadores concretaron la importancia de la melatonina para el tratamiento del reflujo gastroesofágico (Bang, Yang y Baik, 2019).

La suplementación de 6 mg de melatonina y 200-500 mg de L-triptófano treinta minutos antes de acostarte mejora el sueño y alivia los síntomas de reflujo gastroesofágico más rápido que los inhibidores de la bomba de protones mediante varios mecanismos.

Los dos cerebros están sincronizados por la oscuridad y el descanso digestivo nocturno para que la melatonina ejerza sus funciones inmunoestimulantes, antiinflamatorias, antioxidantes, antinociceptivas (antidolor) y sincronizadoras de los ritmos circadianos.

Por la noche, la melatonina se secreta en la retina del ojo y la glándula pineal del cerebro tras exponernos a la oscuridad. Durante el día se fabrica en las células endocrinas del estómago, el duodeno y el sistema hepatobiliar tras la ingesta de proteínas ricas en el aminoácido L-triptófano, su precursor. La melatonina generada en el estómago y el tracto intestinal acelera la curación de las úlceras estomacales y tiene un efecto protector de la mucosa del esófago, lo que minimiza el contacto del contenido gastroduodenal (ácido clorhídrico, pepsina, tripsina y bilis). A su vez, reduce la producción de ácido clorhídrico y pepsina en el estómago, lo que provoca un aumento de la gastrina. Esta hormona aumenta la contracción del esfínter esofágico inferior, cierra la puerta, y así se reduce el reflujo.

Seguro que te interesa averiguar cómo puedes tener una buena fabricación de melatonina y cómo suplementarte para mejorar el descanso nocturno y el reflujo gastroesofágico. Xevi te lo explicará más adelante, pero aquí, en el estómago, te agradeceremos mucho que hagas esto:

- No ingieras alimentos durante las horas de oscuridad.
- Permite que tus ojos vean la luz natural de día y la oscuridad estricta de noche. Estas señales favorecen que, cuando oscurece, tengas un aumento precoz de la melatonina y una mayor pérdida de calor por las manos y los pies, lo que favorece el enfriamiento del cuerpo antes de que te acuestes (Benedetti, 2022). Al día siguiente, te levantarás desinflamado.
- Usa gafas bloqueadoras de la luz azul por la noche. Por otra parte, la optimización dinámica de la luz artificial en oficinas, colegios, universidades o casas durante la transición diurna es muy útil para mejorar los niveles de melatonina nocturnos.

Puedes valorar los niveles de melatonina en sangre, saliva y o bien en la orina recogida durante veinticuatro horas. Los valores de la melatonina en sangre provienen principalmente de la fabricada a nivel intestinal, y sus niveles responden a la ingesta de proteínas en la dieta o de suplementos de L-triptófano. Si valoras la gastrina en tu analítica de sangre y ves que tienes los niveles demasiado bajos, sabrás que es muy posible que no fabriques suficiente melatonina intestinal, que el esfínter esofágico inferior no cierre bien y que tengas reflujo. Descarta antes la infección por *Helicobacter pylori*, pero ya sabes que quizá la suplementación de L-triptófano y la melatonina te ayudarán a revertir este escenario.

Antiinflamatorios naturales para proteger las mucosas

Los principios activos antiinflamatorios para las mucosas son:

- Cúrcuma, pulpa del aloe vera, raíz de jengibre y raíz de regaliz.
- Llantén (*Plantago major*), raíz de malvavisco (*Althaea officinalis*), olmo americano (*Ulmus rubra*) y *psyllium* (cáscara de *Plantago ovata*). Todas estas plantas son ricas en mucílagos que forman una capa de gel que reviste el esófago y actúa como barrera contra el reflujo ácido.
- Micoterapia. La melena de león (*Hericium erinaceus*) es un hongo que protege y regenera la mucosa gástrica e intestinal, capaz de inhibir el crecimiento del *Helicobacter pylori*. Muy eficaz en caso de úlcera de estómago o gastritis atrófica crónica.
- Ácido hialurónico, sulfato de condroitina, zinc-L-carnosina, gluconato de calcio y L-glutamina.

Al final del capítulo, encontrarás toda la información acerca de mis suplementos de confianza para desinflamar las mucosas con estos principios activos.

Iberogast y Rikkunshito

Estos dos preparados naturales se basan en plantas que compiten en eficacia con el omeprazol y los procinéticos. Mejoran la acomodación del estómago y la motilidad del intestino delgado, y tienen el beneficio añadido de ser antiinflamatorios. Pueden ser una muy buena propuesta en caso de esofagitis por reflujo, bronquitis, náuseas y dolor abdominal. No se recomiendan en caso de úlcera de estómago.

- **Iberogast (STW5):** veinte gotas tres veces al día. Mézclalo con una infusión de jengibre, pues enmascara muy bien su sabor. Empezarás a mejorar de este calvario quince minutos después de la primera dosis. Al cabo de una hora sentirás una mejora del 90 % de los síntomas. Su fórmula cuenta con nueve hierbas y contiene extractos alcohólicos de varias plantas: celidonia mayor (*Chelidonium majus L.*), menta (*Mentha piperita L.*), alcaravea (*Carum carvi L.*), regaliz (*Glycyrrhiza glabra L.*), caramelo amargo (*Iberis amara L.*), manzanilla (*Matricaria recutita L.*), cardo mariano (*Silybum marianum L.*), bálsamo de limón (*Melissa officinalis L.*) y angélica (*Angelica archangelica L.*) (Wagener, 2006). En una revisión sistemática (Vanja, 2020) se explica la acción sinérgica de estas plantas que protege la mucosa (aumentan la mucina y la prostaglandina E2, PgE2) y consigue relajar el fondo gástrico, promover el vaciado gástrico (efecto procinético en el antro), mejorar el reflujo gastroesofágico y reducir la hipersensibilidad visceral, y además tiene efectos antiinflamatorios, antioxidantes e inhibidores de los radicales libres.

- **Rikkunshito (RKT, Japón) o Liu Jun Zi Tang (LJZT, China):** 7,5 g al día. Es una famosa fórmula de la medicina tradicional que contiene una mezcla de ocho hierbas: tubérculo de *Pinelliae*, raíz de ginseng, rizoma de *Atractylodes lancea*, hoelen, *Aurantii nobilis pericarpium*, *Fructus Ziziphi*, raíz de *Glycyrrhiza* y rizoma de jengibre. La acción sinérgica de estas plantas actúa en el hipotálamo y el estómago reduciendo el cortisol y mejorando la hormona grelina, encargada del hambre y la motilidad gastrointestinal, con una eficacia superior a los fármacos procinéticos. Además, el RKT tiene una gran capacidad de unión a las sales biliares, igual que la que tienen los *Lactobacillus*. Así, ambos previenen el daño a la mucosa del esófago por exposición a la bilis cuando hay reflujo gastroduodenal.

Terapias complementarias antiinflamatorias

- **Acupuntura.** En un metaanálisis y revisión sistemática realizados recientemente por el equipo de Pang evidenciaron que es muy recomendable incorporar una sesión de acupuntura cada semana (de treinta minutos de duración) durante un mes como medicina complementaria. Puntos 3H, 36E, 25E, 6B, 4REN, 6REN y 12REN.

- **Hipnosis y terapia cognitiva conductual.** Las hormonas del estrés provocan una relajación del esfínter esofágico inferior (entre el esófago y el estómago) e inflaman las mucosas. Por lo tanto, los tratamientos que nos permitan disminuir la noradrenalina y el cortisol nos servirán para prevenir el reflujo y mejorar la esofagitis, la faringitis y la laringitis. La hipnosis centrada en el intestino y el tracto gastrointestinal superior ha demostrado que modula la secreción de ácido gástrico, acelera el vaciado gástrico y modula el tiempo de tránsito orocecal. En la web de Xevi encontrarás más información, si quieres ser experto en hipnosis.
- **Respiración diafragmática.** El diafragma es el músculo que rodea el esfínter esofágico inferior y que nos permite inspirar, y ya sabes que esta respiración puede reducir el reflujo gastroesofágico. Te ofrezco una guía rápida:
    - Acuéstate boca arriba con las rodillas dobladas y los pies apoyados en el suelo.
    - Ponte una mano en el pecho y la otra encima del estómago.
    - Inspira lenta y profundamente por la nariz, permitiendo que el estómago se eleve.
    - Espira muy lento por la boca, permitiendo que el estómago baje.

Reequilibrar la microbiota

Si analizas el ADN de la microbiota intestinal a través de una muestra de heces, podrás conocer el estado de salud de todo el sistema digestivo, porque ya sabemos qué microorganismos hay que tener en cada lugar. La población de organismos varía según dónde están, y espero que tengas esta microbiota característica en cada zona:

- Boca: estreptococos, *Prevotella* y *Veillonella*.
- Faringe: firmicutes, proteobacterias y bacteroidetes.

- Esófago: estreptococos, *Prevotella*, *Veillonella*, *Haemophilus*, fusobacterias y *Neisseria*.
- Estómago: estreptococos, *Prevotella*, *Porphyromonas*, *Neisseria*, *Haemophilus* y otras.

El estómago tiene un ambiente muy ácido (pH 1-3) que no favorece el crecimiento de muchas bacterias sanas. El patógeno más común es el virus Epstein-Barr y el *Helicobacter pylori*, que fabrican sus propios nichos en la mucosa del estómago y pueden vivir protegidos.

Lo normal y esperado es que en el estómago predominen las *Prevotella*. A estas bacterias sanas les encanta que sigas una dieta rica en vegetales, fibra y nueces. En cambio, odian la bilis y disminuyen si entran en contacto con ella. La bilis se libera desde la vesícula biliar, al inicio del intestino delgado, y sigue hacia abajo, pero, cuando hay cálculos en la vesícula o reflujo de la bilis procedente del intestino delgado, puede subir hasta el estómago y más arriba (esófago, faringe o laringe). Mediante estos estudios de heces se ha comprobado que las personas con reflujo gastroesofágico tienen una disbiosis característica en el esófago (menos estreptococos gram positivos), exceso de bacterias anaerobias (gram negativas, como proteobacterias, fusobacterias, *Spirochaetes*, *Rothia* y *Campylobacter*) y una disbiosis característica en el estómago (disminución de las *Prevotella spp*. y aumento de los *Bifidobacterium* y *Clostridium spp*.).

Esta huella puede utilizarse como un biomarcador en heces que predice el reflujo y la dispepsia funcional. Este crítico escenario parece explicarse por el reflujo del contenido intestinal (ácidos biliares y enzimas pancreáticas y las bacterias *Bifidobacterium* y *Clostridium spp*.) hasta el estómago. Como las *Prevotella* son tan vulnerables a la bilis que refluye, su número se reduce más que el de otras bacterias gástricas. Por otra parte, los ácidos biliares y las enzimas pancreáticas pueden irritar la mucosa gástrica y agravar los síntomas del reflujo de ácido clorhídrico (HCl). Como se sabe que los lactobacilos absorben los ácidos biliares, los suplementos probióticos para el reflujo gastroesofágico estarán dirigidos al aumento de los *Lactobacillus* para eliminar la bilis del estómago y favorecer un ambiente propicio para las *Prevotella spp*., las reinas del estómago. Al final del capítulo, en el apartado de información adicional, encontrarás información sobre suplementos probióticos.

Tratamiento para el esfínter esofágico inferior

La presión del esfínter esofágico inferior tiene un papel importante en los síntomas relacionados con el reflujo ácido del estómago. Si no cierra bien, tendrás más reflujo e inflamaciones en el esófago, la faringe, la laringe y los pulmones.

Todo lo que debilite o relaje el esfínter esofágico inferior o bien irrite las mucosas empeorará los síntomas, y lo que aumente su tono y las desinflame mejorará los síntomas (Herdiana, 2023).

Empeorarás con todo lo que relaja el esfínter esofágico inferior:

- Café (cafeína) y té (teofilina): la cafeína y la teofilina son alcaloides (metilxantinas) que relajan el esfínter esofágico inferior y empeoran el reflujo. El café descafeinado también, pero menos.
- Chocolate (treobromina): la treobromina es un alcaloide (metilxantina) que relaja el esfínter esofágico inferior y empeora el reflujo.
- Alcohol: relaja el esfínter esofágico inferior. El vino blanco provoca más reflujo que el tinto.
- Tabaco (nicotina): la nicotina es un alcaloide (metilxantina) que relaja el esfínter esofágico inferior. Además, el tabaco disminuye la secreción de saliva, y altera su función protectora en la mucosa del esófago. Fumar de forma crónica aumenta el riesgo de adenocarcinoma del esófago.
- Menta y bebidas carbonatadas: la menta y las burbujas de CO_2 de las bebidas con gas (Coca-Cola, Pepsi, cerveza, kombucha, etc.) relajan el esfínter esofágico inferior y empeoran los gases y eructos. Un vaso de cerveza (250 ml) tiene alrededor de 1,5 millones de burbujas de CO_2, y el champán aún más.

- Bebidas como el zumo de naranja o de tomate: producen una relajación transitoria del esfínter esofágico inferior.
- Ajo y cebolla: los alimentos ricos en fructooligosacáridos relajan el esfínter esofágico inferior.
- Azúcares y alimentos ricos en grasas y fritos: desencadenan el reflujo ácido. Las grasas tienen una digestión más lenta en el estómago y es mejor evitarlas (carbonara, pesto, mayonesa, chocolate blanco, mantequilla, queso roquefort, cruasanes, galletas y bollería, etc.). La ingesta de una comida alta en grasas aumenta la hormona colecistoquinina (CKK) del intestino delgado, que ralentiza el vaciado gástrico y desencadena síntomas como plenitud, malestar e hipersensibilidad a la hinchazón, además de distensión gástrica. Lo curioso es el factor cognitivo: aunque no ingieras alimentos grasos, la hinchazón y las sensaciones digestivas también empeoran al verlos u olerlos (no influenciadas por la CKK).
- Alimentos o especias picantes: la mostaza picante, el curri, los pimientos picantes, el polvo de chile, la pimienta, etc. pueden irritar la mucosa del esófago.
- Alimentos ácidos: cítricos (naranja, pomelo, mandarina, limón, lima), piña, kiwi y tomate (o su salsa). Todos pueden irritar la mucosa del esófago ya inflamada por culpa del reflujo.
- Aditivo alimentario E330 (ácido cítrico): se usa para que el producto no se oxide y mantenga el color y el sabor durante más tiempo. Fíjate en esas bolsas con mezclas de hojas para la ensalada. Nunca se estropean, ¿verdad? También está presente en los enlatados y procesados, como repostería, derivados lácteos (cremas), congelados (pescado, carne, verduras...), bebidas deportivas, caramelos y chuches «pica-pica».
- Comidas copiosas y tardías: las cenas tardías y las comidas de mayor tamaño y con más densidad calórica relajan el esfínter esofágico inferior y están asociadas con más ácido expuesto en el esófago. En cambio, las cenas tempranas favo-

recen una menor producción de ácido nocturno y reducen el reflujo gastroesofágico. Recomiendo: cena muy pronto y poca cantidad.

- Estrés: el estrés psicológico libera hormonas que activan los mastocitos, unas células inmunes que liberan sustancias inflamatorias e histamina y provocan inflamación, hipersensibilidad y permeabilidad intestinal.
- Tragar aire: mascar chicle, beber con pajita, hablar mientras comes y comer rápido (tragar sin masticar) aumenta los gases.
- Sobrepeso, obesidad y embarazo: aumentan la presión abdominal en el estómago y la tensión en el esfínter esofágico inferior, por lo que provocan más síntomas de reflujo.
- Ropa o cinturones apretados en la cintura.
- Medicamentos (consulta a tu médico): empeorarás si tomas suplementos como la arginina o medicamentos antiinflamatorios (AINE, como el ibuprofeno), progesterona, beta agonistas, nitratos, bloqueadores de los canales de calcio o fármacos anticolinérgicos.

A veces vivimos situaciones inverosímiles aquí dentro. Un día oímos a un paciente de Xevi que estuvo preocupado durante años por encontrar una dieta que no le provocara gases y un día se iluminó: «Creo que ya sé lo que los produce. La cerveza y el agua con gas, los dos me dan gases». Mira qué bien. Fantástico, casi seguro que es eso.

¡Ah! Este truco es de Xevi. No sé si puedo compartirlo, pero…: «Si un día has cenado tarde (y con vino) o has dormido poco, a la mañana siguiente casi seguro que tendrás algo de reflujo, tal vez de esos silenciosos, con la boca seca, necesidad de aclararte la garganta (carraspera) y mocos en la nariz. El primer mensaje de voz que envíes por WhatsApp tendrá esa voz ronca típica del reflujo. Esa mañana quizá sea buena idea compensar tus malas decisiones o mala noche desayunando algo que te ayude, como un vaso de agua con limón y vinagre de sidra de manzana, zumo de apio con jengibre o un yogur con plátano y almendras (o crema de almendras)».

Además, te interesan todas las estrategias antiinflamatorias que aumentan el tono del esfínter esofágico inferior, para que cierre bien y no tengas reflujo.

Mejorarás con:

- Proteínas magras y bajas en grasa: las proteínas ayudan al cuerpo a reparar las células dañadas y son necesarias para sanar las úlceras e inflamaciones del esófago y el estómago. No elijas proteínas ricas en grasa, ya que aumentan la producción de ácido gástrico y la irritación de la capa interior del estómago. Escoge otras bajas en grasa, como las carnes magras, aves sin piel (pavo y pollo), pescado, legumbres, derivados de la soja (tofu, Heura, tempeh) y quinoa. En lugar de leche de vaca, tómala de cabra (y sus derivados) o de almendras.
- Alimentos ricos en triptófano: son los más indicados, ya que es el aminoácido precursor de la serotonina y la melatonina, y ya sabes que la melatonina fabricada a nivel digestivo ayuda a contraer el esfínter esofágico y evita el reflujo. Te recomiendo los lácteos de cabra/oveja como el yogur (evita el queso), las nueces, las semillas (chía, girasol, sésamo y calabaza), las legumbres y los derivados de la soja, los huevos, el pavo y el pollo, el pescado (atún), el marisco (gamba), el plátano y el arroz y la avena integrales.
- Verduras, frutas no ácidas, legumbres y cereales integrales ricos en fibra (como avena y arroz integrales): una dieta con fibra ayuda a controlar los síntomas y mejora la motilidad del esófago. Desayunar regularmente un yogur de cabra (o kéfir) con avena integral, uvas pasas, nueces y plátano o arándanos puede tensar el esfínter y ayudar a tener menos reflujo.
- Dashi con arroz: el dashi es un plato típico japonés compuesto por solo tres ingredientes: alga kombu, bonito seco y agua. Lo encontrarás en tiendas de comida asiática como caldo dashi instantáneo (hondashi) o dashi no moto. El dashi no moto es

un extracto granulado que se utiliza para preparar sopas, caldos, arroces o fideos. Se disuelve en agua caliente casi al instante y aporta un rico sabor a bonito ahumado y algas. Úsalo en pequeñas cantidades, mezclado con salsa de soja, pasta miso y aceite de sésamo, entre otros muchos ingredientes, y verás que el resultado es delicioso. Un equipo de investigación japonés comprobó que tomar este caldo de algas marinas y bonito aumenta la motilidad y el vaciamiento gástricos. Si lo tomas con arroz, el efecto sinérgico es la bomba.

- Aumento del ácido clorhídrico (HCI) del estómago: te recomiendo que leas el próximo apartado, «La regulación ácida del estómago», para saber si te falta ácido en el estómago y, después, averiguar las mejores estrategias para aumentarlo. En resumen, si quieres mejorar el ácido estomacal, te sugiero que te mimes más a través de la dieta introduciendo amargos (mostaza, diente de león, rúcula, escarola, endivias o eneldo, hinojo, cardamomo y canela de Ceilán), zumo de limón (pH 2,3-3), zumo de apio, raíz de jengibre, raíz de kudzu, pasta de umeboshi o umebol sin pasteurizar y vinagre de sidra de manzana ecológico sin filtrar ni pasteurizar (pH 2,5-3). El suplemento más eficaz para acidificar el estómago y tensar el esfínter esofágico es la betaína ácido clorhídrico con pepsina. Se toma antes de las comidas, pero el protocolo te lo explicará Xevi más adelante.

El zumo de limón (ácido-amargo, con un pH 2,3-3) ayuda a acidificar el pH del estómago, pero tiene trampa, porque no le funciona igual a todo el mundo. No se lo recomiendo a las personas que sufren de reflujo gastroesofágico, porque el tiempo de tránsito del zumo desde la boca hasta la parte final del esófago es más lento que el de una bebida neutra como el agua (pH 6,8) y podría irritar el esófago (más en las mujeres que en los hombres). En cambio, si no tienes reflujo, el zumo de limón es muy recomendable para mejorar el ácido gástrico y la digestión sin causar daños por el camino.

Las personas con úlceras gástricas o gastritis pueden empeorar con estas estrategias alimentarias, suplementos amargos (Iberogast) o la betaína ácido clorhídrico con pepsina, que aumentan el ácido, de manera que es recomendable posponerlas para cuando la úlcera y la gastritis estén resueltas.

Cuando termines el tratamiento para el reflujo gastroesofágico y la esofagitis, es importante que compruebes que la recuperación ha sido completa y que todo está bien. Te recomiendo que no te fíes de los síntomas del reflujo gastroesofágico (página 22), sino que te repitas el Peptest (test en saliva) para asegurarte de que la pepsina del estómago ya no está presente en la saliva, en la boca. Tampoco estaría de más que te repitieras el estudio del microbioma (en las heces) y comprobases si has corregido el desequilibrio y recuperado la abundancia del género *Prevotella*, el biomarcador para saber la eficacia del tratamiento propuesto (Nakae, 2016).

El reflujo crónico y la exposición prolongada al líquido gástrico ácido (ácido clorhídrico y pepsina) y al duodenal alcalino (sales biliares y enzimas pancreáticas) en el esófago pueden dañar la mucosa y la barrera defensiva del esófago, hasta provocar esofagitis o daños más graves. Las complicaciones del reflujo incluyen esofagitis, hemorragia, estenosis, esófago de Barrett y adenocarcinoma (cáncer de esófago). El digestólogo puede hacerte una gastroscopia para valorarlo, pero algunos síntomas pueden ser reveladores. Sabrás que tienes esofagitis si…

- Te cuesta tragar o tienes la sensación de que la comida se te atasca.
- Notas dolor en el pecho o acidez estomacal y tienes vómitos justo después de comer o por la noche.
- Sientes dolor abdominal.
- Has perdido peso.
- Te cuesta respirar.
- Padeces disfonía (voz distorsionada).
- Estás fatigado.

- Sientes debilidad muscular.
- Sufres dermatitis atópica, rinitis o asma.

Durante seis semanas te recomiendo una dieta específica para tratar la esofagitis eosinofílica que consiste en la eliminación de seis alimentos:

1. Cereales: trigo, cebada, centeno, avena, arroz y maíz.
2. Leche de vaca y sus derivados.
3. Legumbres, soja y sus derivados.
4. Huevos.
5. Pescado y marisco.
6. Cacahuetes y nueces.

Es importante que, cuando hayan pasado entre seis y doce semanas, el digestólogo te repita la gastroscopia para valorar si ha remitido la inflamación del esófago. Si todo está bien, podrás reintroducir los alimentos progresivamente, espaciándolos entre dos y cuatro semanas cada grupo. Comienza por los menos malos (pescado y marico, cacahuetes y nueces, y soja) y deja para el final los más alergénicos (trigo, leche y huevos). Cuando hayas reintroducido los primeros alimentos, te recomiendo que te repitas la gastroscopia para comprobar si todo sigue bien antes de volver a tomar los peores. Si lo consigues sin síntomas, te sugiero una última gastroscopia para ver si se mantiene la remisión. Así descubrirás qué alimentos desencadenaron la esofagitis. Esos serían los únicos que te recomendaría excluir para toda la vida.

Nota: Antes de seguir cualquier dieta de eliminación, te sugiero que consultes a tu médico o nutricionista.

La regulación ácida del estómago

Durante todo este camino hemos recorrido un tobogán de 25 cm (faringe y esófago) y ya hemos aprendido cómo llegar sanos y salvos a nuestro primer destino: el estómago. Todos los gases deseamos llegar y tirarnos a esta piscina, una que no es olímpica, pero será la más importante del mundo para nosotros.

Si eres de las personas que padecen enfermedades autoinmunes e inflamaciones crónicas, y tienes problemas digestivos, debes seguirme para tocar el agua de esta piscina y conocer el estómago, la clave para salir de este rompecabezas y recuperar la salud.

Cuando comes, incluso cuando piensas en alimentos, el estómago secreta ácido clorhídrico y enzimas digestivas (pepsinógeno y lipasa); esta será el agua de tu piscina. Es muy importante mantener el estómago con buenos niveles de ácido clorhídrico, con un pH ácido entre 1-3, idealmente entre 1-2. El estómago está en un lugar privilegiado, entre la parte alta y la baja del sistema digestivo, y es fundamental para que todo funcione bien. Todo, no solo las digestiones. El estómago tiene un papel vital para el sistema inmunitario. Por un lado, el ácido clorhídrico del estómago aumenta el tono del esfínter esofágico inferior que separa el esófago del estómago y evita el reflujo gastroesofágico o laringofaríngeo. Por otro, si miras más abajo del ombligo, el ácido clorhídrico también es indispensable para las funciones del intestino delgado y el colon:

- **Buena digestión de las proteínas.** El ácido clorhídrico es indispensable para activar la enzima del estómago que es capaz de convertir un filete en algo parecido a una bola de plastilina (bolo alimenticio). La activación de la pepsina (a partir del pepsinógeno) para digerir las proteínas como aminoácidos es mejor cuanto más ácido está el estómago. Si está poco ácido, con un pH > 5, la actividad de la pepsina es de menos del 5 %. En cambio, la actividad es óptima con un pH gástrico entre 1,3-2,3 (muy ácido).
- **Buena absorción de micronutrientes (minerales y vitaminas).** Un estómago ácido garantiza una buena absorción de hierro, calcio, zinc, magnesio y vitaminas B6, B12 y B9 (ácido fólico). Por esta razón, un estómago poco ácido puede provocar anemia, caída del cabello, falta de energía, osteoporosis, enfermedades autoinmunes, dolores musculares, bajo estado

de ánimo y mala metilación, es decir, que se acumulen los estrógenos, la histamina y las hormonas del estrés (dopamina, noradrenalina y adrenalina), que provoca dolor menstrual, cefaleas, migrañas o problemas de insomnio, de piel o en los pulmones, además de acúmulos de grasa en los pechos.

- **Disminución de las alergias.** Cuanto más ácido está el estómago, menos alergias alimentarias hay y más bajos son los niveles de IgE contra los alérgenos a los que uno tenga alergia. Sé que me estás leyendo, así que te voy a contar lo que hacen determinados impacientes. Algunos me dicen que, semanas antes de que llegue la primavera, se ponen a hacer los deberes tan bien como pueden para mejorar el ácido del estómago y así, al llegar la polinización, no toman tantos antihistamínicos o broncodilatadores para la alergia. Espera, no te estoy diciendo que lo hagas solo en esta época, lo comento porque dicen que con esto ya mejoran.
- **Barrera química.** Esta barrera ácida del estómago es una parte importante del sistema inmunitario, ya que te protege de los patógenos que ingieres y previene el sobrecrecimiento de bacterias, hongos y virus en el intestino. Cada vez que tragas saliva, comes y bebes, el ácido clorhídrico de tu estómago mata a todas las bacterias y hongos ingeridos, y así evita su llegada masiva al intestino delgado.
- **Motilidad digestiva.** El ácido del estómago ayuda a que todo se mueva hacia abajo, lo que facilita hacer de vientre a diario y evita el sobrecrecimiento de bacterias patógenas en los compartimentos superiores (estómago, esófago, laringe y faringe) e inferiores del aparato digestivo (intestino delgado y colon).

La personas que tienen poca acidez estomacal y no producen suficiente ácido clorhídrico no se benefician de esta situación privilegiada del estómago ni están protegidas de todas estas bondades en la parte alta y baja del sistema digestivo. La falta de ácido puede provocar estreñimiento e inflamaciones (digestivas, pulmonares, alérgicas o autoinmunes) por culpa del sobrecrecimiento de patógenos en el compartimento del esófago (*Haemophilus spp.*, *Neisseria spp.*, *Corynebacterium spp.*, proteobacterias, fusobacterias y *Campylobacter*), del estómago (*Helicobacter pylori* y otros), del intestino delgado (SIBO) o del colon (*Clostridium difficile* y otros).

Los que tienen falta de ácido en el estómago suelen decir: «Tengo digestiones muy lentas y, después de comer, enseguida me hincho, me quedo medio dormido y sin energía, y sufro de ardor de estómago. Mi digestión es eterna, necesito esperar mucho para volver a comer. Además, los suplementos de vitaminas que me dan no me sientan bien». Aquí te completo todos los síntomas de la falta de ácido estomacal:

- Digestiones lentas, indigestión o sensación de saciedad precoz después de comer.
- Hinchazón poco después de comer.
- Fatiga y somnolencia después de comer.
- Gases o eructos durante la primera hora después de comer.
- Reflujo ácido, acidez, dolor de estómago o náuseas.
- Mal aliento y sudor maloliente.
- Deseo de evitar el desayuno y de sentirse mejor si se evitan comidas.
- Pérdida de apetito por la carne y tendencia a una dieta vegana.
- Diarrea poco después de comer o estreñimiento.
- Aparición de trozos de alimentos no digeridos en las heces.
- Reactividad a los suplementos vitamínicos.
- Deficiencia de hierro, calcio, zinc, magnesio o vitaminas B1 (tiamina), B6, B12 o B9 (ácido fólico).
- Hipotiroidismo. El tiroides no puede funcionar bien si le falta hierro, vitaminas B1, B12 o zinc. En ese caso aparecerán los síntomas característicos del hipotiroidismo: fatiga, problemas de sueño, depresión, ansiedad, nerviosismo crónico, pérdida de memoria, falta de concentración y atención, intolerancia al frío y piel seca.
- Uñas quebradizas y cabellos débiles.
- Anemias, hormigueos y osteoporosis.

- Heces negras o alquitranadas (sangrados del esófago o el estómago).
- Alergias. Si tienes alergia, no te conformes con las vacunas y los antihistamínicos. La falta de ácido y pepsina activa en el estómago perjudica la digestión de las proteínas: entrarán grandes péptidos (trozos grandes de proteínas) en el intestino delgado y el sistema inmunitario reaccionará contra estos componentes alimentarios fabricando anticuerpos IgE.
- Intolerancia alimentaria a la histamina, lactosa, fructosa o sorbitol. La restricción de estos alimentos no resuelve el origen del problema: hay que recuperar la función digestiva.
- Enfermedades autoinmunes. La hipoclorhidria se asocia con enfermedades autoinmunes como tiroiditis de Hashimoto, enfermedad de Graves, vitíligo (manchas blancas en la piel), diabetes tipo 1, lupus eritematoso sistémico y otras. La gastritis atrófica autoinmune (autoanticuerpos anticélulas parietales) suele acompañarse de la enfermedad de Hashimoto, que reduce aún más el ácido del estómago. Ambas están asociadas con la infección crónica por la bacteria *Helicobacter pylori*, el patógeno que aparece en todos los fregaos.

Es curioso observar que la falta de ácido en el estómago provoca síntomas como acidez, ardor y reflujo, ¿verdad? Lo digo porque la mayoría de los pacientes de Xevi aceptan la opinión consensuada de que sus síntomas gastrointestinales de ardor están relacionados con tener un exceso de ácido clorhídrico y toman antiácidos con gusto. En cambio, él les asegura que la solución no pasa por reducir el ácido al sentir estos síntomas, como piensa la mayoría de la gente, sino que deben buscar estrategias para aumentar el ácido del estómago y tratar las causas subyacentes.

No sé si es el momento adecuado o debo esperar a que Xevi te lo explique, pero ya que soy un gas y estoy aquí dentro, viendo lo que les ocurre a las personas con falta de ácido en el estómago, me adelanto, que no me puedo aguantar. Tal como habéis leído, las personas que tienen falta de ácido son las mismas que padecen (o padecerán) hipotiroidismo, la enfermedad de Hashimoto y fatiga crónica, dado que el origen es el mismo. Me gustaría decirte que no me hace gracia que la gente tome suplementos de vitaminas o minerales pensando que con esto ya está todo solucionado. Piénsalo: si un profesional sanitario te aconseja tomar un suplemento de vitaminas, hierro o magnesio porque en el análisis de sangre los niveles de estos están bajos, ¿en serio te los tomarás y te quedarás tan tranquilo? Si están bajos, ¿no te interesa saber por qué no se absorben aquí dentro, donde estamos los gases? También nosotros estamos cansados de tanto revuelo por aquí… No te despistes: si no recuperas el ácido del estómago y no desinflamas tu intestino, ningún suplemento multivitamínico conseguirá lo que no eres capaz de corregir por ti mismo. Te subirán los niveles, sí, pero en cuanto dejes el suplemento, se hundirán de nuevo. No nos hemos conocido para conseguir esto… Ahora que ya lo sabes, ¡actúa!

Diagnóstico de hipoclorhidria (falta de ácido en el estómago)

La fabricación de ácido clorhídrico y el pH del estómago no se mantienen igual durante todo el día. En ayunas, lo normal y esperado es que esté entre 1 y 3. Es perfecto: con estos valores, ningún patógeno cruzará vivo más allá de esta piscina ácida. Después de comer, el estómago es menos ácido, el pH sube a 5-6 y luego, en menos de una hora, vuelve a acidificarse a su valor normal, entre 1 y 3. Esta capacidad de reacidificar el estómago después de comer es más lenta en las personas que toman antiácidos (IBP, omeprazol) y a medida que envejeces. A nivel clínico, lleva implícito que estas personas no llegan a tiempo para digerir las proteínas, que suelen invertir dos horas de revolcones en el estómago. Al lío.

- El pH gástrico normal es cuando, en ayunas, el valor está entre 1 y 3.
- La hipoclorhidria se da cuando el pH del estómago es > 3.
- La aclorhidria se produce cuando el pH del estómago es > 7, como en las situaciones de gastritis atrófica crónica.

Para medir la producción de ácido gástrico y el pH del estómago, los diagnósticos se hacen en ayunas, mediante pruebas invasivas directas o con una analítica de sangre. También puedes hacerte una idea aproximada de cómo está tu ácido estomacal con el test del bicarbonato:

- **Pruebas invasivas.** La gastroscopia, los electrodos de catéter, las cápsulas radiotelemétricas y las tabletas sensibles al pH (GastroTest) son métodos utilizados para medir el pH gástrico, pero pocas clínicas los ofrecen.
- **Análisis de sangre en ayunas.** Se valora la gastrina, la hormona del estómago encargada de ordenar la fabricación de ácido clorhídrico. Sus valores se mantienen bajitos si el pH gástrico está normal entre 1 y 3. Cuanto más alta esté la gastrina, más falta de ácido y peor estará el estómago:
    - Gastrina entre 17 y 25 (pH normal 1-3): buena activación de la pepsina.
    - Gastrina más alta de 30 (Hipoclorhidria pH >3): mala activación de la pepsina y mala digestión de las proteínas.
- **Test del bicarbonato.** En ayunas, tómate de golpe medio vaso de agua mezclada con una cucharadita de bicarbonato. El bicarbonato reaccionará con el ácido del estómago y fabricará CO_2, lo que hará que eructes. La clave está en medir cuánto tardas en eructar después de tomártelo. ¿Cronometro a punto?
    - Si aparece en menos de dos minutos, todo va bien. Es probable que el estómago tenga una buena fabricación de ácido clorhídrico (pH 1-3) y que la gastrina en tu analítica esté entre 17 y 25.
    - Si aparece pasados cuatro minutos, es probable que el estómago no tenga suficiente ácido clorhídrico (hipoclorhidria pH > 3) y que la gastrina en tu analítica sea superior a 30. Y tus digestiones probablemente sean un desastre (al menos, mejorables).

El pH gástrico y la hormona gastrina en ayunas son los biomarcadores más fiables para saber si estás fabricando suficiente ácido clorhídrico. Lo más fácil es el análisis de sangre en ayunas. El test del bicarbonato no deja de ser una prueba, y un día puede salir peor por culpa del estrés o de dormir poco.

Si tienes síntomas de hipoclorhidria y confirmas el diagnóstico con el análisis de sangre, te recomiendo que llegues hasta el final. Sigue las estrategias que verás a continuación para acidificar el estómago, supleméntate ácido clorhídrico y pepsina (Guttae Pepsini, de Nutrined) y, sobre todo, trata la causa que ha provocado la hipoclorhidria. Sígueme.

Tratamiento para aumentar el ácido del estómago

Hay situaciones difíciles de entender que continúan ocurriendo en todos los países. Mientras los fármacos antiácidos aún son los más recetados para todo y para todo el mundo, la medicina integrativa y funcional sigue un nuevo paradigma basado en la evidencia científica que busca lo contrario: aumentar la producción de ácido en el estómago. Puedo asegurarte que lo prioritario es solucionar el origen de la gastritis, la úlcera o el reflujo y, después de tratar la causa, es necesario que el estómago recupere su función y se convierta en una caldera ácida, una trituradora. Tienes todo un mundo de oportunidades terapéuticas para aumentar el ácido clorhídrico del estómago de forma natural. Veamos ahora algunas recomendaciones.

Relájate y mastica la comida

Parece fácil, pero no lo es tanto si, mientras comes, realizas tareas múltiples, tienes presiones de tiempo y te distraes con el televisor, navegando por Instagram o respondiendo al móvil. Cuando ves, hueles o piensas en alimentos, el nervio vago empieza a preparar el sistema digestivo secretando saliva, ácido gástrico, enzimas pancreáticas y hormonas (gastrina y grelina). Siéntate, mastica y come despacio. El cerebro tarda unos veinte minutos en indicarle al estómago que está lleno. Si comes rápido y en menos de veinte minutos, es probable que comas demasiado. Masticar aumenta la fabricación de saliva fluida que contiene enzimas digestivas y un factor de crecimiento epitelial (EGF) que repara las inflamaciones por donde pasa (esófago y estómago). La saliva, además de ser antiinflamatoria y antibiótica, desencadena la fabricación de ácido clorhídrico en el estómago antes de que le llegue la comida. Está claro que la digestión empieza en la boca. Cuanto más veces masticas, más saliva, más ácido clorhídrico y mejor digestión posterior. Quizá te preguntes: «¿Cuántas veces debo masticar? ¿Cuánto es suficiente?». Bueno, hay que masticar cada bocado un promedio de entre veinte y treinta veces, pero depende. Por ejemplo, la sandía o un puré de verduras hay que masticarlos entre cinco y diez veces. La avena, veinte masticaciones por bocado. Y la carne, las almendras o las nueces, entre treinta y dos y cuarenta veces por bocado. Lo siento, mi cabeza ha volado lejos y te estoy imaginando en una cena familiar (o con amigos) contando las veces que masticas... Se me escapa la risa viendo cómo te esfuerzas por no perder la cuenta ni el hilo de las conversaciones. No te estreses, no hace falta ser muy preciso. Sabrás que masticas suficiente si:

- Tu saliva es húmeda y fluida. Las glándulas parótidas (cerca de la arcada dentaria superior) liberan esta saliva fluida al masticar.
- Tu saliva no es pegajosa. Las glándulas sublinguales (bajo la lengua) y las submaxilares (en el suelo de la boca) fabrican saliva pegajosa cuando no comes.
- La consistencia de la comida antes de tragarla es como papilla.
- La comida ha perdido su textura y se ha convertido en un bolo.
- No sientes la necesidad de beber sorbos de agua para tragarte cada bocado.
- Percibes el sabor, el olor, la textura y la temperatura de cada bocado. La saliva estimula las papilas gustativas para percibir el sabor.

- Te sientes saciado y reduces el consumo de dulces o hidratos de carbono el resto del día. Masticar y comer despacio mejoran la saciedad y el control de la glucosa.

Mejoras dietéticas

Te recomiendo que incorpores alimentos amargos o extractos de plantas amargas a tu dieta, como mostaza, diente de león, rúcula, escarola, endivias, eneldo, hinojo, cardamomo y canela de Ceilán. También son beneficiosos el zumo de apio (antiulceroso y alto en ácido clorhídrico), el zumo de limón (pH 2,3-3), la raíz de jengibre, la raíz de kudzu, la pasta de umeboshi sin pasteurizar (probiótico rico en ácido cítrico) y el vinagre de manzana ecológico sin filtrar ni pasteurizar (pH 2,5-3). La fermentación bacteriana y fúngica (*Acetobacter* y *Mycoderma aceti*) de las manzanas produce ácido acético y málico, los componentes ácidos del vinagre que sirven de ayuda para aumentar el ácido gástrico cuando lo tomas antes de las comidas.

Combínalos a tu gusto antes de comer con ensaladas, humus, salsas o infusiones. Hay quienes explican que lo que hace sonreír a su estómago es tomar cada mañana, en ayunas, un vasito de agua tibia con una cucharada de vinagre de sidra de manzana y, ya puestos, desayunar kéfir de oveja (o un yogur) con dos cucharadas de avena integral y plátano (ricos en fibra y triptófano). Otras personas hablan maravillas del zumo matutino de apio, limón y jengibre, y hay gente que le añade eneldo, hinojo y un chupito de aloe vera puro.

Hay muy buenas experiencias antiulcerosas que afirman que dejar que una bolita de pasta de umeboshi se les disuelva en la boca (sin tragarla) calma enseguida la inflamación e irritación ácida del estómago. Y si se combina la ciruela de umeboshi con el kudzu, aún es mejor. Te animo a que experimentes con la raíz de kudzu disolviendo una cucharadita en un vaso de agua tibia o fría y que lo calientes sin que llegue a hervir, removiendo continuamente hasta que cambie de color (de blanco tiza a gris claro). Después de unos tres minutos se volverá transparente y adquirirá una textura espesa. Ya lo tendrás a punto y calentito. Tómatelo antes de acostarte o entre comidas, solo o añadiéndole una cucharadita de pasta de umeboshi (o un cuarto de ciruela umeboshi). También lo puedes usar como espesante en la sopa, la crema de verduras o donde quieras. Todo ayuda a surfear la inflamación estomacal.

Tienes toda la vida para ir probando combinaciones. Sé que Xevi, por las mañanas, en ayunas, suele tomarse un vaso de agua tibia con vinagre de sidra de manzana; le sienta muy bien. Las infusiones son siempre un buen comodín para tomar entre las comidas: eneldo, hinojo, canela, cardamomo, clavo... Su preferida para el estómago siempre lleva jengibre y, al final, le añade otros indispensables: el zumo de medio limón y el vinagre de sidra de manzana.

La Coca-Cola tiene un pH de 2,5 y el zumo de limón, de 2,3. Por lo tanto, los dos acidifican el estómago y su compañía nos podría ayudar a digerir mejor. Sí, pero no te entusiasmes, porque para una mucosa irritada con reflujo gastroesofágico y un desequilibrio de la microbiota, ninguno de los dos es un buen compañero. No los recomiendo.

Suplementación con betaína ácido clorhídrico / pepsina

No confundas nuestro suplemento, la betaína ácido clorhídrico / pepsina, con el trimetilglicina o betaína (TMG). La betaína ácido clorhídrico / pepsina es un suplemento natural que aumenta el ácido clorhídrico del estómago y mejora rápidamente los síntomas digestivos y las malas digestiones. Este angelito favorece la fabricación de ácido y, por eso, se toma justo antes de las comidas, que es cuando necesitas el ácido para digerir las proteínas que vas a comer. Antes de explicarte cómo se toma, debes tener en cuenta cuándo está contraindicado.

Contraindicaciones a la betaína ácido clorhídrico / pepsina:

- **Úlceras.** El ácido clorhídrico puede irritar la mucosa y empeorar los síntomas. Antes debes desinflamar el estómago y apoyarte en los antiácidos.
- **Medicamentos.** Evítala si estás tomando medicamentos como corticosteroides (prednisona) o antiinflamatorios (AINE) como el ibuprofeno y la aspirina. Podría aumentar el riesgo de úlceras gástricas.
- ***Helicobacter pylori.*** Cuando la infección esté tratada y se haya confirmado su erradicación, podrás tomar este suplemento si tienes hipoclorhidria.

Advertencia: No tomes el suplemento en ayunas o si no vas a comer.

Protocolo para el uso de la betaína ácido clorhídrico / pepsina

Este suplemento es quizá el más importante para la digestión, ya que sus beneficios pueden cambiar la vida de las personas con falta de ácido en el estómago.

En una reciente revisión científica, explicaron cómo usarlo (Guilliams y Drake, 2020):

- Tómalo en formato de gotas para afinar al máximo tu dosis ideal (Guttae Pepsini, de Nutrined).
- Tómalo justo antes de empezar a comer.
- Busca tu dosis óptima y súbela poco a poco hasta tener el estómago con un pH ideal (1-3). Cuanta más hipoclorhidria tengas, mayor será la dosis que te hará falta para ayudar a tu estómago. Si le falta poco ácido, mejor, pues necesitarás dosis más bajas.
- Empieza con tres gotas tres veces al día, junto con cada comida principal (3-3-3). Ve aumentando la dosis en una gota cada día: el segundo, sube a cuatro gotas tres veces al día (4-4-4); el

tercero, cinco gotas tres veces al día (5-5-5); el siguiente, seis gotas tres veces al día... El máximo son veinte gotas tres veces al día (20-20-20). La duración aproximada del tratamiento es de dos a tres meses.

Si un día, tras tomar el suplemento, experimentas molestias, hormigueo, sensación de calor, ardor de estómago, diarrea, dolor de cuello, de espalda o de cabeza, o cualquier síntoma nuevo o extraño, querrá decir que has llegado a tu dosis de saturación. ¡*Stop*! Es demasiado alta para ti, debes reducirla. En ese caso, tu dosis óptima será el resultado de restar tres gotas a la dosis de saturación. Por ejemplo: si empiezas y vas subiendo la dosis poco a poco, tal como te he explicado, y un día, con la dosis de quince gotas tres veces al día (15-15-15) sientes molestias o calorcito en el estómago, esa sería tu dosis de saturación. Redúcela, porque tu dosis óptima de tratamiento es la de doce gotas tres veces al día (12-12-12), la que no molesta. Sigue así durante los dos o tres meses que suele durar el tratamiento.

Quizá, mientras sigues con tu dosis óptima de 12-12-12, con el paso de las semanas vuelvas a sentir esa molestia o calor. No te preocupes, porque eso significará que debes reducir la dosis de nuevo restando tres gotas, y continuar con nueve gotas tres veces al día (9-9-9). Y así sucesivamente. Tu estómago marca el ritmo, y debes entenderte con él. Cuando empieza a fabricar ácido clorhídrico por su cuenta, cada vez necesitará menos ayuda y podrás reducir la dosis de este suplemento. Además, te darás cuenta de que todo está mejorando, ¡qué espectáculo!

Si no me lo preguntas tú, ya me avanzo yo, que esta es una de las cuestiones que suelen plantearle a Xevi: «Si estoy tomando omeprazol (u otro antiácido) para el reflujo y la gastritis, ¿puedo añadir el suplemento de betaína ácido clorhídrico?». La respuesta es que sí, puedes y debes tomarlo. Quienes toman inhibidores de la bomba de protones (omeprazol o pantoprazol) tienen un pH gástrico en ayunas de entre 5 y 7. Después de cada comida —ya sabes que el estómago pierde un poco de acidez en la siguiente hora—, recuperan más lentamente el ácido del estómago normal. Los investigadores recomiendan ayudar a las personas que consumen IBP para que, después de comer, lo recuperen más rápido y mejoren su función digestiva. En concreto, han comprobado que solo seis minutos después de tomar el suplemento de betaína ácido clorhídrico, la acidez estomacal recupera el pH normal < 3, y es una dosis dependiente, es decir, a dosis más altas, recuperarás la acidez más rápido. Consumir betaína ácido clorhídrico justo antes de cada comida, en lugar de diez minutos después de comenzar a comer, reduce el tiempo de reacidificación del estómago tras la ingesta de alimentos, lo que previene los efectos secundarios de los IBP y mejora la absorción de los nutrientes. Si eres profesional sanitario, ya sabrás que esto es muy importante.

Causas de la falta de ácido en el estómago (hipoclorhidria)

Las principales causas de falta de ácido son: estrés crónico, trastornos del sueño (apneas), envejecimiento, antiácidos, cirugías, infecciones por *Helicobacter pylori* e insuficiencia renal (urea, creatinina y gastrina elevadas en la sangre).

Estrés crónico y trastornos del sueño

El estrés no está alineado con la calma ni con la digestión. Cuanto más estrés o ansiedad tengas, menos ácido fabricará el estómago y más se te inflamará el intestino. Las glándulas suprarrenales fabrican noradrenalina y cortisol como respuesta a los peligros, las amenazas o los retos inmunitarios. Mientras el interruptor de «lucha o huida» esté activado, los recursos energéticos y la sangre no irán al sistema digestivo. ¿Imaginas tener hambre mientras tu vida está en peligro? Imposible. Mira el color de tus encías un día que estés estresado o que hayas dormido poco y verás que, en lugar de ser de color rosa oscuro, tienen un color rosa pálido por falta de irrigación sanguínea, por exceso de estrés. No hace falta que empieces a comer si ves que tienes la boca seca y no fabricas saliva, otro síntoma de estrés. Lo que necesitas es activar el interruptor de «calma y digestión» del sistema parasimpático, del nervio vago, para tener saliva fluida, ácido clorhídrico y enzimas digestivas que favorezcan la función digestiva, siempre que el huésped ya no esté en peligro.

La inhibición de la secreción de ácido gástrico durante las épocas de estrés es un mecanismo reflejo de defensa regulado a la perfección por el cerebro y el nervio vago. Es lo normal. El estómago está conectado con este nervio (en concreto, con el núcleo motor dorsal del cerebro) y la liberación neuronal de óxido nítrico (NO) (inflamatorio y vasodilatador) es la respuesta a factores estresantes para el cuerpo, como infecciones, disbiosis intestinales, aumento de la temperatura corporal o presión arterial baja. Estos factores estresantes actúan como señales activadoras de esta conexión refleja que reduce la fabricación de ácido gástrico y la tensión del esfínter esofágico inferior. Por eso el estrés crónico (psicosocial, infecciones o inflamaciones), junto con el insomnio y las apneas del sueño, son los factores más asociados a gastritis, úlceras y reflujo gastroesofágico. Xevi te explicará más adelante como resolverlo.

Envejecimiento

¿Tienes entre veinticinco y setenta y cinco años? Las personas jóvenes, al despertar por la mañana, tienen un pH del estómago entre 1 y 3. Es muy ácido, lo ideal. Después de comer se produce un aumento fisiológico del pH estomacal (5-6) y vuelven a acidificar el estómago en muy poco tiempo. La recuperación del ácido estomacal después de comer en los jóvenes se produce en menos de cuarenta y dos minutos, de manera que eso les permite absorber bien las proteínas y los micronutrientes que se están digiriendo en el estómago durante las siguientes dos horas.

En cambio, con el envejecimiento disminuye la producción de ácido clorhídrico, y eso va empeorando con la edad; la llaman «hipoclorhidria funcional». Por la mañana, antes de desayunar, se fabrica menos ácido y, después de comer, se tarda más en volver reacidificar el estómago y se nos alarga más la hipoclorhidria posprandial. A partir de los sesenta y cinco años, la recuperación del ácido estomacal después de comer se demora más de una hora, y el 68 % de las personas que parecen estar sanas tienen una menor fabricación de ácido en el estómago (hipoclorhidria), reflujo, infecciones por *Helicobacter pylori* (estómago) o SIBO (intestino delgado), además de una mala absorción de las proteínas y los micronutrientes. Una vez cumplidos los setenta y cinco años, la recuperación del ácido estomacal después de comer se demora unas cuatro horas, y más del 80 % de esas personas padecen hipoclorhidria y todas sus consecuencias.

No hace falta que me digas tu edad, en realidad no importa. Si te falta ácido en el estómago, sigue mis indicaciones para aumentarlo y alejarte del cartelito de «hipoclorhidria funcional», como si fuera por culpa de la edad.

Medicamentos

Los medicamentos que reducen la fabricación de ácido clorhídrico son los bloqueadores del receptor H2R de la histamina y los inhibidores de la bomba de protones (IBP):

- **Bloqueadores de los receptores H2 de la histamina (H2R): cimetidina, ranitidina, famotidina.** Cuando tomas estos antihistamínicos, el pH del estómago se vuelve más alcalino, pero no mucho. Casi puedo decir que no perjudican a la barrera ácida del sistema inmunitario del estómago. Por ejemplo, 20 mg de famotidina suben el pH a > 4, lo que empeora el ácido del estómago los primeros días, pero con el tiempo va perdiendo eficacia. A los tres días solo subirá a 2, un pH correcto que frena significativamente el sobrecrecimiento de bacterias en el estómago y tiene un buen efecto de barrera química.
- **Inhibidores de la bomba de protones (IBP): omeprazol (Prilosec), esomeprazol (Nexium), lansoprazol (Prevacid).** Estos

medicamentos frenan de forma eficaz la secreción de ácido en el estómago. Las personas que toman IBP tienen, a partir de la primera semana, un pH gástrico en ayunas de entre 5 y 7. Por lo tanto, son medicamentos que perjudican la barrera ácida del sistema inmunitario del estómago. Se recomienda no consumir IBP más de seis meses.

Los pacientes le dicen a Xevi «Necesito el omeprazol», y él, sin tener claro si es una pregunta o una afirmación, les responde: «Los estudios indican que no, que no siempre lo necesitamos». El omeprazol no sirve para tratar las causas subyacentes de una inflamación, pero sí para eliminar el ácido del estómago, algo que se agradece mucho cuando hay una inflamación activa y exceso de ácido.

Las personas que tienen exceso de ácido en el estómago suelen explicar: «Estoy hinchado, siento ardor y una sensación de vacío en el estómago que mejora si como algo. Necesito comer cada dos horas porque, si no, noto otra vez ese runrún, esa molestia en el estómago». Esto es por hiperacidez, no por falta de ácido.

Recuerda: si el ardor de estómago y la sensación de vacío mejoran comiendo, es por hiperacidez gástrica (estómago inflamado). En ese caso toma IBP (o alternativas naturales). En cambio, si el ardor se asocia con digestiones lentas que empeoran comiendo y mejoran si espacias mucho las comidas, es signo de falta de ácido (hipoclorhidria gástrica). Seguro que te saldría la gastrina alta en una analítica de sangre y, por tanto, no necesitarías IBP. Te conviene acidificar el estómago.

Y continúa la respuesta: «Los IBP solo los necesitan los pacientes que tienen una inflamación activa o úlceras en el esófago, estómago o duodeno. También pueden usarse como tratamiento preventivo para quienes tienen un alto riesgo de desarrollar úlceras debido al consumo crónico de alcohol o tabaco, o bien infección por *Helicobacter pylori* o por consumir de forma crónica medicamentos como el ácido acetilsalicílico (aspirina) y AINES (ibuprofeno, diclofenaco, naproxeno o indometacina)». Aunque no te lo creas, muchas personas beben, fuman y toman habitualmente estos analgésicos que puedes conseguir sin receta. Si eres de este grupo, te recomiendo que hables con tu médico de confianza, pues hay fármacos antiinflamatorios menos tóxicos que no empeoran las gastritis o úlceras, como el celecoxib (antiinflamatorios selectivos de la COX-2), o bien puedes utilizar dosis más bajas de aspirina para prevenir la trombosis. Aléjate de estos factores de riesgo. Es evidente que, si tomas un antiácido, pero no tratas el origen de una gastritis o esofagitis, seguirás estando expuesto a factores de riesgo y estas inflamaciones pueden complicarse en úlceras sangrantes o cánceres. Cuando los síntomas digestivos y el dolor abdominal se acompañen de hemorragias sangrantes —es decir, de heces de color negro alquitrán y vómitos con sangre o de un color parecido al poso del café—, recuerda que debes acudir al médico para que valore la gravedad.

Hay personas que han tomado IBP durante años pensando que es la panacea. Al no sentir dolor, creen que sus problemas digestivos han desaparecido. Sin embargo, en el futuro, no pararán de tener diferentes problemas de salud y, al intentar dejarlos, eso tendrá un efecto rebote que les hará estar aún peor. Estoy pensando en ti, Carles, y en tantos otros que eligieron tomar la vía rápida sin ir al origen. En esta línea hay diversos estudios y revisiones sistemáticas, como las del equipo de Park CH., que nos adelantan qué consecuencias tendrá y a qué especialistas visitarán en el futuro las personas que consumen IBP de forma crónica. Ahora ya no tiene gracia saber cuál será su futuro.

Voy a compartirlos contigo: los especialistas indican que el consumo crónico de IBP durante más de seis meses se asocia con diarreas, náuseas, vómitos, dolor abdominal y de cabeza, fracturas por osteoporosis, infecciones respiratorias (neumonía), enfermedad renal, demencia, infarto de miocardio, reflujo por sobrecrecimiento bacteriano en el estómago, colon irritable por sobrecrecimiento bacteriano en el intestino delgado (SIBO) o en el colon (*Clostridium difficile*), enfermedades autoinmunes y cáncer de estómago y colon. Como puedes imaginar, aparte de digerir peor las proteínas y tener malabsorción de hierro, calcio, magnesio, B12 y otros, para los pacientes con dosis más altas de omeprazol, el escenario será exponencialmente peor.

Mira: 20 mg de omeprazol (dosis habitual) consiguen aumentar el pH del estómago a 3-4 y provocar un sobrecrecimiento bacteriano de entre cincuenta y cien veces más de lo normal. Esta misma dosis tiene efectos aún peores en los pacientes con insomnio o infección por *Helicobacter pylori*, pues el pH sube a 5-6 y provoca un sobrecrecimiento bacteriano de mil veces más. Se convierten en una máquina de fabricar gases, de manera que sentirán que enseguida se les hincha la barriga. Ya no tendrán barrera ácida y el SIBO de bacterias proteolíticas (*Enterobacteriaceae*, *Escherichia coli* y otras) les amargará la vida.

Recuerda que tomar betaína ácido clorhídrico con las comidas es seguro, apropiado y necesario para las personas que toman IBP: disminuye los efectos secundarios de los IBP —como la mala absorción de proteínas, micronutrientes y fármacos—, reduce la supervivencia microbiana de lo que se ingiere, permite un vaciamiento gástrico más rápido y evita el sobrecrecimiento de patógenos más abajo y las enfermedades inflamatorias asociadas.

Si algún ser querido (o tal vez tú) hace más de seis meses que toma un IBP (omeprazol o pantoprazol), le recomiendo que se haga una analítica de sangre y de orina para valorar si puede aplicar a su vida este descubrimiento que le permitirá reconducir su salud.

- **Análisis de sangre.** Hemograma, hierro, ferritina, homocisteína, hormona de la paratiroides (PTH intacta), gastrina, pepsinógeno I, calcio, holotranscobalamina (B12 activa), vitamina B6 (P5P), y niveles intraeritrocitarios (reservas intracelulares) de zinc, magnesio y ácido fólico (no me fío de los valores plasmáticos que suelen pedirse, mejor valorar los niveles intraeritrocitarios). Puedes añadir biomarcadores de riesgo cancerígeno: CEA, CA-72.4 y CA-19.9.
- **Análisis de orina.** Marcadores de osteoporosis: calcio 24 horas, telopéptidos N-terminal y C-terminal del colágeno tipo I.

En tu análisis de sangre, cuanto más elevados sean los niveles de gastrina, más alta estará la histamina y peor expectativa tendrás para otros parámetros de salud. Los niveles de la PTH intacta (hormona de la paratiroides) y de los telopéptidos en orina —indicativos de osteoporosis precoz— serán más elevados, y tendrás peor absorción de proteínas, vitaminas y minerales (zinc, calcio, magnesio, vitaminas B12 y B6, y ácido fólico). Recuerda que sus estados carenciales son la causa de muchas patologías, algunas de ellas graves. Por lo general, cuanto más tiempo tomes los antiácidos IBP (y en dosis más altas), más cerca estarás de cargarte tu salud, ya sea por déficit de micronutrientes o riesgo de infecciones y enfermedades neurológicas, de hígado o de riñón.

¡Un momento! «Si no tomo omeprazol, ¿hay alternativas naturales para aliviar este ardor y la sensación de vacío en el estómago que mejora comiendo? Es que necesito comer cada dos horas para sentir que el estómago está tranquilo, y ahora encima me cuesta perder peso», dicen. Existen diversas estrategias para aliviar de inmediato los síntomas de hiperacidez estomacal provocados por una inflamación activa de la gastritis o la úlcera, o tal vez porque te has excedido con la dosis del suplemento de betaína ácido clorhídrico. De forma puntual, puedes reducir y proteger la mucosa gástrica y neutralizar el daño del ácido tomando el suplemento sublingual NeoBianacid (Aboca), aloe vera (solo la pulpa), extracto estandarizado de jengibre o de regaliz, o bien un vasito de leche de vaca o un yogur bajo en grasa (aumentan la PgE2 y la PgI2, y reducen el ácido). También el kudzu con umeboshi o una cucharadita de bicarbonato de sodio (pH de 9) mezclada con agua eliminarán el ácido del estómago. Como puedes imaginar, Xevi nunca recomendaría la ingesta de leche de vaca ni de bicarbonato de forma regular para ningún problema digestivo ni de salud. Ambos alcalinizan el pH del estómago, y ya sabes que no es lo deseado. Guárdate un poco de bicarbonato en casa para repetir el test del eructo unas semanas más tarde. Así valorarás tu evolución. ¡Espero que te salga antes de los dos minutos!

Mira qué curioso: hoy, día cinco de enero, noche de Reyes, compartimos en el chat del Instituto Xevi Verdaguer un reciente estudio (Côco y Aires, 2023) que nos descubre el potencial terapéutico del kéfir para prevenir y tratar las úlceras gástricas provocadas por medicamentos como el ibuprofeno (AINES). Su efecto antioxidante, antiinflamatorio y modulador de la respuesta inmune le confiere un efecto gastroprotector comparable al de los IBP al reducir el daño de la mucosa gástrica. ¿Qué te parece si pruebas con un vaso diario de kéfir de cabra u oveja ?

Cirugías gástricas

Estas técnicas (gastrectomía, vagotomía) provocan una menor fabricación de ácido clorhídrico, reducen la pepsina activa, alteran la digestión de las proteínas y producen un aumento de mil veces más de lo normal de las bacterias patógenas gram negativas (*Enterobacteriaceae*) en el intestino delgado. Se genera un exceso de fermentación de las proteínas en el colon (putrefacción) y deja residuos de metabolitos tóxicos en las heces (putrescina, tiramina, uracilo y ácido γ-aminobutírico) y la orina (p-cresol sulfato, p-cresil glucurónido, 5-aminovalerato, fenilacetilglicina, p-hidroxifenil-acetato, sulfato de indoxilo).

- La **gastrectomía**, extirpación total o parcial de un trozo del estómago, se propone para tratar la obesidad (by-pass gástrico), los pólipos, las perforaciones, las úlceras graves y el cáncer gástrico.
- La **vagotomía**, sección del nervio vago parasimpático, se propone para impedir la fabricación de ácido gástrico y mejorar las úlceras gástricas en personas a las que los tratamientos conservadores no les han funcionado o en pacientes que no pueden dejar los antiinflamatorios (AINES).

Helicobacter pylori

El sobrecrecimiento del *Helicobacter pylori* en el estómago y el duodeno es la principal causa de hipoclorhidria e inflamaciones y úlceras en la mucosa del estómago y el duodeno, además del cáncer de estómago. Más del 50 % de la población mundial tiene un sobrecrecimiento por *Helicobacter pylori*, y más del 80 % de estas personas son casi asintomáticas. Cuidado con esta bestia.

Cuando hay una infección en el estómago, lo normal es que se inflame (gastritis) y se alteren sus funciones. Con la hipoclorhidria, el pH aumenta por encima de 3, y los compartimentos del esófago, el estómago y el intestino se vuelven la casa de todo el mundo. Por un lado, aumenta el reflujo hacia arriba y se altera la microbiota del estómago y el esófago. Más abajo provoca disbiosis por un sobrecrecimiento de bacterias en el intestino delgado (gram negativas, como *Escherichia coli*, *Klebsiella* y *Proteus*, y otras proteolíticas, como las *Enterobacteriaceae*) que liberan toxinas y gases malolientes e inflamatorios.

Los que lo sufren se hinchan enseguida, tienen digestiones lentas, eructos, mal aliento y dolor en la boca del estómago. Recuerda que, detrás de estos síntomas, hay un estómago que te pide ayuda, un estómago con la mucosa inflamada, una activación inmunitaria, una mayor sensibilización del sistema neurológico intestinal, una alteración del eje intestino-cerebro y una alteración del sistema cannabinoide que lo hace más sensible, y él, tu estómago, se comunica contigo con estos síntomas. Tratar solo los síntomas con suplementos naturales no te hace ser más resolutivo que quien lo hace con medicamentos químicos. Escúchalo, ayúdalo y trata las causas.

Enfermedades asociadas al *Helicobacter pylori*

Los desequilibrios de la microbiota provocados por la infección crónica de esta bestia van seguidos de la respuesta inmunitaria que activa rutas proinflamatorias (TH1 y TH17) y provoca trastornos digestivos, pero además hay una clara asociación entre la infección crónica del *Helicobacter pylori* con la gastritis atrófica autoinmune y otras patologías inflamatorias y autoinmunes alejadas del intestino, como (Chung, 2010; Bizzaro, 2014; Rodríguez de Santiago, 2015):

- Migraña.
- Artritis reumatoide.
- Tiroiditis autoinmune (tiroiditis de Hashimoto y enfermedad de Graves).
- Rosácea.
- Celiaquía.
- Lupus eritematoso sistémico.
- Alopecia areata.
- Vitíligo.
- Urticaria crónica y angioedema.
- Diabetes tipo 1 y tipo 2.
- Asma.
- Esclerosis múltiple.
- Alzhéimer y párkinson.
- Hígado graso no alcohólico.
- Periodontitis.
- Anemias crónicas por deficiencia de hierro o de B_{12}.
- Enfermedades cardiacas y vasculares (aterosclerosis).
- Síndrome de Raynaud.
- Síndrome de Sjögren.

¿Tienes rosácea? Busca el *Helicobacter pylori*. ¿Tienes eccemas o urticaria? Busca el *Helicobacter pylori*. ¿Tienes problemas en el tiroides o tiroiditis de Hashimoto? Busca el *Helicobacter pylori*. ¿Tienes migraña? ¿Fatiga crónica? ¿Asma? ¿Celiaquía?... Busca el *Helicobacter pylori*. Está detrás de muchas enfermedades autoinmunes.

No te distraigas tratando los síntomas de forma química o natural. Los celiacos, por ejemplo, saben que, a pesar de seguir un dieta «*gluten free*», su intestino no está perfecto y no lo estará hasta tratar los patógenos que desencadenaron su enfermedad autoinmune.

Diagnóstico de la infección por el *Helicobacter pylori*

Si tienes síntomas de falta o exceso de ácido en el estómago, gastritis, úlceras o alguna de estas enfermedades, lo primero es descartar la infección de esta bestia que suele instalarse cómodamente en el estómago y, a veces, disimula.

Pide a tu médico el estudio en heces del antígeno del *Helicobacter pylori* y de la PCR, y el test de la ureasa en aliento. Si lo cree oportuno, te hará también una gastroscopia con biopsia diagnóstica. Por experiencia, te recomiendo que te realices al menos las dos primeras pruebas, porque todas pueden dar falsos negativos, incluso la biopsia, y no puede ser que se nos pase por alto, ya que es muy importante tratarla.

Tratamiento

Para ello, el médico te dará una propuesta farmacéutica, que me parece muy bien, pero, ya que estamos, Xevi te propondrá una natural que también funciona, y así conoces estos dos suplementos de su confianza:

- **Berberina Aristata (Xevi Verdaguer).** Dosis: una cápsula tres veces al día (1-1-1). Toma este antibiótico natural con las comidas durante dos meses.
- **Gastrodenol (Tora).** Dosis: un comprimido tres veces al día (1-1-1), siempre antes de las comidas y antes que la Berberina. Tómalo durante un mes. Observarás que, en pocos días, las heces te saldrán negras, mucho. Esto se debe a que te está ayudando a eliminar el H_2S, un gas tóxico e inflamatorio que fabrica el *Helicobacter pylori*. Es normal, estás eliminando uno de los metabolitos que te inflamaban. Si al cabo de unos días de empezar el tratamiento tienes estreñimiento, baja la dosis de tres a dos comprimidos (1-1-0) o a uno (0-1-0) hasta terminar el mes. Tu estómago manda.

Pero esto no es todo: investigaciones recientes (Wenting y Liming, 2022) indican que, tras los tratamientos de erradicación del *Helicobacter pylori* con antibióticos químicos, se altera la diversidad y la riqueza del microbioma intestinal, que no se recupera hasta unos seis meses después. Las del viroma intestinal tardan más. Por eso Xevi recomienda tomar probióticos específicos un mínimo de dos a cuatro semanas después de la terapia antibiótica.

Los probióticos que ayudan a erradicar el *Helicobacter pylori* y a recuperar la microbiota sana son (Wang, 2023; Viazis, 2022; Di Pierro, 2020; Qureshi, 2019; Chen, 2018):

- *Lactobacillus acidophilus*, *Lactobacillus reuteri* y *Lactiplantibacillus plantarum*.
- *Bifidobacterium lactis* (BB-12).
- *Saccharomyces boulardii*.
- *Bacillus subtilis*.
- *Clostridium butyricum*.

Hay que ordenar los tratamientos: si tienes gastritis o úlceras, lo primero es tratar los patógenos, en este caso el *Helicobacter pylori*, y luego desinflamar las mucosas y aumentar el número de bacterias sanas. Después de erradicar el patógeno y desinflamar el estómago, hay que valorar si este ya ha recuperado su función normal o aún tiene hipoclorhidria (a través de un análisis de sangre de la gastrina o mediante el test del bicarbonato). Si te falta ácido, ya puedes aplicar las propuestas para la hipoclorhidria y tomar el suplemento de betaína ácido clorhídrico y pepsina (Guttae Pepsini, de Nutrined). En cambio, si todavía tienes gastritis, significa que es demasiado pronto. No es buena idea tomar suplementos de ácido clorhídrico porque dañarás la mucosa y empeorarás.

¿Me permites que te dé un truco con la leche de vaca? Deja que te lo explique, es solo un segundo. A todo paciente con síntomas sospechosos, Xevi le suele preguntar: «¿Un vaso de leche te calma el dolor y el ardor de estómago?». Si responde que sí, es muy probable que lo tenga inflamado, que todavía haya gastritis. En ese caso, no sería buena idea tomar suplementos de ácido clorhídrico hasta resolver la inflamación y la causa subyacente. La leche lleva una grasa llamada prostaglandina I2 (Pg I2), una sustancia que protege la mucosa, de manera que los pacientes con gastritis pueden sentir alivio del ardor y el reflujo al tomarse un vaso de leche. Si la leche te calma el estómago, acabas de descubrir que es porque está inflamado. Por supuesto, la leche no formará parte de la solución, solo es la pista que nos da el estómago para explicar al paciente que debe preocuparse e ir al origen del problema. Estoy recordando a un periodista que un día explicaba que él no dejaría de tomar leche de vaca porque le iba muy bien para calmar el estómago y así se ahorraba el omeprazol (IBP). Nunca se interesó por buscar la causa, o tal vez no tuvo tiempo. Años más tarde, supe que tuvo un cáncer de estómago del que, por suerte, se recuperó.

El truco de la leche nunca debe sustituir la gastroscopia diagnóstica, que debe realizar el digestólogo para verlo todo *in situ*. Si no te haces esta prueba, y para entender la gravedad de lo que ocurre dentro de un estómago con hipoclorhidria (falta de ácido), es bueno que te dejes guiar por los niveles sanguíneos en ayunas del pepsinógeno I y la grelina. Niveles altos de gastrina (> 30) indican hipoclorhidria y, cuanto más bajos están los niveles de pepsinógeno I y grelina, más atrofiada está la mucosa del estómago.

- Sospecha de gastritis con hipoclorhidria si:
  - La gastrina es >30.
  - El pepsinógeno I está normal o ligeramente alto.
- Sospecha de gastritis atrófica con hipoclorhidria y mayor riesgo de enfermedades autoinmunes y cáncer gástrico si:
  - La gastrina es > 30.
  - El pepsinógeno I está más bajo de lo normal (< 25 mcg/l).
  - La grelina está baja.

Recomiendo: Revisa los marcadores sanguíneos del CEA, CA-19.9 y CA-72.4.

El *Helicobacter pylori* es el malo de la película, pero no está solo. Cuando se trata a personas que padecen estas enfermedades inflamatorias o autoinmunes desencadenadas por esta bacteria, suele verse que, a menudo, la bestia viene acompañada. Además de la disbiosis de bacterias patógenas, es habitual la alteración del viroma, los virus de la microbiota intestinal. La reactivación del Epstein-Barr y del citomegalovirus, los virus de la mononucleosis, también es muy habitual. Estos patógenos están detrás de los problemas digestivos, la gastritis atrófica, las enfermedades autoinmunes, la fatiga crónica y los dolores crónicos. Se ha visto que la presencia de uno beneficia el crecimiento y la virulencia del otro. Son unos gamberros. En una revisión sistemática de 2020 realizada por el equipo de investigación de Dávila-Collado se publicó que las gastritis se asocian a la infección por uno de estos dos patógenos, pero patologías más graves —como gastritis crónica, úlcera gastroduodenal, gastritis atrófica y cáncer gástrico— y tal vez la dispepsia o el colon irritable están relacionados con la coinfección de los dos patógenos a la vez, el *Helicobacter pylori* y Epstein-Barr.

Si eres de las personas con patologías inflamatorias o autoinmunes frecuentes (tiroiditis de Hashimoto, vitíligo, migrañas…), no pierdas el tiempo con la leche ni con el omeprazol. Valora inmediatamente la bacteria *Helicobacter pylori* y los virus, y trátalos. Veras que, en la analítica de sangre, la gastrina será > 30 (hipoclorhidria) y el pepsinógeno I estará más bajo de lo normal. Parece mentira cómo en el siglo XXI las personas que toman medicamentos, como Eutirox para el tiroides o Amitriptilina para las migrañas, sigan pensando que lo suyo es crónico y no tengan esta información, ¿verdad? Compártela con ellos, por favor. Cuando no has resuelto el origen, las cosas pueden ir a peor.

Y hasta aquí nuestra primera parte del viaje con parada en el estómago. Algunos gases se han escapado en forma de eructos, pero yo voy a seguir contigo hasta el siguiente nivel. ¿Qué te ha parecido nuestra vida aquí dentro? Xevi nos prometió que, después de bajar por el tobogán del esófago, llegaríamos a la mejor piscina del mundo, pero no nos avisó de todo este espectáculo. Mas de uno se habrá quedado helado, y no por la temperatura del agua.

Segunda parada: el intestino delgado

Vayamos al siguiente nivel. Si tienes la barriga hinchada como si estuvieras embarazada de tres meses (o de cuatro, me dicen por ahí), tengo algo importante que contarte. Sentir hinchazón, plenitud precoz, dolor abdominal, náuseas e incluso vómitos no es normal.

Cuando los gases, la hinchazón y la distensión abdominal aparecen treinta minutos después de haber comido, probablemente el origen del problema esté en el intestino delgado. Recuerda: si esto se produce antes de los treinta minutos, sospecha que el problema está en el estómago o de que padeces reflujo.

Salgamos de la piscina del estómago y vayamos hacia nuestra segunda parada, un segmento muy largo y con forma de butifarra: el intestino delgado.

¡Sígueme!

El intestino delgado tiene funciones digestivas y de limpieza, y ambas deben marchar a la perfección:

- **Función digestiva.** Debe descomponer los alimentos, permitir la absorción de nutrientes y, al final, la expulsión diaria de los residuos no absorbidos. Para ello se pone en marcha un tipo de movimiento llamado «peristáltico», contracciones que hacen que la mezcla (bolo alimenticio) se mueva, avance y se evacue por el ano. En el estómago se secreta ácido clorhídrico y la enzima pepsina, que descompone las proteínas en péptidos y aminoácidos pequeñitos preparados para absorberse. Por su parte, el intestino delgado es responsable de la digestión y absorción de los todos los nutrientes: glucosa procedente de hidratos de carbono, aminoácidos de las proteínas, ácidos grasos y glicerol de los triglicéridos, y la mayoría de las vitaminas y los minerales.

  Cuando salimos del estómago, los gases tenemos un largo recorrido de ocho metros de longitud antes de llegar al colon.

No os imaginéis un paseo romántico por los Campos Elíseos de París, porque a veces el camino es bastante arduo. El viaje por el intestino delgado puede complicarse porque, a medida que avanzamos, cada vez hay más diversidad de microorganismos y gases (H_2, CH_4, NO, H_2S). Por otra parte, se van añadiendo residuos de mucosa, los siete litros de fluidos que fabricas a diario —saliva, jugos gástricos y pancreáticos, bicarbonato y bilis— y el agua o los líquidos que consuma el humano que nos hospeda. ¿Te lo imaginas? Hasta que no llegamos al colon, esto es un río revuelto.

- **Función de limpieza.** Durante el ayuno nocturno y los momentos de descanso digestivo diurnos (cuando no comes), los gases —junto con las bacterias, la mucosa, los fluidos digestivos y el agua— fluimos río abajo hasta el colon y arrasamos trozos de alimentos por el camino. Este proceso de limpieza se llama «movimiento migratorio complejo» (MMC), conocido también como el «barrendero del intestino delgado».

Un día lluvioso estaba observando a Xevi, absorto mirando a unos pajaritos, siempre interesado en comprender por qué ocurren las cosas sencillas, y oí que se preguntaba: «¿Por qué, a diferencia de los humanos, ellos hacen esto? Me refiero a defecar tan a menudo, tan poca cantidad y en cualquier lugar». Justo en ese momento le cayó un regalo del cielo: un excremento casi le dio en la cabeza. Las aves eliminan deposiciones cada pocos minutos; sin embargo, el ser humano no lo hace así (y menos mal). La respuesta a su reflexión es muy interesante y quizá te acuerdes de mí toda la vida después de este capítulo. Los pájaros también tienen este movimiento digestivo de limpieza, pero a lo largo de todo el aparato digestivo, del principio al final, desde la boca hasta el colon. Cada vez que comen, se limpian solitos de principio a fin, de manera que evacuan enseguida allí donde les apetece.

En cambio, los humanos tenéis localizado este movimiento de limpieza en el estómago y el intestino delgado, no en el colon. Por eso no evacuas a cada momento. Lo normal es hacer de vientre una o dos veces cada día. Tienes ganas de ir cuando el colon se distiende por los fluidos y por la fermentación de todo lo no absorbido en el intestino delgado, que forma gases y metabolitos en el colon. Así, cuando sientes el estímulo y ganas de evacuar, es la hora de ir a defecar.

Como no eres un pájaro, ha llegado el momento de aprender a limpiar el intestino delgado.

Limpia el intestino

Hay otro movimiento digestivo distinto al peristáltico, que seguro que algún día has oído dentro de ti. ¿Te rugen las tripas? Ese ruido no es el movimiento de la digestión, sino el MMC, el movimiento de limpieza que se produce dos horas después de comer, justo cuando la comida digerida en el estómago sale de allí y entra en el intestino delgado. La función de limpieza del MMC es una de las más importantes de tu organismo. Son unas contracciones que se producen en el estómago y el intestino delgado durante los periodos interdigestivos (entre las comidas), indispensables para la autolimpieza mecánica y química, lo que te prepara para la siguiente ingesta de comida. Se conoce como «el barrendero» porque limpia y barre hacia abajo todos los residuos alimentarios y de mucosa, además de las células epiteliales desprendidas del intestino (enterocitos), las secreciones biliares, los gases (H_2, CO_2, CH_4, NO y H_2S) y muchas bacterias más. Cuando está todo limpito, se encarga de que no queden residuos en el intestino delgado, de manera que los propulsará hacia el colon, donde se almacenarán. Luego, los eliminarás por las heces.

Si este movimiento de limpieza no funciona bien, padecerás reflujo gastroesofágico y acúmulo de gases y residuos de alimentos que provocarán un sobrecrecimiento de bacterias en el intestino delgado (SIBO). Por otra parte, las bacterias del colon pueden migrar hacia el íleon (zona final del intestino delgado) para liarla aún más. Si la motilidad del MMC no funciona, podrías convertirte en una máquina de fabricar gases.

Xevi suele explicar esta metáfora marina para ayudar a entender estos dos movimientos del intestino: «Imagina las olas del mar como si fueran los movimientos peristálticos del intestino. Entre ola y ola, la corriente también se mueve en dirección a la playa. Hay un suave movimiento como el que puedes ver en un lago, donde el agua fluye hacia la orilla, allí donde se acumulan todos los residuos. Imagina este suave desplazamiento entre ola y ola como si fuera el movimiento de limpieza del MMC. Ambos movimientos se producen en el mar y en tu intestino. Los plásticos y residuos de todo tipo aparecen en la orilla y, en tu caso, se barren hasta el colon. Qué asco ver residuos plásticos en mitad del mar, ¿verdad? Pues los residuos que suelen llegar a tu «orilla» también podrían acumularse en el intestino delgado antes de llegar al colon.

Lo que debes saber del MMC

- El MMC se origina principalmente en el estómago y viaja hasta la parte final del intestino delgado (íleon). No se produce en el colon.
- Las ondas se generan de forma cíclica en los periodos de ayuno interdigestivo y se interrumpen cuando comes.
- La duración de cada ciclo de limpieza es de entre noventa y ciento ochenta minutos (entre una hora y media y tres horas).
- Las ondas de propulsión se propagan dos veces más rápido de día que de noche.
- Necesitas un ayuno nocturno, entre la cena y el desayuno, de doce o catorce horas. Por ejemplo, si cenas a las ocho de la tarde, debes desayunar, como muy pronto, a las ocho de la mañana.
- Las contracciones migran a una velocidad de 5 cm/minuto y se producen a intervalos de unos cien minutos.
- Empiezan cien minutos después de comer, cuando el bolo alimenticio y el ácido gástrico llegan al intestino delgado

(duodeno). Por ejemplo, si desayunas a las ocho de la mañana, hacia las diez el bolo alimenticio cae en el intestino delgado y empieza el ciclo de limpieza del MMC. Si sabes que la duración del ciclo es de entre una hora y media y tres horas, significa que desde las diez de la mañana hasta terminar el ciclo de limpieza, que sería hacia las once y media o la una del mediodía, no deberías comer nada. Prohibido picar.

- Los rugidos del estómago coinciden con el inicio de las contracciones de limpieza provocadas por la hormona motilina y la grelina, la hormona del hambre. Si oyes ruido, prohibido comer. ¿Recuerdas lo que decía tu abuela cuando oía el rugido de tu estómago? «Cariño, ¿te has quedado con hambre? ¿Te ha quedado un rinconcito vacío en el estómago?». Así es: la fabricación de la hormona grelina coincide con la actividad de limpieza más intensa marcada por la motilina. Pero es mejor no picar entre horas porque luego el barrendero se va.
- El hábito de comer cinco veces al día para mantener los niveles de azúcar equilibrados, perder peso o ganar masa muscular ya ha pasado a la historia. Olvídalo, no está alineado con tu fisiología. Sin embargo, durante muchos años el ser humano ha ignorado la existencia del MMC. Ahora sabes que no estás diseñado para pastar todo el día ni imitar lo que hacen los pájaros, que picotean y comen tantas veces como quieren sin que eso repercuta en su salud.
- Necesitas un descanso digestivo entre las comidas de cuatro a cinco horas. Después de cada ingesta, el estómago requiere tiempo suficiente para su descanso y limpieza. Durante las siguientes cuatro o cinco horas no debes introducir ni una partícula de comida. No se te ocurra molestar al barrendero, que quiere ayudarte.
- La secreción gástrica, el flujo de bilis y la secreción pancreática aumentan durante cada MMC. Probablemente sirvan para limpiar el estómago y el intestino delgado del contenido luminal y prepararlo para la siguiente ingesta.

- No rompas el ayuno. Entre horas, no tomes refrescos, bebidas light con edulcorantes ni «café a prueba de balas» —que combina café, ghee (mantequilla clarificada de vaca) y aceite de coco (o aceite MCT)— porque todos precisan que los digieras. Lo mejor que puedes hacer a media mañana o a media tarde para no molestar al barrendero es beber agua, tomarte un caldo de verduras o de huesos, un café o, si lo prefieres, una infusión pero sin azúcar, edulcorante, miel ni leche de ningún tipo; romperías el ayuno y se pararía la limpieza para empezar la digestión. Otra buena idea que además impulsa el MMC: diluye el zumo de medio limón o una cucharada de vinagre de sidra de manzana en un vasito de agua o en una infusión.
- Hay suplementos que no rompen el ayuno y, por lo tanto, puedes tomarlos en ayunas o entre horas, como los probióticos, multivitamínicos, multiminerales, creatina o los ácidos grasos omega 3 (hasta 2 g). En cambio, rompen el ayuno e interfieren en el MMC los suplementos de proteínas o aminoácidos (BCAA, tirosina, triptófano, etc.) o más de 2 g de ácidos grasos omega 3. No los tomes entre horas.
- Es necesario limpiar igual de bien la parte alta, el estómago, que la baja, el intestino delgado. Imagina que exprimes una manga pastelera de arriba abajo. Es lo ideal si quieres que no queden residuos.
- El MMC está regulado por el sistema nervioso (el nervio vago del SNP y el plexo mientérico del sistema nervioso intestinal [ENS]) y por las hormonas del estómago (grelina) y el intestino delgado (motilina y serotonina).
- Lo normal y esperado es que las contracciones de limpieza del MMC empiecen por la parte de arriba, el estómago (que depende de la fabricación de motilina y grelina) y el nervio vago (SNP). Luego siguen con las contracciones y la limpieza de abajo, el intestino delgado, que dependen de la fabricación de serotonina. Si a lo largo de esta hora y media a tres horas que dura la limpieza quieres molestar al barrendero

que finalice su tarea antes de lo que necesitas, tan solo debes comer cualquier cosa y en ese momento volverá a empezar el movimiento de peristalsis para la función digestiva. Quiero que lo tengas claro: es una buena manera de perjudicar a tu salud. En el intestino ocurriría lo mismo, como cuando exprimes una manga pastelera de la mitad hacia abajo; si no lo haces empezando de arriba del todo, quedarán residuos acumulados en la manga porque no lo habrás limpiado bien. Sin un funcionamiento óptimo del MMC, acumularás gases, residuos alimentarios, mucosa y bacterias en exceso. Recuerda que no eres un pájaro.

Claves para limpiar el intestino

Sois muchos los que intentáis encontrar respuesta a algo interminable: «los gases y la hinchazón». El MMC tiene la llave para prevenir el reflujo gástrico, el estreñimiento, las digestiones lentas, el colon irritable y muchos otros problemas alejados del intestino.

No te enfades con nosotros, los gases. La mejor manera de ayudarnos es prestando atención a nuestras señales, tus síntomas, y aprender qué puedes hacer para optimizar el movimiento de limpieza del MMC. Lo primero es evitar y no exponerte a los factores que interrumpen el MMC. Y lo segundo es mejorar los factores que lo impulsan (ácido gástrico y procinéticos), que están coordinados por el sistema nervioso y las hormonas (grelina, motilina, serotonina y receptor de la serotonina 5-HT_4).

Factores que alteran o interrumpen el MMC

Cuando es momento de limpiar, no molestes.

- **Comer.** Cuando comes, se suprime la liberación de motilina y se interrumpe el movimiento del MMC. Entonces vuelves a realizar el movimiento peristáltico hasta completar la digesción y la absorción. Te tocará esperar de nuevo entre noventa y ciento veinte minutos para reanudar el MMC. Si hay que limpiar, lo más importante es darle tiempo. Cuando comes demasiado a menudo, las contracciones de limpieza del MMC empezarán a medio camino, en el duodeno, o incluso en el yeyuno proximal del intestino delgado, cuando lo normal y esperado es que empiece en el antro del estómago. ¿Y qué ocurrirá? La casa sin barrer: digestiones lentas, todo el día hinchado, la barriga llena de gases y la gente buscando cómo apagar el incendio con infusiones digestivas o pastillas para reducir los gases o hacer de vientre. Si quieres que el MMC empiece más cerca del antro del estómago, el ayuno debe ser más prolongado. Déjale tiempo de descanso, por favor, que tiene que limpiarlo todo. Si sabes que el MMC se detiene cuando comes, es fácil mejorar, ¿verdad? Tu intestino necesita un reposo mínimo diario de doce horas. Es lo mínimo que puedes hacer. Ahora bien, si tu intestino está muy inflamado, tal vez tengas que hacer algo más que «lo mínimo». Prueba a dejarlo descansar de catorce a dieciséis horas y te darás cuenta de que es lo más eficaz que has probado para eliminar esos gases de tu cuerpo.

- **Hipoclorhidria (estómago con pH > 3).** Lo normal y esperado es que el estómago tenga una pH ácido (1-3). La liberación de ácido clorhídrico en el estómago aumenta la fabricación de motilina y serotonina en el duodeno, hormonas que impulsan el MMC al contraer el estómago y el intestino delgado respectivamente. En cambio, cuando falta ácido en el estómago y el pH es > 3, ocurre todo lo contrario: se ralentiza el MMC y empiezan a acumularse residuos, gases y bacterias en el intestino delgado (> 10^5 CFU/ml). Para saber si tienes este problema, recordarás que puedes mirar si la gastrina en sangre es > 30 o si, en el test del bicarbonato, el eructo aparece después de los cuatro minutos.
- **Alteración hormonal.** La falta de motilina, grelina y serotonina ralentiza el MMC.

- **Alteración del sistema nervioso.** El estrés crónico, el exceso de estrés (hiperactividad del sistema nervioso simpático) o la falta de actividad del nervio vago (SNP) alteran el MMC. Debes reducir la actividad del SNS, el de «lucha o huida», que se activa por estrés físico o mental y potenciar al vago que tienes dentro, el responsable de la «calma y digestión», el que relaja y estimula la limpieza intestinal.
- **Disbiosis intestinal.** Cualquier infección puede alterar el MMC y provocar gases e hinchazón. Xevi recomienda el estudio de la disbiosis intestinal en las heces y tratar a todos los patógenos para recuperar el ritmo cíclico del MMC. La infecciones más frecuentes son por *Helicobacter pylori*, SIBO, sobrecrecimiento fúngico (SIFO) y bacterias metanogénicas (IMO) e infecciones víricas y parasitarias.
- **Ciclo menstrual (estrógenos).** Durante la época fértil, las chicas suelen tener más problemas digestivos porque los estrógenos interactúan con sus dos cerebros. Los estrógenos condicionan un aumento de las hormonas del estrés (activan el eje HHA/cortisol) y de la sensibilidad visceral (hiperactividad de los mastocitos/histamina), y ralentizan el vaciado gástrico y la motilidad intestinal. Un exceso de estrógenos puede exagerar esta influencia de las hormonas femeninas con el eje intestino-cerebro. Las chicas con exceso de estrógenos comentan que padecen dolor menstrual, retención de líquidos y estreñimiento, excepto los días de la regla: «Esos días voy superbién». En ese momento, los estrógenos están bajos. Su solución no será buscar procinéticos ni laxantes, porque al intestino no le ocurre nada, sino reducir los estrógenos. En sus dos últimos libros, Xevi explica cómo lidiar con las hormonas. Te los recomiendo.
- **Autoinmunidad postinfección.** Xevi siempre sugiere analizar en sangre los anticuerpos anti-CdtB y anti-vinculina. Estos anticuerpos pueden aparecer positivos por una intoxicación alimentaria después de una infección por bacterias proteolíticas patógenas (*Campylobacter jejuni*, *Escherichia*

coli, *Salmonella* y *Shigella*), que causan daños autoinmunes al MMC e interrumpen su función de limpieza digestiva. La consecuencia es tener colon irritable con propensión a la diarrea.

- **Enfermedad inflamatoria de la mucosa.** La enfermedad de Crohn, los divertículos, las fístulas o las cirugías pueden ralentizar el MMC. Xevi recomienda realizar una colonoscopia y un análisis de heces para valorar la calprotectina.
- **Enfermedad celiaca.** Suele sugerirse un análisis de sangre para valorar los anticuerpos IgG e IgA antitransglutaminasa; IgG e IgA antigliadina y la inmunoglobulina A total.
- **Enfermedades.** Algunas ralentizan el MMC, como la diabetes tipo 2, el hipotiroidismo, la esclerodermia, la fibrosis quística, el síndrome de Sjögren y la anorexia nerviosa.
- **Alteración de los ritmos circadianos.** Verás este tema en el capítulo 5.
- **Alimentos.** Los que provocan una interrupción más larga del MMC son, de más a menos: alcohol, grasas, hidratos de carbono y proteínas. Lo peor es el alcohol, seguido de una dieta rica en grasas, fritos y sofritos. En cambio, una dieta rica en proteínas recupera más rápido la actividad del «barrendero».
- **Medicamentos.** Perjudican la limpieza del MMC:
    - Antiácidos (inhibidores de la bomba de protones, IBP): lansoprazol, esomeprazol y omeprazol.
    - Antiinflamatorios no esteroideos (AINES): aspirina, ibuprofeno o naproxeno.
    - Antidiabéticos: agonistas del GLP-1 (Saxenda, liraglutida y semaglutida) e inhibidores del DPP-IV (sitagliptina, vildagliptina y linagliptina). Están indicados para la diabetes tipo 2 y para reducir los niveles de glucosa, producir saciedad y bajar de peso gracias al aumento de las hormonas intestinales GLP-1 y PYY. Sin embargo, estas hormonas pueden ralentizar el vaciado gástrico y el MMC, hasta empeorar síntomas digestivos como náuseas y estreñimiento, además de provocar la aparición de

> ansiedad y dolor. Si eres de los que toman alguno de estos fármacos para bajar esos dos kilitos que hacen tanta ilusión, párate a pensar antes de creer que debes hacer dieta para los gases o tomar pastillas para el estreñimiento o el dolor.

En contraposición, para tratar intolerancias alimentarias, Xevi suele recomendar la suplementación de enzimas digestivas con DPP-IV, una enzima que activa el sistema inmunitario y degrada las proteínas del gluten (gliadina), de los lácteos bovinos (beta-caseína A1) y las hormonas GLP-1 y PYY, lo que mejora la limpieza digestiva del MMC y los síntomas digestivos, la ansiedad y el dolor.

Recomiendo: Gluten DPP-IV, de Nutrined, una cápsula tres veces al día antes de las comidas.

Si no sabes por dónde empezar, te recomiendo que primero equilibres los ritmos circadianos, el sistema nervioso y la microbiota intestinal, de lo que os hablará Xevi en la segunda mitad del libro, pues son muy importantes. Descarta la celiaquía y las enfermedades metabólicas, inflamatorias y autoinmunes que interrumpen el MMC, y pide que te realicen un estudio de la disbiosis intestinal para recuperar las funciones del intestino delgado: digestión, absorción y limpieza de residuos.

Factores que mejoran e impulsan el MMC: ácido gástrico y procinéticos

Cuando tienes un sistema digestivo lento con síntomas como hinchazón, eructos, reflujo, náuseas, dolor abdominal o estreñimiento, lo primero que buscas es un suplemento que te ayude a digerir y que empuje y mejore el estreñimiento, el sufrimiento y todos estos síntomas.

Para regular la motilidad gastrointestinal, lo primero y más importante es mantener el estómago funcional con un pH ácido (1-3) y, después, añadir estrategias procinéticas para mejorar el barrido y aclaramiento intestinal. Esto se consigue optimizando la liberación hormonal de motilina, grelina y serotonina (activando el receptor 5-HT_4) y el sistema neurológico intestinal (ENS).

Ácido clorhídrico

La secreción de ácido clorhídrico en el estómago sigue un ritmo circadiano, con un pico máximo entre las diez de la noche y las dos de la madrugada, gracias al aumento de la actividad parasimpática (calma y relajación) y a la disminución de la actividad simpática (estrés, lucha y huida). Por esta razón, por la mañana lo normal y esperado es levantarte sin gases, con la barriga plana. Mientras dormías, todos los gases y residuos se han barrido del estómago y el intestino delgado.

El pH óptimo de la piscina del estómago es entre 1-3. Esto garantiza que el ácido clorhídrico liberado en el estómago fluya después de la digestión gástrica hacia el intestino delgado. Cuando el ácido clorhídrico cae en el duodeno, desencadena la liberación de prostaglandinas E2 (PGE2), que estimulan la liberación de serotonina y la secreción de motilina.

Cuanto más ácido está el estómago, más PGE2, motilina y serotonina se libera en el intestino delgado y mayores son las contracciones de limpieza que produce el MMC tanto allí como en el estómago. En cambio, si sufres de falta de acidez estomacal (hipoclorhidria), se altera la regulación hormonal (menos motilina y serotonina) y el número de bacterias en el intestino delgado se multiplica por diez mil... Demasiadas, es un desastre.

Las recomendaciones de hábitos de vida, dieta y cómo usar el suplemento de betaína ácido clorhídrico para acidificar el estómago las encontrarás en el apartado anterior, la primera parada.

Estrategias procinéticas

Un suplemento procinético no es lo mismo que un laxante. Un procinético (*prokinetic*) promueve movimiento coordinando y optimizando la liberación de hormonas (motilina, grelina y serotonina) con la actividad del sistema neurológico intestinal (ENS) a través de agonistas del 5-HT_4 y antagonistas del 5-HT_3, receptores de la serotonina.

Los procinéticos naturales más estudiados para la zona alta digestiva que estimulan el vaciado gástrico y reducen las náuseas, los vómitos y la sensación de plenitud precoz son el jengibre, Iberogast y Rikkunshito (RKT). Súmale el kiwi.

Los procinéticos naturales más estudiados para la zona baja, el intestino delgado, son la alcachofa (*Cynara scolymus L.*), las plantas amargas, Iberogast y RKT.

Debes tomar procinéticos cuando:

- Tengas síntomas de gases, hinchazón, sensación de plenitud precoz, nauseas o vómitos (retraso del vaciado gástrico) y no lo soluciones con las mejoras en tu estilo de vida.
- Padezcas estreñimiento y no mejores con una mayor ingesta de fibra y agua.
- Tengas SIBO. Los procinéticos se toman después del tratamiento antimicrobiano para estimular el MMC y evitar que el SIBO se reproduzca de nuevo. El mejor momento para evitar recaídas es por la noche, antes de acostarte, para impulsar el MMC durante el ayuno nocturno. Puedes tomarlos durante meses, lo que tardes en resolver el origen de la disrupción de la actividad del MMC.

Motilina

Esta es una hormona producida en el intestino delgado encargada del inicio de las contracciones de esta limpieza interdigestiva del MMC, responsable de los ruidos que oyes en tu barriga dos horas después de comer. Cuanta más motilina fabriques, desde más arriba del estómago empezará la limpieza y te encontrarás mejor.

- **Tomar ruibarbo (emodina).** Aumenta la movilidad del intestino delgado: más motilina y menos estreñimiento.
- **Tomar cápsulas de Da Cheng Qi Tang.** Fitoterapia china.
- **Reducir el estrés y estimular el sistema nervioso parasimpático** (nervio vago). Xevi te lo explicará en el último capítulo.
- **Mejorar el pH ácido del estómago.**
- **Estimular el flujo biliar.** La vesícula biliar libera bilis cuando el bolo alimenticio sale del estómago y llega al intestino. En este momento se fabrica la motilina y comienza la limpieza de la casa de forma eficiente, de la parte superior a la inferior del estómago. Aparte de liberarse después de una comida, la bilis también se vacía en el intestino durante el ayuno interdigestivo. Por esta razón es buena idea, dos horas después de comer, tomar una infusión o suplementos que estimulen la producción (colerético) y el flujo biliar (colagogo).
- **Tomar plantas amargas.** Las plantas coleréticas/colagogas que se podrían emplear son:
    - Hojas de alcachofa (*Cynara scolymus L.*).
    - Hojas de boldo (*Peumus boldus Mol.*).
    - Cardo mariano (*Silybum marianum L.*).
    - Sumidad florida de fumaria (*Fumaria officinalis L.*).
    - Rizoma de cúrcuma (*Curcuma longa L.*).
    - Raíces, rizomas y hojas de diente de león (*Taraxacum officinale L. Weber*).
    - Genciana (*Gentiana lutea L.*).
    - Remolacha (*Beta vulgaris L.*).
    - Ruibarbo (*Rheum rhabarbarum L.*).
    - Berberina (*Berberina aristata*).
    - Ajenjo (*Artemisia absinthium L.*).
    - Jengibre (*Zingiber officinale*).
    - Menta (*Mentha L.*).

Las personas que sufren de cálculos en la vesícula biliar tienen menos vaciado biliar a nivel del duodeno. Sus concentraciones de motilina son menores y se reduce la frecuencia de la actividad de la fase III del MMC. La limpieza no será completa, la empezarás desde el duodeno hacia abajo, es decir, sería como exprimir la manga pastelera desde la mitad hacia abajo.

Grelina

La grelina, la hormona del hambre, se produce en el estómago y sigue un ritmo circadiano (más baja durante la noche y más alta en las horas diurnas). Sus picos máximos son a las ocho de la mañana, a la una del mediodía y a las seis de la tarde, coincidiendo con las horas en que deberías realizar las comidas principales. La grelina y el MMC tienen una mayor actividad diurna. Escucha tu sensación de hambre para saber en qué momento aparece tu pico de grelina y así darte cuenta de cuándo debes comer. A nivel digestivo, la grelina incrementa la motilidad del estómago y la fabricación de ácido clorhídrico, pero además, a nivel sistémico, tiene un efecto antiinflamatorio y antinociceptivo (reduce el dolor). Te interesa aumentar la grelina para acelerar el vaciado gástrico y la motilidad del intestino, y reducir la hipersensibilidad visceral. Una inflamación de la mucosa del estómago condiciona lógicamente que tu segundo cerebro no pueda realizar bien sus funciones: no tendrás hambre porque no fabricarás grelina, de modo que todo estará pensado para que no comas y dejes que el estómago descanse y tenga tiempo de repararse. Sabrás que tu grelina está baja porque no tendrás apetito y te sentirás saciado con rapidez. Cuanto más baja esté la grelina, más atrofiada estará la mucosa del estómago.

Estrategias para aumentar la grelina

- **Erradicar la infección de la bacteria *Helicobacter pylori* y tratar la gastritis atrófica.** Los niveles bajos de grelina y la reducción del apetito se asocian tanto con la infección del

Helicobacter pylori como con la gastritis atrófica. Su tratamiento permite recuperar la grelina, el hambre y el MMC, además de mejorar las enfermedades autoinmunes. La infección crónica de esta bestia y la gastritis atrófica autoinmune están relacionadas con otras patologías autoinmunes como la tiroiditis de Hashimoto, la enfermedad de Graves, el vitíligo, la rosácea, la urticaria, la diabetes tipo 1, el lupus eritematoso sistémico y otras. Realízate el test de la ureasa (aliento) o el antígeno en las heces para obtener el diagnóstico de la infección del *Helicobacter pylori*. Para la gastritis atrófica, comprueba en la analítica de sangre si los anticuerpos contra las células parietales son positivos y los niveles de pepsinógeno I y de grelina están más bajos de lo normal.

- **Tomar zinc.** El primer síntoma de carencia de zinc es la pérdida del apetito. Xevi recomienda una analítica de sangre en ayunas (zinc intraeritrocitario) o un análisis capilar (indicador a largo término de los niveles de zinc). Los niveles bajos de zinc analizados en el pelo también se correlacionan con niveles bajos en sangre de grelina, el factor de crecimiento similar a la insulina I (IGF-1) y los niveles de proteína de unión a IGF-3 (IGFBP-3). Así, cuando aumentas los niveles de zinc se incrementarán simultáneamente los de IGF-1, IGFBP-3 y grelina. El zinc es un mineral necesario para la expresión genética de la fabricación de neuropéptidos implicados en la regulación del apetito como la grelina, el neuropéptido Y, la colecistoquinina, la hormona concentradora de melanina y la serotonina.

  Recomiendo: Zinc Carnosine (Nutrined), dos cápsulas al día, antes del desayuno y de la cena.
- **Ayunar.** La grelina se fabrica cuando el estómago está vacío. Con ayunos diarios de > 12 horas le estarás dando una oportunidad a tu organismo para producir grelina, activar el MMC, desinflamarse y ser capaz de reducir el dolor y la hipersensibilidad visceral. Xevi te informará más y mejor de este tema a lo largo del libro.

- **Reducir el peso corporal y mejorar los niveles de glucosa.** Cuando tienes una buena regulación de la glucosa y una mejor sensibilidad a la insulina, los niveles de grelina son más elevados en sangre. Si padeces de sobrepeso o resistencia a la insulina, la fabricación de grelina será menor. Mantén la insulina entre los valores 3-10 en tu analítica de sangre. Las personas delgadas fabrican más grelina; cuando empiezas a ganar peso, tus niveles bajan y el receptor TRPV1 está más sensible, es decir, notarás más sensibilidad al dolor por estímulos que para otras personas no son dolorosos. Si sufres de colon irritable, volverá la hipersensibilidad visceral.
- **Mantener una dieta rica en fibra soluble y almidón resistente.** Las personas con mayor ingesta de hidratos de carbono accesibles a la microbiota (dieta MAC) tienen una mejor regulación hormonal en el intestino y mejores niveles de grelina en ayunas. Se ha visto que los ácidos grasos de cadena corta (SCFA) fabricados en el colon por la fermentación de la fibra y el almidón resistente aumentan la síntesis de grelina y gastrina en el estómago.
- **Tomar sustancias amargas.** La lengua no es el único órgano que percibe el sabor de los alimentos. Se ha comprobado que en el epitelio intestinal los seres humanos tenéis receptores del sabor. Estos sensores del sabor amargo (T2R y la proteína G gustativa) están muy cerca de las células que fabrican grelina. En la medicina natural se utilizan hierbas amargas que estimulan la grelina y, por lo tanto, mejoran la digestión y el movimiento gastrointestinal. Incluyen: mostaza, rúcula, escarola, endivias, alcachofas, eneldo, diente de león, hinojo, jengibre, boldo y pomelo. Una forma sencilla de incorporar estos alimentos amargos a una comida es en una ensalada, con salsa de mostaza, o tal vez en una taza de té de jengibre o hinojo. También puedes probar con la ingesta de suplementos de hierbas amargas —como el Elixir de hierbas suecas (Maria Treben) o Ergyepur (Nutergia)— antes de las comidas.
- **Tomar Rikkunshito (RKT).**

- **Tomar Relamorelin.** Fármaco utilizado cuando hay gastroparesia en pacientes diabéticos.

La serotonina y el receptor de la serotonina 5-HT_4

La microbiota intestinal tiene un papel muy importante en la regulación del funcionamiento del eje intestino-cerebro, y la hormona serotonina es la joya. Las células enterocromafines (ECC) del intestino producen el 90 % de la serotonina total del cuerpo; el cerebro, el 5-10 % de la serotonina restante.

En el cerebro, la serotonina es un neurotransmisor que regula el estado de ánimo y la sensación de bienestar, mejora la tolerancia al estrés, la ansiedad, el sueño, la concentración y el apetito. A nivel intestinal, mejora la función digestiva al estimular la secreción de enzimas digestivas, aumentar la absorción de nutrientes y activar el peristaltismo y el vaciamiento gástrico. Por otra parte, como activa el receptor 5-HT_4, mejora la función de limpieza digestiva, actúa como un procinético y mejora el estreñimiento crónico, el dolor, la hinchazón y la sensación de plenitud precoz. La falta de serotonina se asocia al colon irritable, con predominio del estreñimiento. Su exceso se relaciona con el colon irritable y el predominio de la diarrea.

Estrategias para aumentar la serotonina

- **Exponerse a luz natural del sol matutino.**
- **Ayunar.** Estimula la enzima (TPH1, triptófano hidroxilasa) que activa la síntesis de la serotonina. Ayunar ayuda a cagar (es que me sale sin querer, lo siento).
- **Ingerir probióticos** (Akram, Noor y Faisal, 2023; Hernández-Barrueta, 2022). Recientes investigaciones y revisiones científicas refuerzan los beneficios de la ingesta de bacterias sanas para tratar los trastornos digestivos y psiquiátricos. Cuando se ingieren cantidades suficientes de bacterias sanas, que se conocen como «psicobióticos», estas mejoran la salud emocional a través de la conexión del intestino-cerebro.

Las bacterias que mejoran los niveles de serotonina intestinal son: *Lactobacillus rhamnosus GG*, *Lactobacillus plantarum* PS128, *Lactobacillus reuteri* DSM 17938, *Bifidobacterium longum*, *Akkermansia muciniphila* (Amuc_1100) y *Escherichia coli Nissle* 1917. Xevi recomienda la ingesta diaria de alimentos fermentados como el kéfir de cabra u oveja y el kimchi. Ambos pueden aumentar la serotonina en menos de un mes y, por lo tanto, mejorar el estreñimiento, la hinchazón, el dolor o la sensación de plenitud, hambre y saciedad.

- **Tomar precursores de la serotonina (L-triptófano).** Conseguirás un efecto procinético si ingieres alimentos ricos en triptófano o suplementos de L-triptófano (dosis: 250-500 mg al día). No uses otros precursores de la serotonina como el 5-HTP (*Griffonia simplicifolia*), un suplemento natural que puede lesionar la barrera hematoencefálica del cerebro, pues está contraindicado en caso de depresión (Sharma, 2019; Hinz, 2012). Cuidado con las populares fórmulas herbales antidepresivas que incluyen este ingrediente neurotóxico.
- **Estimular el pH ácido del estómago.** El ácido gástrico liberado fluye hacia el duodeno (intestino delgado) y allí desencadena la liberación de PGE2 para estimular la liberación de serotonina. Cuanto más ácido está el estómago, más serotonina fabrica el intestino.
- **Evitar los antiácidos** (omeprazol, famotidina) **y los antiinflamatorios:**
    - **Antiácidos:** reducen el ácido del estómago y provocan una menor liberación de PgE2, motilina y serotonina en el intestino.
    - **Antiinflamatorios no esteroideos (AINES):** la aspirina, el ibuprofeno y el naproxeno reducen la PgE2-α, una sustancia que estimula el receptor 5-HT_4 de la serotonina, el receptor que facilita la liberación de serotonina intestinal (plexo mientérico del segundo cerebro). Sin PgE2 ni serotonina, las contracciones gástricas disminuyen y se altera el MMC.

Estrategias para estimular el receptor 5-HT_4 (agonistas del 5-HT_4)

- **Propuestas médicas:** cisaprida, tegaserod o prucaloprida.
- **Propuestas naturales:**
    - o **Kiwi verde:** dos al día. Sigue siendo el mejor procinético (no laxante) por su alto contenido en fibra, agua y la enzima actinidina. Acelera el vaciado gástrico, reduce el tiempo de tránsito del intestino delgado y mejora la digestión de las proteínas de la carne, los lácteos y el trigo.
    - o ***Plantago ovata* o *Psyllium* (*Ispaghula*):** de 500 mg a 3,5 g dos veces al día. La fermentación de la fibra del *Psyllium* en el colon provoca un aumento del volumen del colon del 50 %, mientras que el del kiwi es solo del 16 %. Esta menor distensión del colon cuando eliges el kiwi mejora la tolerancia de los intestinos más sensibles.
    - o **Iberogast (STW 5):** 1,1 ml (veinte gotas) tres veces al día durante un mes. Sus componentes con actividad del receptor 5-HT_4 son los extractos etanólicos de *Chelidonium majus* y *Matricaria recutita*.
    - o **Triptamina (ligando del receptor 5-HT_4):** La triptamina se forma por la descarboxilación del L-triptófano. En el intestino, las bacterias intestinales que tienen actividad enzimática triptófano descarboxilasa (*Clostridium sporogenes* ATCC, *Ruminococcus gnavus* y *Bacillus subtilis* R0179) pueden producir triptamina a partir del triptófano y tener un efecto procinético. La ingesta de triptófano junto con estos probióticos que producen triptamina podría usarse como terapia en enfermedades asociadas con el estreñimiento.
    - o **Motilitone (DA-9701):** 30 mg tres veces al día antes de las comidas. Es una mezcla de hierbas orientales con extractos etanólicos de semen *Pharbitidis* de las semillas de *Pharbitis nil L. Choisy*, del tubérculo *Corydalis solida* y de las raíces de *Corydalis yanhusuo* W. T. Wang.

- **Evita la lisina (antagonista del 5-HT$_4$).** La lisina no es un buen procinético porque inhibe los movimientos del intestino. No es recomendable tomar este suplemento natural si tienes estreñimiento. Puede estar indicada para frenar la diarrea y la ansiedad, y estimular el sistema inmunitario (respuesta antiviral de las células asesinas o *natural killer*, NK).

Ahora ya sabes cómo limpiar el intestino y ayudar al gas que tienes dentro, o sea, yo. Tú decides cada cuándo vas a limpiar tu pisito.

No estás limpio

Los gases que circulamos por este río revuelto del intestino delgado a menudo sufrimos retenciones por accidentes que pueden retrasar la llegada a nuestro siguiente parada. Cuando no se limpia bien, nos quedamos atrapados a medio camino y no podemos escapar con facilidad por la boca ni tampoco por el ano. Por eso tendrás el abdomen hinchado como si estuvieras de cuatro meses.

La microbiota intestinal está formada por microorganismos: bacterias, virus, hongos, arqueas y parásitos protozoos. Lo normal y esperado es que la cantidad de bacterias en el intestino delgado vaya aumentando gradualmente a medida que vamos avanzando (duodeno, yeyuno e íleon) con bacteroides, lactobacilos y estreptococos, *Clostridium*, *Enterococcus*, *Veillonella* y *Enterobacteriaceae*. Sin embargo, cuando fallan los dos principales mecanismos protectores, la fiesta está servida.

La hipoclorhidria y la alteración del MMC desequilibran la microbiota del intestino y la motilidad gastrointestinal, lo que perturba las funciones digestivas, de absorción y de limpieza.

Por un lado, la falla selectiva de la barrera ácida del estómago provoca disbiosis, con un sobrecrecimiento gástrico de microorganismos que provienen del tracto respiratorio superior. Por otro, el déficit de limpieza de los residuos y las bacterias por parte del MMC provoca un sobrecrecimiento excesivo de bacterias en el intestino delgado (SIBO) y permite que las bacterias del colon migren hacia arriba, en dirección al intestino delgado, empeorando todavía más el acúmulo de bacterias. El SIBO está detrás de muchas patologías porque el intestino es la base de tu salud. Su alteración afectará no solo a tu digestión y absorción, sino también a tu salud emocional, inmunitaria y endocrina. Por eso la malabsorción y la intolerancia a la lactosa, la fructosa, el sorbitol o la histamina están tan asociados con la ansiedad, la depresión, las cefaleas o el dolor crónico. La gente le dice a Xevi: «No sé por dónde empezar, es que a mí me pasa de todo». Haya calma, todo tiene una explicación.

La frecuencia o gravedad de los síntomas es probable que refleje el grado de inflamación de la mucosa del intestino delgado provocada por la respuesta inflamatoria del sistema inmunitario contra los patógenos (sobrecrecimiento bacteriano, parásitos, hongos y virus) y sus toxinas. Cuantas más coinfecciones existan, peor estará el intestino y más frecuentes y graves serán los síntomas. Por ejemplo, el síntoma de saciedad precoz después de comer se corresponde con una inflamación de bajo grado en el duodeno y con más reclutamiento de linfocitos, eosinófilos y mastocitos, que liberan sustancias inflamatorias, serotonina e histamina.

Recientemente, ha habido cada vez más interés por conocer el impacto de los gases y la microbiota intestinal en la salud y la enfermedad. En la actualidad, se pueden identificar los desequilibrios de la microbiota del intestino delgado (SIBO, IMO y SIFO) y del colon (LIBO y LIFO), y medir los gases producidos por determinados microorganismos. Veamos los desequilibrios del intestino delgado y del colon:

- **SIBO:** crecimiento excesivo de las bacterias del intestino delgado.
- **IMO:** crecimiento excesivo de las arqueas metanogénicas.
- **SIFO:** crecimiento excesivo de los hongos del intestino delgado.
- **LIBO:** crecimiento excesivo de las bacterias en el colon.
- **LIFO:** crecimiento excesivo de los hongos en el colon.

Quiero ahorrarte la frustración, así que te contaré el final. Cuando los malos superan a los buenos, la película suele acabar mal. Hay que recuperar la microbiota sana, ya que cualquiera de estas disbiosis por patógenos, ya sea en el intestino delgado o en el colon, provoca una respuesta inmunitaria con hiperactivación de los mastocitos y los eosinófilos, que liberan unos gránulos inflamatorios que tienen en su interior: histamina, proteína catiónica eosinofílica, citoquinas inflamatorias, prostaglandinas 2, etc.

SIBO (sobrecrecimiento bacteriano en el intestino delgado)

Los síntomas más habituales del SIBO son fatiga (75 %), patrón de defecación alterado (71 %), náuseas (68 %) e hinchazón (66 %), como si estuvieras de cuatro meses.

Vamos a leer todos los síntomas que puede provocar el SIBO: digestivos, vinculados a la malabsorción y las enfermedades y los problemas asociados.

Síntomas digestivos

- **Gases.** Los del estómago se eliminan en forma de eructos; los del colon, en forma de pedos, pero ¿cómo podrás eliminar tantos gases si están atrapados entre el estómago y el colon, en el intestino delgado?
- **Hinchazón y náuseas.**
- **Indigestión y eructos.**
- **Distensión abdominal.**
- **Espasmos intestinales.**
- **Acidez y reflujo gastroesofágico.**
- **Dolor y molestias abdominales.**
- **Diarrea** provocada por el exceso de gas hidrógeno (H+) o de ácido sulfhídrico (H_2S).
- **Estreñimiento** debido al exceso de gas metano (CH_4).
- **Debilidad.**

Síntomas vinculados a la malabsorción

El daño microscópico de la mucosa del intestino delgado reduce la capacidad de absorción de las microvellosidades. Veamos cuáles pueden ser los síntomas asociados con ella:

- **Intolerancia a la lactosa, la fructosa o el sorbitol.**
- **Intolerancia a la histamina.**
- **Esteatorrea (heces grasas).** La mala absorción de las grasas es el resultado de la desconjugación de las sales biliares por la acción bacteriana. Los ácidos biliares son tóxicos para la mucosa intestinal, lo que la inflama y produce malabsorción. Las sales biliares desconjugadas se reabsorben en el yeyuno en lugar de en el íleon, lo que conduce a una mala formación de las micelas, mala absorción de las grasas y deficiencias en vitaminas liposolubles (A, D, E y K).
- **Pérdida de peso.**
- **Anemia por déficit de B12 o hierro.**
- **Déficit de vitaminas liposolubles** (A, D3, E y K). En casos graves puede producirse ceguera nocturna (vitamina A), osteoporosis debida a la hipocalcemia (vitamina D), tiempos prolongados de protrombina (vitamina K) o neuropatía, retinopatía y alteraciones en la función de las células T.
- **Exceso de ácido fólico y B6.** Esto se explica porque lo normal es que las bacterias intestinales fabriquen vitaminas B. Si tienes un exceso de bacterias, las vitaminas B9 y B6 estarán más elevadas de lo normal.
- **Carencia de proteínas (hipoproteinemia/hipoalbuminemia).** Puede deberse a la digestión luminal por bacterias.
- **Carencia de la absorción de xilosa.**
- **Sensibilidad alimentaria.**
- **Retrasos en el crecimiento y dolor abdominal en los niños.** El SIBO fue diagnosticado en el 96 % de los niños con retraso en el crecimiento. Los microorganismos causales más comunes fueron un exceso de especies orofaríngeas (*Streptococcus spp.*,

Haemophilus spp., *Neisseria spp.*, *Rothia spp.*, *Actinomyces spp.* y *Gemella spp.*) y enteropatógenos (*Escherichia coli*, *Shigellacter* y *Campylobacter*), así como una representación insuficiente de los productores de butirato (*Clostridia spp.*). La mayoría de los crecimientos bacterianos fueron causados por miembros del filo firmicutes seguidos por el filo proteobacteria.

Enfermedades y problemas asociados al SIBO

- Colon irritable.
- Divertículos.
- Celiaquía.
- Enfermedad de Crohn.
- Depresión y ansiedad.
- Migrañas.
- Endometriosis.
- Fatiga.
- Falta de concentración.
- Dolores articulares.
- Fibromialgia.
- Hipotiroidismo.
- Obesidad.
- Prostatitis crónica.
- Síntomas de la piel (rosácea, eccema, erupciones cutáneas...).
- Síntomas respiratorios (asma).
- Síntomas del estado de ánimo (ansiedad, depresión...).
- Síntomas cerebrales (autismo).
- Insuficiencia renal crónica.
- Insuficiencia cardiaca.
- Pancreatitis crónica.
- Párkinson y otras enfermedades neuroinflamatorias.
- Fibrosis quística y esclerosis sistémica.
- Acidosis D-láctica.
- Esteatosis hepática no alcohólica (hígado graso no alcohólico) y cirrosis.

- Exceso de etanol en la sangre.
- Hiperamonemia (NH3).

Y creo que ya está. Sí, ya está. La buena noticia es que, al resolver el SIBO, estas patologías crónicas y multifactoriales pueden desaparecer o mejorar mucho.

Tipos de SIBO

Dependiendo de la disbiosis subyacente, el SIBO del intestino delgado se clasifica en tres tipos, cada uno con sus síntomas intestinales y extraintestinales específicos. ¿Te suenan? Si te sientes identificado, te recomiendo que, antes de empezar un tratamiento, te realicen el test del aliento para confirmarlo.

- **SIBO por exceso de gas hidrógeno (H_2)** (exceso de firmicutes o colon irritable postinfeccioso con anticuerpos anti-CdtB y antivinculina). Las bacterias sanas producen gases de hidrógeno a través de la fermentación de carbohidratos. Este es el sustrato para fabricar otros gases como el metano (CH_4), el acetato y el ácido sulfhídrico (H_2S).
    - **Síntomas:** diarrea o heces blandas, dolor o calambres abdominales e hinchazón.
- **SIBO por exceso de gas metano (CH_4)** (exceso de metanógenos, IMO). Los metanógenos crean metano en el cuerpo utilizando hidrógeno y dióxido de carbono.
    - **Síntomas:** estreñimiento, heces flotantes, hinchazón, distensión abdominal, gases, náuseas, inflamaciones y dolor crónico, depresión, migrañas, dolor de cabeza, diabetes tipo 2, colesterol elevado, sobrepeso o dificultad para perderlo.
- **SIBO por exceso del gas ácido sulfhídrico (H_2S)** (exceso de bacterias proteolíticas y reductoras de sulfato, SRB). Estas últimas crean H_2S en el cuerpo utilizando azufre, hidrógeno y dióxido de carbono.

- **Síntomas:** hinchazón (77 %), dolor abdominal (50,8 %), gases (47,5 %), diarrea (42,6 %), estreñimiento (50,8 %), fatiga (49,2 %), dolor o ardor en los ojos; dolor o presión en la vejiga y dolor pélvico (cistitis intersticial), dolores articulares y de cabeza, sensibilidad al alcohol y sentirse tóxico, olor corporal a amoniaco y pedos pestilentes.

Hay quienes creen que tiene muchos problemas porque sufren muchos de los síntomas que has leído, cuando la realidad es que todo se explica por los efectos inflamatorios de la disbiosis específica de cada SIBO y los tóxicos que acumulan. Esto es lo que altera el ENS y la fabricación de neurotransmisores en las células del epitelio (enteroendocrinas): existe un vínculo con el sistema nerviosos central (SNC), una conexión directa a través del nervio vago y otras indirectas a través de la sangre y la circulación linfática que se influyen recíprocamente. Conseguir un cambio en la microbiota modifica el funcionamiento cerebral, y viceversa. No te lo digo solo para animarte, sino también para que puedas explicarlo y sentirte orgulloso de lo conseguido, cambiando lo que has creído oportuno mejorar en tu primer o segundo cerebro.

Céntrate en resolver el origen, que la vida pasa volando y no puedes permitir que sea una mierda.

Diagnóstico específico de las disbiosis intestinales

Actualmente tenemos herramientas de diagnóstico muy valiosas para diferenciar los desequilibrios de la microbiota intestinal que pueden ocurrir en el intestino delgado (SIBO, IMO, SIFO) y en el colon (LIBO). Recomiendo:

- **Test de aliento (lactulosa):** esta prueba de aliento dura tres horas y puede medir los tres tipos de gases (H_2, CH_4 y H_2S) a lo largo de todo el sistema digestivo. Permite diagnosticar si hay un sobrecrecimiento de microorganismos en el colon (LIBO) o en el intestino delgado (SIBO), e identifica específicamente el subtipo de SIBO según el gas que salga más elevado: H_2, CH_4 o H_2S.

- **Test de heces:** el estudio del ADN de la microbiota intestinal (microbioma) nos permite identificar detalladamente el equilibrio o el sobrecrecimiento de las bacterias productoras de estos gases (H_2, CH_4 o H_2S). Recomiendo las tecnologías de NGS (*next-generation sequencing*), como el Shotgun o el 16S rRNA, y la novedosa *third-generation sequencing*.

Estas pruebas son muy importantes antes de recomendar un tratamiento individualizado (antibiótico, dieta, detoxificación, medidas preventivas) para cada persona.

Tratamiento para el SIBO

Los tratamientos para el SIBO se basan en cinco pilares:

1. Antibiótico.
2. Dieta adaptada a cada tipo de SIBO.
3. Eliminación de los subproductos tóxicos.
4. Crecimiento excesivo de hongos en el intestino delgado (SIFO).
5. Estrategias y prevención del SIBO y el SIFO.

Veámoslos uno por uno. Encontrarás el esquema resumen en las páginas 117 y 118.

1. Antibióticos

Las propuestas antibiótica y con suplementos herbáceos naturales funcionan muy bien, pero no hace falta seguir las dos. Mira el tipo de SIBO que tienes y elige una de las dos.

- **Tratamiento con antibióticos farmacéuticos para el SIBO.** El elegido es la rifaximina, un antibiótico que no se absorbe,

sino que se queda en el intestino delgado y es más eficaz allí que en el colon. Tiene la bondad añadida de reducir las inflamaciones y mejorar la barrera y el microbioma intestinal aumentando los *Bifidobacterium spp.*, *Lactobacillus spp.* y *Faecalibacterium spp.* Además, con la rifaximina no hace falta tomar probióticos durante el tratamiento para proteger las bacterias sanas. (Detallado en la página 118).
- **Tratamientos con antibióticos naturales para el SIBO.** Las plantas antimicrobianas recomendadas para los protocolos de erradicación del SIBO son igual de eficaces que los fármacos e incluyen orégano, berberina, artemisa, neem y alicina. Durante entre cuatro y ocho semanas recomiendo combinar dos o tres hierbas en función del tipo de SIBO que tengas. (Detallado en la página 118).

2. Dieta específica, adaptada a cada tipo de SIBO

Una pequeña metáfora: cuando sufres un esguince en el tobillo, se te inflama y sabes que durante unos días no podrás apoyarte, ni andar, ni saltar, ni correr, ni estar de pie, ni ponerte de puntillas ni nada. Bueno, es lógico que si el tobillo está inflamado no puedas hacer lo mismo que cuando estaba normal. También sabes que, mientras dure el esguince, es mejor que lo dejes descansar, porque lo normal y esperado es que, hasta que no se desinflame, no puedas hacer casi nada. No tienes que enfadarte porque aún no puedes correr. Mejorarás poco a poco: primero podrás apoyarlo un poco, luego te mantendrás de pie, más adelante caminarás, después saltarás y, cuando recupere la normalidad, serás capaz de correr. Pues lo mismo ocurre en el intestino. No hace falta estar siempre enfadado con él y contar que tienes gases, que se te hincha la barriga y todo lo demás. De hecho, preocúpate todo lo que quieras, pero mientras esté inflamado no podrá hacer sus funciones digestivas, así que lo normal será que siempre haya alimentos que te sienten mal. Es importante que no lo molestes. Déjalo descansar hasta que se recupere y vuelva a funcionar con normalidad. Por eso se recomienda adaptar la dieta en función del tipo de SIBO que tengas. Son dietas para no molestarlo, para dejarlo tranquilo, para facilitar la erradicación del patógeno y los tóxicos, pero ninguna es recomendable a largo plazo.

Cada SIBO tiene sus peculiaridades, así que Xevi suele recomendar adaptaciones dietéticas: sin gluten, baja en carbohidratos fermentables (FODMAP), baja en histamina o baja en azufre.

- **SIBO por H_2 y CH_4.** Mientras se realiza el tratamiento antibiótico (natural o farmacéutico), Xevi sugiere una dieta sin gluten, baja en FODMAP y baja en histamina (los encontrarás en el capítulo 6, dedicado a las intolerancias) durante un periodo de dos a seis semanas, seguida de la reintroducción de estos alimentos.

  Cuando la mucosa y el epitelio se inflaman, lo normal es que en el intestino tengas más histamina liberada por las células inmunitarias (eosinófilos y mastocitos) como respuesta a los patógenos. El sobrecrecimiento de bacterias más los patógenos que se añadan a la fiesta particular de cada persona (parásitos, hongos, virus o arqueas) te llenan de histamina, y es mejor no añadir más leña al fuego. Reduce los alimentos con histamina, que de esto ya vas desbordado en este intestino hipersensible. Es normal que, durante un tiempo, el intestino delgado esté inflamado y no pueda realizar bien la absorción. ¿Te imaginas las consecuencias? Tendrás malabsorción de la lactosa, la fructosa, el sorbitol y la histamina. Padecer estas intolerancias es lo esperado cuando la mucosa y el epitelio se inflaman. Cuanta más inflamación, peores serán la expresión de las enzimas (lactasa, DAO) y la de los transportadores clave (GLUT 2 y 5) y más problemas tendrás de absorción e intolerancias a la lactosa, la fructosa, el sorbitol y la histamina. Pueden realizarte el test del aliento para diagnosticarte una malabsorción de la lactosa, la fructosa y el sorbitol, o una analítica de sangre para valorar la actividad de la enzima DAO, que indicaría que eres intolerante a la histamina. Así sabrás priorizar qué es lo que digieres peor y con qué alimentos debes tener cuidado mientras tratas el SIBO y sus causas.

- **SIBO por H_2S.** Xevi recomienda una dieta sin gluten, baja en azufre y alta en fibra (hidratos de carbono accesibles a la microbiota, MAC).

Antes se creía que era normal que hubiera personas que tuvieran sensibilidad a algunos alimentos porque hay tanta gente a la que le ocurre lo mismo que al final se normaliza: «El ajo y la cebolla me repiten, la lechuga me hincha, el vino me da dolor de cabeza. ¡Ah! Y los espárragos hacen que mi orina huela fuerte». Pues tienes que saber todo esto no es normal. A ver, que levante la mano a quien le ocurra esto. Si eres sensible a los alimentos con azufre (ajo, cebolla, espárragos, brócoli y otros) o a los sulfitos (vino, fruta deshidratada...) es muy probable que tengas un problema con el azufre. Si tu cuerpo no los puede eliminar de forma óptima, te dirán que tienes colon irritable y todos los síntomas que has leído antes por exceso de H_2S, incluso alejados del intestino.

Mientras se realiza el tratamiento antibiótico (berberina o rifaximina) y el quelante de azufre (bismuto), Xevi sugiere seguir una dieta baja en azufre y alta en MAC (lo verás más adelante) durante de dos a seis semanas, con la posterior reintroducción de alimentos. Para seguir esta dieta:

- o Reduce los alimentos altos en azufre y no te obsesiones. La mayoría de las personas sensibles al azufre los pueden tolerar en pequeñas cantidades.
- o Si compras alimentos procesados, evita los que contengan sulfitos o dióxido de azufre, aditivos que reconocerás al leer la etiqueta: del E-220 al E-228. Este conservante no lo encontrarás en los alimentos orgánicos.
- o Evita los suplementos que aumentan el azufre: ajo, ácido lipoico, N-acetilcisteína (NAC), metilsulfonilmetano (MSM) y taurina.

- El tamaño de la porción importa. Quizá una crema de guisantes con cebolla (altos en azufre) te siente peor que comer un muslo de pollo (que también tiene azufre), porque pondrás más cantidad de alimento y, consecuentemente, más azufre.
- Las nueces pecanas y de macadamia crudas son seguras. Los demás frutos secos pueden ser problemáticos si consumes más de un cuarto de taza al día.
- Las verduras crucíferas tienen un alto contenido en azufre. Sin embargo, con tan solo 84 g de brócoli y coliflor al día se ha comprobado que disminuyen las SRB, las bacterias que fabrican el gas tóxico H_2S, de modo que no las elimines del todo. Experimenta y pacta con tu intestino cuál es el nivel de tu tolerancia. Si se te hincha la barriga y tus heces son pastosas, toca reducir la dosis de estas verduras.
- La ingesta de *alliums* (ajo y cebolla) es problemática. Macera el aceite, pero quita el ajo.
- No alimentes a las SRB (*Desulfovibrio spp.* y *Bilophila spp.*). Modera o evita la grasa de los lácteos de origen animal y no sigas dietas altas en grasas, como la keto (alta en grasas, baja en carbohidratos). Evita también las hierbas o suplementos amargos (diente de león, genciana, celidonia, boldo, cardo mariano), ya que estimulan el flujo biliar. La bilis contiene taurina, un aminoácido azufrado que las SRB usan como sustrato para aumentar el H_2S. Como ves, esta es la otra cara de la moneda de los precursores de la bilis. Los amargos son un procinético muy adecuado para la limpieza del MMC del intestino delgado en situaciones normales o para los que tienen exceso de metanógenos (IMO), pero no son recomendables si tienes exceso de H_2S. Tendrás que encontrar tu equilibrio. Ya sabes, si tienes cacas pastosas, reduce el azufre de la dieta o la dosis de las plantas amargas que aumentan el flujo biliar.

- Basa tu dieta en los MAC para favorecer las bacterias buenas y mejorar la capa mucosa del colon (ver las tablas siguientes).
- Esta dieta baja en azufrados solo debe seguirse durante el tratamiento antibiótico y de eliminación de las toxinas, que suele durar unos dos o tres meses, a veces más. Las personas con enfermedades inflamatorias intestinales (Crohn y colitis ulcerosa) tal vez deban seguir esta dieta a largo plazo.
- En la reintroducción de los alimentos ricos en azufre, el ajo, la col rizada o una ingesta excesiva de huevos suelen ser los más reactivos y provocar la reaparición de los síntomas. Poco a poco. Tu ingesta de azufrados debe ser proporcional a tu capacidad para eliminarlos. Cuanto mejor los detoxifiques, más cantidad de azufrados tolerarás en la dieta.
- Los antidepresivos tricíclicos mejoran los síntomas digestivos y la ansiedad asociada al colon irritable con diarrea.

Alimentos altos en azufre	Alimentos bajos en azufre
Carne	**Granos**
Carne de res	Trigo
Cerdo	Arroz
Cordero	Maíz
Ternera	Bulgur
Venado	Trigo sarraceno
Cabra	Cebada
Carnes procesadas (jamón, tocino, mortadela, salami, salchichas, perritos calientes, fiambres)	Avena
Aves	
Mariscos	

Alimentos altos en azufre	Alimentos bajos en azufre
Productos lácteos de origen animal	**Alternativas lácteas**
Queso Leche Yogur Helado Crema de leche	Leche de almendras Leche de arroz Leche de avena Leche de cáñamo Leche de coco
Grasas de origen animal	**Grasas de origen vegetal**
Mantequilla	Aceite de oliva Aceite vegetal Aceite de coco Aceite de cacahuete Aceite de pescado Aceite de canola Aceite de sésamo
Legumbres	**Legumbres**
Guisantes Cacahuetes Soja	Lentejas (cocidas) Frijoles (cocidos)
Verduras	**Verduras no crucíferas**
Brócoli Bok choy Coliflor Col rizada Col de Bruselas Hojas amargas Espárragos Ajo Cebolla Cebolleta Chalota Puerros Cebollino	Alcachofas Aguacate Remolacha Zanahoria Apio Mazorca de maíz Pepino Berenjena Jengibre Hierbas frescas Lechuga Champiñones Chirivía Patatas Calabaza Batata

Alimentos altos en azufre	Alimentos bajos en azufre
Fruta deshidratada	**Fruta fresca**
Frutas deshidratada orgánica (con moderación)	Plátano Manzana Cítricos Bayas Melón Uva Kiwi Mango Ciruela Pera Melocotón Piña
Bebidas	**Bebidas**
Vinagre Alcohol (vino, cava, cerveza) Café Agua de pozo o de la fuente Agua potable del grifo	Zumos de frutas o verduras Agua filtrada por osmosis inversa
Productos de soja	**Snacks**
Leche de soja Tofu Tempeh Miso Frijoles de soja secos	Barras de granola Palomitas de maíz
Frutos secos y semillas	**Frutos secos y semillas**
Almendras Anacardos Avellanas Pistachos Nueces Mantequillas de frutos secos Semillas de lino, cáñamo, calabaza, girasol o sésamo	Castañas Nueces pecanas (con moderación) Nueces de macadamia
Condimentos	**Condimentos**
Mayonesa Cubito de caldo Sulfitos (E220-E228)	Aderezos para ensaladas

Dieta alta en MAC (hidratos de carbono fermentables accesibles para la microbiota)						
β-glucanos	Pectina	Inulina	FOS	GOS	Almidón resistente	Otros prebióticos
Avena Cebada Trigo Centeno Champiñones Algas	Manzana Pera Ciruela Cítricos Albaricoque Cereza Zanahoria	Tupinambo Diente de león Achicoria Cebolla Chalota Puerro Ajo Yacón Alcachofa Espárrago Centeno Plátano Trigo	Tupinambo Cebolla Chalota Espárrago Plátano maduro Achicoria Endivia Ajo Puerro Yacón	Tupinambo Alubias Garbanzos Lentejas Frijoles Habas Guisantes Soja Leche materna Alcachofa Remolacha Brócoli Hinojo Cebolla Radicchio Algas Achicoria	Anacardos Plátano verde y plátano macho Judías blancas Guisantes Lentejas Copos de avena Pan congelado y luego tostado Tubérculos, cereales y legumbres cocinados y luego enfriados durante 24 horas (o más) en la nevera a 4 °C: patata, boniato, chirivía, yuca, nabo, ñame o yacón cocinados al horno o al vapor, pasta o arroz blanco o semiintegral **Nota:** Se pueden recalentar pero sin superar los 130 °C Humus Otros: suplementos de fécula de patata en polvo o almidón resistente HI-MAIZE	Mucina de la mucosa intestinal Lactosa (en los intolerantes a la lactosa): lácteos de cabra y oveja, y derivados Oligosacáridos de las bacterias Akkermansia y Ruminococcus

No te despistes con la dieta. Los retos para reintroducir y tolerar los alimentos altos en azufre consisten en corregir con antibióticos el crecimiento excesivo de las bacterias proteolíticas o SRB y mejorar la detoxificación (metilación y sulfatación) y la actividad mitocondrial.

3. Mejorar la eliminación de los subproductos tóxicos

Una dieta baja en azufre a corto plazo es la estrategia principal que se utiliza para lograr el objetivo terapéutico de reducir el azufre. Hay que cerrar el grifo. Sin embargo, a largo plazo, esto no es bueno ni suficiente. Los compuestos azufrados (H_2S y tiosulfatos), el amoniaco (NH_3), el p-cresol y otros son subproductos tóxicos producidos por las bacterias proteolíticas y las SRB que no desaparecen del intestino por arte de magia. Es evidente que, si no los eliminas, se acumularán, y el exceso de estas toxinas inflama la mucosa intestinal, satura el hígado y causa enfermedades renales y cardiovasculares. Por eso el otro pilar fundamental es estimular las vías de detoxificación (metilación, sulfatación, cistationina-β-sintasa y cistationina-γ -liasa) y la función mitocondrial.

- **Elimina el H_2S.** Reducir el azufre de la dieta y tomar quelantes de azufre te ayuda a tener menos H_2S y tiosulfatos circulando por el intestino. Si tienes menos tóxicos, te costará menos eliminar los que queden. Para mejorar la detoxificación, Xevi recomienda suplementos de molibdeno, coenzima Q10, pirroloquinolina quinona (PQQ), magnesio, vitamina B6 activa (P-5-P), hidroxocobalamina (B12) y metilfolato (B9).

  Recomiendo: ATP 360 (Researched Nutritionals), tres cápsulas con el desayuno. Molibdeno, 300-500 mcg al día. Hidroxocobalamina (megamil B12 inyectable, media botella, solo una vez al mes y repetir la misma monodosis durante tres meses).
- **Elimina el NH_3.** El amoniaco se elimina por el ciclo de la urea del hígado. Necesitas α-cetoglutarato, L-Ornitina y acetil L-carnitina.

  Recomiendo: L-Ornitina, 2 g antes de acostarte.

- **Elimina el p-cresol (tirosina) y el sulfato de indoxilo (triptófano).** Su acumulación se asocia con un tránsito intestinal más rápido, heces pastosas, colon irritable con diarrea, diabetes tipo 2, enfermedades cardiovasculares y renales, autismo, párkinson y más mortandad. Para reducir rápidamente los niveles de estas toxinas producidas por las bacterias proteolíticas, se recomienda seguir una dieta sin gluten basada en vegetales, alta en fibra (MAC) y en proantocianidinas, antioxidantes que se encuentran en los alimentos de color rojo, morado o azul (frutas del bosque, uvas, mangostán, cacao, aceitunas, canela, sorgo o trigo sarraceno). Terminado el tratamiento antibiótico, se suelen recomendar suplementos probióticos (*Lactobacillus casei*, *Bifidobacterium breve*) y prebióticos (galactooligosácridos y proantocianidinas).

  Recomiendo: ProAKK (Xevi Verdaguer), dos cápsulas al día.
- **Toma baños con las sales de Epsom (sulfato de magnesio).** Es una forma fácil y segura de ayudar en el proceso de detoxificación, pues aumenta los niveles de sulfato inorgánico y magnesio en el cuerpo. Es segura porque se absorbe por la piel, no por el intestino. Si lo tomas de forma oral, le darás azufre a las bacterias proteolíticas y ellas fabricarán H_2S.

  Recomiendo: baños calientes a temperaturas de entre 50 y 55 °C durante doce minutos. Los máximos beneficios se obtienen si se toman dos o tres veces por semana con 500-600 g de sales de Epsom cada vez.
- **Toma té verde.** El té verde reduce el *Fusobacterium nucleatum*, el *Codonopsis*, el *Desulfovibrio spp.* y el *Alistipes*, bacterias productoras de H_2S.

  Recomiendo: dos infusiones de té verde con el suplemento AO Defense (Nutrined), dos cápsulas al día.

Con este plan pueden desaparecer síntomas que has sufrido toda una vida: gastrointestinales (hinchazón, gases, diarrea y estreñimiento), fatiga, dolores de cabeza o migrañas, confusión mental, ansiedad, ataques de pánico, picores, eccema, dermatitis, acné, exceso de calor o sofocos (menopáusicos o no) o presión arterial baja.

¿Cuándo repetir las pruebas de laboratorio?

Hay que repetir los test para estar seguro de que los tratamientos que se han propuesto han funcionado. Si no han sido eficaces, lo normal es que sigas encontrándote mal.

Xevi recomienda repetir la prueba del aliento para el SIBO después de completar la terapia antibiótica (natural o química). A diferencia de la inicial, ya no necesitas esperar dos o tres semanas después de completar el tratamiento con antibióticos o probióticos. Puedes repetirla lo antes posible; te aportará resultados precisos sobre su eficacia.

Cuando termines todos los deberes, también recomienda repetir la prueba de heces (test del microbioma) para comprobar que la mucosa, el epitelio, las infecciones y las bacterias sanas vuelven a estar en plena forma.

Cualquier infección puede alterar el sistema nervioso intestinal (ENS) y la actividad del MMC y, por lo tanto, provocar un SIBO. Lo esperado es que, al terminar el tratamiento del SIBO, mejore la inflamación, la limpieza del MMC y los síntomas digestivos. Pero ahora te pregunto: ¿crees que existe la posibilidad de que tengas otras coinfecciones? Claro, la respuesta es sí. Si después de tratar el SIBO aún no te encuentras bien, revisa el test del microbioma en las heces y afronta las otras infecciones. Cualquier reactivación viral o sobrecrecimiento de parásitos u hongos (cándida, *Aspergillus*) y micotoxinas del moho pueden mantener la inflamación, alterar el MMC y provocar SIBO de repetición.

4. Crecimiento excesivo de hongos en el intestino delgado (SIFO)

Lo normal y esperado es tener una gran variedad de hongos en el intestino delgado que viven en equilibrio simbiótico con los otros protagonistas de la microbiota intestinal. En pequeñas cantidades ayudan a madurar al sistema inmunitario y, en el caso de la cándida, te ayudará detoxificar metales pesados. Sin embargo, el problema es que pueden crecer más de lo normal y convertirse en hifas invasoras, hasta desencadenar síntomas gastrointestinales muy parecidos a la infección por SIBO: dolor abdominal, gases, hinchazón, diarrea, dolor en el pecho, eructos e indigestión. Hay dos pruebas que Xevi recomienda hacer a sus pacientes cuando sospecha de una infección por cándida (SIFO). La primera consiste en mirarse la lengua delante del espejo. Si está cubierta por una capa blanca y desaparece después del cepillado, al lavarte los dientes, puedes sufrir SIFO. La segunda también te la cuento porque el tema de la saliva es muy curioso. Prepara medio vaso de agua y, por la mañana en ayunas, antes de comer ni beber nada, escupe saliva en el vaso. Después de veinte minutos, mira qué ha ocurrido. Si la saliva flota, todo está bien. En cambio, si se ha hundido en el fondo del vaso o ves partículas en suspensión o filamentos de saliva como estalactitas, es muy posible que tengas SIFO. ¡Ah! Si eres de los que al cabo de veinte minutos van a ver el vaso y no encuentras la saliva, esto es porque estabas tan tan dormido que has escupido fuera. Puedes volver a intentarlo, campeón.

Los síntomas por SIFO son:

- Diarrea, gases, dolor e hinchazón abdominal.
- Síndrome de fatiga crónica.
- Migraña.
- Infecciones por hongos en la piel, las uñas, la boca o los genitales.
- Niebla mental, falta de atención y concentración, hiperactividad y déficit de atención.
- Problemas en la piel como erupciones, psoriasis, eccema y urticaria.
- Cambios de humor, ansiedad, depresión.
- Antojos de azúcar.
- Problemas de azúcar en la sangre.

Cuando hay un sobrecrecimiento de hongos en el colon (LIFO), los síntomas pueden ser pólipos o cáncer colorrectal por una menor diversidad fúngica y un aumento de los oportunistas: Trichosporon y Malassezia.

Para diagnosticarlo podemos realizar:

- En el caso del crecimiento excesivo de cándida, un estudio de las heces del micobioma (ADN fúngico) y de los metabolitos fúngicos (arabitol y tartarato) en el test de ácidos orgánicos en la orina.
- En el caso de las micotoxinas, un estudio de los ácidos orgánicos de estas en la orina.

Al final del capítulo, en el apartado de información adicional, encontrarás información detallada sobre el tratamiento antifúngico para el SIFO o LIFO.

Dieta para el SIFO y el LIFO

Mientras se realiza el tratamiento antifúngico (natural o farmacéutico, ver página 160) Xevi recomienda la dieta sin gluten, baja en FODMAP (reducen la ingesta de carbohidratos fermentables) y baja en histamina (explicadas en el capítulo 6) durante un periodo de seis a ocho semanas seguida de la reintroducción de alimentos.

¿Cuándo repetir las pruebas de laboratorio?

Cuando termines la propuesta de tratamiento antifúngico, espera un mes y repite el test de los ácidos orgánicos en la orina para ver si ya no tienes ese exceso de arabitol y tartarato (o de micotoxinas).

Es importante que, unos meses más tarde, revises la prueba de heces (test del microbioma) para comprobar que la mucosa, el epitelio, las infecciones y las bacterias sanas vuelven a estar en plena forma. Si la mucosa está inflamada, lo normal es que sigas encontrándote mal. En este hipotético escenario, tendrías que mantener más tiempo con dieta sin gluten, sin lactosa, sin fructosa y sin histamina para seguir ayudando al intestino. Hay gente que tarda más que otra en recuperarse de un esguince de tobillo, ¿verdad?

5. Estrategias y prevención para el SIBO y el SIFO

No debes obsesionarte con seguir estas dietas de forma estricta ni obsesiva porque no son indispensables para que estés bien. Volvamos al ejemplo del esguince: cuando te dijeron que reposaras y no apoyaras el pie en el suelo, en algún momento lo hiciste, ¿verdad? Tenías que descansar, pero un día probaste, por ejemplo, al ir del sofá al baño (o en otro momento). Y no ocurrió nada, quizá sintieras unos segundos de dolor o molestia si lo apoyaste antes de lo que debías, pero no fue nada grave, ¿no? Reintroducir los alimentos sospechosos, esos que te han dicho que no tomes, debería formar parte del tratamiento. Pruébalo. Al fin y al cabo, solo tienes que entenderte con tu intestino, no conmigo. Escucha sus señales y te dirá si es demasiado pronto. Los protocolos están para saltárselos (aunque solo un poco).

Xevi siempre comenta en las sesiones clínicas con su equipo que el tratamiento para cualquier tipo de SIBO (H_2, CH_4 o H_2S) o para el SIFO (hongos) no es nunca el antibiótico y ya está, o el antifúngico y ya está. Si solo tomas el antibiótico y te despistas pensando que lo tuyo ha sido mala suerte, es muy probable que vuelvas a recaer y que se te cree la sensación de que estás siempre tratándote de lo mismo, que esto no se terminará nunca. El tratamiento va más allá porque, detrás de estas infecciones, hay una persona que necesita ayuda. Los tratamientos farmacéuticos o naturales son necesarios y eficaces, pero debes identificar los factores causales, ir al origen y afrontarlos. Podría ser estrés crónico (psicosocial, experiencias adversas en la infancia, deshidratación), insomnio, alcohol, exceso de estrógenos, baja inmunidad (falta de IgA o de linfocitos T-reguladores), diabetes, hipotiroidismo, etc.

Los síntomas de colon irritable implican una desregulación del eje intestino-cerebro bidireccional. Mientras estás mal, tienes la oportunidad de poner orden en las cosas sencillas de tu vida que no ayudan a tu mejor compañero de viaje: tu sistema neurológico intestinal (ENS).

En cualquier plan de prevención de SIBO, IMO o SIFO, es fundamental que se trate a tus dos cerebros, al ENS y al sistema nervioso central (SNC). No sé dónde está la clave de cada persona, pero lo más importante es tu interés y curiosidad por entender cómo funcionas y luego, desde la humildad y sabiendo que todos los seres humanos sois vulnerables, identificar qué cerebro necesita más ayuda, si el de la cabeza o el del intestino.

El SNC regula los ritmos circadianos, reduce el estrés y activa el nervio vago (o sistema parasimpático) a través de las estrategias que te contará Xevi en la segunda mitad del libro. La hipnosis, la meditación y algunos ejercicios de respiración son las estrategias más eficaces para mejorar la microbiota, las inflamaciones intestinales, los síntomas del colon irritable y el reflujo gástrico. La hipnoterapia dirigida al intestino mejora los síntomas digestivos y alejados del colon, como la ansiedad, la depresión, la calidad de vida y la función cognitiva (Császár-Nagy, 2023; Peter, 2018).

Recuerda

La dieta restrictiva estará adaptada al tipo de SIBO y SIFO. Para una buena limpieza del estómago, necesitas estimular el nervio vago, la motilina y la grelina, y si lo que quieres es limpiar a fondo el intestino delgado, necesitas estimular la serotonina ($5\text{-}HT_4$). Estos son los deberes que Xevi suele poner a sus pacientes para ayudarles a ser mejores compañeros de su intestino:

- **Dale descanso a tu cuerpo y a tu intestino.** Duerme ocho horas. Espacia las comidas diurnas con un intervalo de cuatro a cinco horas y haz un ayuno nocturno de doce horas o más. Esto es gratis.
- **Mejora el pH ácido del estómago.** La acidez gástrica es necesaria para optimizar la absorción en el intestino delgado de los azúcares (lactosa, fructosa y sorbitol) y de los aminoácidos

(histamina y más). Sigue con las gotas del Guttae Pepsini (Nutrined) con dosis preventivas si sigues teniendo hipoclorhidria.

- **Usa los procinéticos naturales** (agonistas del 5-HT_4) que apoyan el MMC del estómago y del intestino delgado sin sobrestimular el intestino grueso. El jengibre mezclado con Iberogast o RKT son dos de los procinéticos naturales más investigados con esta finalidad.
- **Reintroduce los alimentos** después de la fase de erradicación. Que no falte el triptófano en la dieta.
- Algún día, **sáltate la dieta y escucha a tu intestino** (y no se lo cuentes a Xevi).
- **No tomes alimentos fermentados** durante la fase de erradicación del SIBO o SIFO. Los fermentados tienen altos niveles de histamina: yogur, queso, kéfir, kombucha, cerveza, encurtidos...
- Al terminar el tratamiento antibiótico o antifúngico, **toma probióticos, prebióticos** (fibra o polifenoles) **y otros nutracéuticos** para equilibrar la microbiota, mejorar la primera línea de defensa (barrera de la mucosa, epitelio intestinal y permeabilidad intestinal), reducir la histamina y apoyar la salud emocional (psicobióticos) y la inmunidad.

Con todo su cariño, Xevi ha creado algo muy especial con la intención terapéutica de estos suplementos que mejoran la microbiota intestinal: unos chocolates y unas cápsulas de café orgánico con probióticos y prebióticos libres de FODMAP. Son dos propuestas para deleitar a todo el mundo, pero sobre todo pensadas para no tener gases y beneficiar a las personas sensibles a partir de la reintroducción en la dieta de determinados alimentos. En lugar de recomendar pastillas probióticas y prebióticas, ahora puede garantizar los mismos beneficios tomando diariamente dos cuadraditos de Chocolate DI&VI (Xevi Verdaguer) o dos cápsulas de Cafés Xevi Verdaguer (Novell). Puede haber conflicto de intereses porque participa en ambos productos, pero se siente orgulloso de que sea así.

Tu médico o nutricionista te ayudará a personalizar las recomendaciones.

	SIBO por H_2 (hidrógeno)	SIBO por CH_4 (metano) (IMO)	SIBO por H_2S (ácido sulfhídrico)	SIFO/LIFO
Causas	• Exceso de firmicutes • Posinfección de bacterias patógenas (autoinmune)	• Exceso de metanogénicas	• Exceso de bacterias proteolíticas • Exceso de bacterias reductoras de sulfato	• Cándida • *Aspergillus* • Otras infecciones fúngicas
Síntomas	• Diarrea, heces blandas • Dolor e hinchazón abdominal • Gases sin olor	• Estreñimiento, heces que flotan • Dolor e hinchazón abdominal • Gases sin olor • Dolor crónico, cefaleas, migraña • Sobrepeso, dificultad para perder peso • Diabetes tipo 2, colesterol elevado • Depresión	• Diarrea, heces blandas • Dolor e hinchazón abdominal • Gases con mal olor • Colitis ulcerosa, cáncer de colon • Dolor crónico, artritis, fibromialgia • Fatiga crónica, inflamaciones crónicas • Ansiedad, niebla mental	• Diarrea, heces blandas • Dolor e hinchazón abdominal, gases • Infecciones fúngicas en los genitales, boca, piel, uñas • Fatiga, migraña, cambios anímicos • Depresión, ansiedad, niebla mental • Antojos por dulces • Eccemas, picores en la piel
Diagnóstico	• Test de aliento (lactulosa) • Test de heces (ADN microbiota)	• Test de aliento (lactulosa) • Test de heces (ADN microbiota)	• Test de aliento (lactulosa) • Test de heces (ADN microbiota)	• Test de heces (ADN microbioma) • Test de orina (ácidos orgánicos)

	SIBO por H_2 (hidrógeno)	SIBO por CH_4 (metano) (IMO)	SIBO por H_2S (ácido sulfhídrico)	SIFO/LIFO
Tratamiento	• Antibiótico: rifaximina • Suplementos: berberina, orégano, neem, menta	• Antibióticos: rifaximina y metronidazol (o neomicina) • Suplementos: orégano, neem, alicina, atrantil	• Antibióticos: rifaximina + bismuto • Suplementos: berberina, orégano (con el bismuto)	• Antifúngicos: fluconazol, nistatina • Suplementos: berberina, orégano, pau d'arco, artemisa, alicina, *Pseudowintera colorata*, clavo, ácido caprílico/laurico, extracto de hoja de olivo
Dieta	• Baja en FODMAP y baja en histamina • Sin gluten	• Baja en FODMAP y baja en histamina • Sin gluten	• Baja en azufre • Sin gluten • Alta en MAC	• Baja en FODMAP y baja en histamina
Toxinas			• Hidroxocobalamina, molibdeno, magnesio, L-Ornitina, baños con sales de Epsom	• Glutatión liposomado, zinc, selenio, carbón activo, zeolita, ácido húmico, ácido fúlvico • *Sacchromyces boulardii*, vitamina D3, B1, B6

Desde el intestino delgado, llegamos finalmente al colon. Aquí nos espera un paseo de casi un metro y medio, un camino más corto, oscuro y sin oxígeno, pero con menos peligros que el anterior. ¡Sígueme!

Justo al llegar al colon, las carreteras son mejores, hay menos líquido y la mucosa protectora es más gruesa. Después del paseo por el río revuelto anterior, ¡esto es otra cosa! Aquí se absorbe el agua que no se ha asimilado en el intestino delgado (ocho litros en el íleon y uno en el colon). Además, nos encontramos con la Vitamin Factory, donde millones de bacterias fabrican vitaminas (K, B1, B2, B3, B5, B6, B7, B9, B12) y aminoácidos (triptófano, histamina...). Si a través de la dieta no ingieres (o absorbes) suficientes vitaminas, estas bacterias sanas te ayudarán a fabricar el 30 % de las que necesitas diariamente, un plus que puedes conseguir si comes alimentos fermentados y sigues una dieta rica en MAC. Incluso tienes un reservorio de bacterias sanas y arqueas llamado «apéndice». Bueno, Xevi tuvo apendicitis y se lo quitaron, pero la mayoría de los afortunados lo tienen entrando en el colon a mano izquierda. Ahí se almacenan esas bacterias y arqueas para protegerte del crecimiento de patógenos y garantizar tu salud.

En el colon, las bacterias fermentan los componentes indigeribles que has ingerido, como la fibra y los polifenoles (fruta y vegetales). Los residuos alimentarios se almacenan en la última parte. Lo normal es que permanezcan allí alrededor de veintiuna horas, hasta que aparezca el estímulo de contracción y tengas ganas de hacer de vientre. Hacerlo una o dos veces al día está bien.

El colon tiene su propio reloj. La esperada movilidad para evacuar los residuos al ir al baño tiene su punto de máxima actividad a primera hora de la mañana, va disminuyendo durante el día y desaparece por la noche. ¿Tú cuándo haces de vientre? ¿En serio, antes de acostarte? Lo normal y esperado es que vayas al baño por la mañana. Treinta o sesenta minutos después de despertar se produce en tu cuerpo el pico máximo de noradrenalina, la hormona que activa el colon descendente, así que al despertarte tendrás ganas de ir al baño, sobre todo si tomas cafeína (o fumas). En cambio, no es normal que vayas antes de acostarte, y sería aún más raro que te despertases a medianoche con ganas de hacer caca. Esto me haría sospechar que quizá tengas una inflamación en el colon o una infección por patógenos (bacterias, virus, hongos o parásitos), que hayas ingerido alcohol o algo a lo que seas intolerante (lactosa, fructosa, sorbitol...), o tal vez que tengas una alteración del sueño por echarte siestas demasiado largas (más de treinta minutos) o por acostarte demasiado tarde y dormir poco.

En comparación con la piscina ácida del estómago y el río revuelto del intestino delgado, el colon es el paraíso para las bacterias, que suman entre 1,5 y 2 kg de tu peso corporal. Estas viven en simbiosis con hongos, virus y arqueas que, aunque están en menor cantidad, a veces se pelean por los residuos que quedan allí.

En el colon, lo normal y esperado es que circulemos más gases que en cualquier otra parte del cuerpo, ya que somos uno de los subproductos finales de la fermentación de los millones de bacterias que descomponen los residuos después de que ingieras hidratos de carbono, grasas o proteínas. Dicen que producimos de 0,5 a 1,8 litros de gases diarios, y la mayoría son consecuencia de las fiestas bacterianas, que fermentan los sustratos que has tomado y producen CO_2, H_2 (0,06-47 %), CH_4 (0-26 %) y H_2S, compuestos azufrados y NO (1 %). Somos muchos gases, y todos debes eliminarlos o reducirlos aquí dentro. Algunos de mis compañeros salieron por la boca en forma de eructo, a otros los perdí de vista al pasar por el intestino delgado, y ahora, mientras te cuento todo esto, estaba pensando en qué me deparará el destino.

A diferencia de la prisión del intestino delgado, los gases podemos salir fácilmente del colon. El 23 % seremos eliminados por el ano en forma de pedos (flatulencias); lo normal es que expulses entre doce y veinticinco al día. Tranquilo, no reventarás si no te tiras uno. El 77 % de los gases restantes puedes eliminarlos o reducirlos de dos maneras: por la respiración y por el consumo de la microbiota:

- Por la respiración, por el aire que espiras gracias a que, previamente, se ha absorbido en la mucosa del colon.
- Por la presencia de microorganismos consumidores de gases, que utilizan como sustrato varias moléculas de CO_2 y H_2 para fabricar otros gases, H_2S, CH_4 y acetato. Según el tipo de bacterias que predominen en tu colon producirás más de un gas u otro:
    - Bacterias reductoras de sulfatos (55 % de la población): producen H_2S.
    - Metanógenos (40 % de la población): producen metano (CH_4, *Methanobrevibacter*, *Methanosphaera*, *Clostridium* y *Bacteroides spp.*).
    - Bacterias acetógenas (5 % de la población): producen acetato (*Clostridium*, *Ruminococcus* y *Blautia*).

Es necesario que estas bacterias estén equilibradas para que nosotros, los gases, también lo estemos. Nos interesa a los dos, porque tenemos importantes funciones para tu salud.

Las bacterias que viven en el colon se alimentan de lo que tú te alimentas. En función de lo que comas, habrá un ambiente más o menos favorable a unos gases u otros. Por lo tanto, ambos tenemos un poco lo que nos merecemos. Rodéate de gente buena y de bacterias sanas. Siéntete orgulloso de lo que les das y estate tranquilo: ellas harán el resto por ti.

¿Qué bacterias alimentas más: las del colon derecho o las del izquierdo?

Si empezamos a andar por el colon y subimos por el ascendente, a la derecha de tu ombligo, nos encontramos con una gran cantidad de bacterias sanas especialistas en fermentar la fibra y el almidón resistente (fermentación sacarolítica), y producir unos subproductos o metabolitos muy saludables: ácidos grasos de cadena corta (SCFA), como succinato, acetato, butirato y propionato; y gases (CO_2, CH_4 y O_2, H_2). Estos últimos no huelen mal, son muy sanos y pueden salir a bastante velocidad cuando te tiras un pedo. Lógicamente, si comes poca fibra, tendrás menos SCFA y gases en el colon. A través de la analítica de heces podrás saber cuántos ácidos grasos de cadena corta has fabricado en total y cuántos de cada tipo. Esto te permitirá ser consciente de si comes suficiente fibra soluble y almidón resistente, y qué tipo de fibra necesitas aumentar para tener a todas las bacterias contentas. Entre los SCFA es muy importante el butirato, que tiene efectos protectores para el intestino, el sistema nervioso (neuromoduladores), el sistema inmunitario (inmunorreguladores) y la barrera hematoencefálica del cerebro, lo que previene la neuroinflamación por el eje intestino-cerebro. Por su parte, el acetato aumenta la energía y reduce la presión arterial. El propionato disminuye los niveles de glucosa y colesterol. El succinato mejora los niveles de glucosa y los sofocos en la menopausia, y tiene una función de inmunoentrenamiento que previene las infecciones de repetición. La fibra no puede faltar en tu dieta para alimentar a tus bacterias sanas, así la microbiota podrá ayudarte a fabricar estos metabolitos sanos y estos gases que ya se conocen con el nombre de «gasotransmisores», pues actúan como neurotransmisores en tu segundo cerebro con efectos beneficiosos.

Claves para el colon derecho

Todos los seres humanos son capaces de mejorar la microbiota del colon derecho y los subproductos de la fermentación bacteriana (SCFA y gases) si implementan pequeños cambios alimentarios. Las dietas basadas en vegetales, como la vegana, la vegetariana y la mediterránea, favorecen una microbiota más equilibrada, con mayor diversidad de bacterias sacarolíticas (*Lactobacillus* y bifidobacterias, *Faecalibacterium prausnitzii*, *Akkermansia muciniphila*, *Roseburia*, *Eubacterium rectale*, etc.), todas ellas asociadas con una mejor línea de defensa (mejor capa mucosa y menos permeabilidad) y una mejor actividad del eje intestino-cerebro.

Estas dietas tienen en común que son ricas en MAC, es decir, en fibra soluble, almidón resistente y lactosa, que son los hidratos de carbono que se encuentran en los cereales integrales, las legumbres, las frutas, las verduras y los lácteos de origen animal. Sí, aunque seas intolerante a la lactosa, es mejor que la incluyas regularmente en la dieta, en especial los yogures de cabra u oveja o adaptando la cantidad a tu tolerancia (ver tabla sobre la dieta alta en MAC de la página 108).

Hay gente que, tal vez sin saberlo, está maltratando a su segundo cerebro por falta de información. La carencia de fibra en la dieta implica que matas de hambre a las bacterias sanas del colon derecho, las que te cuidan. Si no les das de comer, disminuirán en cantidad y, como no podrán fermentar los hidratos de carbono accesibles a la microbiota, no les quedará más remedio que empezar a alimentarse de tu capa mucosa. Cuando las bacterias sanas no pueden sobrevivir en el intestino de un huésped que no come suficientes MAC, usan como sustrato energético tu propia mucosa (glucoproteínas y polisacáridos). Además, eso favorece el sobrecrecimiento de las bacterias patógenas. Como imaginarás, en cuanto pierdes la primera línea de defensa, aumenta el riesgo de inflamaciones graves (colitis o cáncer colorrectal) y se altera el eje intestino-cerebro, lo que provoca enfermedades metabólicas y autoinmunes, y alteraciones emocionales y neuroinflamatorias. La falta de fibra también está asociada con el insomnio. Por eso, una vez al año, Xevi analiza sus heces para saber si la cantidad de fibra y lactosa que ingiere es suficiente y qué fibra específica debe mejorar para alimentar todas las bacterias buenas. Muy bien.

Si seguimos andando hacia delante y cruzamos por el colon transverso (encima del ombligo) hacia el lado izquierdo, llegaremos al colon descendente (el izquierdo). En este tobogán, que termina en el recto y el ano, solemos encontrarnos con bastante mal ambiente. No me apetece pasar por ahí. Hay gran cantidad de gases que huelen a huevo podrido y muchas sustancias irritantes. ¡No me gusta que irriten el colon! Aquí hay más cantidad de bacterias proteolíticas y reductoras de sulfato, las especialistas en fermentar las proteínas (fermentación putrefactiva) y producir unos subproductos potencialmente tóxicos. Si ingieres demasiadas proteínas de origen animal (y grasas saturadas), provocarás desequilibrios en la microbiota que perjudicarán a tu salud, como:

- Reducción de las bacterias sacarolíticas sanas y menor producción de butirato y linfocitos T reguladores.
- LIBO: aumento de las bacterias proteolíticas (bacteroides, *Bilophila*, *Escherichia coli*, *Citrobacter*, *Fusobacterium*, *Enterobacteriaceae*, *Clostridium*, *Actinomyces*, *Propionibacterium* y peptostreptococos) y de las reductoras de sulfatos y sulfitos (*Desulfovibrio spp.*, *Bilophila*, *Klebsiella*, *Escherichia coli*). Estas bacterias alteran la barrera sana del intestino, inflaman y consumen las glicoproteínas de la capa mucosa y aumentan la permeabilidad intestinal, lo que se asocia con el colon irritable.

También producen desequilibrios por un exceso de metabolitos tóxicos en el colon que se absorben, van al hígado y circulan por el cuerpo perjudicando a tu salud:

- Aumento de los ácidos grasos de cadena ramificada putrefactivos (BCFA): valerato, isovalerato, caproato e isobutirato.
- Aumento del amoniaco (NH_3): favorece un pH alcalino (9,2) para la proliferación de bacterias proteolíticas que el hígado deberá eliminar por el ciclo de la urea.
- Producción de H_2S: son malolientes, salen a poca velocidad y, en exceso, inflaman el colon y provocan cáncer colorrectal y otros muchos síntomas adversos (ver más adelante).
- Aminas biógenas (histamina y tiramina) y trimetilamina (TMA): toxinas asociadas con dolor crónico, ansiedad, migrañas, aterosclerosis e hipertensión.
- Fenoles (p-cresol, sulfato de 4-etilfenilo) e indoles (sulfato de indoxilo, indol-3-acético): toxinas fabricadas por las bacterias del colon cuando comes tirosina y triptófano, que alteran la comunicación entre el intestino y el cerebro, y perjudican el riñón y el corazón (toxinas urémicas).
- Lipopolisacáridos (LPS): toxinas de la membrana externa de las bacterias gram negativas (proteobacterias, enterobacterias, fusobacterias y bacteroides) que provocan una respuesta

inflamatoria del sistema inmunitario (LPS/TLR4) asociada a enfermedades inflamatorias, autoinmunes y diabetes tipo 2.

Todo esto es lo que ocurre o no dentro de ti en función de lo que entra por tu boca. Una vez allí, ya no podrás pararlo. Imagínatelo: no es fácil vivir aquí, en el colon, con el H_2S, el NH_3 y el p-cresol, un cóctel que inflama y estropea las carreteras antes de que los gases podamos salir por el ano.

Una dieta baja en fibra dietética y rica en proteínas de origen animal favorece la aparición del LIBO, es decir, el sobrecrecimiento en el colon de bacterias proteolíticas y reductoras de sulfato, unos malos compañeros de viaje que alteran tu salud intestinal y sistémica. El LIBO lleva implícito un aumento de la fermentación putrefactiva, con esa sobreproducción de tóxicos que pueden inflamar el colon y boicotear un buen trabajo de detoxificación del hígado al provocar la reabsorción de los tóxicos y las hormonas sexuales (aumento de los estrógenos y la testosterona). Por eso digo que no me gusta estar en el colon izquierdo: podemos pasar un mal día en función de lo que comas. Hay personas que siguen dietas hiperproteicas para bajar de peso sin saber que están alterando su microbioma y su perfil de metabolitos, empeorando su salud a largo plazo.

Xevi te diría que la mejor manera de no autointoxicarse y regalar a tu hígado y tu riñón un merecido descanso es no dar de comer a las bacterias putrefactivas. Si les das lo que más les gusta, aumentarán y la liarán. Conseguirlo no es difícil. ¡Sígueme!

Claves para el colon izquierdo

Reduce la ingesta de:

- **Proteínas de origen animal.** Reduce especialmente la carne roja, la que proviene de los mamíferos (ternera, cerdo, cordero, jabalí…) y todos sus derivados. Las bacterias proteolíticas del colon siempre encuentran algo que comer porque, gracias al movimiento de limpieza interdigestivo del estómago y del intestino delgado, al colon le llegarán pequeñas cantidades de proteínas no absorbidas procedentes de la dieta (50 %) y otras endógenas (20-30 %) provenientes de las enzimas o de los residuos de las células que se han desprendido de la mucosa o del epitelio intestinal.

- **Lácteos de origen bovino (leche de vaca y sus derivados).** El problema de los lácteos no es la lactosa. En España, la leche de vaca tiene una proteína imposible de digerir para el intestino humano: la β-caseína A1, responsable de reducir la diversidad de bacterias sanas, aumentar las proteolíticas (*Desulfovibrionaceae*) y provocar inflamaciones intestinales. Produce más mucosidad en la nariz, las orejas, los pulmones y el intestino; intolerancia a la lactosa; heces blandas y estreñimiento. En concreto, retrasa el tránsito intestinal unas seis horas. El intestino solo la puede degradar parcialmente, así que el fragmento liberado (β-casomorfina-7) se absorbe en la sangre y tiene actividad en los receptores opiáceos del intestino, el cerebro, los huesos, el páncreas y el corazón. Esto explica que tomar lácteos de vaca (leche, queso, yogur o kéfir) dispare las inflamaciones y la histamina en el intestino (activa los L-Th2 y las alergias), altere la conducta alimentaria provocando preferencia por elegir alimentos grasos (no elegirás lo que deseas) que conducen a ganar peso y se asocie con un mayor riesgo de fracturas (a pesar de que la leche sea rica en calcio y vitamina D3), diabetes tipo 1, autismo y muerte cardiaca. A veces, pequeños cambios consiguen grandes resultados. El que propone Xevi es que solo ingieras lácteos con β-caseínas A2, proteínas que aumentan el butirato en el colon y no inflaman ni tienen actividad opiácea.

La caseína A2 está presente en la leche de oveja, cabra, caballo, camello, yak, búfalo y vacuno africano o asiático puro, y en la leche materna. Elige los fermentados (queso, yogur y kéfir). ¿La mantequilla? Solo está permitido el ghee (mantequilla clarificada de vaca), que no tiene β-caseína A1 ni lactosa. La mujer y la hija pequeña de Xevi son especialmente sensibles a la β-caseína A1: incluso cuando comen un poco de queso hecho con leche de vaca, oveja y cabra mezcladas, enseguida les aumenta la mucosidad y necesitan tomar algún mucolítico un par de días para prevenir la otitis o la sinusitis por acúmulo de mucosidad.

Nota: En España hay pocos productores de leche bovina A2, a diferencia de países como Australia y Nueva Zelanda, donde en muchos supermercados se puede encontrar leche de vaca con caseínas A2, leche de fórmula infantil A2 y helados con A2.

- **Trigo (pan, pasta, cereales y sus derivados).** El trigo también tiene dos proteínas imposibles de digerir por el intestino humano, en especial si el pan no está hecho con masa madre o si quien lo consume tiene pocos *Lactobacillus* y *Prevotella spp*. Estas proteínas son el gluten (gliadina y glutenina) y los inhibidores de la amilasa tripsina (AIT). Aunque sea integral, no te recomiendo que comas trigo. El intestino solo lo puede degradar parcialmente, y el fragmento liberado (gliadorfina-7, también llamada gliadomorfina y gluteomorfina) se absorbe en la sangre y activa los receptores opiáceos del intestino, el cerebro y otros órganos internos. Esto explica la asociación de la gliadorfina-7 del trigo con dolor crónico, artritis, salud mental y trastornos psiquiátricos como depresión, esquizofrenia, autismo, trastorno por déficit de atención e hiperactividad, y otras. Por otro lado, los inhibidores de la amilasa tripsina parcialmente digeridos del trigo se asocian con eccema, asma, alergias alimentarias, enfermedad celiaca y sensibilidad al trigo no celiaca. Todas ellas son patologías típicas del panadero y de las personas «panarras», pues son las más expuestas. ¿Conoces a alguien que coma habitualmente pan de trigo con leche de vaca? Pregúntale como está y explícale el origen de estos síntomas. Estos síntomas pueden desaparecer después de ocho semanas siguiendo una dieta *wheat free* y *A1 free* (libre de trigo y de leche de vaca).

- **Suplementos proteicos.** Los batidos de proteínas (de suero o caseínas) que toman alegremente muchos deportistas para mejorar su rendimiento, masa muscular y recuperación no son beneficiosos a largo plazo. Se ha demostrado que alteran la composición de la microbiota intestinal: disminuyen la *Roseburia intestinalis*, la *Blautia coccoides* y el *Bifidobacterium longum*, y aumentan la abundancia de bacteroidetes. Como alternativa, Xevi recomienda los batidos de proteína vegana de guisante ecológicos.
- **Grasas trans** de las margarinas vegetales y de los alimentos procesados y empaquetados (de panadería o pastelería), el alcohol, los azúcares simples y los edulcorantes artificiales.

También puedes mejorar la digestibilidad y la absorción de las proteínas en el intestino delgado. Aquí te doy algunos trucos de Xevi para prevenir la putrefacción excesiva en el colon:

- **Cocción.** En general, cocina a temperatura moderada y con tiempos cortos, ya que las altas temperaturas y los largos tiempos de calentamiento (fritos, horneados, tostados, parrilla y asados) empeoran la digestibilidad de las proteínas y aumentan la liberación en el colon de metabolitos tóxicos (amoniaco, p- cresol, etc.).
- **Fermentación.** La digestibilidad de las proteínas en el intestino delgado es mejor si estas están fermentadas gracias a la acción de las bacterias y los hongos, que producen proteasas con actividad proteolítica, lo que favorece una mejor absorción. Por ejemplo, el yogur, el queso y el kéfir son más digeribles que los lácteos sin fermentar, como la leche o la nata, gracias a la fermentación de las bacterias ácido-lácticas. El miso, el tempeh, el yogur de soja, el nattõ y la salsa de soja son más digestibles que la soja sin fermentar, que encontrarás en la leche de soja, el tofu o la Heura, gracias a la bacteria *Bacillus subtilis* y al hongo *Aspergillus oryze*.

Elige el pan fermentado con masa madre (sin levadura industrial). Cuando entres en una panadería, compra productos de fermentación larga, con masa madre y que no sean de trigo ni de maíz. Son los dos cereales más ricos en asparraguina, el precursor para la formación de acrilamidas y otros metabolitos potencialmente tóxicos. La masa madre es rica en bacterias ácido-lácticas (*Lactobacillus*, *Weisella*, *Leuconostoc*, *Pediococcus* y *Enterococcus*), que producen proteasas, amidasas, ácido láctico y acético, que mejoran la digestibilidad de las proteínas y previenen la toxicidad de la acrilamida. ¿Dónde compras el pan? No todos los panaderos se preocupan de esto. El pan hecho con levadura industrial fermenta más rápido (una hora y media) que el hecho con masa madre (tres horas). Eso implica que, como fermenta tan rápido, las bacterias ácido-lácticas tienen menos tiempo para actuar. El resultado será un pan menos digerible y con más asparraguina y acrilamida, tóxicas en el colon. El peor escenario sería el que ofrece el pan de trigo o de maíz con levadura industrial (fermentación rápida). Una buena alternativa es el de trigo sarraceno, el de centeno integral con masa madre (fermentación lenta) o un porridge de avena.

Nota: El biomarcador más fiable para saber si estás expuesto a la acrilamida es el ácido mercaptúrico analizado en la orina.

- **Remoja y haz germinar las legumbres.** El remojo de entre doce y veinticuatro reduce los antinutrientes (ácido fítico, saponinas y taninos, polifenoles), lo que mejora la digestibilidad de las legumbres. Si después del remojo las germinas de dos a ocho días, potenciarás aún más su digestibilidad.
- **Elige los tostados (melanoidinas).** Siempre se ha dicho que los tostados son malos, incluso cancerígenos, por su contenido en acrilamidas. A quien asegura esto, probablemente le falte información... Estoy convencido de que alguna vez has comido tostadas, pizzas, cruasanes, galletas, patatas fritas o carne asada y sigues vivo. Cuando cocinas alimentos a altas

temperaturas (< 155 °C) con poca cantidad de agua, se producirá el tostado (pardeamiento del alimento), que le aporta sabor y aroma. En ese momento se enriquece con melanoidinas (reacción de Maillard). El tostado es una forma fácil de mejorar la microbiota intestinal por los efectos prebióticos de las melanoidinas, molecularmente muy parecidas a la fibra. De hecho, copian sus efectos en la dieta. Estudios recientes del equipo de investigación de Pérez-Burillo, de la Universidad de Granada, explican que la microbiota intestinal sabe utilizar las melanoidinas y hacer que este componente tan presente en tu dieta no solo no sea perjudicial, sino que te beneficie al aumentar la abundancia de bacterias sanas antiinflamatorias (bifidobacterias, bacteroides, *Prevotella spp.*, *Akkermansia muciniphila*, *Ruminococcus* y *Barnesiella spp.*). Las melanoidinas no se digieren ni absorben en el intestino delgado, sino que llegan directamente al colon, donde las fermentan las bacterias buenas del colon derecho y producen compuestos fenólicos y metabolitos beneficiosos (acetato y lactato) con actividad antiinflamatoria, antioxidante y quelante de los metales pesados que circulen por la luz intestinal.

Truco: Si tomas atún, que sabes que lleva mercurio, o arroz, que sabes que lleva arsénico, es mejor que lo acompañes con melanoidinas. La ingesta de melanoidinas proviene del café, la corteza del pan, el chocolate, la cerveza negra o pilsner y el vino dulce (moscatel o Pedro Ximénez). ¿Ideas?

- Cómete la corteza del pan en lugar de la miga.
- Come chocolate y sigue una dieta rica y variada en frutas y vegetales.
- Toma dos cafés al día. El tostado tiene el grano más oscuro.

- **Toma café** (arábica o robusta con cafeína o descafeinado). Una reciente revisión científica realizada en junio de 2020 por el equipo de investigación de Hubert Kolp reveló los secretos del café. Confirmaba que el consumo regular de café (con cafeína y descafeinado) está asociado con una mejora de la microbiota intestinal, control de la glucosa, del colesterol y las grasas, y con un menor riesgo de padecer hígado graso, diabetes tipo 2, enfermedades hepáticas, cálculos renales, gota, varios tipos de cáncer y una menor mortalidad por cualquier causa. Estas mejoras se consiguen a partir de las tres semanas consumiendo dos o tres cafés al día. Todos estos beneficios se concluyeron observando a toda la población a nivel mundial, sea cual sea la región, cultura o estilo de vida.

Gracias a los estudios de metabolómica, ahora se pueden detectar los metabolitos que eliminas en la orina tras la ingesta de café —cafeína, trigonelina, N-metilpiridinio, N-(2-furoil)glicina y Cyclo(L-prolyl-L-leucyl)— y comprender mejor con estos avances la interacción que tienen los alimentos con la microbiota intestinal. Solo analizando los metabolitos eliminados por la orina ya sabemos cómo funciona tu metabolismo. Antes no podíamos explicar lo que ahora vas a leer. La cafeína mejora la digestión, no irrita el estómago y no es responsable de los cambios en su pH. Los responsables son otros químicos presentes en el café.

Elige el café que más te conviene:

- El **café arábica con cafeína** interesará a las personas con hipoclorhidria, digestiones lentas y problemas funcionales digestivos. Suelen tener ardor y reflujo, pero mejoran si ayunan o con suplementos de betaína ácido clorhídrico y hábitos que aumenten el ácido gástrico (vinagre de sidra de manzana, jengibre, zumo de limón, etc.).
- El **café robusta descafeinado** interesará a las personas con hiperacidez que mejoran con antiácidos (famotidina u omeprazol) y padecen gastritis. Suelen tener ardor y reflujo, pero mejoran comiendo cada dos horas o bebiendo leche de vaca.

Los fabricantes informan del contenido de cafeína, pero suelen olvidarse de publicar cuánto contiene de tres componentes fundamentales: N-metilpiridinio, ácidos clorogénicos y C-5-HT.

- **N-metilpiridinio** (alcaliniza el pH estomacal). Se produce durante el proceso de tostado del café. Cuanto más oscuro es, más contiene. Este componente evita que las células parietales del estómago fabriquen ácido, es decir, reduce la producción de ácido estomacal. El café tostado, de color marrón oscuro, tiene más melanoidinas y N-metilpiridinio (producto de la degradación de la trigonelina) y menos trigonelina, ácidos clorogénicos y C-5-HT, químicos degradados durante el tostado del café. A las personas con un estómago muy sensible o hiperacidez, Xevi les recomienda el café tostado con alto contenido en N-metilpiridinio y bajo en la sustancia irritante del café, el C-5-HT, presente en la capa de parafina del grano de café que se reduce con los disolventes utilizados para descafeinar y durante el secado y tostado de los granos. El café robusta tostado descafeinado puede ser el nuevo omeprazol para los *coffee lovers*. Reconocerás su excelencia por su crema espesa y su sabor amargo.
- **Ácidos clorogénicos** (responsable del sabor amargo y astringente) y **C-5-HT**, componentes del café que acidifican el pH del estómago, aumentan la síntesis de ácido clorhídrico y ayudan a mejorar la digestión. Son ideales si sufres de digestiones lentas, gases y reflujo por falta de ácido en el estómago (hipoclorhidria), ¿lo recuerdas? Lo sabrás porque, en el test del bicarbonato, el eructo te salía pasados cuatro minutos; en el test de la remolacha (que conocerás más adelante), la orina salía rosada; o, en tu analítica de sangre, la gastrina era > 25. Si sabes que sufres de hipoclorhidria en el estómago, Xevi recomienda un café con más cantidad de áci-

dos clorogénicos y C-5-HT, químicos que están en mayores cantidades cuando el grano está poco tostado (de color marrón claro) y en el café arábica. Este es bajo en cafeína y el más rico en ácidos clorogénicos (muy antioxidante). El café arábica con cafeína puede ser la nueva betaína ácido clorhídrico para los *coffee lovers*. Reconocerás su excelencia por su perfumado aroma de jazmín, flor de naranja y delicados tonos de bergamota.

Hay un detalle que hará llorar a Xevi: que añadas leche y azúcar al café. Por favor, no lo hagas. Si a un café rico en ácidos clorogénicos (café arábica) le agregas leche de origen animal, las proteínas de la leche (α-caseína, β-caseína, κ-caseína, α-lactoalbúmina y β-lactoglobulina) se unirán a los ácidos clorogénicos y ya no tendrá la capacidad de aumentar el ácido del estómago ni su efecto antioxidante (activa el gen Nrf2). Si el café mejora el control de la glucosa y las grasas y previene la diabetes tipo 2, añadirle azúcar es una gran contradicción. ¡Ah! ¿Y el café con bebida vegetal de avena? Si añades una bebida vegetal al café no pasa, puedes hacerlo. Y si lo quieres más dulce, agrégale estevia.

Nota: No tomes café si tienes reflujo gastroesofágico. El café con cafeína relaja el esfínter esofágico inferior y puede empeorar los síntomas. Si es descafeinado también, pero menos.

Optimiza tu pepsina mejorando el ácido del estómago

¿Ves alimentos sin digerir en tus heces? ¿Trozos de pimiento o semillas? Revisa con tu medico de confianza que la llegada excesiva de proteínas al colon no esté causada por una previa mala digestión y malabsorción en el intestino delgado, ya sea por hipoclorhidria (estómago) o por falta de enzimas digestivas (insuficiencia pancreática).

El ácido del estómago es indispensable para mejorar la absorción de los aminoácidos en el intestino delgado y prevenir que lleguen trozos de proteínas (péptidos demasiado grandes) al colon, donde las bacterias malas se montarán sus fiestas. En el fondo, querrían vérselas con un bistec entero.

Nota: Para mejorar el ácido clorhídrico del estómago, revisa las causas de hipoclorhidria y aplica las estrategias que ya hemos explicado.

La pepsina es la enzima del estómago que degrada las proteínas. Para activarse necesita que el estómago esté con un pH < 4. Su actividad proteolítica es máxima cuando el pH del estómago está entre 2 y 3. Después de comer, el pH gástrico puede elevarse hasta 4,5-7 (hipoclorhidria posprandial) y se mantiene así durante entre una hora y más de tres. Esto significa que, después de comer, la actividad proteolítica de la pepsina no comenzará inmediatamente porque no es lo suficientemente ácida y porque el pH estará muy por encima del óptimo (pH 2-3) para la actividad de la pepsina. En los jóvenes, la recuperación del ácido estomacal —y, por lo tanto, la actividad de la pepsina— se produce en menos de cuarenta y dos minutos. En cambio, con el envejecimiento, la recuperación del ácido estomacal después de comer se demora más de una hora. No es lo mismo tener veinticinco años que sesenta y cinco. Si no mejoras el ácido del estómago, a medida que cumplas años tendrás cada vez más bacterias putrefactivas en el colon izquierdo y sumarás más de estos síntomas por disbiosis putrefactiva con exceso de H_2S. Revísalos. No sé la edad que tienes, pero ¿estás cansado? ¿Se te hincha la barriga? ¿No vas al baño todos los días? ¿Sigues tratamientos para el dolor (de donde sea)? ¿Te sientan mal el ajo y la cebolla? ¿Los espárragos te huelen en la orina? Piénsalo. En esos casos, te interesa ayudar a descomponer las proteínas (trigo y leche de vaca) y mejorar su digestión y absorción para evitar una putrefacción excesiva en el colon. En el apartado «Información adicional» del final del capítulo encontrarás suplementos que te ayudarán.

Cómo saber si tienes un exceso de fermentación putrefactiva en el colon izquierdo

«Ostras, Xevi, llevo tomando leche de vaca toda la vida y el pan de trigo solo lo como de vez en cuando. ¿Puedo seguir tomándome mi vasito de leche por la mañana?», le proponen dulcemente a veces. Y él suele decir: «Si solo es una vez al día, son treinta vasos de leche al mes». Y acercándose con voz bajita, añade: «Creo que debes explicarle a tu intestino que lo harás mal todos los días». Cuando lo oigo, pienso: «A ver, no es con Xevi con quien debes pactar los días que decidirás alimentar a tus bacterias malas (putrefactivas) del colon izquierdo o a las sanas (sacarolíticas) del derecho. Conozco a personas que no lo hacen todo perfecto y se encuentran bien». Mira qué te dice tu intestino y conviértete en su mejor aliado.

Una buena manera de saber si lo que haces está suficientemente bien es a través de la aparición o no de los síntomas que provocan el exceso de estas toxinas. ¡Apunta!

Sabrás que tienes un exceso de fermentación putrefactiva si:

- **Exceso de LPS:** asociado con enfermedades inflamatorias, autoinmunes, diabetes tipo 2, irregularidad menstrual, ovarios poliquísticos y problemas de fertilidad.
- **Exceso de amoniaco (NH_3):** asociado con la inflamación de la mucosa y el aumento de la permeabilidad intestinal, un escenario que vemos en el reflujo gástrico, la dispepsia, el colon irritable o la colitis. Sera importante eliminarlo (se incluye en el tratamiento de Xevi).
- **Exceso de histamina y tiramina:** asociado con dolor de cabeza y de espalda crónicos, migrañas, dolor menstrual, gases, colon irritable, picores, rojeces en la piel, arritmias y presión arterial baja, entre otros.
- **Exceso de las cuatro toxinas urémicas** (p-cresil sulfato, sulfato de indoxilo, p-cresol glucurónico y N-óxido de trimetila-

mina, TMAO): deteriora la función de los riñones, que deben eliminarlos, y la salud cardiovascular.

- **Exceso y acumulación del cóctel de estas toxinas:** aumenta los radicales libres (ROS) y las inflamaciones, dificultando la respuesta inmunitaria ante cualquier inflamación. Están asociados con la aparición de enfermedades como ansiedad, insuficiencia renal, enfermedades cardiovasculares (aterosclerosis, ictus o ataque cardiaco) y autismo.
- **Exceso de H_2S producido por LIBO en el colon:** provoca síntomas muy similares a la disbiosis por SIBO de H_2S en el intestino delgado: dolor abdominal, hinchazón, gases y deposiciones anormales. ¿Cuáles son los síntomas de la disbiosis por exceso de H_2S? Sabrás que padeces un exceso porque tendrás:
    - Hinchazón abdominal, dolor.
    - Heces blandas poco formadas (más frecuente) o diarrea.
    - Gases que salen a poca velocidad y huelen a azufre, a huevo podrido. Pueden volverse más fuertes con la ingesta de alimentos que contengan azufre, como verduras crucíferas, huevos o sulfitos de la cerveza.
    - Mal aliento (halitosis), olor corporal y sudor con olor fuerte.
    - Fibromialgia y síndrome de fatiga crónica: el exceso de H_2S es tóxico para las mitocondrias porque aumenta el estrés oxidativo.
    - Niebla mental o pérdida de memoria a corto plazo.
    - Intolerancia a alimentos (ajo y cebolla) y suplementos que contengan azufre (ajo, cisteína, ácido α-lipoico, metionina y taurina).
    - Estreñimiento: se produce cuando las personas con disbiosis por H_2S en el colon también sufren una disbiosis secundaria en el intestino delgado por IMO.
    - Inflamación, irritación y ulceración del tracto digestivo.
    - Aumento de la permeabilidad intestinal: demasiado H_2S reduce la oxidación del butirato y mata de hambre a las

células del colon, lo que provoca un intestino inflamado e hiperpermeable.
- Enfermedad inflamatoria intestinal o cáncer colorrectal: es el más frecuente porque en el colon izquierdo, a diferencia del derecho, hay más bacterias malas, toxinas putrefactivas y menos butirato.
- Presión arterial baja.
- Periodontitis (retracción de las encías).

Tienes la suerte de estar viviendo unos momentos de oro para estudiar el metabolismo y personalizar los hábitos de vida más adecuados para cada persona. Gracias a las nuevas tecnologías y a las ciencias ómicas, se pueden obtener resultados e información rápida para saber cómo está tu salud digestiva en este momento.

Si te identificas con estos síntomas, pide que te realicen un diagnóstico objetivo del LIBO: puede ser en sangre, orina o heces.

Xevi también te recomendaría que valoraran tus niveles de urea en la sangre. Si están elevados, significa que muy probablemente ingieras demasiadas proteínas de origen animal (o suplementos proteicos). La urea también podría estar elevada por tomar fármacos antiácidos (IBP, pantoprazol o esomeprazol), ya que alteran la función renal y provocan un aumento y acúmulo de esta en sangre.

Para valorar aspectos importantes de la salud digestiva —inflamaciones, ácido estomacal, función del páncreas, microbiota y metabolismo bacteriano del colon y tratamiento del LIBO—, te recomiendo los biomarcadores que encontrarás en la sección final del capítulo.

¿Qué debes recordar?

Yo, que soy un gas y lo vivo en primera persona, puedo asegurarte que lo ideal es mantener contentas a las bacterias sacarolíticas del colon derecho siguiendo una dieta rica en hidratos de carbono accesibles a la microbiota (MAC), resumida en la página 108. Las bacterias putrefactivas del colon izquierdo, mejor que se mantengan quietecitas y las mates de hambre.

¿Dónde dirías que se localizan los pólipos, las colitis y los cánceres de colon? Por lo general, en la parte final del colon izquierdo.

Proponte pequeños cambios y Xevi te regala un truco: todo es más fácil si tu yogur preferido es de coco, tu queso favorito de almendras o anacardos, tu leche habitual de avena o almendras y las hamburguesas de tu nevera de quinoa, azuquis, tempeh o setas. Prioriza las proteínas de origen vegetal en vez de animal, sin trigo, sin vaca.

La mayoría de las personas suelen desayunar siempre lo mismo. Por lo que dice Xevi, con unas mejoras matutinas podrían conseguir un microbioma con menos proteolíticas (*Enterobacteriaceae* y *Desulfovibrionaceae*) y más sacarolíticas (*Bifidobacteriaceae*, *Prevotella*, *Oscillibacter*). Para ello, puedes regalar cada día a estas bacterias buenas del lado derecho del colon un desayuno con café, té verde o matcha, pan de centeno integral, aguacate y aceite de oliva, o tal vez unos cereales de avena integral (altos en carbohidratos y fibra) con uvas pasas, nueces y chocolate con un 80 % de cacao, por ejemplo. Desde que Xevi descubrió el delicioso y refrescante bol de *açai*, se ha convertido en su desayuno de los veranos.

Existen otros desayunos poco afortunados que favorecen el crecimiento de las bacterias malas del colon izquierdo, como podrían ser un vaso de leche de vaca (aunque sea desnatada), pan blanco (a pesar de que sea mini) con embutido (aunque sea jamón de York o ibérico) o queso de vaca, o tal vez un cruasán, cereales refinados con azúcares añadidos, fructosa o siropes, chocolate blanco y zumo de naranja.

Realmente, no se sabe qué nivel de dieta vegana garantiza una menor putrefacción en el colon izquierdo, pero está claro que una basada en vegetales que combine fibras solubles te ayudará a que la fermentación y los subproductos sanos liberados en el colon ascendente se extiendan cuanto más cerca del colon izquierdo mejor, que es la zona donde más los necesitas.

La combinación del almidón resistente con los mucílagos consigue llegar muy lejos, ya que, con ellos, las bacterias tardan más en fermentar el almidón resistente. Es la manera de intentar que los SCFA puedan llegar al colon izquierdo.

Con este objetivo, Xevi recomienda mezclar el plátano verde o la avena integral (ricos en almidón resistente) con un mucílago, que aparece cuando dejas en remojo las semillas de chía, lino o sésamo en agua, una bebida vegetal, yogur o en el kéfir y luego lo remueves y lo dejas reposar más de dos horas. Puedes prepararlo la noche anterior y guardarlo en la nevera para disfrutar en el desayuno de su textura gelatinosa.

Inventa las recetas que quieras combinando alimentos ricos en almidón resistente y mucílagos. Amigos, ya estoy a punto de salir para ver si hay vida ahí fuera.

Hemos emprendido este viaje para que sepas cómo ayudarnos a nosotros, tus gases, y qué necesita tu intestino para proporcionar respuestas a afecciones como el estreñimiento, la diarrea, las alergias, el eccema, el asma, la fatiga, los dolores crónicos, el dolor de cabeza, la ansiedad y la depresión que debes aprender a resolver.

Las personas con problemas digestivos padecen muchos síntomas similares —disbiosis de la zona alta, SIBO o disbiosis del colon—, pero generalmente no hay una única causa.

¿Qué provoca los variados síntomas que sufren las personas con problemas digestivos? Las investigaciones indican que los microorganismos dominantes del microbioma en cada compartimento determinan principalmente la salud o sus problemas. Su equilibrio se ve afectado por factores que Xevi seguirá explicándote en el libro.

La mala salud intestinal puede influir en cómo el cuerpo absorbe los nutrientes (intestino delgado), produce vitaminas o elimina las sustancias tóxicas (colon). Los estudios demuestran que el cuerpo depende de la salud del sistema digestivo, esencial para mantener un sistema inmunitario fuerte y saludable, y muy relacionado con el estado físico y mental.

Deseo que hayas gozado aprendiendo conmigo porque pronto voy a despedirme. El viaje de los gases debería haberte ayudado a entender los síntomas y las patologías que pueden aparecer en cada parada, y luego decidir cómo ayudar o qué dieta regalar a tu segundo cerebro. Así cambiarás el destino de tu metabolismo, ya que ahora sabes qué debes hacer para resolver enfermedades digestivas y extradigestivas que antes no conocías.

Muchas gracias por acompañarme hasta el... Puedes terminar la frase tú mismo (no sabía si escribir «culo» o «final»). Muchas gracias, hasta la próxima.

Hay que ver lo bien que se lo ha pasado este pedo explicándote sus cosas. Creo que ya es hora de que tú también disfrutes del viaje a través de tu intestino y te adentres en otros horizontes.

Las hormonas te irritan el colon

Las hormonas sexuales influyen mucho en el eje intestino-cerebro, equilibrando su salud. Conocemos que el exceso de estrógenos y la falta de progesterona pueden desequilibrar tus dos cerebros. ¿Sabes que tener dolor menstrual o mamas fibrosas es un síntoma de exceso de estrógenos? Es importante ser consciente de que lo normal y esperado es que la regla no produzca dolor, pero la realidad es que el 90 % de las mujeres lo sufren y toman algún antiinflamatorio los primeros días. Si hacen bien los deberes, esto no sucederá.

El exceso de estrógenos aumenta las hormonas del estrés (cortisol y noradrenalina), la histamina y la sensibilidad al dolor (intestinal o crónico) y, por otro lado, reduce la motilidad del estómago, el intestino delgado y el colon. Por eso, en comparación con los hombres, es más habitual que las mujeres sufran más síntomas intestinales (dolor e hinchazón abdominal, estreñimiento, gases...) y extraintestinales (dolor pélvico, fatiga crónica, cefaleas, migrañas, contracturas, fibromialgia, depresión y ansiedad).

Los estrógenos modulan el eje intestino-cerebro. Están conectados con la serotonina y sus receptores 5-HT$_3$. Cuando hay disbiosis o inflamación en el intestino, en el útero o en cualquier tejido, se liberan mediadores inflamatorios que tienen efectos en todo el cuerpo (PgE2, LC4, bradiquinina, histamina, serotonina, etc.). Tener la serotonina elevada en la analítica de heces indica que hay una infección, así que tu intestino no estará feliz. Cuanta más infecciones tengas, más elevada estará la serotonina, pues esta, liberada en el intestino, es necesaria para activar el sistema inmunitario, favoreciendo una buena respuesta antimicrobiana al tiempo que estimula el receptor de la serotonina 5-HT_3, responsable de provocar dolor abdominal, náuseas, vómitos y plenitud precoz después de comer.

Cuantas más disbiosis intestinales, mayor será la liberación de serotonina, la hiperactivación de su receptor 5-HT_3 y más síntomas de colon irritable, dolor crónico, ansiedad o migrañas. Por esta razón, los antagonistas del receptor 5-HT_3 (alosetrón y aceite de menta) se usan para tratar el síndrome del colon irritable con diarrea, aliviar las náuseas y los vómitos, y reducir las inflamaciones y la ansiedad, la depresión, el dolor crónico y las migrañas. Aquí los estrógenos, por su afinidad con este receptor, pueden ser los protagonistas y aliviar estos síntomas. Los estrógenos (estradiol) compiten con la serotonina por el receptor 5-HT_3, de manera que, días antes de la ovulación —que es cuando están altos—, se unirán a este último y la serotonina no podrá activarlo ni desencadenar los síntomas digestivos habituales de colon irritable con predominio de diarrea, dolor, ansiedad o migrañas.

En un contexto de inflamación, cuando la serotonina está más alta de lo normal, los días que los estrógenos están altos tendrán un efecto protector. En cambio, si se encuentran más bajos (días antes de la regla y durante el sangrado menstrual), el receptor 5-HT_3 quedará libre, la serotonina lo activará y habrá más posibilidades de tener hipersensibilidad visceral, dolor en el colon, hinchazón abdominal, heces pastosas, dolor de regla (dismenorrea), irritabilidad, ansiedad premenstrual, dolor en la articulación de la mandíbula (ATM), dolor de cabeza, migrañas y contracturas cervicales.

Si sufres estos problemas y sabes que empeoran días antes de la menstruación, cuando tienes los estrógenos bajos, puedes inhibir este mediador del dolor con plantas antagonistas del receptor

5-HT_3: menta, jengibre, boldo, regaliz, angélica y celidonia. Por ejemplo, prueba con dos o tres infusiones diarias de jengibre, regaliz y menta una semana antes de la regla y durante el periodo.

La endometriosis puede disfrazarse de colon irritable

¿Haces las cacas en forma de lápiz y te duele la espalda? En ese caso es probable que padezcas endometriosis y colon irritable. ¡Sígueme!

En una revisión sistemática y un metaanálisis del doctor Nabi en 2023 se evidenció que la endometriosis triplicaba el riesgo de desarrollar el síndrome del colon irritable. Los síntomas digestivos de ambos son muy parecidos, de manera que es muy fácil confundirlos y equivocarse de tratamiento, en función de si el origen es hormonal o intestinal. La clave está en conocer los factores desencadenantes. Voy a explicártelo.

La endometriosis se produce cuando hay una proliferación de tejido endometrial fuera del útero, lo que provoca síntomas ginecológicos, sistémicos e intestinales:

- **Ginecológicos:** sangrados abundantes, infertilidad, dolor menstrual excesivo, en la ovulación, pélvico, con el coito, al orinar, o dificultad para ir al baño.
- **Sistémicos:** fatiga crónica y dolor de cabeza, en el pecho, bajo el omóplato, lumbar o en las piernas.
- **Intestinales:** cacas en forma de lápiz y dolor en la defecación, estreñimiento o diarreas, gases e hinchazón abdominal cíclica (endovientre).

El endovientre, esa exagerada hinchazón abdominal que solo aparece cíclicamente antes de la regla, es clave para saber que la endometriosis se ha disfrazado de colon irritable. Hay que estar atentos. Cuando los síntomas digestivos empeoran la semana antes de la menstruación y mejoran durante el embarazo o la menopausia, sabemos que existe un problema hormonal subyacente y prioritario que hay que tratar para resolver estos síntomas digestivos. No pierdas el tiempo con los tratamientos digestivos o las hormonas te amargarán la vida. Además, aunque estos síntomas se parezcan, su intensidad no es la misma. Las mujeres con colon irritable y endometriosis subyacente (intestinal) suelen experimentar más intensidad en el malestar y dolor abdominal, hinchazón, flatulencias, estreñimiento o deposiciones irregulares.

Sabremos que sufres de colon irritable sin endometriosis subyacente porque los factores que empeoran los síntomas digestivos no son las hormonas, sino ciertos alimentos, el estrés, las alteraciones circadianas como cenar tarde o dormir poco y los problemas de motilidad intestinal.

El ginecólogo te diagnosticará endometriosis realizándote una ecografía transvaginal, un análisis de sangre en el que valorará el CA-125 y tal vez una operación laparoscópica.

La principal causa que conduce al desarrollo de endometriosis es una disbiosis vaginal, endometrial (del útero) e intestinal que provoca la activación inflamatoria del sistema inmunitario como respuesta al sobrecrecimiento de patógenos, junto con la hiperactivación de los mastocitos, que liberan sustancias inflamatorias y provocan hiperpermeabilidad intestinal y neuroinflamación. El tejido endometrial que prolifera fuera del útero expresa la enzima aromatasa, encargada de fabricar estrógenos, y esto significa que lo que empezó por ser un problema entre la microbiota y el sistema inmunitario se ha convertido en una patología hormonal que empeora con los estrógenos y, posiblemente, también con el níquel.

Tal vez te sorprenda si te pregunto: ¿los pendientes de bisutería te irritan las orejas y puedes llegar a sangrar con ellos? ¿Tienes dermatitis de contacto con las pulseras o con la parte metálica de los botones? ¿Te salen aftas blancas (mucositis) en la boca? Se ha demostrado que el níquel, un metal pesado presente en la bisutería y en muchos alimentos, puede actuar como un xenoestrógeno, es decir, un tóxico ambiental (metaloestrógenos) con actividad estrogénica que puede provocar un exceso de estrógenos en el cuerpo. El níquel puede interferir con la actividad estrogénica porque es capaz de unirse a los receptores de estrógenos y activarlos tal y como lo hacen las hormonas. Se considera un peligro para la salud hormonal e intestinal, ya que puede inducir la proliferación celular de cáncer de mama ERα+ y es un factor causal del síndrome de colon irritable en pacientes con endometriosis. Algunos investigadores también han encontrado un nivel más alto de níquel en el tejido endometrial. Encontrarás más información sobre el níquel en el capítulo 6 («Reacciones adversas a los alimentos»).

Tratamiento para la endometriosis y el colon irritable

El tratamiento para la endometriosis y los síntomas ginecológicos, sistémicos y digestivos requiere una estrategia multidisciplinar. No te desesperes ni creas que lo tuyo es crónico solo porque las propuestas del ginecólogo no hayan conseguido resolver el problema. Las recomendaciones médicas pueden incluir la extirpación quirúrgica del tejido endometrial infiltrado y de las lesiones pélvicas para mejorar la calidad de vida del paciente, junto con fármacos antiproliferativos que reduzcan los estrógenos: anticonceptivos, progestágenos y agonistas de la hormona liberadora de gonadotropina (GNRH). Sin embargo, debes saber que estos fármacos pueden afectar al intestino.

Tal como ocurre en el útero, el intestino tiene receptores para las hormonas sexuales (estrógenos y progesterona) y la GNRH. Por lo tanto, es normal que los cambios hormonales durante el ciclo menstrual o al tomar estos fármacos afecten también a las funciones del intestino. Por un lado, los tratamientos con agonistas de la GNRH provocan que en el estómago se fabrique menos ácido clorhídrico y gastrina, y, en el intestino delgado, produce una pérdida de neuronas que altera el MMC. En las clínicas de fertilidad, muchos ginecólogos proponen estos agonistas de la GNRH para la fecundación *in vitro*, fármacos que hoy sabemos que pueden matar las neuronas del intestino. Si te lo sugieren como tratamiento para la endometriosis, piénsatelo, porque pueden provocar reflujo gastroesofágico o estreñimiento grave en pacientes con diabetes tipo 2 o síndrome de Sjögren.

Por otro lado, la progesterona y los fármacos que la aumentan (progestágenos) tienen el inconveniente de que relajan el esfínter esofágico interior y reducen la actividad nerviosa del MMC y la motilidad gastrointestinal. Por eso, cuando la progesterona está más elevada —como durante el embarazo y en los últimos quince días antes de la regla (fase lútea)—, es normal que las mujeres tengan más tendencia al estreñimiento, pero los fármacos con progesterona pueden provocarla aún más. Reducen los estrógenos y son eficaces para paliar los síntomas de la endometriosis, pero no resuelven el problema y, por desgracia, estos reaparecen en la mayoría de las mujeres al interrumpir el tratamiento. ¿Usas el DIU Mirena?

Esta propuesta no ofrece la solución esperada. Para resolverla, debemos ir al origen del problema y restablecer el equilibrio del microbioma urogenital, gastrointestinal, del sistema nervioso y de la inflamación crónica. No pierdas el foco. Hay que tratar la disbiosis (vagina-útero-intestino), reducir el predominio de los estrógenos y centrarse en los factores de estrés que alteran la microbiota y las hormonas (estrógenos y progesterona).

Además de tener receptores hormonales, el intestino y el útero también tienen otros receptores que reconocen las bacterias patógenas que protagonizan las disbiosis que causan la endometriosis. Las *Enterobacteriaceae* (bacterias proteolíticas gram negativas) son los patógenos oportunistas que pueden infectar e inflamar crónicamente la vagina y el útero (*Escherichia coli* y *Klebsiella spp.*) y el intestino (*Escherichia coli*, *Klebsiella spp.*, *Citrobacter spp.*, *Enterobacter spp.*, *Morganella morganii*, *Proteus spp.*, *Providencia spp.*, *Serratia spp.* y *Shigella spp.*). Si en el estudio del microbioma de la vagina, el útero o el intestino salen elevados, hay que tratarlos con antibióticos y tener en cuenta que estos patógenos pueden volver a aumentar por estrés. Esta angustia provoca que la familia de *Enterobacteriaceae* genere más infecciones de lo normal, incluso en pequeñas cantidades. La explicación tiene que ver con la relación entre el sistema nervioso y el inmunitario: se ha comprobado que cuando se activa el eje neuroendocrino del estrés (CRF, hormona del estrés, hipotálamo) aumenta la densidad de los receptores *Toll like receptor*-4 (TLR4), que reconocen patógenos (toxinas de su membrana o LPS). Cuando estos receptores del epitelio intestinal y el sistema inmunitario descubren a las *Enterobacteriaceae*, se inicia la respuesta inmunitaria contra ellas y se dispara la cascada inflamatoria. Por lo tanto, cuanto más estrés, más TLR4, mayor virulencia de la respuesta inmunitaria (TLR4/LPS) y mayor inflamación. Esto hace que cuando vivimos situaciones estresantes sea más fácil que se desencadenen infecciones por estas proteolíticas, que empeoran las del intestino y el tracto genitourinario. Las chicas suelen explicar que en épocas de estrés tienen más infecciones de orina por la *Escherichia coli*. Además, esta hormona del estrés (CRF) amplifica la inflamación, ya que aumenta la densidad y la actividad inflamatoria de los mastocitos del útero y el intestino, y nos llena de histamina y sustancias inflamatorias.

El tratamiento integrador de la endometriosis siempre debe incluir propuestas resolutivas para reducir el estrés crónico (emocional, por práctica excesiva de deporte, deshidratación, insomnio o apneas del sueño). Sabrás cómo solucionarlo cuando llegues al final del libro. En el apartado «Información adicional» encontrarás consejos para la dieta y suplementos para la endometriosis.

El tipo de caca que haces predice el futuro de tu salud

¡Hola, soy el pedo! Te echaba de menos. He regresado, pero no para explicarte mis dramas dentro del cuerpo humano, sino para que descubras tus secretos mejor guardados. Y lo conseguirás simplemente si te miras las cacas y calculando tu tiempo de tránsito intestinal.

Xevi y yo mismo te explicaremos cómo se hace, y así podrás entender de forma divertida el futuro de tu salud. «Dime cómo haces de vientre y te diré qué te ocurrirá (o qué te está ocurriendo)».

La consistencia y la frecuencia de las deposiciones tiene que ver con la composición y la diversidad de la microbiota intestinal, y, a su vez, esto está relacionado con nuestra salud neuroinmuneendocrina.

La forma y la consistencia de las heces es un buen indicador de salud, y se puede utilizar como herramienta médica gracias a las investigaciones del doctor Stephen Lewis y el doctor Ken Heaton, de la facultad de Medicina de la Universidad de Bristol (Reino Unido). Estos científicos crearon una escala visual de siete tipos diferentes de heces, que se conoce como la escala de Bristol y nos explica qué debe de estar ocurriendo en el cuerpo según el tipo de caca. Con todo lo que ya sabes, estarás de acuerdo en que tener una mayor riqueza y diversidad de bacterias sanas es un marcador importante de una buena salud intestinal, ya que supone estabilidad y resiliencia del ecosistema. En cambio, si se reducen el número y la diversidad de bacterias sanas, es una señal de mala salud intestinal que se asocia con enfermedades. Observa la escala y escucha el audio de Xevi para entender qué significa cada tipo de caca.

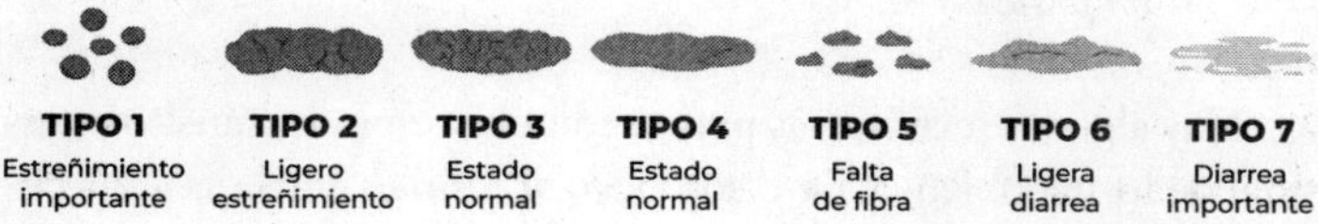

La consistencia de los siete tipos de heces está relacionada directamente con la riqueza, la composición y la diversidad de bacterias sanas, con la inflamación intestinal, con el tiempo de tránsito colónico y con las características de los metabolitos del colon (metaboloma). Todos estos factores son de gran relevancia clínica para muchas patologías que ocurren tanto en el intestino como en otros puntos del cuerpo. Por eso te recomiendo que primero escuches el audio de Xevi, porque es muy importante que lo entiendas.

La consistencia de las heces y el tiempo de tránsito intestinal están asociados con un crecimiento microbiano específico que viene determinado por la fuerza selectiva de las bacterias para acceder a los nutrientes en su paso por el intestino:

- Las heces de tipo 1 y 2 son firmes y reflejan un tránsito intestinal lento, con un predominio de *Ruminococcaceae-Bacteroides*, *Methanobrevibacter*, *Akkermansia* y *Alistipes*.
- Las de tipo 3 y 4 son heces normales y reflejan un tránsito intestinal normal y una mayor riqueza y diversidad de bacterias sanas.
- Las de tipo 5, 6 y 7 son heces blandas y reflejan un tránsito rápido y una menor riqueza y diversidad de bacterias sanas, con un predominio de *Prevotella*, bacteroides y *Faecalibacterium prausnitzii*.

Hay algunas tecnologías para medir el tiempo de tránsito intestinal de forma objetiva, pero son poco accesibles en el día a día clínico (gammagrafía, SmartPills inalámbricas, marcadores radioopacos, tinte azul o test de la lactulosa). Sin embargo, es más práctico que te enseñe cómo puedes medirlo de modo indirecto evaluando visualmente la forma y consistencia de las heces con la escala de Bristol o bien haciendo el test de la remolacha o del maíz, que veremos a continuación.

El tiempo que tardas en ir al baño predice el futuro de tu salud

¿Cuánto tardas en evacuar lo que comes? El viaje empieza con la parte mecánica (masticación y contracciones del estómago), sigue con la parte química (enzimas gástricas, pancreáticas y bilis) y termina con la actividad de la microbiota. Todas estas funciones son necesarias para digerir y absorber los alimentos en el intestino delgado, hasta que finalmente fermentas los residuos en el colon. Lo que sale por el ano y ves en el inodoro no tiene nada que ver con lo que has ingerido, seguro.

- El tiempo de tránsito en el estómago (vaciado gástrico) dura entre dos y seis horas (hasta dos horas en ayunas, y entre dos y seis horas después de comer).
- El tiempo de tránsito en el intestino delgado (duodeno, yeyuno e íleon) es de dos a ocho horas.
- Por último, el tiempo de tránsito en el colon es de veintiuna horas, aproximadamente.

Lo normal es que el tiempo de tránsito intestinal completo, desde que el alimento entra por la boca hasta que lo evacuamos por el ano, sea de entre doce y veintiocho horas. Si vas al baño demasiado pronto o si tardas demasiado en ir, algo no va bien. ¿En qué estás pensando? ¿No recuerdas cuándo fuiste al baño? Reflexiona sobre cuánto tardas en cagar lo que has comido:

- Si tardas más de veintiocho horas, implica que el tiempo de tránsito es demasiado lento. Esto se correlaciona con dolor abdominal, estreñimiento, gases, hinchazón, reflujo, náuseas, mala detoxificación y «exceso de estrógenos». Son las heces de tipo 1 y 2 en la escala de Bristol.
- Si tardas menos de diez horas, significa que evacuas más rápido de lo normal. Es decir, los alimentos pasan a toda velocidad por el intestino y es probable que no se hayan absorbido bien los nutrientes, lo cual genera menor riqueza y diversidad de bacterias sanas. Son las heces de tipo 5, 6 y 7 en la escala de Bristol.

Como ves, aquí dentro estamos entretenidos. «Dime cuánto tardas en evacuar lo que comes y te diré qué te ocurrirá (o lo que te está ocurriendo)». Si tienes curiosidad por acompañarme y ver cómo circulan los alimentos que comemos, te recomiendo que hagas estas dos pruebas para medir el tiempo de tránsito intestinal total: el test de la remolacha o el del maíz dulce. Te permitirán saber si tienes falta de ácido en el estómago (hipoclorhidria), si el movimiento del barrendero del intestino delgado está alterado o si te falta fibra en el colon.

Test de la remolacha

Prepara una taza de remolacha (cruda o cocida, pero no encurtida). Atención: deberás comerla toda de golpe, ya sea en una ensalada (con rúcula), en forma de zumo (pero no le añadas jengibre para la prueba) o asada (con boniato, zanahoria y cebolla). Si estás pensando: «Caray, no podré hacer la prueba, no me gusta la remolacha», tengo una buena noticia para ti: después de la remolacha, te doy permiso para comer algo que te guste mucho; no hace falta que continues consumiéndola si no estás enamorado de ella. Los investigadores la escogieron porque posee un pigmento rojizo (betanina), que será nuestro chivato. Otro día ya comerás y harás lo que quieras, pero hoy hemos venido a aprender, así que haremos esta prueba juntos. Venga, que Xevi está esperándonos.

Prepara el cronómetro y apunta la hora en que ingieres la remolacha. ¿Preparado? Deberás estar atento durante las próximas horas para observar qué ocurre en la orina y las heces.

Por un lado, en la orina debes identificar si te cambia el color del pipí las próximas tres o cuatro veces que vayas a orinar. ¿Qué ha ocurrido con el pigmento rojo (betanina) de la remolacha?

- Si los pipís no están teñidos de un color rosado, esto indica que la betanina se ha degradado correctamente por el ácido del estómago. ¡Felicidades! Es muy probable que tu estómago posea una acidez óptima (pH de 1-3) y no tengas carencias de minerales (hierro, cobre). Es lo normal y esperado.
- Si la orina es de color rosado (betanina), esto nos indica que no estás bien. O bien te falta ácido en el estómago (hipoclorhidria), o bien tienes deficiencia de hierro (anemia) o cobre. Hazte una analítica de sangre para confirmar qué te ocurre y

pide al médico que valore la gastrina en sangre (se produce hipoclorhidria cuando en ayunas la gastrina > 25).

Por otro lado, tienes que observar tus heces para identificar cuánto tardas en ver por primera vez el color rojizo de la remolacha y apuntar la hora exacta. Así sabrás el tiempo de tránsito total desde que la has ingerido hasta que la has evacuado. Apunta también si tienes un tránsito normal o demasiado lento o rápido:

- **Lento:** si tardas más de veintiocho horas en evacuar, significa que el tránsito es demasiado lento, y seguramente tus heces son más duras o tienen forma de bolitas. Son cacas de tipo 1 o 2 en la escala de Bristol, y están asociadas con:
    - Una microbiota intestinal desequilibrada con más densidad bacteriana, más *Methanobrevibacter smithii* y *M. stadtmanae* (productoras de metano), más *Akkermansia*, *Alistipes* y *Ruminococcaceae*, menos diversidad de bacterias sanas y pocas *Prevotella*.
    - Más gas CH_4 (metano), asociado al estreñimiento.
    - Un pH en el colon demasiado alcalino, que provoca allí una mayor fermentación proteolítica.
    - Una dieta demasiado rica en proteínas.
    - Poca hidratación.
    - Poco ejercicio físico.
    - Envejecimiento con niveles elevados de glucosa, insulina y colesterol.
    - Problemas de estreñimiento, heces reticuladas, fatiga, dolor crónico, insomnio y bajo estado de ánimo.

    Debes acudir a un especialista. No te entretengas tomando laxantes, no naciste para cagar bien solamente si tomas pastillas. Tienes que encontrar la causa y solucionarla.
- **Normal:** lo ideal es que tardes entre diez y veinticuatro horas en evacuar. Esto nos indica que seguramente tus heces tienen forma alargada, como una salchicha o un plátano pequeño,

y que se hunden. Tus cacas son de tipo 3 o 4 en la escala de Bristol. Están asociadas con una buena diversidad y equilibrio en la microbiota intestinal y en los SCFA (butirato, propionato, acetato) y gases (H_2, CH_4, CO_2 y H_2S) que producen. Sigue con lo que estás haciendo. ¡Felicidades!

- **Rápido:** si evacuas en menos de diez horas, significa que el tránsito es demasiado rápido. Seguramente tus heces son más acuosas o pastosas, y son de tipo 5, 6 o 7 en la escala de Bristol. Estas cacas están asociadas con:
    - Menor riqueza y una microbiota intestinal desequilibrada (más cándidas, parásitos, virus y las bacterias bacteroides, *Prevotella spp.* y *Faecalibacterium prausnitzii spp.*).
    - Más gases de H_2 (hidrógeno) o H_2S (ácido sulfhídrico), que se relacionan con heces pastosas o diarrea.
    - Más toxinas de riesgo cardiovascular y renal (TMAO, p-cresol y HPHPA), más BCAA y más ácidos biliares secundarios.
    - Exceso de histamina y malabsorción de la lactosa, la fructosa o el sorbitol.
    - Un pH en el colon demasiado ácido (malabsorción) o alcalino (sobrecrecimiento de proteolíticas).
    - Resistencia a la insulina con sobrepeso o diabetes tipo 2.

Debes acudir a un especialista, encontrar la causa y solucionarla.

Diarrea y heces pastosas (heces de tipo 5, 6 y 7)

El tránsito intestinal puede ser más rápido de lo normal debido a niveles altos de estrés, ansiedad, alergias, celiaquía, intolerancias alimentarias (a la lactosa, la fructosa, el sorbitol o la histamina), infecciones por disbiosis intestinales, dolencias como el colon irritable o una enfermedad inflamatoria intestinal (enfermedad de Crohn) o sencillamente por consumir alcohol o pimienta.

La pimienta negra y la roja (ya sean entera o en polvo) contienen alcaloides picantes (piperina y capsaicina), que aceleran el tránsito gastrointestinal, lo cual mejora el estreñimiento. Además, aumentan la producción de saliva y enzimas digestivas en la boca, de bilis en el hígado y de enzimas digestivas en el páncreas. Por esta razón, si añades pimienta negra o roja directamente a tus platos o infusiones o si las maceras en aceite de oliva para usarlo como aliño, te ayudará a mejorar la digestión y la absorción de los alimentos, especialmente en el caso de personas con intolerancias alimentarias y en gente mayor. ¿Te has fijado en que la gente mayor tiene la mano muy suelta al salpimentar sus platos? Esto se debe a que su digestión mejora con la pimienta.

Estreñimiento (heces de tipo 1 y 2)

El tránsito intestinal puede ser más lento de lo normal debido a una deshidratación, falta de fibra o de ejercicio físico, exceso de estrógenos (las mujeres suelen padecer más estreñimiento porque tienen un tránsito más largo en el colon), un embarazo, enfermedades (celiaquía, colon irritable, diabetes tipo 2, hipotiroidismo, anorexia nerviosa…), por reprimir regularmente la necesidad de ir al baño, por tomar suplementos de cúrcuma o por tomar alcohol.

El alcohol altera la microbiota, ya que provoca disbiosis e hiperpermeabilidad intestinal, y también hace que tengas que orinar más, lo cual deshidrata el cuerpo. Todo esto se traduce en el tan temido estreñimiento. Hay gente que cree que tomar alcohol con moderación es normal, pero quiero decirles que no es así. Según las guías de consumo de alcohol, un consumo moderado sería equivalente a un trago al día en el caso de las mujeres y dos tragos al día para los hombres (12,5 o 25 g/día de alcohol, respectivamente), pero esto no es lo que dicen los estudios, lo siento. En un reciente metaanálisis (Zhong L. 2022) nos explican que cualquier cantidad que no sea cero se relaciona con más de ciento cuarenta enfermedades diferentes. El consumo moderado solo lo apoyan países productores y los disfrutones que dicen, por desconocimiento, que por medio vaso al día no pasa nada.

Test del maíz

¿Alguna vez has comido una mazorca de maíz? Pues los granos de maíz dulce serán nuestros espías. Se trata de comer maíz y ver cuánto tardas en eliminarlo por las cacas, porque la cáscara, la capa exterior del grano de maíz, está compuesta principalmente de celulosa, que es una fibra imposible de digerir y absorber en el intestino delgado, por mucho que la mastiques.

¿Preparado? Vamos allá.

1. Ingiere 75 g de maíz dulce (entre diez y quince granos de maíz dulce cocido, más o menos) y mastícalos lo mínimo posible. Apunta la fecha y la hora, y no vuelvas a comer maíz hasta que pasen unos días y hayas eliminado todos los granos que has comido.
2. Observa las cacas cada vez que vayas al baño para descubrir cuándo salen los primeros granos de maíz. Anota la fecha y la hora cada vez que veas un grano de maíz en el inodoro. Después de apuntarlo y antes de tirar de la cadena del váter, deja el lápiz, date la vuelta y, por favor, vuelve a mirar las heces, pues no verás una joya igual todos los días. Disfrútalo. ¿Has visto alguna vez un collar marrón con perlas doradas? Pues más o menos sería eso. Bisutería, sí, pero de la buena, de la que vale oro. Disculpad, es que me encanta.
3. Además de ver cuándo sale por primera vez el maíz, también tienes que saber durante cuánto tiempo lo vas eliminando. No basta con mirar las cacas solamente la primera vez que evacuas algunos granos de maíz, sino que tienes que hacerlo hasta el final. Anota la fecha y hora de la última vez que veas granos de maíz en el inodoro. Ahora ya sabes el tiempo exacto de tránsito total.

A continuación, calcula si tienes un tránsito demasiado lento, normal o demasiado rápido:

- **Lento:** si tardas más de treinta y seis horas en evacuar (contando desde la ingesta hasta el último grano de maíz que evacuas por las heces), significa que el tránsito es demasiado lento y seguramente tus heces son duras o en forma de bolitas, con poca agua. Son cacas de tipo 1 o 2 en la escala de Bristol. Están asociadas con los mismos problemas de tránsito lento que hemos explicado en el test de la remolacha.
- **Normal:** lo ideal es que tardes entre diez y veinticuatro horas en evacuarlos. Son cacas con forma de churro y se hunden, de tipo 3 o 4 en la escala de Bristol. Esta consistencia de las heces se asocia a una mejor diversidad bacteriana y un equilibrio en la microbiota intestinal y en los SCFA (butirato, propionato, acetato) y gases (H_2, CH_4, CO_2 y H_2S) que producen. Sigue con lo que estás haciendo. ¡Felicidades!
- **Rápido:** si tardas menos de doce horas en evacuar, significa que el tránsito es demasiado rápido y seguramente tus heces son más acuosas o pastosas. Son cacas de tipo 5, 6 o 7 en la escala de Bristol. Están asociadas con los mismos problemas de tránsito rápido que hemos explicado en el test de la remolacha.

Por ejemplo, sería normal que elimines por primera vez un grano de maíz dieciocho horas después de haberlos ingerido. En cambio, si todavía vas sacándolos pasadas veintiocho horas de haberlos ingerido, significa que tu intestino va lento. Y, si el tránsito es así, ya sabemos que tendrás o repetirás el SIBO o el SIFO y, consecuentemente, todas las enfermedades que antes te he explicado.

Nota: ningún test pretende diagnosticar ninguna afección médica ni sustituye la evaluación médica profesional. Consulta con tu médico para la supervisión.

¿Estreñimiento? Ponte cómodo, ponte de cuclillas

Para mejorar la defecación por estreñimiento, se recomienda que te pongas en cuclillas, es decir, en la posición del pensador. Al ponerte así, la articulación de la cadera queda en una posición de flexión, abducción y rotación externa, que está asociada a la contracción del músculo obturador interno y a la relajación del puborrectal, que se relacionan con la relajación del elevador del ano y el enderezamiento del recto. No hace falta que recuerdes todo esto; ocurre de forma natural cuando te pones de cuclillas y mejora la parte mecánica.

Biomarcadores para valorar inflamaciones, ácido en el estómago, la función del páncreas, la microbiota y el metabolismo bacteriano del colon

- **Inflamación intestinal:** calprotectina, lactoferrina, β-defensinas, IgA secretora en heces y PCR en la sangre.
- **Hipoclorhidria:** gastrina en la sangre y *Helicobacter pylori* en las heces.
- **Insuficiencia pancreática:** elastasa-1 pancreática en las heces.
- **Disbiosis intestinal:** microbioma en heces (secuenciación genética) o estudio de la metabolómica en orina (ácidos orgánicos).
- **Metabolismo putrefactivo:** BCFA, LPS, toxinas urémicas y pH en las heces; NH_3 en la sangre; y metabolómica en la orina.

Mis suplementos de confianza para desinflamar las mucosas con antiinflamatorios naturales

- **Esoxx One** (sulfato de condroitina y ácido hialurónico).
- **Zinc L-carnosina (Nutrined):** 75 mg dos veces al día.
- **Curcumin Complex (Xevi Verdaguer):** dos al día (1-0-1).
- **Perm Plus Coated (Nutrined):** una cápsula tres veces al día.
- **Mico Leo (Hifas da Terra); MicoNeo SIBO (MicoNeo) y MicoNeo CLN (MicoNeo).**
- **Aloe Vera Premium (Plameca):** un chupito dos veces al día. Recomiendo el jugo de sábila presente solo en la pulpa (aloe vera puro), no en la hoja entera, donde hay componentes irritativos que provocan diarrea.
- **Extracto de jengibre:** 100 mg, que corresponden a 2 g de rizoma, dos veces al día. Los extractos de jengibre y sus componentes picantes tienen efectos antioxidantes, antiinflamatorios y antiulcerosos, aumentan la motilidad gastrointestinal y mejoran las náuseas y los vómitos (inhiben los receptores 5-HT_3).
- **Extracto de regaliz desglicirrizado (DGL):** de dos a cuatro cápsulas de 380 mg antes de las comidas. La raíz de regaliz inhi-

be la producción de ácido gástrico (inhibe una enzima llamada H + / K + ATPasa). Si eres hipertenso, comprueba que el regaliz esté desglicirrizado. En caso contrario, podría aumentar la tensión arterial.

Optimiza tu pepsina al mejorar el ácido del estómago

- **Suplementos de betaína ácido clorhídrico.** Te ayudarán a aumentar el ácido clorhídrico y la actividad de la pepsina en el estómago.
- **Suplementos de enzimas digestivas con dipeptidil peptidasa-4 (DPP4).** El DPP4 es una enzima que todos tenemos en el epitelio del intestino. Es especialmente importante para activar la inmunidad y degradar los residuos de caseínas A1 (vaca), gliadinas (trigo) y la sustancia P (responsable de la sensación de dolor). El déficit de actividad del DPP4 puede provocar hipersensibilidad al dolor, dolor crónico y ansiedad por acúmulo de estas proteínas. Cuando el epitelio está inflamado, la actividad del DPP4 es menor. Lógicamente, la vaca y el trigo sientan peor, por eso es recomendable no ingerir estos alimentos y añadir un suplemento de enzimas digestivas con DPP4. También podría ser buena idea suplementar con bacterias productoras de la enzima DPP4 (*Prevotella spp.*, *Lactobacillus rhamnosus*, *Lactobacillus sakei* o *Streptococcus*), presentes de forma natural en el kimchi, por ejemplo. Enseguida mejorará el dolor, la ansiedad o el nerviosismo.

Recomiendo: toma Guttae Pepsini (Nutrined) y Gluten DPP4 Complex (Nutrined) al inicio de cada comida. Como probiótico antihistamínico, toma Multi-Biome (Researched Nutritionals).

Suplementos probióticos para el estómago

- Gastrus (BioGaia).
- *Lactobacillus reuteri* DSM 17938: acelera el vaciamiento gástrico y mejora la regurgitación.

- *Lactobacillus gasseri* OLL2716 (LG21): reduce el reflujo y el ácido gástrico, e impulsa el vaciamiento gástrico, lo que facilita la eliminación eficiente del contenido refluido del intestino al estómago. Además, mejora la digestión de las proteínas en el estómago al aumentar el pepsinógeno I (enzima). La ingesta de un yogur con *Lactobacillus gasseri* LG21 aumenta las *Prevotella* y reduce los *Bifidobacterium/Clostridium* en el estómago.
- *Lacticaseibacillus casei.*
- *Lactobacillus plantarum.*
- *Lactobacillus rhamnosus.*
- *Lactobacillus acidophilus.*
- *Bifidobacterium bifidum* YIT 10347.
- *Bifidobacterium animalis subsp. Lactis* HN019.
- *Bifidobacterium bifidum.*
- *Bifidobacterium lactis.*
- *Bifidobacterium longum.*
- No suplementes probióticos con *Enterococcus spp.*

Tratamiento con antibióticos farmacéuticos para el SIBO

- **SIBO de H_2.** Rifaximina: 1.200 mg al día repartidos en tres tomas diarias durante entre diez y catorce días.
- **SIBO de CH_4 (IMO).** Rifaximina: 600 mg al día + Metronidazol: 750 mg al día repartidos en tres tomas diarias durante entre diez y catorce días.
- **SIBO de H_2S.** Rifaximina: 1.200 mg al día repartidos en tres tomas diarias durante entre diez y catorce días + bismuto o gastrodenol: dos o tres al día durante veinte o treinta días. Las heces saldrán completamente negras debido a la quelación y eliminación del azufre. Es el color del gas irritante que vas eliminando por las heces para ir reduciendo poco a poco las inflamaciones de la mucosa intestinal.

Tratamientos con antibióticos naturales para el SIBO

- **SIBO de H_2:** berberina, orégano, neem y menta.
  Recomiendo: Berberina Aristata (Xevi Verdaguer) o Microbinate (Researched Nutritionals).
- **SIBO de CH_4 (IMO):** orégano, neem, alicina (ajo) o atrantil.
  - **Orégano:** 150-300 mg al día (dos o tres dosis a lo largo del día).
  - **Neem:** 900-1.800 mg al día (tres dosis a lo largo del día).
  - **Alicina:** 1.350-2.700 mg al día (tres dosis a lo largo del día).
  - **Atrantil:** dos cápsulas tres veces al día.

  Recomiendo: Microbinate (Researched Nutritionals).
- **SIBO de H_2S:** berberina, orégano y bismuto.
  Recomiendo:
  - Berberina Aristata (Xevi Verdaguer) junto con gastrodenol: dos o tres cápsulas veinte minutos antes de la comida (antes de la Berberina) durante entre veinte y treinta días. Las heces saldrán completamente negras debido a la quelación y eliminación del azufre. Es el color del gas irritante que vas eliminando por las heces para ir reduciendo poco a poco las inflamaciones de la mucosa intestinal.

Aceite de menta (*Mentha piperita*): 200 mg al día o más. Piensa en ella si tienes hinchazón o SIBO por hidrógeno (H_2). Es importante que contenga un recubrimiento entérico para que llegue intacto al intestino delgado, ya que es antagonista del receptor 5-HT_3 de la serotonina y, en el estómago, podría provocar acidez o sensación de ardor. Seguro que recuerdas que por eso la menta estaba desaconsejada para las personas que sufren reflujo gastroesofágico.

Tratamientos antifúngicos farmacéuticos para el SIFO y el LIFO

Fluconazol y nistatina.

Tratamientos antifúngicos naturales para el SIFO y el LIFO

Durante un periodo de entre seis y ocho semanas, debes seguir un tratamiento completo y progresivo. Empieza con suplementos naturales para romper el biofilm y, dos semanas más tarde, añade el tratamiento antifúngico y antioxidante dosificándolo poco a poco.

- **Antibiofilm.** Para que los antifúngicos sean más eficaces, recomiendo romper la capa de biofilm, es decir, «la casita» bajo la cual se esconden los hongos. Se usan suplementos antibiofilm unas semanas antes y durante los dos meses que dura el tratamiento antifúngico.

  Recomiendo: BioDisrupt (Researched Nutritionals).
- **Antifúngicos.** Berberina, orégano, alicina, artemisa, pau d'arco, Kolorex, etc.

  Recomiendo: Microbinate (Researched Nutritionals) y Berberina Aristata (Xevi Verdaguer) durante unos dos meses. Si lo prefieres en gotas, Elim-A-Cand[T] (Researched Nutritinionals).
- **Toxinas fúngicas.** *Saccharomyces boulardii*, selenio, zinc, vitaminas A, D3, B1 y B6, y glutatión.

  Recomiendo: MicoNeo SIBO (Neo) e Inmuno NAC (Xevi Verdaguer).
- **Micotoxinas.** Carbón activo, ácido húmico, polvo fúlvico, zeolita (clinoptilolita) y microquitosano.

  Recomiendo: MycoPul (Researched Nutritionals).

Suplementos de soporte para el SIBO y el SIFO

- Probióticos:
  - CoreBiotic Sensitive (Researched Nutritionals).
  - Multi-Biome™ (Researched Nutritionals).
  - Probióticos específicos para el SIBO de CH_4: *Lactobacillus reuteri* DSM 17938, *Lactobacillus plantarum* CCFM8610, *Lactobacillus plantarum* LP01, *Bifidobacterium animalis*

subsp. lactis HN019; *Bifidobacterium breve Yakult* BBG-01 y *Bifidobacterium breve* BR03.

Recomiendo: SigoSent SGS (CFN).

- o Probióticos específicos para el SIBO de H_2S: *Bifidobacterium longum* 35624 (Align o Alforex), *Bifidobacterium bifidus* HI-MiMBb75 (Kijimea Pro).

- Prebióticos:
  - o Goma guar parcialmente hidrolizada (PHGG).
  - o *Psyllium*.
  - o Polifenoles (cerezas, bayas, té, café…), kiwi y semillas de lino (para el SIBO de CH_4).
  - o Berberina Aristata (Xevi Verdaguer), pero evitar en caso de SIBO de CH_4 o estreñimiento.
  - o MicoNeo CLN (Neo) (melena de león, baobab y acacia).
- Nutracéuticos para la mucosa, permeabilidad e inmunidad:
  - o Curcumin Complex (Xevi Verdaguer).
  - o Vitamina D3 4.000 UI (Xevi Verdaguer).
  - o Perm Plus Coated (Nutrined).
  - o MicoNeo SIBO (Neo) (melena de león y *Saccharomyces boulardii*).

Tratamiento para el LIBO

El tratamiento del LIBO es el mismo que hemos explicado para el SIBO de H_2S del intestino delgado, es decir:

- Dieta baja en azufre: elimina los alimentos que contienen más azufre para no dar de comer a las bacterias reductoras de sulfato que lo utilizan como sustrato para fabricar H_2S.
- Bismuto o gastrodenol (quelante de azufre): tres al día (1-1-1) antes de las comidas durante cuatro semanas.
- Berberina Aristata (Xevi Verdaguer): tres al día (1-1-1) al empezar a comer (después del bismuto) durante de seis a ocho semanas.
- Baño caliente con sales de Epsom: tres o más veces por semana.
- Molibdeno: 150-500 mcg durante dos meses.

- Hidroxocobalamina (vitamina B12): sigue la dosis recomendada por el fabricante.
- ATP 360 (Researched Nutritionals): tres cápsulas con el desayuno durante ocho semanas.

A los pocos días de empezar, comprobarás que las heces te saldrán alargadas como un churro, compactas y de color negro por el azufre que se está quelando. La deposición debe hundirse. Si flota o tienes estreñimiento, querrá decir que vas demasiado rápido eliminando el azufre, así que te recomiendo que reduzcas la dosis de gastrodenol. Si eliminas el azufre, el H_2 del colon, en lugar de convertirse en H_2S, se transformará en CH_4, el gas que provoca estreñimiento, heces flotantes y bajos niveles de serotonina. Tu intestino te marcará el ritmo. Si el churro se hunde, todo va bien, sigue con la misma dosis del gastrodenol durante las cuatro semanas de tratamiento. Si el churro flota, reduce la dosis.

Dieta y suplementos para la endometriosis

Dieta

La dieta que recomiendo a las mujeres que sufren endometriosis es la siguiente:

- **Baja en níquel.** Los alimentos ricos en níquel que debemos evitar incluyen el tomate (salsa y zumo), el cacao, las legumbres (soja incluida), las nueces, los cacahuetes, las almendras, la harina integral de trigo, el maíz, el mijo, la avena, el trigo sarraceno, la cebolla, el ajo, la col, la coliflor, las espinacas, el marisco, los champiñones, la margarina y el regaliz. Los únicos cereales permitidos son el centeno integral, la quinoa y el arroz o la pasta de arroz.
- **Sin lácteos de origen bovino** (caseína A1) ni sus derivados.
- **Sin carne roja ni sus derivados:** embutidos, paté, sobrasada, salami, salchichas…
- **Sin azúcares añadidos ni alcohol.**

Esta dieta contribuye a una mejora de los síntomas ginecológicos, sistémicos e intestinales asociados a la endometriosis y a una reducción de las recurrencias de esta enfermedad.

Suplementos

Los adaptaremos individualmente:

- **Para reducir la inflamación, la permeabilidad intestinal y la neuroinflamación.** Incluye vitaminas (D3, C, E y A), minerales (selenio y zinc), antioxidantes, antiinflamatorios (omega 3 y cúrcuma) y probióticos:
  - Stress Complex (Xevi Verdaguer): dos cucharadas de postre (5 ml) al día.
  - Curcumin Complex (Xevi Verdaguer): dos perlas al día.
  - Inmuno NAC (Xevi Verdaguer): dos cápsulas al día.
  - *Lactobacillus gasseri* OLL2809 o Lactofem: *Lactobacillus acidophilus*, *plantarum*, *fermentum* y *gasseri*.
- **Para regular el ciclo hormonal, reducir los estrógenos y aumentar la progesterona:**
  - Ciclofitofem Fertility (Xevi Verdaguer): dos al día durante cuatro meses.
- **Para frenar el eje del estrés y reducir el cortisol y el CRF:** HPA Control (Nutrined), dos al día. AnxiaEase (Researched Nutritionals), dos cápsulas dos veces al día.

2

La relación entre el cerebro, el sistema inmunitario y el comportamiento

Existe una conexión directa entre el cerebro y el sistema inmunitario con el objetivo de mantenernos vivos en un entorno biológicamente seguro. Ambos se comunican y envían señales constantemente de forma recíproca y bidireccional. De un tiempo a esta parte, gracias a grandes investigadores como George M. Slavich, hemos podido empezar a entender el impacto de los factores psicológicos en el comportamiento y la respuesta del sistema inmunitario, y viceversa, y cómo la activación del sistema inmunitario altera nuestra conducta y estado de ánimo.

Estas conexiones cerebro-sistema inmunitario incluyen:

- **Sistema nervioso simpático (SNS) y eje hipotalámico-pituitario-suprarrenal (HHA).** Fabrican las hormonas del estrés: noradrenalina, adrenalina y cortisol. Ambos preparan el cuerpo para la lucha/huida y para el ejercicio físico.
- **Sistema nervioso parasimpático (SNP).** Destaca el nervio vago (X par craneal), el nervio intracraneal más largo del organismo. Es clave en el cuerpo porque comunica el sistema inmunitario y el cerebro. Estimularlo implica la liberación de acetilcolina, un neurotransmisor que puede contrarrestar el estrés y la tormenta inflamatoria, además de producir energía rápidamente y mejorar el estado cognitivo y emocional. Por otra parte, prepara el cuerpo para que conserve la energía (calma, descanso) y para la digestión. ¡Casi nada!

- **Sistemas linfáticos del cuerpo y el cerebro (glinfático).** Las células inmunes, los inmunomensajeros y los tóxicos que viajan por los vasos linfáticos pueden llegar de la periferia (intestino, boca, pulmones...) al cerebro en cuestión de minutos, y viceversa.

El sistema inmunitario y el cerebro se activan cuando existen amenazas sociales en el mundo exterior o microbianas en el mundo interior. Ambos tipos de amenazas pueden activar las mismas alarmas de los sistemas nerviosos e inmunitario y aumentar las sustancias inflamatorias en la sangre (factor de necrosis tumoral TNF-α, interleucina 1 IL-1, interlaucina 6 IL-6, proteína C reactiva PCR, fibrinógeno).

- **Amenazas sociales o estrés psicosocial.** El sistema inmunitario evoluciona «escuchando» las características de nuestro particular entorno social. Nuestras decisiones y conductas se enfocan de acuerdo con el objetivo social de cada uno de nosotros para sentirnos queridos y valorados por los demás. La edad biológica de tu sistema inmunitario se verá influenciada por tus interacciones y los factores sociales estresantes.
- **Amenazas internas.** La activación del sistema inmunitario y del sistema nervioso simpático (estrés) puede darse cuando tenemos lesiones físicas (tejido dañado por traumatismos, quemaduras...), una infección por patógenos como virus, hongos, bacterias o parásitos, y también cuando nos vacunamos. Todo esto puede originar inflamaciones.

Seguro que cuando has visto una foto actual de alguien con quien no quedas desde hace años, o cuando acudes a una cena de exalumnos, te has dado cuenta de que no todos tienen la edad biológica que aparece en su DNI (edad cronológica). El motivo es que todos tenemos una historia, un pasado. Las amenazas sociales y las enfermedades condicionan, en cada uno de nosotros, reacciones inflamatorias neuroinmunes concretas que se muestran físicamente.

Las experiencias de la vida que implican amenazas sociales —como los conflictos; una pérdida; una separación; los sentimientos de soledad, discriminación, devaluación, exclusión, rechazo o aislamiento; la desconexión social y sentir que no importas o que no te quieren las personas que te importan y a las que quieres— provocan respuestas adaptativas neuroinmunes que se caracterizan por los siguientes síntomas:

- Aumento de la actividad proinflamatoria (IL-1a, IL-6, TNF-α, PCR).
- Aumento de las hormonas del estrés (noradrenalina y cortisol).
- Reducción de la respuesta inmune antiviral.
- Mayor riesgo a sufrir infecciones virales.
- Mayor riesgo a sufrir enfermedades inflamatorias.
- Mayor inflamación cuando se añade otro factor estresante o un desafío inmune (infección o vacunación).

Los factores psicosociales estresantes que más nos afectan y aumentan la inflamación en el cuerpo son, entre otros:

- **Separación de los padres.** Mientras sobrevives al impacto emocional de la ruptura, lo común es no estar bien hasta que superas el duelo.
- **Duelo por una muerte.** Es una de las experiencias más traumáticas y dolorosas que experimentamos y, en consecuencia, afecta a las emociones y al sistema inmunitario.
- **Experiencias adversas, abuso físico o sexual en la infancia.** Existe un vínculo entre las experiencias traumáticas vividas durante el neurodesarrollo —desde la infancia hasta el final de la adolescencia— y la aparición de enfermedades crónicas e inflamatorias. Esto se debe a la hiperactivación del eje del estrés con niveles de cortisol e histamina más elevados durante toda la vida adulta, los cuales nos condicionan epigenéticamente a sufrir problemas de dolor crónico, enfermedades autoinmunes, colon irritable, piel atópica o problemas

de ansiedad y depresión. Si te has sentido identificado con lo anterior, te recomiendo que busques a un psicólogo o psiquiatra especialista en EMDR (*Eye Movement Desensitization and Reprocessing*, desensibilización y reprocesamiento por medio de movimientos oculares). Es la mejor estrategia para que estas situaciones estresantes que viviste en el pasado no te afecten en el presente.

- **Estrés de evaluación social.** Hay personas que son esclavas de sus conductas porque ponen en terceros la valoración de sus comportamientos y sus expectativas de recompensa. Si ese es tu caso, debes saber que eso no te permite ser libre; eres esclavo de la interpretación de una persona que tiene sus propias inquietudes y creencias, lo que hará que te sientas estresado o ansioso si no reacciona como esperas. Para ayudarte a identificar a estas personas que «te inflaman», te preguntaría: si la semana que viene hicieras lo que te diera la gana, ¿quién crees que se molestaría antes por tu cambio de actitud?
- **Miedo a la pérdida, al rechazo, a la derrota y a la amenaza de no sentir conexión social.** Todos deseamos sentirnos queridos y necesarios en nuestro entorno. ¿Quién dirías que te hace sentir diferente?
- **Interacciones sociales negativas o competitivas con amigos y familiares.** Cuando las relaciones con la gente cercana no son satisfactorias, nos generan estrés, y viceversa. Si un paciente me dice «Xevi, me has cambiado la vida», me gusta responderle: «Piensa en qué ha cambiado en tu entorno para que tu vida sea mejor». Las personas que se te ocurran entonces son las que protagonizan el cambio en tu vida.
- **Aislamiento social (objetivo) o sentimiento de soledad (subjetivo).** Las personas con pocos vínculos sociales o sin ellos cuentan con el doble de probabilidades de tener niveles elevados de sustancias inflamatorias (IL-6 y PCR). Dada la importancia de los lazos sociales para la supervivencia, la falta de conexión nos convertirá en personas con más sustancias inflamatorias circulando por el cuerpo, las cuales nos harán

más vulnerables y susceptibles a sufrir nuevas infecciones o inflamaciones.

Un ejemplo grave y globalizado de estrés psicosocial fue el aislamiento vivido durante la pandemia del COVID-19 y el miedo al rechazo respecto a la decisión de ponerse o no las vacunas. Estas situaciones provocaron un aumento generalizado de las inflamaciones en el organismo y han llevado a un récord histórico en España de afectados por trastornos de ansiedad y depresión, además de suicidios. El desarrollo de estos trastornos psiquiátricos o la aparición de migrañas, inflamaciones articulares en la piel y en los vasos sanguíneos, o la reactivación de otros virus pueden estar relacionados con cambios inmunes, endocrinos, autónomos, cognitivos y afectivos inducidos por la infección del SARS-CoV-2, la vacuna, el estrés crónico o las amenazas sociales.

En cambio, las experiencias que implican seguridad en el plano social —como sentirnos aceptados y queridos, la pertenencia a un núcleo, o la sensación de conexión e inclusión— favorecen una respuesta inmune reguladora y un equilibrio entre el sistema nervioso simpático (lucha o huida) y el parasimpático (relajación o digestión). Lo mismo ocurre cuando tenemos una microbiota intestinal equilibrada y controlamos los factores clave para mantener la salud. Cuanto mejores sean el ambiente familiar y la relación entre los miembros de la familia y el entorno, menos inflamaciones tendrás y mejor te recuperarás de cualquier infección o reto inmunológico.

Suma en esta dirección y muéstrate agradecido con todos sin esperar a cambio más que una mirada de complicidad y cariño.

En algunas personas, las amenazas sociales e internas —como las lesiones físicas— y el desequilibrio de los microorganismos del intestino pueden tener un efecto sumatorio y activar, de forma crónica, el sistema nervioso simpático y el sistema inmunitario. Esto provoca inflamaciones crónicas, que las infecciones virales no acaben de resolverse y una alteración de la conducta o del estado anímico. Además, también modifican el esquema social con pensamientos y creencias que condicionan una forma particular de percibir el mundo y las emociones de los demás: ven a los que los rodean como personas hostiles, poco fiables, críticas, dañinas, injustas o manipuladoras... Lo veremos con detalle más adelante.

Seguro que recuerdas conversaciones con conocidos, amigos o familiares que hacen ostentación de lo que tienen o que siempre se quejan (de lo que sea), pero también a otros que no son así. Piensa que detrás de cada uno hay un mundo social, físico y microbiano con inflamaciones que los condicionan a nivel neurocognitivo.

Sin ánimo de juzgar, lo que es cierto es que toda inflamación predice alteraciones en los sistemas de recompensa y en la conducta, de manera que todos necesitamos un mundo microbiano equilibrado en el sistema digestivo. Sin embargo, no hay que olvidar que también debemos satisfacer nuestras necesidades íntimas para recuperar ese sentimiento subjetivo de vivir en un entorno social seguro en el que nos sintamos queridos, apoyados e importantes. El equilibrio del mundo interior es tan importante para la salud como el del mundo exterior.

Si somos conscientes del poder que tenemos para transformar la salud y hacemos lo necesario para lograrlo, podremos reducir las inflamaciones y conseguir un cambio neurocognitivo que mejorará nuestra percepción del mundo y de las personas que nos rodean, de manera que las veremos más amistosas, predecibles, solidarias, útiles o sinceras.

Deseo de corazón que este libro te ayude a deshacerte de tus miedos y a ganar seguridad. De esa forma conseguirás grandes beneficios en la resiliencia inmune psicosocial, reducirás la inflamación y el riesgo de infecciones virales, discutirás menos, evitarás enfermedades mortales, descansarás mejor por la noche y envejecerás con salud. ¿No te parece maravilloso?

Desde ahora mismo y hasta que termines la lectura, me gustaría formar parte de tu red social, de las que afectan directamente a tu salud y seguridad, como tu familia, vecinos y amigos.

Estás en un lugar seguro. Te garantizo que durante esta experiencia te ayudaré a reforzar tu seguridad y a que entiendas que todos somos vulnerables y necesitamos aprender para tomar buenas decisiones y mejorar la salud y el bienestar general.

No necesitarás esforzarte, tener fuerza de voluntad ni ser constante, porque eso no depende de ti, como veremos más adelante. Depende del descanso nocturno y de la microbiota intestinal.

Soy muy optimista porque todos somos iguales y todos tenemos capacidad de mejora. ¡Disfruta!

Nuestro comportamiento y las inflamaciones

La inflamación: regulador del comportamiento social (y de lo que refleja tu cara)

Si tienes animales de compañía seguro que ya has comprobado que cuando están enfermos pasan más tiempo con la familia, con los cuidadores, y no quieren comer, ni pasear, ni explorar ni socializar. Además, duermen todo el día.

En los seres humanos, la actividad inflamatoria también afecta al estado de ánimo, el comportamiento social, el ritmo circadiano y la expresión del rostro. Cuanta más inflamación, mayores son la depresión y el aislamiento y menor la interacción social.

Algunos pensamientos y sentimientos pueden indicar que alguien sufre una inflamación: «Me siento solo», «Tengo ganas de estar solo», «Estoy demasiado sensible con los demás», «Me siento desafiante con los otros», «Me aíslo», «Me siento desconectado socialmente», «Necesito dormir mucho», «Me falta energía»...

La investigadora en neurociencia Julie Lasselin, miembro de la Red Europea de Psiconeuroinmunología (EPN, <https://pnieurope.eu>), afirma que los cambios en el comportamiento durante una inflamación afectan a la relación con los demás y a la atención que uno recibe, y que esto, a su vez, modula los resultados de la salud propia.

Comportamiento de una persona enferma

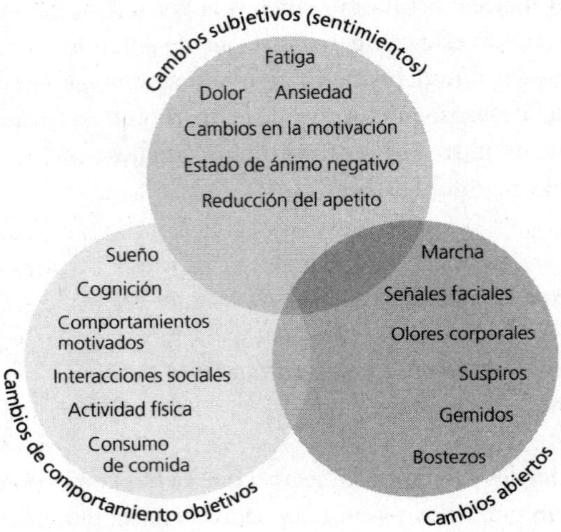

Investigaciones recientes han explicado qué ocurre en el cerebro social cuando se inflama. Se ha visto que las personas «inflamadas» por culpa de una disbiosis intestinal, una infección bacteriana o vírica, o que acaban de vacunarse tienen una activación del sistema inmunitario que fabrica inmunomensajeros inflamatorios (IL-1β, IL-6, IL-8, IL-12, TNF-α, IFN-γ, PCR), los cuales, a través de la circulación sanguínea, la vía linfática o la activación del nervio vago (X par craneal), afectan al cerebro. Mientras no se identifique y sane el origen del proceso inflamatorio, el cerebro seguirá en un estado vulnerable, con unos síntomas que le harán creer que la inflamación es crónica, y provocarán conductas o pensamientos en la línea: «Soy así, es mi forma de ser».

Estas sustancias inflamatorias que provienen de la periferia alteran la sensibilidad neuronal respecto al entorno social con el fin de protegernos e identificar y evitar las amenazas, además de provocar cambios en la expresión del rostro y en el comportamiento social de quienes las sufren, como, por ejemplo:

- **Aislamiento social.** Tienen pocas ganas de interactuar o de verse con otras personas y se alejan de quienes saben que no los ayudarán o de aquellos a los que no conocen.
- **Aproximación física** a personas cercanas y familiares por las que sienten apego, lo que provoca un aumento de la comunicación verbal (protestas, explicaciones...) y de la comunicación no verbal (suspiros, respiraciones profundas, quejas y gemidos) para conseguir apoyo, conexión, atención adicional y el cuidado y la protección esperados por parte de estos seres queridos (o animales de compañía).
- **Aumento de comportamientos que provoquen preocupación y cuidado por parte de los demás.**
- **Cambios en el rostro y el olor corporal.** Cuando se produce una infección o una inflamación, diversos indicadores de salud —como la coloración de la piel de la cara o el enrojecimiento de los labios y las mejillas— se pierden y el rostro expresa emociones negativas, de tristeza, disgusto, infelicidad, pasotismo y desilusión. Además, nuestro cerebro asocia el mal olor corporal a rostros feos.

No te sientas culpable por querer estar solo o por sentirte más apático que otros. No busques que te den la razón ni culpes a los demás por estar más sensible emocionalmente. Estas emociones y comportamientos se explican por la adaptación neuronal del cerebro a las inflamaciones, lo que puede provocar:

- **Aumento de la actividad del cuerpo estriado ventral al ver a personas queridas (o animales de compañía).** Es la zona del cerebro que dirige la motivación de las acciones sociales con la esperanza de encontrar una recompensa por el apoyo de estas personas cercanas (o animales de compañía). Esto implica un mayor deseo de estar cerca de alguien querido (padre, madre, hijo, amigo, mascota) o del cuidador. Así es: cuando nos inflamamos, solo necesitamos consuelo, cariño, un abrazo, una infusión, comida, silencio y una manta.

- **Aumento de la actividad del cuerpo estriado ventral ante extraños que brindan comentarios positivos.** Cuando nos inflamamos, intentamos buscar soporte social en nuestros seres queridos y comentarios comprensivos y positivos en los extraños, ya que tal vez ellos podrían ser nuevos cuidadores y proveedores de salud. Nos importa y afecta demasiado lo que dicen de nosotros.
- **Disminución en la capacidad de identificar las emociones de los demás.** Esto podría provocar que las interacciones sociales fueran más desafiantes y, por lo tanto, que nos llevasen al aislamiento social. Si sientes que es mejor estar solo que enfadarse con todo el mundo o te cuesta tolerar y respetar opiniones distintas a la tuya, quizá estés inflamado por algún motivo.
- **Aumento de la actividad de la amígdala** (ganglio del cerebro asociado a la ansiedad y los miedos) **y de la corteza cingulada anterior dorsal (dACC)**, que regula el aprendizaje de un comportamiento basado en la recompensa obtenida. Esto implica miedo o mayor sensibilidad a una experiencia social negativa o exclusión social, y un aumento en el comportamiento diseñado para provocar preocupación y cuidado de los demás.
- **Aumento de los trastornos psiquiátricos (depresión), bajo estado de ánimo, cansancio y sueño (también durante el día).** Uno de los orígenes más estudiados de la depresión es la inflamación crónica producida por infecciones no resueltas y el estrés. Las mujeres tienden a tener tasas más altas de depresión en respuesta a un desafío inflamatorio que los hombres.
- **Mayor sensibilidad neural a la exclusión social.** Sentimiento de soledad, aislamiento social o de estar desconectado.

Es curioso: cuando enfermamos y nos inflamamos, se producen comportamientos y percepciones sociales un tanto distintos entre los hombres y las mujeres. Ellas experimentan más sentimientos de desconexión social en respuesta a un desafío inflamatorio, echan de menos encontrarse con las amigas y salir de compras, verse en el gimnasio o charlar. En cambio, en los hombres inflamados son más frecuentes los suspiros y las respiraciones profundas, viven en ese estado de inflamación sintiéndose mal posicionados socialmente, y eso afecta a su seguridad y autoestima. En definitiva, es lo que decía mi abuela: «Los hombres son más quejicas». Yo además añadiría que los hombres inflamados viven esforzándose en ganar más, en mejorar su percepción de estatus social, ya sea comprándose unas zapatillas, planificando un viaje o lo que consideren poco accesible para otras personas, con la intención de mejorar su sensación subjetiva de estatus social. A veces solo verbalizan sus logros, sus posesiones y a sus grandes amigos. Sé que los estás viendo; pobrecitos.

Mientras queden retos inflamatorios sin resolver (infecciones, vacunas...), quien los sufre seguirá experimentando alteraciones en la conducta y en el estado de ánimo.

Lo puedes detectar tú mismo. ¿Qué cara tienes hoy?

La expresión de las emociones en el rostro es una fuente de información que influye en procesos cognitivos como la empatía, la cooperatividad, la prosocialidad o la toma de decisiones. Sin embargo, hay que ir con cuidado, porque podemos interpretar las expresiones emocionales de la cara de un modo distinto según nuestros niveles hormonales.

Se ha demostrado que las estructuras cerebrales que participan en el procesamiento de las emociones faciales son ricas en receptores de oxitocina, cortisol, vasopresina y hormonas sexuales. Es decir, los niveles de estas hormonas influyen en el procesamiento emocional y pueden modificar la interpretación cognitiva de las emociones que te despierta la cara de las personas que ves. Quizá pienses «Este tiene mala cara», pero otro opine que esa persona tiene muy buen aspecto. Las hormonas condicionan la percepción y, consecuentemente, las opiniones que demos no serán fiables. En este apartado vamos a conocer las hormonas que manipulan la interpretación de lo que vemos por la vida:

- La **oxitocina** tiende a potenciar la capacidad para interpretar las caras que vemos a diario como felices, empáticas, sorprendidas, cooperativas y prosociales, además de que mejora la memoria a largo plazo de esas caras felices.
- El **cortisol** (hormona del estrés) provoca que leas esas mismas caras como tristes, enfadadas, que no te apetezca estar con ellas y además aumenta la memoria a largo plazo de esos rostros enfadados. Seguro que conoces a personas que siempre recuerdan lo negativo, ¿verdad? Pues ahora ya sabes que deberían reducir el cortisol.
- La **vasopresina** aumenta la cooperación recíproca (pero no con todo el mundo).
- La **testosterona** aumenta la generosidad, las conductas prosociales, la dominancia, la agresividad y la aproximación a las caras que interpreta como enfadadas.

Según el momento del ciclo menstrual, también cambia la interpretación de los rostros, pues se generan diferentes fluctuaciones de las hormonas.

Muchos animales pueden detectar a personas enfermas a través de olores volátiles en la orina o las heces, y ahora sabemos que los humanos también tenemos esta capacidad de reconocer a quien no nos conviene a través de señales olfativas y visuales. El color y la expresión de tu rostro cambian cuando el sistema inmunitario fabrica inflamaciones. No es que tengamos un tercer ojo en el cerebro; percibimos esas diferencias gracias a la actividad de las zonas cerebrales que integran señales visuales y olfatorias.

Los seres humanos tenemos una red neuronal para percibir los olores (corteza piriforme, corteza orbitofrontal y amígdala) y otra para la percepción del rostro (circunvolución fusiforme, inferior y circunvolución frontal superior y amígdala) que están implicadas en la detección de señales de enfermedades a través de la integración multisensorial. La integración de estas señales en la red olfato-visual es básica para la evolución y la supervivencia de los seres vivos, ya que nos permite adaptarnos al entorno y detectar patógenos para evitar posibles contagios o enfermedades.

Cuando estás en contacto con una persona que padece una infección (bacteria o virus), la reconocerás por tu capacidad de integrar esas señales (visuales y olfatorias) y activar las redes cerebrales que cambiarán tu conducta hacia ellas. Después de identificarlas, se activa la fabricación de hormonas del estrés y sustancias inflamatorias, que cambian tu cognición y conducta hacia esta persona para evitar su contacto o reducir tu comunicación con él/ella para alejarte de un potencial peligro y sobrevivir. Como puedes ver, todo está pensado para alejarnos socialmente de la persona inflamada por un reto inmunológico.

Lo repito: los seres humanos somos capaces de detectar a las personas expuestas a una infección bacteriana a través de señales visuales y olfativas. Si tenemos salud, cualquiera puede percibir estos cambios faciales en las personas enfermas, menos saludables, negativas, tristes, infelices y poco curiosas o sorprendidas. Observa esta imagen, activa tus redes y dime con sinceridad cuál de las chicas está enferma.

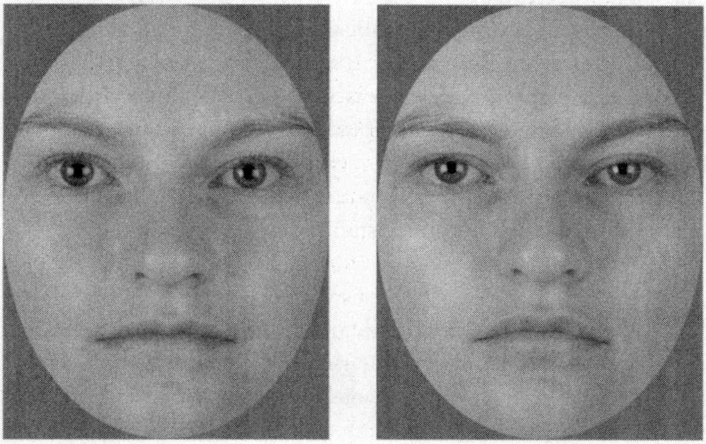

A pesar de que con la foto no podrás valorar su olor corporal, es probable que no tengas muchas ganas de invitar a merendar a la chica de la derecha, ¿verdad?

¿Qué personas de tu entorno te hacen sentir así? Aquellas que no sabes por qué pero no te apetece verlas. ¿Quién condiciona este sentimiento, ellas o tú? ¿Sabes que tus hormonas del estrés supeditan tus interpretaciones? ¿Estás seguro de que la oxitocina o el cortisol no están manipulando tu decisión de acercarte o de evitar el contacto social?

Si dejo de escribir un instante y me miro al espejo, se me genera una inquietud: si fuera la persona inflamada expuesta a un reto inmunológico (disbiosis intestinal, vacuna o infección reciente) y no estuviera demasiado bien a nivel emocional, sé que me apetecería alejarme de los extraños, de la multitud, y al mismo tiempo preferiría quedarme en casa, junto a mis familiares más cercanos, en beneficio de mi seguridad y supervivencia. Muy bien. Pero ¿cuál será el estado de salud de la persona cercana con la que tengo más apego? Esos seres queridos (familiares, amigos, pareja, hijos o cuidadores) ¿me corresponderían con la atención, protección y conexión emocional que espero si ellas también estuvieran inflamadas porque acaban de vacunarlas o han pasado una infección vírica?

Es probable que muchas familias no vivan el apoyo y la armonía de antes en sus hogares porque, si todos están inflamados, ¿dónde encontrarán el soporte social y el apego si el ser querido no los acoge, pues también se encuentra igual? Lo mismo podría pasar en el ámbito laboral.

Con todo este conocimiento aprendido, hay algunos aspectos que tengo claros, así que me gustaría compartirlos contigo.

- Las personas que se sienten solas, socialmente desconectadas, sensibles, cansadas y con dolores crónicos poseen niveles más altos de sustancias proinflamatorias. No es que tengan mal carácter, solo están inflamadas, y vamos a ayudarlas. Un amigo me decía: «Es que este es insoportable, envíalo a cagar de una vez». Pero quizá el origen del problema estuviera justo ahí.

- Las personas curiosas que se ilusionan, se sorprenden y sonríen suelen ser buenas compañeras para nuestra seguridad social. Además, por lo general, huelen bien.
- Un consejo con el que conseguirás que una persona te decepcione es «Haz por los demás lo que quieras que ellos hagan por ti». El fracaso está asegurado.
- ¿Qué responsabilidad otorgas a tu entorno para que tu vida sea la que quieres? ¿Y a todas las otras personas para que tu vida sea feliz? ¿Qué esperas que hagan? Es probable que ya estés pensando en alguien importante para ti.
- No valores ni juzgues lo que hacen ni dicen los demás. Si estás inflamado o si tienes niveles alterados de oxitocina, cortisol u hormonas del estrés, tu opinión podría ser muy distinta en solo unos días.
- Aumentar la oxitocina tal vez mejore tu empatía, pero también facilita que te engañen.
- Plantéate reducir el origen de tus inflamaciones. Si estás inflamado, no serás un buen compañero para dar apoyo, protección social y atención a aquellas personas de tu entorno que estén inflamasas ni valorarás como positivo lo que ocurre a tu alrededor.
- No hace falta animar a las personas que se sienten desanimadas. Cuando hay inflamación, este último estado es el normal. Tras una infección o inflamación, en algunas personas persiste durante más tiempo de lo habitual un bajo estado anímico, fatiga, falta de energía, poca concentración, niebla mental y ganas de estar solo. ¿Por qué? Sencillamente porque los virus siguen reproduciéndose y las inflamaciones persisten: su inmunidad necesita ayuda. Aunque intentes animarlas, no lo conseguirás. De hecho, es más probable que se frustren, se sientan culpables y se enfaden contigo si no encuentran la solución y los síntomas no mejoran.
- Tienes que ser el mejor compañero de tu sistema inmunitario, y los demás, del suyo. Tal vez lo consigas si mejoras tu alimentación, el descanso nocturno, el ejercicio físico y el contacto

con el sol. Puede que el estrés crónico sea el factor más influyente para explicar por qué un virus como el del COVID-19, el Epstein-Barr o una disbiosis intestinal dejan secuelas o síntomas que nunca deberían ser crónicos.

- Ser optimista, simpático, levantarse motivado, con foco y con ganas de reír e interactuar no es algo genético ni que se consiga a base de afán. No puedes forzar lo espontáneo. Tu historia vital y tu gestión de las amenazas sociales, junto con la resolución de tus retos inmunes o amenazas internas, tienen mucho que ver con la química del cerebro. Por eso, es importante que te intereses por descubrir cuál o cuáles pueden ser la causas de las inflamaciones.

El origen de las inflamaciones

Las inflamaciones se desencadenan por tres motivos principales: estrés crónico, activación del sistema inmunitario (infecciones) o alteraciones del sueño.

Estrés crónico

Todos somos capaces de reconocer una situación estresante aguda, pero los pensamientos o las emociones más sutiles también pueden iniciar respuestas de estrés con consecuencias en todo el cuerpo: alteran la cognición, el afecto y el comportamiento. Es una reacción fundamental para la vida y para sobrevivir en un entorno social seguro.

Sin embargo, la exposición crónica a las hormonas del estrés (cortisol, noradrenalina y adrenalina) te aboca a situaciones adversas que cambiarán tu neurobiología y comportamiento: reducirán tu preocupación por los demás, te harán menos sociable y menos empático, tomarás decisiones egocéntricas y agresivas (la agresión reduce el estrés), y pensarás con menos claridad, sin evaluar los riesgos con precisión ni controlar los impulsos (la testosterona no es la que provoca agresividad).

Resulta tentador imaginar un mundo mejor gracias a intervenciones neurobiológicas que bloqueen la respuesta al estrés crónico. Robert Sapolsky, científico especialista en biología y neuroendocrinología, muestra en su fantástico libro *Compórtate* (2020) por qué hacemos lo que hacemos y nos pregunta: «¿Sabes por qué las cebras no tienen úlceras?». Una cebra lucha o huye cuando tiene delante algo que le provoca un estrés agudo, como un león, pero no se queda semanas pensando y preocupándose sin actuar. Sin embargo, los humanos somos capaces de mantener elevadas las hormonas del estrés con pensamientos y preocupaciones, sin responder al estresor, y eso puede provocar inflamaciones, como una úlcera en el estómago, cuando las amenazas sociales no se solucionan. Este efecto sumatorio de los elementos estresantes desencadena una hiperactivación inmune y una neuroinflamación que alteran las respuestas antiinflamatorias y antivirales.

El estrés psicosocial (amenazas sociales), dormir poco y las experiencias adversas en la infancia provocan un aumento crónico de las hormonas del estrés (cortisol/HHA y noradrenalina/SNS). La activación del eje hipotalámico-hipofisario-adrenal (HHA) libera cortisol, la hormona que suprime la respuesta inmune contra los virus y la respuesta inflamatoria. Entonces, un aumento crónico del cortisol condicionará una peor respuesta antiviral y resolutoria de lesiones o infecciones. Por su parte, la activación del sistema nervioso simpático (SNS) libera noradrenalina, la hormona que también suprime la respuesta inmune contra los virus y aumenta las inflamaciones.

Si los niveles de estrés son excesivos, es habitual tener insomnio, infecciones o reactivaciones virales. Si sufres una lesión —como un esguince o lumbalgia— o una infección viral —gripe o mononucleosis, por ejemplo— en una época de estrés psicosocial o en la que duermas poco (cortisol y noradrenalina elevados), seguro que la lesión o la infección te durarán más de lo normal.

El ejercicio físico, por su parte, también aumenta las hormonas del estrés. En ocasiones, antes de mi rutina, me pregunto: «¿Es un buen momento para incrementar la duración y la intensidad?». Si he dormido poco, tal vez no sea el mejor día. Voy a ofrecerte un truco que aplico para saber si un día he hecho más ejercicio de aquel para el que estoy preparado. En mi caso, si hago más de lo que puedo, me aparece un herpes en los labios. Sé que esta reactivación viral se debe a un exceso de cortisol y noradrenalina. Me da rabia, pero me digo: «Xevi, descansa y prepárate para mejorar la respuesta inmune cuando te entusiasmes con el deporte».

Una estrategia para mejorar la resiliencia a situaciones de estrés crónico es aumentar la oxitocina y la actividad del sistema nervioso parasimpático, pero tendrás que esperar al final del libro para saber cómo hacerlo (aunque sé que lo vas a mirar antes 😉).

Activación del sistema inmunitario (lesión, infección, disbiosis, vacuna)

Como ya he comentado, el sistema inmunitario se activa al dormir. Los linfocitos salen de paseo por la noche, pero en caso de infección se pondrán a hacer horas extra durante todo el día, hasta que nos curemos o nos inmunicemos. Cuando el sistema inmunitario reconoce un tejido dañado, una infección viral o una disbiosis intestinal, inmediatamente activa genes inflamatorios y produce citoquinas proinflamatorias (IL-1β, IL-6, IL-17A, TNF-α y PCR) para placar y eliminar el patógeno. Estas sustancias durante el día provocan inflamaciones, cansancio y somnolencia, y luego, de noche, alteran la estructura de descanso, provocando un sueño más intenso, largo y profundo (NREM de ondas lentas incluso durante la segunda parte de la noche), y menos REM.

Seguro que recuerdas alguna de las veces que tuviste la gripe. Te sentías cansado, con dolor de cabeza, dolores musculares y articulares, con ganas de dormir todo el día, pero sin la sensación de descansar por la noche, ¿verdad? Sabes que todo desaparecerá cuando el virus esté controlado, sin necesidad de tomar medicación. Por lo tanto, lo normal y esperado si padeces una infección (aguda o crónica) o una disbiosis intestinal por un parásito, bacteria u hongo es que vivas con dolores, fatiga crónica y alteraciones del sueño. Ahora ya sabes que estos síntomas pueden permanecer durante toda la vida si la disbiosis intestinal o la reactivación viral no se curan.

Atención, no nos despistemos. Es importante recordar que lo normal es sentirse somnoliento y cansado de noche, ya que el cuerpo destina la energía al sistema inmunitario, y el aumento de su actividad produce las sustancias inflamatorias que nos hacen sentir así. La noche pertenece al sistema inmunitario y no quiere compartir la energía con las demás funciones biológicas (digestiva, locomotora, cerebral, reproductiva).

Sin embargo, a veces el sistema inmunitario debe trabajar más de lo normal. En situaciones de estrés crónico (amenazas sociales externas) o de infecciones (amenazas internas), el sistema inmunitario se hiperactiva por la noche, como siempre, sobre todo durante la fase 3 NREM (sueño profundo), pero con estas situaciones también lo hace a lo largo del día, y las consecuentes inflamaciones aumentarán más de lo normal. Y será así hasta que se ponga fin a las amenazas. El sistema inmunitario seguirá activo fabricando sustancias inflamatorias hasta que estemos a salvo, impidiendo que la energía se dirija a las demás funciones biológicas (digestiva, locomotora, cerebral, reproductiva).

Cuando el sistema inmunitario está trabajando, debemos dejarlo tranquilo. No es buena idea robarle energía provocando actividad en otras funciones, ya sea aumentando el trabajo digestivo, el físico o el cerebral. Fíjate, por ejemplo, en qué hace tu hijo cuando sufre una infección. Es normal que, mientras el reto inmune no se haya resuelto, sienta dolor de cabeza, esté cansado, no quiera moverse del sofá o de la cama, no le apetezca salir a jugar, no tenga hambre, necesite atención y cariño, y quiera dormir durante todo el día. En ese caso, no lo fuerces a comer ni lo lleves a practicar deporte: la asignación energética debe ir hacia el sistema inmunitario. Es mejor no molestarlo para que pueda curarse más rápido. No te preocupes, ya hará todo eso cuando se encuentre bien y el sistema inmunitario le dé permiso para asignar energía a las demás funciones biológicas.

Sin embargo, no considero normal que algunas personas se

pasen toda la vida en ese escenario de cansancio. Para muchos, es frustrante vivir con problemas digestivos, dolores musculares, falta de energía o de libido y que les digan que deben hacer deporte porque es bueno para la salud, que deben comer varias veces al día, que los ven siempre cansados y que no son constantes. Como acabo de explicarte, es justo al revés: cuando hay inflamación, todo cambia. El sistema inmunitario es el protagonista, y necesita descanso físico, digestivo y mental. No lo molestes. Ya harás deporte cuando recuperes la energía que ahora necesita tu sistema inmunitario.

Las infecciones no curadas y las reactivaciones virales crónicas provocan el reclutamiento crónico de un tipo u otro de linfocitos efectores (T-helper), según el patógeno que condiciona la aparición de enfermedades autoinmunes o inflamaciones crónicas. Si padeces una patología autoinmune y quieres saber qué patógenos pueden estar detrás del desequilibrio inmune, observa el gráfico de la página siguiente.

Dependiendo del patógeno que tengamos (virus, bacterias, hongos y parásitos protozoos), en la analítica de sangre veremos más elevadas unas células inmunes u otras (linfocitos T-helper, macrófagos, neutrófilos o eosinófilos):

- Los patógenos intracelulares (virus, bacterias, parásitos, hongos, protozoos) inducen una respuesta inmune con predominio de linfocitos Th1/Macrófagos M1 e inmunomensajeros inflamatorios, como IL-1, IL-2, IL-12, IFN o TNF-α.
- Los patógenos extracelulares (bacterias, hongos) inducen una respuesta inmune con predominio de linfocitos Th17/neutrófilos e inmunomensajeros como IL-6, IL-17A e IL-23.
- Los parásitos helmínticos y alérgenos inducen una respuesta inmune con predominio de linfocitos Th2/macrófagos M2/eosinófilos e inmunomensajeros como IL-4, IL-5 e IL-13.

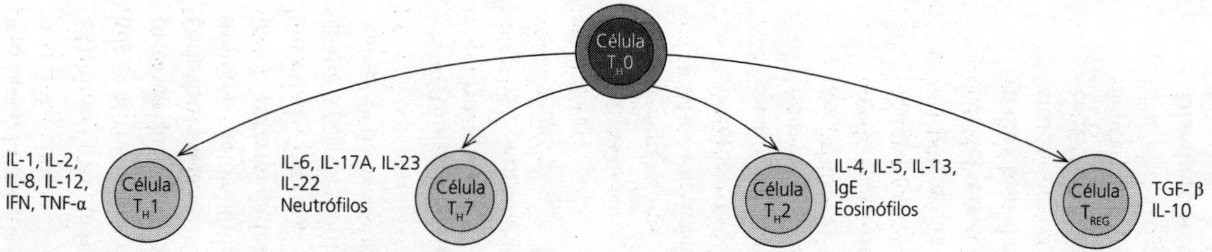

Infección
- Virus
- Bacterias intracelulares
- Parásitos protozoos
- Hongos

Enfermedades por activación inmune crónica (T_H1)
- Tiroiditis de Hashimoto y de Graves
- Artritis reumática
- Enfermedad de Crohn
- Diabetes tipo 1
- Celiaquía
- Esclerosis múltiple
- Esclerosis lateral amiotrófica
- Síndrome de Sjögren
- Síndrome de Raynaud
- Lupus eritematoso sistémico
- Liquen plano (boca, genitales, piel)
- Gastritis autoinmune
- Hepatitis autoinmune
- Depresión

Infección
- Bacterias extracelulares
- Hongos

Enfermedades por activación inmune crónica (T_H7)
- Tiroiditis de Hashimoto y de Graves
- Artritis reumática
- Diabetes tipo 1
- Aterosclerosis, patología coronaria
- Esclerosis múltiple
- Esclerosis lateral amiotrófica
- Síndrome de Sjögren
- Síndrome de Raynaud
- Espondilitis anquilosante
- Lupus eritematoso sistémico
- Psoriasis
- Esclerodermia
- Vitíligo
- Alopecia areata
- Asma
- Hepatitis autoinmune
- Enfermedades inflamatorias intestinales
- Depresión

Infección
- Parásitos helmínticos
- Alérgenos

Enfermedades por activación inmune crónica (T_H2)
- Urticaria
- Dermatitis atópica
- Alergia (rinitis, asma)
- Colitis ulcerosa
- Síndrome de fatiga crónica

Regulador de la respuesta inmune
Antiinflamatorio
Antialérgico

Alteraciones del sueño

El último factor, pero no menos importante, que causa inflamaciones es el trastornos del sueño, incluido el insomnio. Este no solo provoca que debas horas de sueño a tu cerebro, sino que también contribuye a la aparición de inflamaciones crónicas (fibromialgia, migraña, dolor lumbar, colon irritable, dolor de estómago, reflujo...), enfermedades cardiovasculares y metabólicas, depresión, ansiedad y cáncer. La alteración del sueño por no dormir lo suficiente o por un sueño de mala calidad tiene consecuencias neuroinmunes-endocrinas que provocan:

- **Aumento de sustancias proinflamatorias** (IL-1β, IL-6, IL-17A, TNF-α y PCR), en especial en las mujeres. Su elevación crónica por dormir mal regularmente es la antesala de inflamaciones crónicas y, en los hombres, de futuros eventos cardiovasculares.
- **Hipertensión, aumento de peso en adultos, diabetes tipo 2 y depresión.**
- **Mayor activación de los ejes del estrés** (HHA/SNS). Cuando oscurece, todo se prepara para la transición de la vigilia al sueño. Por tanto, lo normal es que la actividad del sistema nervioso simpático vaya decreciendo (disminución del cortisol, NA) y la del sistema nervioso parasimpático aumente, con una activación máxima durante el sueño profundo (fase 3 NREM o SWS). Dormir mal se convierte en un factor estresante: tras una mala noche o durante un periodo de alteraciones del sueño, al día siguiente tendrás el cortisol y la noradrenalina más elevadas de lo normal. Aunque no estés viviendo situaciones estresantes, si no duermes bien, las hormonas del estrés seguirán más elevados de lo normal, lo que puede desencadenar inflamaciones. Y si además tienes estrés psicosocial, el efecto sumatorio lo empeorará todo.
- **Disminución de la respuesta inmune antiviral.** Como ya sabes, el sistema inmunitario está activo por la noche, en espe-

cial durante la primera mitad, cuando el sueño es más profundo (ondas lentas), lo que coincide con niveles altos de la hormona del crecimiento y la prolactina, y con niveles bajos de las hormonas del estrés (noradrenalina y cortisol), lo que facilita una asignación energética hacia el sistema inmunitario en detrimento de las otras funciones del organismo. Sin embargo, la interrupción del sueño, en especial durante las primeras cuatro horas —cuando predomina el sueño profundo de ondas lentas (3 NREM)—, provocará una disminución de la cantidad y la actividad de las células del sistema inmunitario —linfocitos Th1, L-T8 citotóxicos, células asesinas o *natural killer* (NK) *cells*— y una menor producción de IL-2, IL-12 e IFN. Si no duermes bien, estos soldaditos, a los que necesitas para curarte de cualquier infección (virus, vacunas, bacterias, parásitos protozoos o candidiasis), se cansan y se vuelven ineficientes. Además, las alteraciones del sueño provocan una menor fabricación de la hormona del crecimiento y de la prolactina (por lo general elevadas en la primera mitad del sueño, durante las ondas lentas del sueño profundo), que son necesarias para la proliferación y activación de los linfocitos T y T-helper 1 (L-Th1). Este desequilibrio del sistema inmunitario (linfocitos T y Th1 más bajos y linfocitos Th2 más altos) hace que no curemos, sino que cronifiquemos, infecciones por virus y bacterias intracelulares, y que tengamos una mala respuesta a la vacunación, como se ha confirmado durante la pandemia del COVID-19. Por lo tanto, si siempre duermes mal, es normal que se te repitan virus como la gripe, los herpes labiales o zóster en la piel, Epstein-Barr o que padezcas inflamaciones digestivas crónicas y enfermedades autoinmunes, cardiovasculares o neurodegenerativas a pesar de seguir una dieta sana o usar suplementos específicos.

Este mediodía una paciente me ha llamado para que la ayudara con sus fuertes dolores de estómago: «Ya no sé qué comer. Se me hincha la barriga como si estuviera embarazada de cinco meses.

¿Qué me puedo tomar?». Ha añadido que no duerme bien, que está cansada y fatal anímicamente, así que a diario toma varios cafés y algo de alcohol para sentirse mejor. Cada vez valoro más la importancia de informar a las personas de su responsabilidad; es clave que descubran qué es lo prioritario para ayudar a su inmunidad, en lugar de atiborrarse de suplementos o medicamentos. Trasladar la responsabilidad a los médicos o terapeutas para que acierten con un fármaco o suplemento mágico que mejore las inflamaciones y la inmunidad no suele terminar bien. De poco sirve recetar plantas que activen el sistema inmunitario y aumenten el IFN-γ (equinácea, astrágalo, reishi, *Scutellaria*, artemisa, etc.) si los niveles de hormonas del estrés siguen elevados, ya sea por estrés psicosocial, por infecciones o por no dormir bien. Y de poco sirve tomar suplementos de omega 3, té verde o curcumina para reducir las inflamaciones si los factores que las causan siguen ahí, ya sea por exceso de estrés psicosocial, infecciones activas o un sueño alterado.

El tratamiento del insomnio, de las infecciones (y disbiosis intestinales) y la disminución del estrés (reducir la actividad del sistema nervioso simpático y aumentar la del sistema nervioso parasimpático) es la mejor manera de reducir cualquier inflamación crónica.

Suplementos

Es fundamental saber cuándo debemos tomar suplementos antiinflamatorios y cuándo aquellos que estimulan el sistema inmunitario. Todo dependerá de si estás en una situación fisiológica o si en ese momento estás luchando contra una infección. Las hormonas de tiroides, concretamente la T3 y T3Rev, serán nuestras chivatas.

En una situación fisiológica normal: T3 libre > T3 reversa

Los suplementos antiinflamatorios (cúrcuma, omega 3, boswelia, vitamina D3, ibuprofeno, etc.) se toman por la mañana. Sin embargo, los que estimulan el sistema inmunitario se toman por la noche.

Antes de acostarnos, lo normal y esperado es que las sustancias proinflamatorias estén elevadas y el sistema inmunitario se muestre más activo, lo que facilita la sensación de sueño y la actividad de las ondas lentas (etapa 3 NREM). Tomar un antiinflamatorio antes de acostarse puede reducir el sueño profundo NREM, y eso provocaría un desastre.

Por lo tanto, si quieres mejorar la asignación energética nocturna hacia el sistema inmunitario, no debes reducir la inflamación de noche. Los suplementos y los medicamentos antiinflamatorios deben tomarse por la mañana, el momento del día en que, por lo general, las sustancias inflamatorias están bajas. Así mejoramos la asignación energética de la vigilia hacia el resto de las funciones del organismo (cerebrales, digestivas, musculares o termorreguladoras).

Por otra parte, es mejor tomar los suplementos para activar el sistema inmunitario de noche, ya que lo normal y esperado es que esté activo mientras dormimos, no durante el día.

Nota: Las terapias utilizadas para mejorar la actividad parasimpática/sueño/respuesta inmune y las inflamaciones/vigilia se pueden realizar en cualquier momento del día. Algunos ejemplos serían la terapia cognitiva conductual, la hipnosis o las terapias cuerpo-mente basadas en la relajación (meditación, taichí, yoga)...

En caso de tener una inflamación/infección activa:
T3 libre < T3 reversa (T3 reversa elevada)

La asignación energética se realiza hacia el sistema inmunitario. Lo normal y esperado es que este se active durante el día hasta resolver el reto que tenga delante y, sobre todo, de noche, en la fase 3 NREM. Hasta que no se resuelva, el sistema inmunitario seguirá activo fabricando sustancias inflamatorias. Hay personas que se pasan toda la vida en este escenario, pero debes saber que no es lo normal. En este contexto, los suplementos antiinflamatorios y los que estimulan el sistema inmunitario puedes repartirlos y tomarlos por la mañana y por la noche.

Análisis recomendados para valorar la activación inmune

En sangre

Hemograma completo. Observa el porcentaje de leucocitos para saber qué está haciendo el sistema inmunitario y saber cuál es el patógeno que debes buscar y tratar:

- **Linfocitos:** valores elevados pueden indicar infección vírica, vacunación o reactivación viral.
- **Neutrófilos segmentados:** valores elevados pueden indicar infección bacteriana o fúngica (cándida u otras).
- **Monocitos:** valores elevados pueden indicar infección no resuelta, tal vez porque no estamos tratando al patógeno o bien por falta de cortisol (fatiga adrenal y regulación inadaptada).
- **Eosinófilos:** valores elevados pueden indicar infección parasitaria, hongos o alergias.
- **Basófilos:** valores elevados pueden indicar infección parasitaria o alergias.
- **Lactato deshidrogenasa (LDH):** valores elevados pueden indicar infección vírica.

- **Inmunomensajeros y proteínas inflamatorias: IL-1β, IL-6, TNF-α, INF-γ, PCR:** valores elevados de cualquiera de ellos indicarán inflamación.
- **Transaminas:** Valores elevados de la GPT y GOT y más GPT que GOT se asocian a infección o reactivación viral.
- **Cortisol, prolactina:** valores elevados indicarían exceso de estrés por hiperactivación del sistema nervioso simpático (HHA/SNS).

En saliva

Análisis del índice del estrés adrenal (recogida de cuatro muestras durante el día). Los biomarcadores de estrés en saliva (α-amilasa, IgAs y cortisol) son los más fiables. En psiconeuroinmunología los usamos como indicadores de estrés psicosocial e inflamación. Justo después de exponerse al estrés psicosocial, primero aumenta la α-amilasa, a los cinco minutos lo hace la IgAs y a los veinte o treinta minutos sucede lo mismo con el cortisol (en este orden).

- **A-amilasa.** La α-amilasa en saliva es un biomarcador fiable de reactividad, hipervigilancia y estrés agudo. Valores elevados indican un exceso de actividad del sistema nervioso simpático (SNS) y un exceso de noradrenalina. Por ejemplo, se ha comprobado que aumenta al quitarle el móvil a un estudiante, durante la época de exámenes universitarios, o por conflictos familiares, sentimiento de culpa o recordar un trauma a mujeres adultas que tuvieron experiencias adversas durante la infancia. Estos son ejemplos estudiados (y todos podríamos añadir más amenazas sociales) que indican que si se eleva la α-amilasa en la saliva (noradrenalina), lo normal es tener inflamaciones y que los virus se reactiven (niveles altos de linfocitos en el hemograma). Es bueno saber que los niveles de α-amilasa y las inflamaciones derivadas pueden normalizarse tras una sesión de diez o veinte minutos de ejercicios de respiración o yoga.
- **Inmunoglobulina A secretora (IgAs).** Recientes revisiones sistemáticas indican que podemos usar los niveles altos de IgAs

como un biomarcador de estrés psicosocial, inflamación y alteración del comportamiento. Las IgAs se encuentran en las mucosas, nuestra primera línea de defensa, y están bajo el control neuroendocrino. Niveles elevados de IgAs indican una activación selectiva del sistema inmunitario de las mucosas (linfocitos B de la boca o del intestino) como respuesta a algún patógeno reconocido, a alguna toxina (tabaco, incluso durante el embarazo) o al estrés agudo (noradrenalina). En cambio, los niveles bajos de la IgA secretora se asocian al estrés crónico (cortisol) y al fracaso de la primera línea de defensa.

- **Cortisol.** Lo normal y esperado es tener una ritmicidad circadiana en la activación del eje del estrés HHA, con niveles elevados de cortisol al despertar que van disminuyendo a lo largo del día. Valores de cortisol en saliva más altos de lo normal señalan un exceso de estrés (hiperactivación del eje HHA) y se asocian con inflamaciones y enfermedades crónicas (liquen plano, ansiedad, depresión…).

  El estrés crónico (distrés) se detecta cuando en saliva no se ve el pico de cortisol del despertar por la mañana y los valores matutinos son bajos, muy parecidos a los del resto del día (grafica plana), lo que indica que se ha perdido la ritmicidad circadiana. Tendrás inflamaciones crónicas si no reduces el estrés.
- **Otros biomarcadores (metabolómica).** Niveles altos de aminoácidos, como la prolina, se asocian con la reactivación del virus Epstein-Barr y con un aumento de los Ac. IgG EBNA1 (anticuerpos IgG del núcleo del virus Epstein-Barr), fatiga, diabetes o hígado graso. Niveles elevados de fenilalanina en saliva se asocian con el síndrome de Sjögren (una enfermedad autoinmune).

3

Distribución energética circadiana

El hipotálamo: el organizador de la actividad circadiana

La asignación y optimización energética para el correcto funcionamiento de todos nuestros órganos y sistemas sigue un ritmo circadiano. El cerebro regula la distribución de los recursos energéticos hacia un órgano u otro porque la energía está muy cara y no puede ser que todos los órganos estén activos a la vez las veinticuatro horas del día. Nadie duerme, come, bebe, hace el amor, se cura de una gripe, se adapta al frío y entrena en el mismo instante, ¿verdad?

Con el fin de abarcar las demandas de combustible que los órganos necesitan en cada momento, se produce una asignación energética que se reparte entre el día y la noche, en especial para cubrir las funciones más caras energéticamente: el sistema inmunitario, el cerebro (un 20 % del gasto energético total), los músculos y la termorregulación. El sistema inmunitario compite por la energía con otras funciones fisiológicas, como la actividad cerebral, la locomoción y la termorregulación. Por eso durante el descanso nocturno la asignación de recursos energéticos se centra en las funciones del sistema inmunitario y en la vigilia se dirige a las funciones del cerebro, los músculos y la termorregulación.

Para regular el organismo, debemos dar órdenes muy claras y concretas al hipotálamo, que desde el centro del cerebro optimiza la asignación de recursos energéticos para el sistema inmunitario durante la noche. Y esto lo hace activando el sistema nervioso parasimpático mientras dormimos (descanso, calma, digestión). Durante el día, en cambio, se activa el sistema nervioso simpático (lucha o huida) para dirigir la energía a las demás funciones corporales y mantenernos a salvo en el entorno en que vivimos.

Lo que hagamos por la noche —desde que se oculta el sol— debe favorecer la correcta activación del sistema inmunitario y el silenciamiento de la actividad cerebral, locomotora y termogénica. Así ayudaremos al sistema inmunitario a reparar las inflamaciones y a finalizar su actividad cuando despertemos.

Sincronicémonos con el entorno

En este instante la energía se centra en tu mente porque estás leyendo y aprendiendo conmigo, pero no todo el mundo se siente motivado ni tiene la energía necesaria para seguir aquí durante mucho tiempo.

En este capítulo descubrirás los maravillosos beneficios que experimenta tu cuerpo cuando sigue sus ritmos circadianos. Si aplicas todo lo que irás aprendiendo a lo largo del libro, lo que conseguirás te parecerá magia, pero se tratará sencillamente de una forma revolucionaria de conectar tus ritmos corporales con lo más profundo de tu esencia animal. Y tu salud alcanzará otro nivel.

¿Qué ocurre durante el día?

Como hemos visto, a lo largo de la vigilia, después del descanso y el ayuno nocturnos, el cuerpo está listo para priorizar una asignación energética dirigida a las funciones fisiológicas con mayor actividad diurna (termorregulación, digestión, locomoción y actividad cerebral) y prepararnos para conseguir agua, alimentos e interacción social; todo ello con el fin de favorecer un entorno seguro.

El hipotálamo es el encargado de organizar la actividad circadiana en el organismo. Por la mañana, las neuronas del hipotálamo fabrican orexina (Hcrt, hipocretina), cuyas funciones son:

- Promover la vigilia (alerta), el despertar.
- Estimular el hambre (grelina) e impulsar la ingesta de alimentos.
- Aumentar la temperatura corporal central del *core* al activar el tejido adiposo marrón (grasa parda, BAT).
- Activar el sistema cardiovascular y el metabólico, y la conducta para la motivación y la recompensa.
- Inhibir todos los procesos relacionados con el sueño.
- Impedir la actividad del sistema inmunitario, ya que limita la producción de leucocitos (monocitos y neutrófilos).

Así pues, al despertar y durante el día, el cuerpo experimenta diversos fenómenos:

- Aumento del tono simpático (SNS y HHA) y disminución del tono parasimpático. El pico matutino de hormonas del estrés (ACTH, noradrenalina y cortisol) provoca que, en el plano fisiológico, aumente el estado de alerta, la frecuencia cardiaca y la presión arterial, e inhibe la actividad de la función inmunitaria. Por ejemplo, las pupilas se dilatan para facilitar el estímulo de la luz en la retina.
- Aumento de la actividad del tejido adiposo marrón, lo que provoca el aumento de la temperatura corporal central (termogénesis sin escalofríos) y la disminución de la temperatura de la superficie de la piel en las zonas más alejadas del corazón (manos y pies).
- Aumento de la actividad muscular.
- Aumento de la actividad cerebral.
- Aumento de la actividad digestiva.
- Aumento de la actividad reproductiva.
- Disminución de la función inmunitaria y de la producción de sustancias inflamatorias gracias a los efectos inmunosupresores del cortisol (nuestra cortisona).

Lo normal y esperado es despertarse con energía, con ganas de moverse, saltar de la cama e interactuar con los demás, sin sensación de frío, con necesidad de ir al baño (la noradrenalina activa el colon descendente), hambre y una buena libido o, en el caso de los chicos, con una «erección matutina».

Si te levantas somnoliento, poco enérgico, apático o fatigado; si siempre tienes frío, poca libido, la presión arterial baja o eres de los que haces de vientre un día a media mañana y otro a media tarde, está claro que tu cuerpo no tiene una buena asignación energética. Algo falla. Para mejorar esta situación, enviar una buena orden sincronizadora matutina y aumentar la hipocretina (Hcrt) del hipotálamo, debes:

- Exponer la piel al frío (como mínimo lávate la cara con agua fría).
- Practicar ejercicio físico en ayunas y en lugares con baja temperatura.
- Tomar café o chocolate (cacao).
- Desayunar algo que no eleve la glucosa en sangre. Por la mañana, evita los zumos, los refrescos, los cereales refinados y las bebidas derivadas de cereales, ya que los picos de glucosa e insulina activarían las neuronas del hipotálamo que fabrican la hormona concentradora de melanina (MCH), que se encarga de reducir la actividad muscular y la temperatura corporal. (Esto ayuda a entender por qué a veces te falta energía o tienes frío todo el día...).
- Posponer la ingesta matutina para alargar el ayuno nocturno (catorce o dieciséis horas en total) puede conseguir una activación extra del hipotálamo: la falta de recursos energéticos y de glucosa conllevará una mejora de la vitalidad y de la capacidad de aumentar la temperatura. En definitiva, recobrarás energía y dejarás de tener frío.

En mi caso, salgo a correr por la mañana, en ayunas, sin camiseta y después de tomarme un café, siempre que puedo.

En los próximos capítulos te convertirás en un especialista en optimizar tu salud rápidamente. Estoy seguro de que no podrás dejar de compartir estos revolucionarios descubrimientos con las personas que te importan.

¿Qué ocurre durante la noche?

El sueño es una estrategia para conservar la energía, así que más vale que no le debas horas a tu cerebro o tarde o temprano tendrás que pagar tus deudas.

De noche, tras la actividad diurna, el cuerpo está preparado para priorizar la asignación energética hacia el sistema inmunitario y nos dispone al ayuno nocturno, puesto que deberíamos pasar un mínimo de ocho horas sin comer ni beber. En ese momento las neuronas del hipotálamo fabrican la hormona concentradora de melanina (MCH), que promueve:

- El sueño y el sueño REM (a través del sistema gabaérgico, niveles altos de leptina, glucosa y la presión homeostática del sueño).
- La saciedad (leptina).
- El aumento de la actividad del sistema inmunitario, que nos protege de infecciones virales, tóxicos y patógenos intracelulares (L-Th1/M-1).
- La disminución de la actividad muscular y cardiovascular.
- La disminución de la temperatura corporal central al inactivar la termogénesis del tejido adiposo marrón (BAT).

Mientras dormimos, en el organismo se producen los siguientes fenómenos:

- Disminución del tono simpático y aumento del tono parasimpático. Se reducen las hormonas del estrés (ACTH, noradrenalina/cortisol) y aumentan aquellas con actividad relajante y calmante (acetilcolina, GABA), las cuales, en el plano fisiológico, reducen el estado de alerta, la frecuencia cardiaca y la presión arterial (*dipping*). Las pupilas se contraen para impedir el estímulo de la luz en la retina.

- Aumento de las hormonas que favorecen el crecimiento celular y la activación inmunitaria (hormona del crecimiento, prolactina y melatonina).
- Aumento progresivo de la vasopresina (antidiurética, AHD). No te pierdas el maravilloso apartado sobre la hidratación en la página 392.
- Disminución de la actividad del tejido adiposo marrón (BAT). Mientras dormimos, la reducción de la termogénesis provoca un descenso de la temperatura corporal central y un aumento de la temperatura de la superficie de la piel de las zonas más alejadas del corazón (manos y pies) por la vasodilatación periférica.
- Disminución de la actividad musculoesquelética, digestiva y cerebral.
- Aumento de la actividad del sistema inmunitario, buena respuesta antiviral de los linfocitos Th1 y una mayor producción de las sustancias inflamatorias IFN (pico hacia las tres de la madrugada), IL-1, IL-6 (pico hacia la una o las dos de la madrugada) y TNF-α (en especial en la fase de sueño profundo y ondas lentas). Por eso, cuando tienes una infección, la fiebre sube más por la noche.
- Aumento de la función pancreática, la síntesis de proteínas, la reparación de las membranas y células, la eliminación de desechos biológicos y la reorganización neuronal para el procesamiento de la memoria, entre otros.

Mientras duermes, la actividad neuronal fabricando hormona concentradora de melanina (MCH) tiene que ser máxima y las neuronas Hcrt deben permanecer inactivas. Es decir, no puede ser que te levantes a media noche y tengas hambre, calor y la tensión arterial alta.

Lo normal y esperado es que al anochecer empieces a sentir sueño, no tengas hambre (la leptina, que hace que te sientas saciado, debería elevarse) y duermas siete u ocho horas seguidas, sin levantarte para comer, orinar o hacer de vientre; si te despiertas, que sea solo ligeramente, entre las tres y las cuatro de la madrugada, porque sientes frío. Con un sueño óptimo, durante la noche la temperatura corporal central disminuye y la de las manos y los pies aumenta.

Si te vas a dormir con las manos y los pies calientes, y desprendes calor, es señal de que todo va como la seda: la grasa parda descansa, el *core* se enfría, y así se activan el sistema inmunitario y el de limpieza cerebral (más adelante te explicaré cómo funciona). Todo es naturalmente perfecto.

Si tienes los pies fríos, sensación de hambre (antes de acostarte o a media noche) o insomnio, o te levantas para orinar o hacer de vientre, algo no funciona: seguro que no tienes una buena asignación energética.

Por ejemplo, una buena orden sincronizadora para que tu hipotálamo active las neuronas que fabrican la hormona concentradora de melanina (MCH), disminuya la Hcrt y duermas profundamente sería:

- Una cena que aumente la glucosa en sangre: cereales integrales, legumbres o tubérculos como el boniato, la calabaza, la zanahoria, la patata, el nabo, la chirivía o el ñame.
- Un baño caliente a 55 °C con 600 g de sales de Epsom (sulfato de magnesio) durante un cuarto de hora ayuda a reducir el cortisol (el sulfato mejora su degradación-sulfatación) y la noradrenalina (el magnesio mejora su degradación-metilación).

¿Qué ocurre durante una infección?

Cuando hay una inflamación o disbiosis intestinal por cualquier patógeno, se alteran los ritmos circadianos y los niveles de melatonina.

Si, como hemos aprendido, la asignación de energía debe ajustarse de forma circadiana para cubrir de manera óptima las demandas tanto de las actividades inmunitarias (noche) como de las biológicas (diurnas), cabe preguntarse qué ocurre cuando padecemos una inflamación o infección.

El sistema inmunitario siempre trabaja para protegernos y promover un entorno seguro que ponga fin a la amenaza lo antes posible. Mientras dure la infección o inflamación, el sistema inmunitario no compartirá la energía con nadie. Todo cambia en situación de amenaza: los soldados del sistema inmunitario (linfocitos, macrófagos y neutrófilos) son vitales no solo para prevenir o limitar la infección, sino para reparar y recuperarnos de una lesión o inflamación. Sin embargo, el sistema inmunitario también debe descansar. Digo esto porque hay quienes inician inflamaciones a diario: toman vino y cerveza «solo» cuando socializan, o llevan una dieta alta en azúcares, carne roja o trigo que desequilibra la microbiota intestinal, lo que causa disbiosis, insomnio, sobrepeso e inflamaciones crónicas. Este escenario obliga a activar el sistema inmunitario, que reclamará todos los recursos energéticos, de manera que sacrificará y suprimirá las funciones reproductiva, digestiva, muscular e intelectual. Por eso son tan frecuentes los bajones de ánimo, la falta de energía, la dificultad para perder peso o los problemas de fertilidad.

Tu mejor compañero es tu sistema inmunitario. ¿Cómo puedes averiguar si está robando energía al resto de las funciones? Observa qué hace el tiroides, es decir, a qué órgano aporta energía. Para ello, analiza en sangre la ratio de las hormonas tiroideas T3 libre y T3 reversa. Esta última estará alta si la energía se dirige al sistema inmunitario (T3L < T3 reversa); por el contrario, la elevación de la T3 libre significa que la energía se asigna al resto de las funciones biológicas (T3L > T3 reversa). Sabrás que la infección crónica ha dejado sin pilas a tu sistema inmunitario si los leucocitos salen bajos en el análisis de sangre.

Cuando el sistema inmunitario está activo (T3L < T3 reversa), el sistema nervioso adaptará tu conducta para prevenir el mínimo desperdicio energético posible y evitar peligros innecesarios. Por ejemplo, favorecerá que te sientas cansado, te quedes en casa y te aísles, te reducirá la libido y el hambre, y te provocará aversión a los alimentos. En caso de infección, los soldados necesitarán combustible para proliferar, activar y producir inmunomensajeros, de manera que puedan mantenerse activos y resolver la inflamación. Se trata de evitar que los leucocitos reciban ahora un trabajo extra o se queden sin fuerzas.

A medida que la infección avanza, los niveles de melatonina disminuyen debido al cambio que hace el cuerpo del uso del triptófano, el aminoácido precursor de la serotonina y la melatonina. Por eso el insomnio está tan relacionado con infecciones crónicas. Cuando padecemos inflamación —como la que produce el sistema inmunitario para curarnos de una infección (tormenta de citoquinas)—, el triptófano cambia sus prioridades y, en vez de activar la ruta de la serotonina/melatonina (ruta de la serotonina), se metaboliza en quinurenina y otros metabolitos (ruta de la quinurenina) que activan la respuesta efectora del sistema inmunitario (linfocitos T-helper) y los receptores nucleares de las células (receptor aril, AhR/P450 (CYP) 1B1), ambos necesarios para resolver las infecciones y sobrevivir

Si lo que acabas de leer te parece demasiado técnico, quédate con la idea de que cuando se resuelva la infección o la inflamación, la asignación energética volverá a la normalidad circadiana (T3L > T3 reversa). No te enfades con el sistema inmunitario si sientes que te falta energía; está ocupándose de una labor más importante: salvarte la vida.

Los nutrientes indispensables para el sistema inmunitario son la glutamina y la glucosa, y, en menor medida, los ácidos grasos y los cuerpos cetónicos. Una persona sana fabrica glutamina constantemente (el 90 % en los músculos, el hígado, los pulmones y el cerebro). Esta circula por la sangre y se almacena en el hígado y, en especial, en los músculos. Los órganos que más dependen de la glutamina y la consumen son el intestino, el hígado, el sistema inmunitario y los riñones.

La glucosa y la glutamina son el sustrato energético de los leucocitos, y desempeñan un papel esencial en la proliferación celular y el proceso de reparación de los tejidos y las vías intracelulares asociadas con el reconocimiento de patógenos.

Por lo general, se considera que la glutamina es un aminoácido no esencial: aunque no lo ingieras con la dieta, tu organismo lo puede fabricar. Sin embargo, diversos estudios recientes han evidenciado que durante situaciones inflamatorias, como las infecciones y las lesiones, la glutamina puede volverse condicionalmente esencial. Por ejemplo:

- El sistema inmunitario, muy dependiente de la glucosa y la glutamina, las necesitará en más cantidad de lo normal.
- El intestino exigirá más glutamina para reparar el epitelio intestinal.
- El hígado consumirá más glutamina porque la necesita para mantener los niveles de glucosa en sangre (gluconeogénesis) cuando las reservas de glucógeno se hayan agotado, de manera que el sistema inmunitario no se quede sin glucosa.
- Para favorecer la síntesis endógena de glutamina y prevenir su utilización en los músculos, es preciso evitar el ejercicio físico intenso o prolongado porque las fibras musculares tipo 1, las más activas cuando realizamos deportes de resistencia, tienen una concentración de glutamina multiplicada por tres.
- El ejercicio físico regular tiene efectos antiinflamatorios e inmunomoduladores y ofrece protección contra patologías crónicas, ya que induce mejoras en la función de los linfocitos y el metabolismo del sustrato (glucosa y glutamina).
- La incapacidad del metabolismo celular para satisfacer las demandas energéticas y biosintéticas de los linfocitos puede alterar la funcionalidad inmunitaria.

En condiciones dietéticas normales, en el torrente sanguíneo entra muy poca glutamina derivada de la dieta; las células epiteliales del intestino consumen gran parte de ella y la utilizan como combustible, por eso al intestino le flipan los alimentos ricos en glutamina, como, por ejemplo, el caldo de huesos, el pollo, los huevos, la leche, el yogur, el requesón, el marisco, las legumbres (en especial la soja y el tofu), la col lombarda, los espárragos y las verduras de color verde oscuro.

La glutamina puede tener efectos metabólicos, antioxidantes e inmunológicos, pero para que el intestino no se quede la que ingerimos —es el primero que se la encuentra—, se recomienda no tomar el suplemento de L-glutamina en su forma libre que se suele recetar para mejorar la salud intestinal.

Para que la glutamina se absorba en el intestino y se libere en el torrente sanguíneo, con el fin de que los tejidos y los órganos que más la necesitan en un contexto inflamatorio (el hígado y el sistema inmunitario) la tengan a su disposición, te recomiendo la forma de dipéptido de glutamina (L-Alanil-L-glutamina). Esta suplementación de alanina-glutamina aumenta los niveles de glucosa en sangre con una participación menos intensa de la gluconeogénesis hepática. Prueba Amix Pro Sustamina (cuatro al día, dos antes del desayuno y dos antes de la cena) para rehidratar, reponer y recuperar.

Te recomiendo estos suplementos de glutamina según te interese mejorar el intestino o bien el sistema inmunitario y los músculos:

- L-glutamina (libre), para el intestino.
- L-Alanil-L-glutamina (dipéptido), para el sistema inmunitario (cuando los leucocitos salgan bajos en el análisis de sangre) y los músculos.

Nota: En las personas sanas que llevan una dieta equilibrada, la suplementación con L-glutamina beneficia al intestino pero no aumenta la eficacia de la vigilancia inmunológica ni previene enfermedades.

La suplementación de glutamina solo se recomienda si la fabricación muscular no da abasto en situaciones que consumen mucha glutamina, como las quemaduras, las lesiones graves, las infecciones y los cánceres.

Mis pacientes suelen preguntarme si pueden practicar ejercicio cuando tienen una infección o inflamación. Mi respuesta es siempre: «Depende». En caso de una inflamación o infección aguda es fundamental reposar y dormir. ¿Le dirías a tu hijo que saliese a jugar al fútbol si tuviera fiebre y llevara todo el día tumbado en el sofá? Cuando el sistema inmunitario está ocupado, es mejor no molestarlo.

En casos de infección o inflamación crónica, el sistema inmunitario tiene una mayor demanda energética y puede quedarse sin pilas, agotado. En estas situaciones te recomiendo practicar ejercicio físico aeróbico de intensidad y duración moderadas (menos de sesenta minutos y que puedas cantar mientras lo realizas), pues aumenta los niveles de glutamina (fabricada por el músculo), mejora la función inmunitaria y tiene un efecto positivo en la adaptación de los leucocitos. Es lo que hay que hacer regularmente para mantener a los soldados en forma, listos para cuando se presente un reto inmunitario o una vacunación.

Nuestras abuelas ya nos lo decían: «Cuando termines de hacer deporte, abrígate y a la ducha, ¡o te resfriarás!». Y tenían razón. Treinta minutos después de hacer ejercicio se produce una disminución adaptativa de los linfocitos del 30 al 50 %. Así, por ejemplo, después de participar en un maratón es muy común resfriarse, tener fiebre o que al día siguiente aparezca una reactivación viral, como un herpes.

En un contexto de infección y activación inmunitaria, no te interesa gastar energía practicando deporte, y menos aún de alta intensidad o de larga duración, ya que las infecciones se reactivarán. Durante la actividad física, la glutamina sérica se consume al practicar ejercicios de resistencia prolongados (más de dos horas). Por otra parte, existen evidencias de que el ejercicio de resistencia practicado con mucha frecuencia reduce los niveles de glutamina, lo que afecta a la función y la proliferación de las células inmunitarias.

Si la glutamina se agota y te quedas sin ella para las células epiteliales del intestino o para los leucocitos (linfocitos, macrófagos y neutrófilos), lo normal es que la permeabilidad intestinal aumente y que la actividad de los leucocitos sea insuficiente, escenario que empeora las inflamaciones.

Cuando padeces una infección o una inflamación, no es bueno que los niveles de hormonas del estrés estén elevados. Si quieres que tu sistema inmunitario se mantenga en forma, descansa o reduce la intensidad y la duración del ejercicio hasta que la infección o la inflamación se haya solucionado.

4
Limpia el cerebro

En capítulos anteriores ya has viajado con un pedo a través del intestino, has aprendido a limpiarlo y has averiguado qué le sucede al cuerpo cuando sufre una infección o una inflamación. Ahora nos adentraremos en el mundo del cerebro. Te enseñaré a limpiarlo y descubrirás porqué dejas de hacer cosas que te gustan y te motivan. La responsable de ello es una hormona, la dopamina, que está conectada con el funcionamiento de tu intestino y la limpieza diaria del cerebro. Acompáñame a conocerla.

En tono dopamina

Más de la mitad de las personas que leen libros de superación personal afirman que, a pesar de ser muy conscientes de que su estilo de vida no es del todo saludable, no tienen fuerza de voluntad para implementar cambios en sus rutinas. No se sienten motivados, les falta el ánimo y tal vez se sienten culpables por no cambiar. Sin embargo, la ciencia ha demostrado que la falta de voluntad no es genética. Sigue leyendo y descúbrelo.

Me encanta estudiar el comportamiento y la conducta humana para llegar a comprendernos y comprobar que, a pesar de que todos recibimos la misma información, podemos actuar de manera muy distinta según qué rutas motivacionales y de recompensa del cerebro activemos, lo que técnicamente llamamos «redes dopaminérgicas».

La motivación, el aprendizaje y la conducta o el movimiento consecuente para conseguir un objetivo deseado dependen de la dopamina y de que los circuitos dopaminérgicos estén conectados y activos.

Deseo que este libro te llegue en un buen momento de la vida y que te resulte oportuno, pero no estoy seguro de que así sea, de manera que me interesa saber cómo está tu tono dopaminérgico. Espero que no te aburras leyéndome mientras te comes unas galletas y que no haga unos días que no vas al baño.

La dopamina es un neurotransmisor con funciones vitales en el cerebro para la motivación, la cognición, la recompensa, el placer, la saciedad y los movimientos motores voluntarios, pero además incluye funciones digestivas vitales como la motilidad y la secreción. Sabrás que te falta dopamina si te sientes sin energía, fatigado, aburrido, si careces de motivación, piensas lento, no te salen las palabras, notas la cabeza nublada, te encuentras espeso o triste, o si tienes ganas de llorar, de aislarte o de que te dejen tranquilo.

Estás leyéndome porque en algún momento he conectado con tu dopamina, la hormona del deseo, del «quiero esto», y ahora me tienes en tus manos. Cuando deseas algo, fabricas dopamina y vas a por ello. Si eso te gusta, actuarás y te moverás para conseguirlo de nuevo.

«Quiero esto». Se produce cuando descubres algo nuevo y se activan los centros del deseo del circuito de recompensa, el cuerpo estriado dorsal y el núcleo accumbens, y te empujan a conseguir tu objetivo.

Pero ¿cuánto tiempo eres capaz de mantener esta motivación? ¿Eres constante?

«Me gusta seguir haciendo esto». Para que se mantenga la activación gratificante y la recompensa de estas zonas del cerebro a largo plazo, deberán intervenir otras regiones cerebrales —hipotálamo, sistema límbico y córtex— que regulan el aprendizaje y la memoria emocional, además de jerarquizar los valores aprendidos durante toda tu vida, aquellos que nos hacen únicos.

Si hay una menor actividad en estos circuitos conectados por neuronas dopaminérgicas —sustancia negra, núcleo accumbens, área ventral tegmental (AVT), cuerpo estriado y córtex prefrontal—, se producirán cambios cognitivos, de comportamiento y motivacionales en la conducta que pueden ocasionar que comas con asiduidad alimentos ricos en azúcar y grasas, o bien que caigas en adicciones (drogas, alcohol, juegos y otras), seas menos constante con lo que antes te motivaba y te muestres más hostil con las personas que se te acerquen ese día. ¿Te sorprende?

Todos somos vulnerables, pero deseo que lo que aprendas e implementes después de leer mi libro vaya acompañado de una motivación sostenida en el tiempo. ¿Sabes qué interfiere en la motivación y la constancia para mantener una actitud activa y mejorar la vida? Eso es lo primero que vamos a arreglar.

Se ha comprobado que los ritmos circadianos y la microbiota intestinal tienen un papel importantísimo en el mantenimiento de concentraciones adecuadas de dopamina en esta red neuronal a través de la comunicación bidireccional del eje microbiota-intestino-cerebro que afectan a tu energía, motivación y comportamiento.

Investigaciones recientes indican que el descanso nocturno y el eje microbiota-intestino-cerebro son clave en el mantenimiento de las conexiones cerebrales dopaminérgicas. En concreto, las toxinas y las inflamaciones que provienen del intestino causan neuroinflamación, es decir, inflaman el cerebro y alteran la conexión de los circuitos generadores de dopamina y la fabricación de neurotransmisores.

A estas alturas ya sabes lo mala que es la inflamación... En definitiva, el sistema nervioso no funciona bien si está inflamado. Cuanta más neuroinflamación tengas en tus neuronas dopaminérgicas, menor será su conectividad funcional, lo que ocasionará la alteración de los comportamientos dirigidos a un objetivo, es decir, la motivación te durará menos, se reducirá tu sensación de recompensa por conseguir un objetivo y sentirás más anhedonia, es decir, incapacidad para experimentar placer. Por tanto, notarás una pérdida de interés o insatisfacción por casi todas las actividades. Te cansarás de todo en la vida. Quizá en este instante ya te has distraído y has cogido el móvil para leer un mensaje, de manera que ha dejado de interesarte lo que te estoy contando.

En una reciente revisión llevada a cabo por un equipo de neurocientíficos (Sun, Y., 2022) se recogió que las causas de la neuroinflamación tienen su origen en:

- Una alimentación poco saludable.
- El sueño alterado.
- El estilo de vida.
- El estrés mental psicosocial (en concreto durante la infancia).
- El sobrepeso, la obesidad.
- Infecciones, vacunas o reactivaciones virales.
- Inflamaciones digestivas (colon irritable, gastritis, colitis, enfermedad de Crohn), pancreatitis, dermatitis, cistitis o enfermedades pulmonares.
- Enfermedades autoinmunes o fatiga crónica.

Deseo que ninguno de estos factores de neuroinflamación te acompañe cuando termines de leer mi libro. Todas estas causas se asocian a un aumento de las sustancias inflamatorias en la sangre y en el líquido cefalorraquídeo —IL-1β, IL-6, IL-18, TNF-α, proteína C reactiva o PCR— que llegan al cerebro por vía sanguínea, linfática o neural (nervio vago) y activan las células inmunes del cerebro (microglía), inflamándolo. Esta inflamación provoca síntomas como una mayor sensibilidad al calor o al frío, fiebre, niebla mental, fatiga, depresión, dolor crónico o migrañas.

En la revista oficial de la PsychoNeuroImmunology Research Society (PNIRS), *Brain, Behavior, and Immunity,* la psiquiatra e investigadora J. C. Felger reveló que la inflamación está asociada con la depresión y otros síntomas relacionados con la falta de dopamina, como la pérdida del interés y la alegría por las actividades (anhedonia), además de con la carencia de motivación. Hay un enorme interés por entender por qué hacemos lo que hacemos y abandonamos lo que nos motiva. Hay quienes llaman a esto «ser poco constante» o «perder el foco», pero es consecuencia de que, cuando padecemos una inflamación (estrés crónico, insomnio, disbiosis, mala alimentación…), disminuye la conectividad funcional en los circuitos de recompensa corticostriatales.

Sabrás si tienes inflamaciones de bajo grado si analizas la PCR en sangre. Si las concentraciones en plasma son mayores de 3 mg/l, se estará produciendo el desastre.

Puedes pasar una época de estrés, padecer un problema digestivo, llevar varios días sin dormir, ganar unos kilos o que se reactive un virus, pero no es posible que todos estos escenarios formen parte de tu normalidad. Son muchos los investigadores que afirman que la persistencia de las inflamaciones cronifica la neuroinflamación y altera la fabricación de neurotransmisores (serotonina, dopamina y gaba) asociados con el estado de ánimo y la sensibilidad al dolor, además de que condiciona futuras enfermedades cerebrales (localizadas en el hipocampo, la corteza, la amígdala y el hipotálamo) como las de carácter neurodegenerativo (alzhéimer, esclerosis múltiple, esclerosis lateral amiotrófica [ELA] o párkinson).

Por ejemplo, sabemos que el párkinson es una enfermedad que se empieza a cocinar veinte años antes de la aparición de los síntomas motores (temblores, rigidez articular...) y de las alteraciones emocionales. Muchas personas pueden protagonizar lo que estoy explicando si conviven crónicamente con problemas digestivos como estreñimiento, colon irritable o dispepsia funcional (hinchazón, náuseas, saciedad precoz, dolor abdominal, reflujo...), estrés o dolor crónico (en especial, la lumbalgia), fatiga (que no mejora con el descanso), sueño alterado, sobrepeso, problemas cognitivos u olfativos, o hipotensión (presión arterial baja) al ponerse de pie o después de comer.

A menudo, el problema es no saber cómo seguir una vida saludable sin acumular inflamaciones y toxinas que pueden llegar silenciosamente desde la periferia hasta el cerebro y generar inflamaciones, falta de energía y un futuro incierto si estos residuos se acumulan allí.

Si eres de los que te interesas y devoras libros de salud, pero no sabes por qué no cambias o mantienes unos hábitos de vida a pesar de que eres consciente de que te encontrarías mejor con ellos, es probable que tengas inflamaciones activas en tu cerebro y en tu sistema inmunitario que condicionen tu conducta, tu energía y tu estado de ánimo.

La psiconeuroinmunología es un campo científico en el que convergen los nuevos conocimientos en neurociencia, el microbioma intestinal y los ritmos circadianos para ayudarnos a comprender la psicología y la conducta humanas.

Por eso, antes de continuar, lo primero que haré es ayudarte a lavar el cerebro. Literalmente.

El cerebro se limpia de noche

En el capítulo anterior ya has aprendido que las conexiones entre el cerebro y el sistema inmunitario incluyen los sistemas nerviosos simpático y parasimpático. Además, ya sabes que la activación del sistema nervioso y del inmunitario, y las inflamaciones producidas en cualquier lugar del cuerpo se pasearán hasta llegar al cerebro debido a su comunicación con los sistemas linfático, circulatorio e intestinal.

Pues aquí estamos, a punto de limpiar el sistema linfático del cerebro, que lo conecta con la circulación linfática del resto del cuerpo, la del tejido linfático asociado al intestino (*Gut-Associated Lymphoid Tissue*, GALT) y el sistema cardiovascular.

Limpia el cerebro a diario

Cada minuto, el cerebro recibe unos 750 ml de sangre que proviene del corazón, y usa casi el 20 % de las reservas totales de energía del cuerpo. Es una verdadera maravilla cómo un órgano tan pequeño puede recibir tanta sangre y utilizar una enorme cantidad de energía para que funcione de manera óptima.

¿Y quién se encarga de eliminar los residuos del metabolismo cerebral? En 2012 se descubrió que el basurero del cerebro se llama «sistema glinfático», que vendría a ser como el sistema linfático que tenemos en todo el cuerpo, pero dentro del cráneo, para ayudar al drenaje de los productos de desecho de los ojos y el cerebro.

El sistema glinfático tiene un efecto protector en los ojos: elimina las proteínas tóxicas —proteínas amiloides Aβ y tau— producidas por las neuronas de la retina, que podrían estar implicadas en el glaucoma. En el plano cerebral, el sistema glinfático es un sistema neuroprotector clave en la comunicación del cerebro con los sistemas digestivo, inmunitario y cardiovascular, indispensable para distribuir en el cerebro los lípidos, la glucosa, los iones y el agua, y para eliminar los residuos tóxicos de su metabolismo.

Durante el día, el cerebro va acumulando desechos metabólicos —como el lactato, el amoniaco, los aminoácidos aromáticos, la glutamina, el glutamato, la alanina, el potasio, los ácidos biliares, las citoquinas proinflamatorias, los linfocitos T, L y B, las células dendríticas y las proteínas tóxicas—; si no se eliminaran del cerebro, podrían causar enfermedades neurocognitivas. El acúmulo de proteínas como la α-sinucleína se asocia con el párkinson, las proteínas amiloide-β y tau con el alzhéimer y el superóxido dismutasa (SOD) con la ELA.

Por la noche viene el basurero y activa el sistema glinfático, que drena y elimina todos estos residuos del cerebro y los traslada hacia el sistema linfático de la columna cervical, la circulación venosa (vía la vena subclavia), y finalmente se reciclan en el hígado o el riñón: trabajo de limpieza neuroinmune terminado.

Mientras estés vivo, respires, tengas pulso y el corazón siga latiendo, cada noche el cerebro se limpia gracias al sistema glinfático, una vía de comunicación del cerebro con el intestino y el sistema inmunitario. Como imaginarás, el insomnio y las alteraciones del sueño pueden interferir en esta limpieza tan necesaria. Numerosos estudios (Eide, P. K., 2023; Scott-Massey, A., 2022; Shokry-Kojori, E., 2018; Helakari, H., 2023) indican que los trastornos de los ritmos circadianos y del sueño pueden provocar o empeorar diversas enfermedades neurodegenerativas. Las investigaciones informan de que los trastornos del sueño «preceden al inicio del deterioro cognitivo», los sufren «el 90 % de los pacientes con párkinson» y «dormir menos de cinco horas es un factor de riesgo de padecer la enfermedad de Alzheimer en un futuro», ya que estas proteínas se eliminan dos veces más rápido cuando dormimos que mientras estamos despiertos.

Si no padeces ninguna de estas enfermedades, ten en cuenta que una sola noche sin dormir provoca la acumulación de β-amiloide en el cerebro de las personas sanas. Por su parte, dormir poco o acostarse tarde hace que, a la mañana siguiente, aparezcan picos de glucosa más elevados después de desayunar y almorzar, aunque se coma lo mismo que otras veces. Esto es algo que me da mucha rabia: si de noche duermo poco o me acuesto de madrugada, al día siguiente, sobre todo por la tarde, tengo bajones de glucosa y no puedo evitar comer algo guarro que me la suba para sentirme mejor (la Nutella suele venir a mi rescate). Supongo que ahora te estarás riendo, pero esta noche pienso hacer lo posible por dormir esas siete u ocho horas y sentirme bien mañana, ya que todos somos vulnerables si estamos en deuda con el cerebro.

¿Qué influye en la limpieza cerebral?

Los factores que afectan al flujo glinfático y la limpieza cerebral son el ritmo circadiano, el sueño profundo, el estrés crónico, la postura de la cabeza, el alcohol, las inflamaciones, las infecciones, el envejecimiento, los medicamentos, el cacao, la cafeína y el omega 3.

El ritmo circadiano (ciclo de sueño y vigilia)

El sueño mejora la función glinfática y la vigilia la disminuye.

Durante el sueño debe reducirse la liberación de noradrenalina y aumentar la actividad del sistema nervioso parasimpático (SNP). Por eso es importante que, desde que se va el sol, disminuya la noradrenalina y aumente la actividad del ácido γ-aminobutírico (GABA) del cerebro. De este modo podremos relajarnos, tener sueño y gozar de una limpieza cerebral de calidad. No es normal padecer insomnio, ni tener hambre o ganas de hacer de vientre de noche.

Durante la vigilia, la noradrenalina es el principal responsable de apagar el sistema glinfático. Se fabrica al despertar gracias a la activación fisiológica del eje del estrés (sistema nervioso simpático, SNS), lo que activa tanto el metabolismo como el colon. Por eso tendrás ganas de saltar de la cama, moverte y hacer de vientre. No es normal levantarse sin energía, con frío y que te saltes la caca matutina, como ya te he dicho.

La duración y la profundidad del sueño

Si quieres lavar bien tu cerebro, debes dormir entre siete y ocho horas cada noche, ni más ni menos. La falta o ausencia de sueño y trastornos como el síndrome de las piernas inquietas o las apneas obstructivas del sueño alteran la limpieza del cerebro. En esos casos es importante que un especialista pueda realizar las pruebas oportunas para el diagnóstico gracias a la polisomnografía o el estudio de los ritmos circadianos. Trabajar de noche o el *jet lag* social —es decir, dormir poco de lunes a viernes e intentar compensarlo el fin de semana acostándote tarde y quedándote en la cama más de lo normal por la mañana— afecta los ritmos circadianos y hará que te sientas con menos energía.

El sistema glinfático está muy activo durante las cuatro primeras horas del descanso nocturno, en especial en la fase más profunda (fase NREM3), lo que coincide con el momento en que la secreción de melatonina está en su punto máximo y la temperatura corporal es más baja. Seguro que alguna vez te has despertado en ese instante para taparte un poco. Durante esta etapa del sueño profundo, las ondas cerebrales lentas (0,5-4,5 Hz, las ondas δ del electroencefalograma) aumentan la cantidad de líquido cefalorraquídeo (LCR) en el interior de las cavidades intersticiales, y la melatonina alcanza a las células del parénquima cerebral. Esto lleva a un aumento del 80 al 90 % en la depuración glinfática, lo que impulsa la eliminación de metabolitos tóxicos y sustancias inflamatorias del cerebro.

El estrés crónico (cortisol y noradrenalina elevadas)

Las hormonas del estrés están fisiológicamente elevadas durante la vigilia, pero esto llega a niveles patológicos en otros escenarios crónicos, lo que conlleva que puedan aumentar de forma crónica el tono adrenérgico y alterarse la calidad del descanso nocturno y la limpieza glinfática del cerebro. Por eso el distrés se asocia a futuras patologías neuroinflamatorias cuando no se resuelven estas situaciones que aumentan las hormonas del estrés. Enfermedades como el síndrome de Cushing (cortisol elevado) y, por supuesto, tomar café y otros estimulantes —tabaco, té negro, té oolong, té verde, cacao, guaraná, mate, refrescos de cola...— doce horas antes de ir a dormir condiciona el aumento de la actividad del SNS (tono adrenérgico), lo que empeora la función de limpieza glinfática del cerebro.

En cambio, la activación del SNP (calma, descanso, digestión) a través del nervio vago y su principal neurotransmisor, la acetilcolina, mejora la inflamación, el descanso nocturno y la actividad glinfática de limpieza del cerebro y de los ojos.

La postura de la cabeza

Igual que poner las piernas en alto y moverse mejora la circulación linfática, ahora averiguarás cuál es la mejor postura y posición de la cabeza para dormir y mejorar la circulación glinfática del cerebro.

Los perros, los gatos e incluso los elefantes prefieren dormir de lado o en supino (sobre la espalda), nunca en prono (tendido boca abajo con la cabeza de lado). ¿Alguna vez te has preguntado por qué? Y tú, ¿cómo duermes?

Las personas con apneas obstructivas del sueño deberían saber que si duermen boca abajo (posición prona) aumentan las hormonas del estrés (más tono simpático) y empeoran. Pone la piel de gallina saber que la muerte súbita del lactante se da con mayor frecuencia cuando duermen en prono, de manera que se recomienda que los bebés lo hagan de lado o en posición supina. Nunca he visto un caballo durmiendo boca abajo. ¿Cuál dirías que es la mejor posición para descansar?

Dormir boca abajo es la peor posición para la limpieza linfática del cerebro debido a que la compresión torácica del peso del cuerpo provoca una disminución del bombeo de la sangre (volumen sistólico cardiaco) y la pulsatilidad arterial, además de provocar un menor retorno venoso. Diversas investigaciones indican que esta posición hace que aumenten las hormonas del estrés (noradrenalina) porque la respuesta natural a la reducción del bombeo de sangre y al retorno venoso es la activación del SNS. Por lo tanto, dormir boca abajo enlentece el sistema glinfático y la detoxificación cerebral.

Dormir boca arriba (posición supina) y mover la cabeza desde la posición supina a la vertical al levantarse (lo que aumenta la presión intracraneal) activa el sistema simpático para la vigilia y enlentece el sistema glinfático.

La mejor posición para descansar es dormir de lado (decúbito lateral), preferiblemente sobre el lado derecho. De esta manera, el transporte glinfático es más eficiente, ya que la cabeza incrementa la presión intracraneal, mejora la función glinfática y elimina los tóxicos del cerebro. Se ha demostrado que el decúbito lateral derecho, si se compara con el izquierdo, reduce el tono simpático y aumenta el tono vagal (parasimpático) de forma significativa. Además, tiene la ventaja de que el corazón se sitúa más alto, lo que facilita el bombeo de sangre (aumento del volumen sistólico cardiaco), la pulsatilidad arterial y un mayor retorno venoso. Por lo tanto, dormir de lado (en especial, sobre el derecho) aumenta el sistema glinfático y la detoxificación del cerebro.

También yo me pregunté en su momento si los cambios de postura nocturna pueden afectar transitoriamente al flujo glinfático, pero no hay estudios que indiquen que impidan la eliminación de metabolitos tóxicos de la cabeza, así que concluí que me acostaría siempre sobre el lado derecho y que los angelitos decidieran la posición para el resto de la noche.

El consumo de alcohol

Para evitar la neuroinflamación, te recomiendo que no tomes alcohol ni drogas (cocaína, marihuana, etc.). El alcohol reduce el metabolismo de la glucosa cerebral, el pulso vascular, la entrada de LCR en el cerebro y su función glinfática de detoxificación.

Son muchos los neurotransmisores y sistemas cerebrales implicados en la regulación del sueño y la vigilia que se ven afectados por el alcohol. Hay personas que beben cada día; piensan que les sienta de fábula y que lo suyo es normal. «Incluso me ayuda a dormir, Xevi», me dicen mientras ven a venir lo que les voy a contar... Pues sí, al principio, el consumo de alcohol tiene un efecto sedante (aumenta el neurotransmisor GABA) que ayuda a conciliar el sueño, pero sus efectos se pagan en la segunda mitad de la noche. Se ha comprobado que el alcohol reduce la calidad del sueño REM (cuando soñamos y se consolida la memoria) y que puede empeorar la apnea del sueño en las personas que roncan, ya que relaja los músculos de las vías respiratorias superiores. Al tener efectos diuréticos, tal vez te levantes a medianoche para orinar, y la mañana siguiente, entre una cosa y otra, tendrás más sueño y menos energía porque no se habrá producido una buena limpieza glinfática.

Conozco a gente que está metida en un círculo vicioso que empeora su salud: de noche se beben una cerveza o una copita de vino porque dicen que así se relajan tras una jornada estresante, que se lo merecen. Al día siguiente, para reducir esa sensación de somnolencia, se toman varios cafés u otros estimulantes (tabaco, té, chocolate, refrescos, zumos, chicles...) para sentirse mejor. Al llegar la noche, vuelven a recurrir al alcohol, tal vez en dosis mayores, para paliar los efectos de los estimulantes que han tomado durante el día. Esta dependencia diaria deteriora las funciones inmunitaria, cardiovascular y cognitiva, además de que provoca cambios en la reactividad emocional.

El cerebro tolera dosis muy bajas de alcohol (menos de 0,5 g/kg), en especial el de las mujeres, que tienden a tener niveles en sangre más altos que los hombres después de consumir la misma cantidad.

Tal vez te preguntes: «Una cerveza o una copa de vino al día, ¿es una dosis segura?». Cuando se trata de alcohol, la dosis segura es cero, y si esa copita se convierte en un hábito, se vuelve un peligro. Una cañita (una cerveza de 360 cc al 5 % de alcohol) o un vasito de vino (chupito de 150 cc al 12 %) al día disminuyen la función glinfática y aumentan el riesgo a padecer demencia o párkinson. La buena noticia es que, con solo veinticuatro horas sin exponerse de nuevo al alcohol, se restablece la normalidad en la detoxificación del cerebro.

Haz la prueba: cena tarde (cuando ya haya anochecido), tómate una copa de vino y un café, duerme cinco horas y valora cómo te encuentras a la mañana siguiente. Comprueba el estado de tu cabeza, tu energía, tu amabilidad... Después, fíjate en si por la tarde te apetecen alimentos que aumenten la glucosa (bollería, zumos, galletas...). Si padeces hipertensión u otro problema, no es necesario que hagas la prueba; hasta que no reduzcas la presión arterial, la frecuencia cardiaca o mejores el problema, los basureros nunca podrán limpiar todas tus calles.

Para corregir este círculo vicioso, recuerda que la dosis de alcohol segura para hombres y mujeres es cero.

Las inflamaciones

Ya sabes que las inflamaciones crónicas en el cuerpo sobreactivan los ejes del estrés —hipotálamo hipófisis adrenal (HHA) y SNS—, y que el cortisol y la noradrenalina reducen la calidad y la cantidad del sueño. Aparte de la inflamación, la sensación de dolor que percibe cada persona vuelve a aumentar la noradrenalina, la hormona del estrés que frena la limpieza glinfática del cerebro. Por lo tanto, es lógico deducir que los tratamientos que reduzcan la intensidad del dolor —acupuntura, respiraciones para activar el tono vagal, hipnosis...— y de las inflamaciones —omega 3, cúrcuma, vitamina D3, melatonina, dieta antiinflamatoria...— pueden disminuir el tono adrenérgico y las inflamaciones, lo que mejora la calidad del sueño profundo, la depuración glinfática y la neuroinflamación.

Las infecciones

Las infecciones bacterianas o las reactivaciones virales, como el virus Epstein-Barr o el coronavirus (SARS-CoV-2), pueden afectar al sistema nervioso central y provocar cambios en el comportamiento, el sueño, la memoria y la cognición, además de contribuir al daño neuronal y aumentar el riesgo de procesos neurodegenerativos. Por eso muchos investigadores han encontrado una escandalosa prevalencia entre las infecciones por la bacteria patógena *Helicobacter pylori* del estómago o por el Epstein-Barr en pacientes que padecieron párkinson o esclerosis múltiple, ya que causaron neuroinflamación y daño en las neuronas dopaminérgicas. Hay que buscar el origen de la neuroinflamación, tratarla y eliminar todos los factores de riesgo para que el sistema linfático del cerebro vuelva a funcionar y no vivas en esta situación de riesgo.

El envejecimiento

Al envejecer, se reduce la síntesis del colágeno tipo IV y la de otras proteínas implicadas en la elasticidad vascular, de manera que cada vez son más rígidas, lo que perjudica el movimiento de la pared del vaso sanguíneo. Esto significa que disminuye la pulsación arterial, entra menos LCR en el espacio intersticial del cerebro, lo que reduce el aclaramiento glinfático, y se produce una peor eliminación de sustancias cerebrales de desecho. El envejecimiento también altera la morfología de estructuras clave de los pasillos glinfáticos (astrocitos y acuaporina 4, AQP4), lo que condiciona una mala detoxificación del cerebro. En esta etapa de la vida, la duración y la profundidad del sueño serán un reto para mantener limpios los pasillos cerebrales.

Los medicamentos

Las benzodiacepinas pueden aumentar el sueño, pero reducen las ondas lentas (1-4 Hz, ondas δ) del sueño profundo NREM.

Por lo tanto, ralentizan el flujo glinfático del cerebro y se asocian con la aparición de demencia. Si tomas benzodiacepinas para el insomnio o la ansiedad —como lorazepam (Orfidal), diazepam (Valium), alprazolam (Trankimazin) o clonazepam (Klonopin, Rivotril)—, deberías hablar con tu médico porque tal vez este tratamiento de hoy forme parte de un problema futuro. Los anestésicos, en cambio, mejoran el flujo glinfático, ya que aumentan la actividad de ondas lentas (1-4 Hz, ondas δ) e inducen la vasoconstricción cerebral, que promueve la entrada y el flujo de LCR en el cerebro.

El cacao y la cafeína

Los polifenoles del cacao estimulan la saciedad (GLP-1) y la dopamina. La cafeína que se encuentra en algunos medicamentos también puede alterar los ritmos fisiológicos, ya que provoca «retraso de fase» de la actividad circadiana (te acostarás más tarde).

Se ha demostrado que, cuando se ingiere por la noche, la cafeína suprime los niveles de melatonina, lo que provoca una reducción en la duración del sueño.

El omega 3

El DHA es un tipo de ácido graso omega 3 muy estudiado. Su suplementación mejora los niveles de melatonina nocturnos.

Las patologías que afectan a la limpieza cerebral son:

- Depresión y migraña con aura.
- Enfermedades crónicas: diabetes, hipertensión, aterosclerosis, hepatitis/encefalopatía hepática, epilepsia...
- Enfermedades autoinmunes: esclerosis múltiple, ELA...
- Lesión traumática cerebral (como en el caso de los boxeadores, los futbolistas...) y accidentes cerebrovasculares.

Ahora que conoces los factores y las patologías que alteran la limpieza cerebral, seguro que has deducido que las personas con diabetes, hipertensión o sobrepeso que consumen regularmente alcohol o benzodiacepinas para dormir envejecerán con mayor riesgo de padecer enfermedades neurodegenerativas.

Estrategias para aumentar la función glinfática

El latido del corazón, el pulso arterial y la respiración estimulan el sistema glinfático. Te invito a que aproveches estos nuevos conocimientos, reflexiones y sumes los que creas más oportunos para conseguir una buena salud mental, motivación y envejecer con salud.

Existe una gran variedad de opciones de estilo de vida que permiten impulsar el flujo de limpieza cerebral, pero lo más importante es optimizar la higiene del sueño, el ejercicio físico, la dieta y el sistema nervioso parasimpático. Veámoslos.

Optimiza la higiene del sueño

La forma más simple de optimizar la eliminación de desechos en el SNC es durmiendo bien. Cada noche, el sistema glinfático nos ofrece su promesa neuroprotectora para tratar y prevenir enfermedades —dolor crónico, depresión, ansiedad, alzhéimer, párkinson...— o mejorar nuestra salud y bienestar, ya que en ese momento es cuando se impulsa su función de limpieza cerebral.

Hace unos días, mi hija me dijo: «Dormir es perder el tiempo, papi». Reconozco que de joven también lo pensaba, pero ahora ya sabemos que la cantidad y la calidad del sueño son claves para el aprendizaje, la memoria, el crecimiento corporal y la distribución y el suministro de energía cerebral (glucosa, lípidos, aminoácidos), además de su reparación. «Cariño, necesitamos dormir», le respondí.

Todas las intervenciones de estilo de vida o farmacológicas que favorezcan el sueño nocturno mejorarán las funciones glinfática, intestinal e inmunitaria.

En este apartado voy a enumerar los hábitos indispensables para tener una buena higiene del sueño. Muchos te extrañarán, pero los entenderás a medida que avances en el libro y, así, les darás importancia en tu vida:

- Duerme entre siete y ocho horas cada noche, mejor sobre el lado derecho, y sigue un horario regular de sueño: vete a la cama y despiértate siempre a la misma hora, incluido el fin de semana. Lo ideal es que descanses en una habitación fresca (a unos 18-19 °C), silenciosa, a oscuras (usa un antifaz, si es necesario) y con unas sábanas y un colchón cómodos y transpirables.
- Exponte a la luz natural del sol para impulsar los ritmos circadianos. Dar permiso a tus ojos para que vean la luz natural treinta minutos después del amanecer y treinta minutos después de la puesta del sol son estímulos retino-hipotalámicos que favorecen la liberación de melatonina y el descanso nocturno profundo.
- Reduce la exposición a la luz artificial de noche, con la llegada de la oscuridad y el inicio de la fabricación de melatonina.
- Evita los aparatos tecnológicos una o dos horas antes de acostarte, ya que la luz azul que emiten bloquea la producción de melatonina. Entre tú y yo, un día conocí a una persona que, antes de irse a dormir, leía un libro con el *e-reader* (aunque los hay de papel) y otra que miraba el móvil sentada en la cama, como si se hubiera propuesto perjudicar hasta el último momento el sueño profundo y la activación del sistema inmunitario.
- Detén la conexión wifi y no conectes el despertador (mejor si es de pilas) ni aparatos electrónicos en la habitación donde duermes.
- Usa gafas protectoras de la luz azul durante el día (si no estás expuesto a la luz del sol) y dos horas antes de acostarte (si te expones a luz artificial o miras aparatos electrónicos) para mejorar la fabricación de melatonina.
- Limita la siesta a entre veinticinco y treinta minutos como máximo, y no te la eches después de las tres de la tarde.

- Toma un baño frío por la mañana y/o un baño caliente antes de acostarte.
- Evita las sustancias estimulantes como el tabaco, el alcohol y la cafeína al final de la tarde. Limita el consumo de cafeína —café, mate, té verde, té negro, guaraná, chocolate...— a las mañanas, ya que el organismo tarda unas doce horas en metabolizarla y podría afectar al sueño.
- Cena algo ligero antes de que oscurezca.
- Incluye una rutina relajante antes de acostarte —leer, meditar, escuchar música, la radio o un pódcast, terapia cognitiva conductual—, pero nunca lo hagas en la cama, ya que el cerebro debe saber que allí solo se va a dormir.
- Practica ejercicio aeróbico regular en la primera mitad del día, pues mejora la calidad del sueño.
- Evita el ejercicio físico o las actividades estimulantes a última hora del día, ya que pueden perjudicar al sueño. ¿El sexo? El sexo es la excepción. Cuando te apetezca tener sexo, pídele permiso a tu hipotálamo y tira aunque sea de madrugada o toda la noche, incluso en la cama.

Durante estos últimos años, el aprendizaje de la importancia que tiene el sueño ha sido una revelación para mí. Y aquí estoy, para dar fe de esta guía basada en evidencias científicas y confesar que me esfuerzo a diario para no mirar el móvil en el baño antes de acostarme, no encender las luces después de que anochezca y cenar pronto. Me he dado cuenta de que, si no lo hago bien, al día siguiente no soy el mismo. También confieso que, a pesar de creer que dormía muy bien, mi descanso nocturno comenzó a mejorar cuando incorporé las gafas rojas de protección de la luz azul (nos gusta ver la televisión después de cenar) y el antifaz.

Optimiza el ejercicio físico

Cuando no estás durmiendo, la clave para la salud cerebral es el ejercicio físico, en especial si tienes factores de riesgo glinfático como el sobrepeso, la hipertensión o el envejecimiento. Los estudios confirman que es un fuerte regulador de los ritmos circadianos por su influencia en la liberación de serotonina y del neuropéptido Y.

El ejercicio físico voluntario y salir a correr mejoran la secreción de factores neuroprotectores (IGF-1, BDNF, VEGF), favorecen la plasticidad sináptica y la barrera hematoencefálica del cerebro, e impulsan el sistema cardiorrespiratorio, el flujo sanguíneo y la depuración glinfática del cerebro.

Hoy conocemos la cronoactividad y la crononutrición como herramientas que debes aprovechar para responder a la pregunta del «cuándo»:

- ¿Cuándo es mejor hacer deporte?
- ¿Cuándo es mejor comer?
- ¿A qué hora es mejor programar la sesión de ejercicio físico para maximizar sus beneficios: a las siete de la mañana, a mediodía o a partir de las siete de la tarde?

Sinceramente, la mejor hora para practicar deporte será aquella que sepas que cumplirás, pero voy a darte un truco por si quieres adelgazar o sentirte con más energía matutina, adelantando tu reloj biológico, o bien si quieres sentir más energía por la tarde, atrasando tu reloj biológico (trabajo nocturno).

Si mañana quieres levantarte con energía, renovado, motivado y clarividente, haz hoy deporte a las siete de la mañana (antes de desayunar) o bien entre la una y las cuatro de la tarde (antes de comer). Aprovecha cualquiera de estos dos momentos, ya que la función mitocondrial y la fuerza muscular son más sensibles a las señales de baja energía y nos permiten restablecer la conexión entre los genes musculares y el reloj circadiano.

Mi momento preferido es antes de comer. Esa es la hora a la que salgo a correr o hago entrenamientos de intervalos de alta intensidad (HIIT) en el jardín, sin camiseta, ya sea expuesto al sol, al frío o a la lluvia.

Si haces deporte entre las siete de la tarde y las diez de la noche, al día siguiente te levantarás menos clarividente y más somnoliento, pero sentirás más energía durante la tarde. En esta franja horaria, la fuerza muscular y la función mitocondrial alcanzan su punto máximo, así que programar las sesiones al final de la tarde podría interesar a las personas con resistencia a la insulina, niveles elevados de glucosa, problemas cardiovasculares o diabetes tipo 2. Por otra parte, si lo que quieres es adelgazar, aprovecha la franja horaria de las 19 a las 22 horas, ya que, en comparación con cualquier otro momento, realizar actividad física entre moderada y alta entre esas horas consigue reducir un 25 % más la resistencia a la insulina. Estudios recientes aclaran que las personas que realizan ejercicio físico de alta intensidad entre treinta minutos y cuatro horas antes de acostarse y no tienen inflamaciones de bajo grado (sobrepeso, diabetes, hipertensión, etc.) podrían ver disminuido su sueño de fase REM, pero no se interrumpirían las horas totales de sueño.

Esta franja tardía también la recomiendo a quienes trabajan por turnos y desean resetear su ritmo circadiano para adaptarse al nuevo horario sin empeorar su resistencia a la insulina, controlar los niveles de glucosa, prevenir enfermedades metabólicas e iniciar la jornada con más energía y mejor rendimiento a pesar de trabajar de noche.

Optimiza la alimentación

En una reciente revisión sistemática (Arab, A., 2022) se han comprobado los efectos que tiene la dieta para favorecer el buen descanso nocturno y la limpieza glinfática.

Tendrás un sueño menos reparador y con más despertares nocturnos si sigues una dieta baja en fibra, alta en grasas saturadas (carne y lácteos de origen animal) y azúcares, y si tomas bebidas estimulantes doce horas antes de acostarte.

Dormir bien se ha asociado con la mejora de la diversidad de bacterias sanas en el intestino mediante el consumo de alimentos fermentados y la ingesta suficiente de fibra, junto con unos niveles adecuados de vitamina D3, hierro, zinc, magnesio y triptófano, el aminoácido precursor de la serotonina y la melatonina.

Antes las abuelas decían «Un vaso de leche y a la cama», ¡y funciona! La leche de vaca es rica en triptófano y además eleva la insulina por el efecto de la caseína y la lactosa. Los lácteos pueden conseguir que nos durmamos rápido porque facilitan la entrada del triptófano en el cerebro y su conversión en serotonina y melatonina.

En la actualidad, gracias a recientes revisiones sistemáticas (Chitra, P., 2021), se ha descubierto que, si ingerimos lácteos de origen bovino, perdemos más que ganamos, ya que las proteínas y sus derivados —la β-caseína bovina (A1) y la β-casomorfina-7 bovina (BCM-7)— provocan graves efectos opiáceos, metabólicos e inflamatorios. Esto es muy fuerte, así que volveremos a hablar de ello en el apartado dedicado a la lactosa.

En el desayuno, que no falten la cafeína (café, té verde, té negro), el cacao y el triptófano. Los alimentos ricos en triptófano —como nueces, almendras, pistachos, anacardos, cacao, avena integral, yogur, queso de oveja o de cabra y legumbres— son una magnífica elección: una vez digeridos y absorbidos, el triptófano circulante en sangre estará dispuesto a entrar en el cerebro por la noche y se convertirá en serotonina, que, al final, se transformará en melatonina.

Para la cena, lo ideal es que aumente la glucosa. Te recomiendo que elijas hidratos de carbono de alto índice glucémico, como tubérculos y legumbres cocinados sin enfriar. Minutos después de ingerirlos, notarás la consecuente subida de insulina que facilita el paso a placer del triptófano hasta el cerebro, mientras otros aminoácidos con los que competía se envían hacia los músculos.

Para la cena elige proteínas de origen vegetal —miso, tofu, tempeh, Heura, quinoa, cereales integrales— y evita el alcohol y las proteínas animales, pues son ricas en los aminoácidos con los que compite el triptófano para llegar al cerebro cruzando la barrera hematoencefálica (leucina, valina, isoleucina...).

Para una mayor duración y calidad del sueño, lo ideal es que consumas cereales integrales —avena o centeno, por ejemplo— con lácteos fermentados —queso, yogur, kéfir—, kiwi, cerezas ácidas y pescado azul.

Finalmente, te pediría que añadas sal (sodio) a tu vida. La ingesta de sal o de alimentos salados puede influir en el equilibrio de los fluidos corporales al aumentar la vasopresina, la hormona del hipotálamo que puede estimular el flujo glinfático cerebral. Necesitamos una pequeña elevación del sodio en sangre que aumente la osmolalidad para estimular los osmorreceptores hipotalámicos que enviarán señales tanto al centro de la sed como al centro regulador de la producción de vasopresina del cerebro. Para recuperar la concentración plasmática de sodio (osmolalidad), la respuesta que nos dará será un aumento de la sed, retención de líquidos, menor producción de orina (más concentrada) y un aumento del flujo glinfático.

No tomes procesados. Añadir sal (sodio) a tu vida significa consumir bacalao, anchoas, aceitunas, miso, salsa de soja, frutos secos salados o sal para cocinar. Recomiendo la sal yodada, marina, Maldon o del Himalaya.

No bebas más de tres litros de agua al día o mucha de golpe. Evita las bebidas hipotónicas, como la cerveza, porque reducen la osmolalidad y aumentan la diuresis, con lo que irás más veces al baño, fabricarás menos vasopresina y limpiarás peor el cerebro.

Añadir alimentos ricos en sodio a tu dieta puede aumentar la osmolalidad. De ese modo, el agua saldrá de las células a favor del gradiente osmótico, lo que impulsa la limpieza glinfática del cerebro. Todo esto lo veremos con detalle cuando hablemos de la hidratación.

Nota: no te recomiendo que aumentes la ingesta de sal si eres hipertenso o padeces problemas cardiacos o renales, artritis reumatoide, osteoporosis, obesidad o cáncer de estómago o de colon.

La crononutrición se basa en el conocimiento de que una misma comida consumida en diferentes momentos del día produce respuestas neuroendocrinas diferentes debido a las variaciones circadianas en la absorción y la utilización de la energía.

Presta atención a «cuándo comes» para sincronizar los relojes periféricos de órganos y tejidos con el reloj central del núcleo supraquiasmático del hipotálamo. Las mejoras son muy rápidas.

¿A qué hora es mejor programar las comidas para maximizar los beneficios de la alimentación? Un dicho popular rezaba: «Desayuna como un rey, almuerza como un príncipe y cena como un mendigo». No es el «cuánto comes» a lo largo del día, sino el «cuándo» lo que regula el reloj central para un buen control neuroendocrino.

Un buen desayuno mantiene el hambre bajo control todo el día. Si cenas mucho en vez de desayunar bien sentirás menos saciedad (menos leptina) y más hambre (grelina más elevada), lo que puede provocar un mayor riesgo de ganar peso y aumentar la glucosa y la insulina en sangre. ¿Sabías que un plato de lentejas o de arroz puede elevar más la glucosa según a qué hora te lo comas?

El apetito sigue un ritmo circadiano diurno. Te recomiendo que escuches a tu cuerpo y respetes sus horarios para dormir mejor. Hay personas que dicen que necesitan desayunar en cuanto se levantan de la cama, pero creo que lo ideal es hacerlo una hora y veinte minutos después de despertarse y ver la luz diurna, justo cuando el reloj periférico del estómago empieza a fabricar grelina. Desayuna cuando notes hambre; si despiertas a las siete de la mañana, por lo general será sobre las ocho y veintitrés o veintiséis. Y recuerda que es más beneficioso un desayuno abundante que una cena copiosa. Si desayunas hacia las ocho de la mañana, estarás más activo, atento y saciado durante todo el día que si lo haces más tarde, porque a esa hora se consiguen niveles postingesta más elevados de adrenalina y noradrenalina, y más bajos de grelina.

Almuerza entre la una y las tres de la tarde; es un buen momento y no afecta al descanso nocturno. Los que lo hacen después de las cuatro de la tarde tienden a ganar peso o a no perderlo.

Cena como mínimo dos horas antes de acostarte, idealmente aún de día (que no haya anochecido). Las personas que cenan después de las ocho de la tarde suelen tener problemas afectivos, psicosociales y cognitivos, como distrés, ansiedad o depresión, y tienden a comer en exceso y sin control a partir de las cinco de la tarde como respuesta a emociones negativas y situaciones de estrés. Es casi seguro que, si ayer cenaste a las diez de la noche, hoy no te aguantas ni a ti y has tenido que merendar algo dulce o tomar alcohol a pesar de saber que no deberías haberlo hecho. Hoy ya no puedes remediarlo: cuando engañas a tu cerebro, pierdes el control. Recuerda que tú llevas el timón del barco: cuanto más tarde cenes y más cerca sea de la hora de irte a dormir, peor control neuroendocrino tendrás, más se elevará la glucosa en sangre en las siguientes comidas y te costará menos ganar peso o, si tienes diabetes tipo 2, esta empeorará. No molestes al cerebro: la glucosa en sangre y la melatonina no deben coincidir.

Cuando oscurece, el cerebro empieza a fabricar melatonina para dormir, mejorar la limpieza cerebral y activar el sistema inmunitario. Por lo tanto, haz el favor de no molestar a tu hipotálamo picando algo, pues exiges que se active la digestión justo en el importante momento en que la energía ya estaba preparada para la reparación y el descanso nocturnos. La gente que come en el sofá viendo la tele justo antes de acostarse se levanta con el pie izquierdo al día siguiente.

Si tienes turno de noche, te recomiendo que no comas nada en el trabajo. Aprovecha para ayunar y no desincronices aún más tu reloj circadiano.

Y aquí va otro consejito: sáltate la cena. Esto te lleva a un nivel avanzado. Crear un déficit energético cuando despiertes es un tipo de ayuno intermitente óptimo para aumentar la hipocretina (orexina) por la mañana y reducir la glucosa y la leptina durante el día, así como para activar el sistema glinfático de noche. El ayuno intermitente aumenta también la síntesis de serotonina en el intestino, lo que facilita su conversión en melatonina.

Mi padre, que era diabético tipo 2 y se medicaba, me decía: «Si me salto la cena, ¿puedo desayunar y almorzar todo lo que quiera sin contar calorías?». «Sí, es lo que te he contado, papá. De noche, no molestes al reloj central». En dos años adelgazó veinte kilos y dejó atrás la diabetes, las apneas del sueño y la hipertensión. Ahora, con sesenta y nueve años, cuando le preguntan qué ha hecho para estar tan joven, él dice: «Sigo lo crononutrición y la cronoactividad, lo que explica mi hijo. ¡Seguidlo!». ¡Ja, ja, ja, ja! (Un día os contaré la otra parte).

Optimiza el sistema nervioso parasimpático

Me gustaría compartir brevemente varias formas de optimizar el SNP. Encontrarás más información en el capítulo 7.

- **Estimulación del nervio vago.** Su estimulación libera acetilcolina, un neurotransmisor que inhibe la liberación de citoquinas proinflamatorias del sistema inmunitario y mejora el flujo de entrada glinfático, lo que permite tratar eficazmente patologías como las migrañas. La estimulación del vago es un tratamiento aprobado por la Food and Drug Administration (FDA) de Estados Unidos para la epilepsia refractaria, la depresión resistente al tratamiento farmacológico, las cefaleas en brotes y la migraña. Además se ha propuesto como una opción terapéutica en una lista cada vez mayor de afecciones que incluyen la enfermedad de Alzheimer, el trastorno bipolar y la obesidad, entre otras.
- **Respiración.** Los ciclos pulsátiles relacionados con la respiración son otro factor que impulsa el flujo glinfático. El flujo de líquido venoso centrípeto, que crece con el ritmo respiratorio, puede aumentar el espacio venoso e impulsar el flujo de salida glinfático.
- **Práctica de terapias cuerpo-mente.** Incluyen la hipnosis, el yoga, la meditación, el mindfulness, las imágenes mentales, la biorretroalimentación, la relajación muscular progresiva y el taichí. Sus efectos terapéuticos se deben a la activación del SNP (aumento del tono vagal) y a la disminución de la activación simpática, lo que reduce la noradrenalina e induce las ondas lentas (δ) que promueven la limpieza glinfática.

Contrae las pupilas

La luz potencia la biología. En recientes estudios se ha comprobado que la contracción de las pupilas debido al estímulo lumínico desencadena un aumento del flujo glinfático del ojo que limpia los tóxicos de la retina y del nervio óptico. Simultáneamente, contribuye a la limpieza y la vigilancia inmunitaria del sistema glinfático del cerebro, tan necesarias para el aprendizaje y la memoria.

Cada vez que los ojos reciben el estímulo de la luz, la pupila se contrae y se produce un bombeo del flujo glinfático ocular. El SNP es el responsable de que la pupila y el músculo ciliar se contraigan ante ese estímulo (también con la visión cercana), lo que previene que la luz pueda lesionar los fotorreceptores de la retina e impulsa la limpieza glinfática ocular.

Esto nos hace pensar que el SNP es clave para que el ojo se limpie durante el día tal como lo hace para limpiar el cerebro de noche.

Las fuentes de luz artificiales emiten un espectro de luz desequilibrado (exceso de luz azul y ausencia de luz roja) que causa fatiga visual, dolor de cabeza y cansancio. Si no te expones a la luz natural diurna o si tienes estrés crónico y duermes mal, el control del sistema nervioso vegetativo de los ojos se alterará y no bombearán impulsos glinfáticos por la falta de contracción parasimpática de la pupila.

Algunos de mis pacientes me dicen: «Xevi, la luz solar me molesta mucho, necesito gafas de sol porque tengo la vista muy sensible». Y yo respondo: «No es cuestión de ponerse o no gafas de sol. El SNP nos protege al contraer las pupilas. Para ello, o bien nos exponemos más al sol durante el día o nos reconciliamos con el SNP, activando el nervio vago o reduciendo el estrés. Al final, el acúmulo en la retina y en el nervio óptico de proteínas β-amiloides y otros productos de desecho oculares se asocian a la pérdida de visión, la degeneración macular o el glaucoma en un futuro». Y suelen responderme «Vale» antes de coger el móvil y volver a ponerse las gafas de sol, ¡ja, ja, ja, ja!

Por eso recomiendo tanto a niños como a adultos las gafas que bloquean la entrada de luz si miran las pantallas o mientras usan luz artificial, para mejorar su energía y atención.

Terapias emergentes de neuromodulación

Actualmente, las personas pasamos más del 87 % del tiempo en interiores. Si vivimos en este mundo, debemos alinear los ritmos circadianos normales con patrones naturales de luz diurna y oscuridad nocturna evitando, si es posible, el trabajo en turnos de noche o siestas demasiado largas durante el día. Las personas que sufren enfermedades inflamatorias y neurodegenerativas pueden mejorar las inflamaciones, los niveles de melatonina, la limpieza cerebral y el estado de ánimo con terapias emergentes, como la estimulación magnética transcraneal (TMS), la estimulación eléctrica transcraneal (TES), la terapia electroconvulsiva (ECT), la fotobiomodulación (PBM), la estimulación transcraneal por ultrasonido (TUS), la estimulación cerebral profunda (DBS) y la estimulación del nervio vago.

- **Terapias lumínicas.** La fotobiomodulación utiliza la luz para irradiar áreas específicas del cerebro con efecto antioxidante y antiinflamatorio, y mejorar el metabolismo energético y la circulación sanguínea local. Algunos ejemplos estudiados son:
    - La terapia matutina de luz brillante (no tenue) de 2.500 lx durante veinte minutos mejora la fabricación de serotonina de día y de melatonina por la noche.
    - La terapia de luz brillante entre las cinco de la mañana y las cinco de la tarde avanza el reloj circadiano, hace que tengas sueño antes y que tardes menos en dormirte (reduce la latencia de sueño).
    - La terapia de luz programada de 3.000-4.000 lx durante una hora, antes de que se vaya el sol, entre una y cuatro horas antes de dormir mejoró el insomnio y redujo el movimiento nocturno en pacientes con párkinson.

- La terapia de luz brillante con una fuente de luz de espectro completo de 10.000 lx durante entre treinta y noventa minutos una hora después de despertar consigue que adelantes la hora de acostarte y mejora el insomnio. Aplicar esta misma luz una hora dos veces al día durante dos semanas mejoró a pacientes con párkinson en comparación con un luz roja tenue (< 300 lx).
- La terapia de luz roja (600-800 nm) e infrarroja (810-850 nm) aplicada sobre la piel mejora la función mitocondrial (citocromo c oxidasa), la producción de energía (ATP) y el óxido nítrico. Es una prometedora terapia emergente para reducir las inflamaciones y activar el sistema inmunitario, entre otras. Recientes investigaciones del Lighting Research Center (LRC) y el Light and Health Research Center (LHRC) de Nueva York han demostrado que la estimulación con una luz roja parpadeante a 40 Hz aplicada sobre los ojos abiertos aumenta las oscilaciones gamma del cerebro, lo que mejora la atención, la concentración y la memoria al tiempo que reduce la somnolencia y la fatiga, pues activa la microglía y el sistema glinfático. La actividad de las ondas cerebrales γ es una frecuencia neuroprotectora asociada con el aprendizaje y la memoria.

- **Terapias auditivas (ritmo binaural de 40 Hz).** El entrenamiento del sistema auditivo a través de un tono de 40 Hz reduce la acumulación de proteína amiloide en toda la corteza a través de un mecanismo dependiente de glía y vascular. En estudios recientes se ha descubierto que la estimulación auditiva rítmica puede impulsar las oscilaciones lentas que profundizan en el sueño de ondas lentas y que mejora procesos neurofisiológicos como la memoria, el metabolismo de la glucosa, la liberación de hormonas y el apoyo inmunitario, todos ellos relacionados con esta etapa del sueño (3NREM). Se recomienda escuchar estos sonidos antes de acostarse como estrategia para activar el sistema parasimpático, consolidar la memoria durante la noche y mejorar la inmunidad y la salud hormonal. Las personas con alzhéimer tienen actividad γ disminuida en el cerebro, así que ambas estrategias son actualmente vías de mejora esperanzadoras para evitar el acúmulo de toxinas (β-amiloides) y el progreso de esta enfermedad neurodegenerativa.

Trata las causas subyacentes que empeoran el sistema glinfático

Si quieres mejorar el sistema glinfático, puedes tratar las causas que lo empeoran. Te detallo cómo hacerlo:

- **Dolor e inflamaciones.** Puedes tratarlos con hipnosis, acupuntura, estimulación magnética transcraneal, masajes, osteopatía, magnetoterapia, terapia neural, etc.
- **Trastornos del sueño, como el síndrome de las piernas inquietas.** ¿Eres de los que necesitan mover los pies durante la noche, te destapas y los sacas fuera de las sábanas? Si además durante el día tienes la sensación de que necesitas mover los pies para sentirte aliviado (sensación que empeora si estás quieto) es importante que busques el origen de las «piernas inquietas», como la falta de dopamina, GABA, vitamina D3 o hierro.

  Los tratamientos con agonistas dopaminérgicos (pramipexol, 0,375 mg/día), pregabalina (300 mg/día), suplementos de hierro (15 mg/día) y vitamina D3 (10.000 UI/día) se indican con éxito para tratar el síndrome de las piernas inquietas, ya que aumentan la entrada de líquido cefalorraquídeo al cerebro e impulsan la función glinfática.

  El neurofisiólogo se encargará de realizar el diagnóstico y el seguimiento (polisomnografías, análisis, etc.) para valorar la eficacia de los tratamientos que te he propuesto y descartar enfermedades renales, diabetes tipo 2, migraña o trastornos neuropsiquiátricos, o bien de identificar ciertos medicamentos (antidepresivos, antihistamínicos y antagonistas de la dopamina) que causan o empeoran el síndrome de las piernas inquietas.

- **Envejecimiento y enfermedades crónicas (diabetes, aterosclerosis).** La asociación de la edad con la disfunción glinfática puede explicarse por dos motivos: uno sería la mala calidad del sueño, despertares y menor duración de las ondas cerebrales lentas del sueño profundo (NREM). Podemos mejorarlas si optimizamos la síntesis de melatonina en la glándula pineal (extracelular) y en las mitocondrias de las neuronas (intracelular). El otro motivo se explica por la rigidez o la falta de flexibilidad de las arterias cerebrales (elastina) al envejecer, ya que disminuyen la pulsatilidad arterial, el flujo linfático y la detoxificación cerebral. Puedes mejorar el envejecimiento cerebral y vascular si te mantienes activo físicamente, restringes las calorías, sigues una dieta baja en hidratos de carbono y, por ejemplo, si cada mañana desayunas un té verde y un yogur/kéfir de cabra (u oveja) con fresas y semillas de fenogreco trituradas. Suplementos como Bio-Fisetin (Life Extension) o CogniFuel (Nutrined) impulsan este efecto *antiaging* del cerebro.

Analíticas para detectar los biomarcadores de la interacción entre la neuroinflamación y los receptores de las neuronas dopaminérgicas

- Factor de necrosis tumoral (TNF-α), factor de crecimiento epidérmico (EGF), factor de crecimiento transformante α (TGF-α) y TGFβ1, β2-microglobulina.
- PCR.
- IL-1β, IL- 6, IL-2, INF-γ.
- Linfocitos L-TH17.

Si estos biomarcadores están más elevados de lo normal quiere decir que estás inflamado. Tu conducta, foco y constancia se verán alterados, y supongo que tendrás otros problemas derivados de la falta de actividad en los circuitos de las neuronas dopaminérgicas. Por ejemplo, las piernas inquietas. ¿Eres de los que, cuando se van a dormir, sacan los pies de las sábanas?

Biomarcadores para saber si tienes neurodegeneración

Los biomarcadores precoces que te recomiendo sirven para diagnosticar una enfermedad neurodegenerativa décadas antes de que aparezcan los síntomas y también para utilizarlos como seguimiento de la eficacia de los tratamientos y las mejoras obtenidas con los hábitos de vida.

En sangre, valora:

- Péptidos β-amiloide 42/40 (Aβ 42/40).
- pTau.
- Cadena ligera de neurofilamentos (NfL).
- GFAP.
- Il-6.

Se utilizan la resonancia magnética nuclear (RMN) y la tomografía por emisión de positrones (PET) para rastrear imágenes patológicas y el metabolismo cerebral respectivamente.

El aumento de estos parámetros en personas sanas indica daño neuronal incluso décadas antes del diagnóstico de la enfermedad neurodegenerativa. Tranquilos, sigue leyendo, que tenemos tiempo para revertirlo todo.

Suplementos naturales que mejoran la limpieza cerebral

Impulsa la limpieza cerebral con suplementos para:

- Reducir la actividad de la noradrenalina del sistema nervioso simpático (β-bloqueantes).
- Aumentar la melatonina.
- Aumentar la fase 3 del sueño profundo (NREM).
- Reducir las inflamaciones.

¿Y cómo sé qué suplementos me convienen?

Suplementos para reducir la actividad de la noradrenalina (β-bloqueantes)

¿Cómo puedo saber si debo utilizar β-bloqueantes? Son medicamentos que bloquean los receptores β-adrenérgicos de las hormonas del estrés (adrenalina y noradrenalina) y se recetan con éxito para la angina de pecho, las arritmias, la hipertensión, la ansiedad, el glaucoma o las migrañas. Estos medicamentos son una muy buena oportunidad terapéutica porque estimulan el flujo glinfático del cerebro de todos estos pacientes y previenen los trastornos cognitivos o neurodegenerativos que se asocian a estas patologías, ya que, al reducir la actividad de las hormonas del estrés (adrenalina y noradrenalina), mejora la limpieza de tóxicos del cerebro. Si padeces estas patologías, te recomiendo los siguientes alimentos, especias y suplementos naturales que imitan este efecto β-bloqueante:

- Plátanos, aguacates y agua de coco (ricos en potasio).
- Apio, ajo, verduras de color verde (magnesio, ácido fólico y potasio).

- Hibisco, azafrán.
- Nueces, legumbres, sandía (arginina).
- Pescado azul (salmón, sardinas, boquerones): tomar dos veces por semana o suplementar ácidos grasos poliinsaturados omega 3, 2 g/día de EPA (omega 3).
- Bayas de espino blanco (espino albar o *Crataegus monogyna*): suplementos como Espino blanco ST 750 (CFN) 2/día o BP Defense (KAL), uno al día.

Suplementos para aumentar la melatonina

Necesitas saber si el problema es la falta de melatonina o de sueño profundo. ¿Debes tomar melatonina? Sabrás que te falta si:

- A la hora de ir a dormir no tienes sueño: te acostarás tarde y dormirás seguido las cuatro primeras horas, pero te despertarás en mitad de la noche antes de que suene el despertador, reduciendo las horas totales de sueño y la limpieza cerebral.
- Te sientes triste, ansioso y con hambre emocional a partir de las cinco de la tarde o por la noche (la melatonina debería eliminar la sensación de hambre).
- Tienes molestias en la parte alta del sistema digestivo, como ardor de estómago y reflujo gastroesofágico, sobre todo de noche. Tal vez padezcas infecciones o inflamaciones de repetición.
- Sufres alteraciones de la termorregulación. Durante el día se activan el SNS y el HHA, aumentan las hormonas del estrés (cortisol y noradrenalina) y se reduce la melatonina, con lo que la temperatura corporal aumenta un grado durante la vigilia. Esto sería lo normal. Por la noche, la temperatura corporal va disminuyendo al tiempo que aumenta la fabricación de melatonina y la sensación de sueño. A las tres de la madrugada el pico máximo de melatonina coincide con el momento en que tenemos la temperatura corporal más baja. Si te falta melatonina, el cuerpo no se enfriará bien de noche y se alterará la termorregulación (calor o sofocos).

Si te sientes identificado con la falta de melatonina, consulta la página 288, donde detallo las dosis, el momento y el tipo de melatonina que debes tomar como suplemento para tu caso concreto.

Suplementos para aumentar la fase 3 del sueño profundo (NREM)

Sabrás que no entras en sueño profundo NREM (ondas lentas) y tienes exceso de noradrenalina o falta de GABA si padeces síntomas reveladores como los siguientes:

- Bruxismo (apretar los dientes).
- Contracturas frecuentes o cefalea tensional.
- Hinchazón abdominal, irritabilidad…
- Tardas más de veinte minutos en conciliar el sueño y, cuando consigues dormirte, te despiertas antes de que pasen las primeras cuatro horas. A continuación, tu mente se activa y le da vueltas a tus preocupaciones.

El suplemento natural que recomiendo para reducir la noradrenalina y aumentar el GABA contiene magnesio, glicina, pasiflora, vitamina B6, espino blanco y ashwagandha.

- **Magnesio.** En una reciente revisión científica se ha confirmado que el magnesio aumenta las ondas lentas del sueño profundo (fase 3 NREM) y estimula el GABA, lo que ayuda a dormirse antes, sin interrupciones, y a despertarse con sensación de descanso. Dosificación: magnesio bisglicinato, 320-900 mg/día.
- **Glicina.** Se difunde pasivamente a través de la barrera hematoencefálica y puede mejorar el sueño profundo NREM. Además, reduce la temperatura corporal basal y la del hipotálamo tal como lo consigue la melatonina, tan necesaria para activar el flujo glinfático.
- **Pasiflora y aswagandha.** Aumenta el neurotransmisor GABA y mejora el sueño profundo NREM, estimulando el sistema glinfático del cerebro.
- **Vitamina B-6 (piridoxal-5-fosfato).** Es un cofactor en la síntesis de GABA y melatonina.

El suplemento que recomiendo es NREM sleep (Xevi Verdaguer). Dosificación: uno al día antes de acostarse. Como ves, no incluyo en esta fórmula propuestas populares como valeriana, tila, camomila, melisa, etc., por falta de evidencias científicas en estudios realizados en humanos.

Suplementos para reducir las inflamaciones

Estos suplementos reducen el cortisol y ofrecen mejoras cognitivas y en la calidad del sueño (juntos o de forma individual):

- **Fosfatidilserina (PS).** Está presente en los huevos, la soja, las alubias o los frijoles blancos, el pollo, la caballa, el arenque, las anchoas, el salmón, la sepia, el bacalao y en el cerebro, el hígado o el riñón.
  Recomiendo: PS 100 (Life Extension), 100 mg, tres veces al día durante tres meses.
- **Ácidos grasos poliinsaturados omega 3 (EPA y DHA).** El consumo habitual de pescado azul y los suplementos omega 3 (EPA y DHA) tienen efectos protectores antiinflamatorios, neurocognitivos, inmunitarios y resincronizadores de los ritmos circadianos.

Las mejores fuentes de omega 3 (EPA-DHA) en la dieta son el pescado azul (salmón salvaje, caballa, atún, sardinas, anchoas, boquerones, arenque), la trucha y el bacalao.

Estas grasas sanas mejoran la calidad del sueño, reducen la neuroinflamación y promueven la eliminación de amiloide-β mediante la facilitación de la función glinfática dependiente de acuaporina-4 (AQP4). El EPA tiene gran actividad antiinflamatoria, pero el DHA es la grasa omega 3 que tiene un mayor impacto en la sincronización de los ritmos circadianos, probablemente por su mayor presencia en los tejidos de la retina y la glándula pineal. El DHA mejora la coordinación en estos tejidos durante las variaciones de luz/oscuridad con la síntesis de serotonina y melatonina (enzima arilalquilamina N-acetiltransferasa) y ha demostrado conseguir que te duermas más rápido (disminución de la latencia del sueño) y más seguido (eficiencia del sueño), sin despertarte.

Para optimizar el descanso nocturno y los ritmos circadianos te interesa valorar la ratio omega 6/omega 3, en especial la AA/DHA.

- **Omega 6 y ácido araquidónico (AA).** En la actualidad, la mayoría de la gente tiene un desequilibrio omega 6-omega 3 del 16:1, cuando lo ideal sería tener una ratio omega 6-omega 3 del 1:1 (como máximo 4:1). Estudios recientes indican que el exceso de estas grasas omega 6/AA proviene de la ingesta de alimentos de origen animal (cerdo, ternera, pollo) y de alimentos procesados (bollería, pastelería, galletas, «comida rápida», platos precocinados). Debes reducir el aceite de girasol, las margarinas, el maíz, la cebada y toda la carne de ganadería, y los huevos de granja o lácteos de animales estabulados que han crecido a base de cereales como el maíz y la cebada.
- **Omega 3 (EPA + DHA).** De pequeña, mi hija me decía: «Papá, hay gente pescateriana? Yo no quiero ser pescateriana». Pues sí, para conseguir una mayor ingesta de omega 3 a través de la dieta es muy recomendable comer pescado: salmón, atún rojo, sardinas, arenques, caballa, mariscos y algas. También tienen DHA, aunque en menor medida, la carne de pasto, los huevos de gallinas camperas (dígito 1), los ecológicos (dígito 0) o los lácteos y huevos enriquecidos con omega 3.

Un exceso de omega 6 y AA junto con una carencia de omega 3 y DHA en la dieta se asocian con una menor síntesis de la melatonina en la glándula pineal durante la noche. A partir de las cinco semanas, la suplementación de DHA restaura la síntesis nocturna de melatonina. Esto se evidencia con el análisis urinario del principal metabolito de la melatonina, el 6-sulfatoxymelatonin (aMT6).

Por lo general, recomiendo la suplementación de los dos omega 3, especialmente del DHA (Verdaguer). Dosificación: 2 g/día después del desayuno.

Analítica para valorar la ratio omega 6-omega 3

Cuando lo creas oportuno, analízate en sangre el «Estudio de los ácidos grasos en eritrocitos». Es un análisis personalizado que te informa de cómo está la integridad y la fluidez de tus membranas celulares, que varían según lo que comes. Así podrás seguir la evolución de estas ratios siempre que lo desees.

5

La importancia de seguir el ritmo circadiano

Todos los seres que vivimos en la Tierra tenemos un reloj interno que nos ofrece una ventaja evolutiva para anticiparnos y adaptarnos a los constantes cambios y desafíos diarios, en ciclos repetitivos de veinticuatro horas, debido al movimiento de rotación. Seguro que has observado que las plantas mueven sus hojas siguiendo un reloj circadiano y el comportamiento de los animales adaptándose al entorno y a los horarios. Por eso es importante saber cómo debemos actuar los humanos para adaptar nuestros hábitos de vida a las variaciones que se producen durante la noche y durante el día para optimizar nuestra fisiología en el mundo en el que vivimos.

En 2017 se entregó el Premio Nobel en Fisiología y Medicina a tres investigadores estadounidenses especialistas en el estudio de la cronobiología: Jeffrey C. Hall y Michael Rosbash, de la Universidad Brandeis, y Michael W. Young, de la Universidad Rockefeller. Ellos descubrieron los mecanismos moleculares del funcionamiento de los genes que regulan nuestro ritmo circadiano (RC, de *circa*, «alrededor», y *dies*, «un día») o reloj biológico interno. Desde ese momento no han parado de aparecer nuevas investigaciones clave que nos ayudan a comprender el impacto que tienen nuestras decisiones y hábitos diarios en estos genes reguladores (genes Clock) que regulan nuestro reloj biológico interno. Es curioso que el doctor Rosbash recibiera la noticia del presidente del comité del Nobel a las cinco de la madrugada. Era hora de dormir, Michael.

Los ritmos circadianos son las variaciones diarias en el comportamiento y la actividad biológica fruto de la activación de los genes

Clock para adaptar nuestra fisiología al entorno y la rotación de la tierra, en las diferentes fases del día (día-noche), durante un periodo de veinticuatro horas.

La teoría que hay detrás de cómo funcionan los ritmos circadianos es que los hábitos de vida regulares son los que crean unas respuestas fisiológicas anticipadoras que mejoran nuestra habilidad para adaptarnos al entorno y nos ayudan a mejorar la supervivencia.

Para las plantas y los animales, el patrón diario de luz y oscuridad, por un lado, y las temperaturas más cálidas y frías durante el día y la noche, por otro, son señales ambientales que mantienen a los organismos funcionando en un horario regular.

Los seres humanos somos un poco más complejos: los sincronizadores de los ritmos circadianos son señales externas ambientales, como la luz-oscuridad y la temperatura, e internas, como la interacción social, la actividad, la ingesta de alimentos y la temperatura corporal.

Tenemos, pues, unos genes moleculares (genes Clock) que regulan los ritmos circadianos según las señales ambientales para coordinar la fisiología, el metabolismo y la conducta, y disponer de la capacidad de cubrir las necesidades energéticas incesantes de todos los órganos. Por esta razón contamos con una distribución energética repartida de forma circadiana para satisfacer la función de los órganos con más actividad diurna y la de aquellos con mayor actividad nocturna.

Las funciones más costosas a nivel energético se repartirán el combustible en momentos bien distintos en un ciclo de veinticuatro horas. Por ejemplo: el sistema nervioso y la regulación de la temperatura corporal tienen actividad diurna, y el sistema inmunitario la realiza durante la noche.

Los relojes moleculares que regulan el sistema circadiano son:

- Un reloj central situado en el núcleo supraquiasmático (NSQ), que se encuentra en el hipotálamo. El NSQ es el marcapasos circadiano que controla los tiempos de descanso y actividad, la temperatura corporal, el hambre y la secreción hormonal. Ordena los biorritmos con la fabricación de melatonina (en la glándula pineal) si hay oscuridad, o bien manda la activación de los ejes del estrés —hipotálamo-hipófisis-adrenales (HHA) y sistema nervioso simpático (SNS)— y la fabricación de cortisol y noradrenalina (NA), respectivamente, si hay luz solar o luz azul.

- El núcleo supraquiasmático (NSQ), nuestro reloj central, ayuda al organismo a adaptarse a los cambios ambientales sincronizando los relojes biológicos periféricos de todos los órganos, tejidos y células.
- Una red integrada de relojes periféricos. Casi todos los tejidos y células tienen su propio reloj circadiano. Nuestro cuerpo es como una tienda de relojes biológicos, todos ellos sincronizados con las señales ambientales (intestino, hígado, páncreas, riñones, pulmones, músculo esquelético, leucocitos, sistema cardiovascular, piel, tejido adiposo, regulación de la lipólisis, adipogénesis e hipertrofia de los adipocitos). Estos relojes periféricos regulan la digestión, la absorción y el metabolismo de los nutrientes, además del apetito, el gasto y la distribución energéticos para que cada órgano pueda satisfacer sus necesidades y requisitos fisiológicos según el momento del día. Por ejemplo, las células del intestino tienen su propio reloj celular interno y reciben la información del NSQ para sincronizar los estímulos externos (luz y temperatura) con su función. Por eso, la ingesta de alimentos debe coincidir con las horas diurnas, momento en que el estímulo de luz activa las enzimas digestivas y la actividad de la microbiota para digerir y absorber los alimentos. Desayunar cuando todavía está oscuro o cenar de noche es dar una orden que desincroniza tu ritmo circadiano, lo cual tiene consecuencias.

Los ritmos circadianos optimizan la fisiología cuando exponemos el cuerpo a señales externas que este utiliza para sincronizar los sistemas psicológico, neurológico, inmunitario y endocrino.

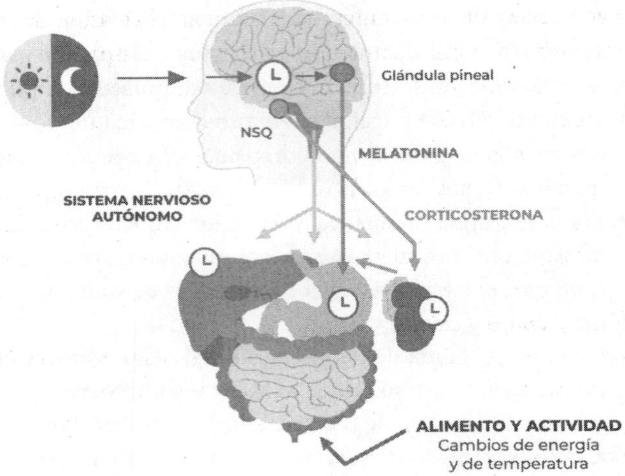

Sincronización circadiana	
Día	**Noche**
Vigilia Actividad Aprendizaje Ejercicio Temperatura corporal ↑ Cortisol ↑ Gasto energético ↑ Adrenalina ↑	**Sueño** Reposo Ensoñaciones Relajación muscular Temperatura corporal ↓ Gasto energético ↓ Melatonina ↑ Reparación celular Funciones antioxidantes Hormona de crecimiento ↑
Alimentación Digestión Insulina ↑ Enzimas gástricos	**Ayuno** Metabolismo basal ↓
Frecuencia cardiaca ↑ Frecuencia respiratoria ↑	Frecuencia cardiaca ↓ Frecuencia respiratoria ↓

Desincronización circadiana	
Día	**Noche**
Sueño Actividad Aprendizaje Ejercicio Temperatura corporal ↑ Cortisol ↑ Gasto energético ↑ Adrenalina ↑	**Vigilia** Reposo Ensoñaciones Relajación muscular Temperatura corporal ↓ Gasto energético ↓ Melatonina ↑ Reparación celular Funciones antioxidantes Hormona de crecimiento ↑
Alimentación Digestión Insulina ↑ Enzimas gástricos	**Alimentación y digestión**
Frecuencia cardiaca ↑ Frecuencia respiratoria ↑	Frecuencia cardiaca ↓ Frecuencia respiratoria ↓

Todos tenemos un reloj maestro en el cerebro, activado por la luz solar, y unos relojes periféricos para la mayoría de los órganos (piel, hígado, intestinos…), activados por diferentes señales.

La mayoría de estos órganos se comunican sinérgicamente entre ellos. Su sincronización es muy importante para regular el sistema inmunitario y los niveles de glucosa, por ejemplo. Si estás cansado, bajo de ánimo o padeces inflamaciones crónicas, antes que nada debes ser conscientes de que, mientras vivas, serás capaz de sincronizarte con los ritmos subyacentes y recuperar la salud. Tranquilo, solo necesitas saber qué estímulos ambientales te permiten comunicarte con tu reloj genético molecular.

Nuestros genes Clock siempre responden a las señales que les llegan por nuestros hábitos de vida, de manera que es importante dar la orden adecuada en el momento oportuno para sincronizarnos y mejorar las funciones circadianas que se producen en los órganos, unos más diurnos, como el sistema nervioso, y otros más nocturnos, como el inmunitario.

Las señales captadas por los genes Clock que controlan nuestros ritmos endógenos con el mundo exterior son:

- Luz-oscuridad.
- Vigilia-sueño.
- Cronofarmacología
- Cronoactividad física
- Alimentación-ayuno.
- Temperatura.
- Actividad-descanso.
- Hidratación, sal.
- Interacción social.

La señal ambiental más influyente para el NSQ del cerebro es la luz-oscuridad. En los órganos periféricos lo son la dieta, los ciclos de alimentación-ayuno, el ejercicio-descanso, el contacto social, la temperatura corporal y la hidratación.

El reloj biológico o los ritmos circadianos bien sincronizados regulan:

- Los patrones del sueño, el ciclo de sueño-vigilia.
- El estado de alerta, el estado de ánimo y el rendimiento físico y mental.
- El metabolismo: liberación hormonal.
- La presión arterial.

- La temperatura corporal.
- El sistema inmunitario: aumento de los linfocitos T reguladores y linfocitos ILC3 (melatonina).
- Las funciones digestivas y la motilidad intestinal.
- La microbiota intestinal. Las oscilaciones diurnas del microbioma en el ciego, el colon y las heces son impulsadas, en parte, por el momento de la alimentación y la entrega de nutrientes al intestino durante veinticuatro horas.
- La fabricación de péptidos antimicrobianos (AMP y *Regenerating islet-derived protein 3* γ, Reg3γ). Una dieta rica en fibra y alimentos fermentados y baja en grasas aumenta la cantidad de *Lactobacillus* en el intestino que interactúan con las células del epitelio intestinal y aumentan, durante las horas diurnas, la expresión del Reg3γ, especialmente el *Lactobacillus rhamnosus*. El Reg3γ es un péptido antimicrobiano fabricado por el epitelio intestinal del íleon (parte final del intestino delgado), con una función antibiótica contra las bacterias Gram + patógenas, que resisten las bacterias buenas, como las especies de *Lactobacillus* (*rhamnosus*, *johnsonii* e *intestinalis*). Este aumento de las bacterias sanas promueve un microbioma sano en el íleon, lo que mejora las inflamaciones de la mucosa y la permeabilidad intestinal, además de que previene el sobrecrecimiento bacteriano en el intestino delgado (SIBO). El consumo de alimentos fermentados como el kéfir, que es rico en *L. rhamnosus*, puede crear un ambiente favorecedor y sinérgico entre la microbiota y el epitelio del intestino.
- La actividad enzimática. La investigación del reloj interno ha ayudado a elegir mejores recomendaciones para favorecer la salud. Por ejemplo, los medicamentos para reducir el colesterol es mejor tomarlos por la noche, ya que los niveles de la enzima a la que se dirige son más altos en ese momento. Lo mismo ocurre con la aspirina en dosis bajas, que se usa para reducir la presión arterial.

Hace unos años, cuando no conocía la cronobiología de los ritmos circadianos, solía recomendar suplementos de enzimas digestivas y probióticos a la mayoría de los pacientes con problemas de intolerancias alimentarias (histamina, lactosa, fructosa, sorbitol) para mejorar la digestión y la absorción de los alimentos, o suplementos naturales para evacuar cada día o reducir el estrés. Estaba equivocado. He aprendido que todo cambia cuando sincronizas la relojería que tienes dentro de ti para promover las actividades fisiológicas óptimas esperadas, como:

- La tolerancia a la glucosa es máxima durante el día, en especial por la mañana, y disminuye durante el ciclo noche-oscuridad debido a una mayor resistencia a la insulina.
- El cortisol aumenta a las ocho de la mañana, con la luz, y se reduce con la oscuridad, durante el ciclo de noche-oscuridad.
- La melatonina se incrementa a las ocho de la tarde, con la oscuridad, aunque tiene un pico a las tres de la madrugada y disminuye a las siete de la mañana, durante el ciclo de día-luz.
- El sueño se profundiza a la una de la madrugada.
- La temperatura corporal aumenta durante el día, con un pico máximo a las tres de la tarde, y disminuye por la noche, con un pico mínimo a las tres de la madrugada.

¿Qué factores de riesgo pueden alterar el ritmo circadiano?

Vivir desconectado del mundo y de la naturaleza tiene un precio. Para los humanos, los ciclos impuestos por la sociedad —el trabajo por turnos, el horario escolar, las horas irregulares de comida y la luz de las ciudades y las casas— pueden convertirse en señales que desincronizan y alteran los ritmos circadianos. Vamos a ver cuáles son los factores de riesgo que pueden contribuir a su alteración.

Exposición a la luz artificial

Como hemos visto, la señal ambiental más influyente para el reloj central es la luz-oscuridad. La falta de exposición a la luz natural, junto con la sobreexposición a la luz azul de los dispositivos electrónicos, especialmente antes de dormir, interfiere con la producción de melatonina y desincroniza los ritmos circadianos.

Estilo de vida y hábitos de sueño

No acostarse siempre a la misma hora, tener un horario irregular de sueño y la falta de rutinas consistentes en el horario de las comidas y del ejercicio físico alteran tus ritmos biológicos.

Trabajo por turnos

Las personas que trabajan en turnos nocturnos o rotativos pueden experimentar trastornos en sus ritmos circadianos debido a la alteración en sus horarios de sueño y vigilia.

Jet lag

Viajar a través de diferentes zonas horarias puede causar una desincronización temporal de los ritmos circadianos, lo que provoca síntomas como somnolencia diurna, insomnio y problemas de concentración.

Jet lag *social*

Dormir pocas horas entre semana y más el fin de semana, o acostarse más tarde de lo normal los días no laborables, influyen en nuestros ritmos. También se ha relacionado con la obesidad y un mayor riesgo cardiometabólico.

Edad

Los cambios en los patrones de sueño relacionados con la edad pueden afectar a los ritmos circadianos, especialmente en las personas mayores, que quizá experimenten una disminución en la producción de melatonina.

Trastornos del sueño

Algunos trastornos del sueño, como la apnea obstructiva, el insomnio y el síndrome de las piernas inquietas, pueden afectar a los ritmos circadianos.

Enfermedades crónicas

Las condiciones médicas crónicas —depresión, trastorno bipolar, enfermedad de Alzheimer y párkinson— pueden estar asociadas con alteraciones en los ritmos circadianos.

Consumo excesivo de cafeína, alcohol, estimulantes o drogas

Puede interferir con los ritmos circadianos y afectar a la calidad del sueño.

Cualquiera de estos factores puede provocar un alteración de los ritmos biológicos y diferentes molestias, dolencias e incluso enfermedades como:

- Insomnio y trastornos del sueño.
- Somnolencia diurna, fatiga crónica y accidentes.
- Trastornos del apetito (no sentir saciedad, no tener hambre o sentir antojos por alimentos dulces o grasos).
- Resistencia a la insulina, sobrepeso o aumento de la adiposidad.

- Alteraciones del estado de ánimo, trastornos afectivo-estacionales, síntomas depresivos o trastorno bipolar.
- Problemas de concentración, déficits cognitivos y formación de recuerdos, así como con una menor longevidad.
- Aumento de la incidencia de enfermedades metabólicas (diabetes tipo 2, obesidad) y cardiovasculares.
- Inflamación sistémica y afectación del sistema inmunitario, lo que podría contribuir a la disfunción cerebral.
- Mayor riesgo de cáncer (próstata, colon, mama).
- Alteración de la microbiota intestinal y de la fabricación de péptidos antimicrobianos (AMP). Una dieta baja en fibra y rica en grasa o el consumo de alcohol disminuyen la síntesis diurna de Reg3γ, lo que puede provocar inflamación intestinal y SIBO en el intestino delgado.

Es muy probable que las personas que persiguen una dieta ideal para mejorar sus problemas digestivos o enfermedades inflamatorias (paleodieta, vegetariana, cetogénica, macrobiótica...) encuentren su mejor ayuda cuando se sincronizan con el mundo. Debemos aprender a afinar estas señales ambientales para que el reloj del hipotálamo y los relojes periféricos mantengan equilibradas las funciones del organismo.

Para minimizar el riesgo de alteraciones en los ritmos circadianos, es importante mantener hábitos de sueño saludables, exponerse regularmente a la luz natural durante el día, limitar la exposición a la luz azul antes de dormir y buscar tratamiento para cualquier trastorno del sueño o enfermedad crónica que pueda estar afectando a la calidad del sueño. De esto te hablaré a lo largo del capítulo con más detalle.

Si tus ritmos circadianos están alterados, te aconsejo que busques tu mejor estímulo ambiental, tu mejor sincronizador circadiano, y que favorezcas el funcionamiento de tu cuerpo ajustando tu estilo de vida.

¿Cómo integramos el ritmo circadiano?

No nacemos sabiendo que hay que dormir de noche (oscuridad) y estar despiertos de día (luz), ni tampoco que hay que comer de día y ayunar de noche. Todo va ocurriendo poco a poco.

Antes de nacer, durante la vida intrauterina, el sistema circadiano empieza a desarrollarse. Las hormonas (melatonina y dopamina) y otras señales provenientes de la madre atraviesan la placenta para llegar al útero y preparar los relojes del feto en coordinación con el mundo exterior. El feto sabe que en el mundo exterior anochece y es hora de dormir y ayunar porque la melatonina producida por la madre después de la puesta del sol pasa de su circulación sanguínea al útero a través de la placenta. Lo mismo sucede con el cortisol como señal de que ya es de día y es hora de socializar, comer y aumentar la actividad física. A partir del tercer trimestre, el cerebro del feto tiene una gran plasticidad y se adapta al entorno debido a la creación del núcleo supraquiasmático (hipotálamo) y la fabricación de vasopresina (antidiurética, AVP). Por esta razón creemos que, a partir de este último trimestre de embarazo, la madre debe ser más consciente y cuidar en especial su dieta e hidratación y no desincronizarse con los horarios de alimentación-ayuno, vigilia-descanso y luz-oscuridad.

A lo largo de todo el embarazo es importante que la madre se exponga a la luz natural por el día y a la oscuridad extrema durante la noche para la regulación cerebral de los sistema de recompensa, el aprendizaje y la memoria del niño, por su asociación futura con problemas anímicos, adicciones y abuso de sustancias en caso de que se desincronice.

Estaba recordando una desafortunada conversación con una buena amiga que estaba en sus últimos meses de embarazo y no se encontraba bien. Son momentos vitales, y las madres, siempre que sea posible, deben descansar y pensar en qué quieren enseñarle a su hijo a través de las señales de sus hábitos de vida.

Después del nacimiento, y durante los primeros meses de vida, el inicio del sueño nocturno del bebé debe coincidir con la puesta del sol, y más tarde debe sincronizarse con la hora de acostarse de los padres, de la familia, para coordinarse socialmente, no solo con la luz-oscuridad.

Durante el primer año de vida, la lactancia materna continuará reforzando los ritmos de actividades diurnas y nocturnas del bebé con las veinticuatro horas del día debido a las concentraciones variables en la leche materna de melatonina (altas por la noche) y cortisol (altas durante el día). A diferencia de los bebés alimentados con leche de fórmula, los bebés amamantados con leche materna tienen una mayor duración y mejor calidad del sueño.

A los dos meses de vida, el niño adquiere los ritmos de cortisol (vigilia), de manera que suele dormir menos horas durante el día. Entre los dos y los tres meses, adquiere los ritmos de la melatonina (sueño nocturno) y la termorregulación, de manera que empieza a dormir más horas por la noche.

A los seis meses, se alcanza el ritmo diurno de la dopamina y la noradrenalina y, a los nueve, antes del primer año de vida, el bebé ya tiene el reloj central maduro. En ese momento, lo normal es que duerma toda la noche. Si no es así, preguntaría a los padres si tienen en cuenta que el niño, hasta los doce años, tiene un cronotipo matutino y no deben alargarle el día cenando tarde, manteniéndolo con actividades sociales en horas posteriores a la puesta del sol o si el fin de semana le cambian la rutina respecto a la de entre semana.

Durante los primeros meses de vida es importante instaurar al bebé una buena rutina de higiene del sueño porque está asociada con una mejor salud emocional y cognitiva. Los retrasos o interrupciones del sueño del bebé pueden alterar el neurodesarrollo y las conexiones neuronales del cerebro, especialmente en la corteza prefrontal, lo que afecta al comportamiento en la infancia, la adolescencia y la edad adulta, con déficits cognitivos, agresividad, impulsividad, ansiedad o hiperactividad. Hay una clara asociación entre los niños con hiperactividad, déficit de atención o autismo y los trastornos del sueño, niveles más bajos de melatonina y alteración de la microbiota intestinal. Por lo tanto, hay que abordar estas patologías con oportunidades terapéuticas multidisciplinares.

Por eso es tan importante que, durante el embarazo y la lactancia, la madre esté tranquila, duerma muy bien de noche y siga unos horarios y una alimentación sana.

Los ritmos maternos son señales sincronizadoras de los ritmos de las funciones biológicas de su hijo, en especial para favorecer el neurodesarrollo del bebé. El embarazo no es el momento de que se sienta orgullosa por trabajar duro (incluso con turnos nocturnos), acostarse tarde y aguantar el estrés hasta días antes del parto. Esto suele acompañarse de conversaciones posteriores con los padres del tipo «Mi niño no duerme de noche», «Me ha salido nervioso», «Ha nacido pretérmino y tiene reflujo», «No he podido darle el pecho». Piénsalo.

Los niños menores de doce años son muy vulnerables a la exposición a la luz azul de las ciudades, las casas o la tecnología durante la noche, lo que disminuye los niveles de melatonina.

Mejora tu ritmo circadiano y transforma tu salud

Nuestro interés común por mejorar la longevidad y prevenir enfermedades neurodegenerativas o autoinmunitarias durante la vida pasa por el aprendizaje y el conocimiento de claves en el estilo de vida que me aplico a mí mismo y voy a compartir contigo. Ahora que ya sabes que las alteraciones del ritmo circadiano provocan que envejezcas prematuramente y que aumente el riesgo de muchos problemas de salud, podrás imaginarte que las personas que las padecen son las que más se beneficiarán cuando se apliquen estos trucos para recuperar o mantener su sincronización, ya que su estilo de vida suele carecer de patrones regulares de trabajo, alimentación y sueño.

El concepto pionero «higiene del sueño», introducido por autores como Marie de Manaceine o Peter Hauri, incluye una lista de recomendaciones individuales de hábitos de vida destinados a promover un sueño adecuado y saludable (ver el capítulo anterior). Sin embargo, investigaciones más recientes de los relojes circadianos y de la microbiota intestinal del equipo de A. M. Schroeder han evolucionado este concepto de salud hacia una perspectiva más global que ahora se conoce como «higiene circadiana». Esta se basa no solo en la importancia de la higiene del sueño, sino también en otros factores que influyen en los relojes circadianos, como la exposición a la luz, las horas de trabajo, los hábitos alimentarios, la actividad física y el uso de medicamentos o suplementos que pueden cambiar tu sincronización con el entorno y tu salud.

A diferencia del concepto «higiene del sueño», que se focaliza en aspectos que todos debemos aprender para dormir mejor en las diferentes fases de la vida, el de «higiene circadiana» le añade una implicación social necesaria para implementar estos cambios en los puestos de trabajo, las escuelas y los hospitales, así como en espacios públicos como parques y estadios deportivos. Es decir, aunque hayas aprendido en este libro que debes cenar pronto para mejorar el descanso nocturno, la termorregulación y la salud intestinal, tal vez necesites intervenciones sociales que te ayuden a cambiar tus horarios de trabajo y así tengas la oportunidad de llegar más pronto a casa, antes de que oscurezca.

¿Qué podemos hacer si nuestros ritmos circadianos están desincronizados? ¿Podemos arreglar el reloj roto? Si ya no sabes qué comer ni cómo vivir sin dolor o ansiedad, lo primero es que te plantees que debes reconciliarte con tus genes Clock, aquellos que se alteran según la exposición a la luz, el sueño, el ejercicio y el momento en que comemos. La hora en que decides exponerte a la luz natural matutina y la hora de acostarte son señales para los genes de tu reloj maestro del cerebro que pueden cambiar completamente tu metabolismo, energía y salud digestiva sin que debas realizar muchos cambios a través de señales para los genes periféricos (cuándo comer, hacer ejercicio físico o ducharse). Ahora seguiremos afinando las señales ambientales para que el reloj central del hipotálamo y los relojes periféricos mantengan las funciones del organismo.

Recomendaciones:

- Que tu lema sea «Días brillantes y noches oscuras».
- Trata de levantarte y acostarte treinta minutos antes de la hora a la que sueles hacerlo, incluso los días de fiesta.
- Desayuna una hora después de despertarte y cena antes de que oscurezca. No consumas alcohol ni estimulantes (café, té, chocolate, Coca-Cola, tabaco…) a partir de las cuatro de la tarde.
- Trata de hacer ejercicio físico antes de la puesta de sol si tienes sobrepeso o diabetes tipo 2, o antes de desayunar o almorzar si no tienes estos problemas metabólicos.
- Intenta maximizar la exposición a la luz natural durante el día, en especial por la mañana. Evita la luz azul brillante por la noche y la exposición a la luz de los dispositivos electrónicos a partir de la puesta de sol. Si necesitas usarlos, activa la función «modo noche» o ponte las gafas bloqueadoras de luz azul.

Si sigues estas recomendaciones, te irá fenomenal.

¿Cuál es tu cronotipo?

Hay quien prefiere acostarse y levantarse pronto (cronotipo matutino) y otros acostarse y levantarse tarde (cronotipo vespertino). El cronotipo refleja la inclinación natural de una persona a ubicar su actividad-sueño en diferentes intervalos del día de veinticuatro horas.

Los niños menores de doce años tienen un cronotipo matutino: se levantan más temprano que tú, ¿verdad? En cambio, los adolescentes y adultos jóvenes poseen un cronotipo vespertino (en especial los chicos), les cuesta levantarse por la mañana, ¿no? Es un desastre y un desconocimiento total de la ciencia del sueño que a los adolescentes les obliguen a ir al instituto a las ocho de la mañana, cuando todavía no son personas y siguen dormidos. Y los maestros dicen: «Por la mañana se portan muy bien en clase»… ¡Claro, si aún no se han despertado! Ahora ya sabemos que esto afecta negativamente a su rendimiento académico, sobre todo en asignaturas científicas. Por otra parte, diversas investigaciones han señalado que los estudiantes nocturnos tienen peor rendimiento académico en comparación con sus homólogos matutinos.

Las mujeres suelen acostarse antes y los adultos maduros o ancianos se vuelven cada vez más matutinos.

El cronotipo matutino

Son esas personas que se acuestan y se levantan pronto para aprovechar el día. Prefieren realizar actividad física por la mañana, al comienzo del día, o a mediodía. A lo largo del día son más activos a nivel físico, menos sedentarios. Tienen una mejor condición física aeróbica y calidad del sueño que los noctámbulos (más sedentarios durante el día). Según los estudios científicos, tienen:

- Un carácter más amable y escrupuloso.
- Menor riesgo cardiovascular: niveles más bajos de triglicéridos, niveles más altos del colesterol HDL (el bueno) y niveles más bajos de marcadores inflamatorios (proteína C reactiva).
- Utilizan más la grasa corporal como sustrato energético en el descanso y el ejercicio, independientemente de su aptitud aeróbica. En comparación con los de cronotipo nocturno o vespertino, son más activos a nivel físico durante el día.
- Mejor sensibilidad a la insulina y flexibilidad metabólica y menos riesgo de enfermedad cardiovascular. Los cronotipos tempranos con síndrome metabólico utilizan mejor las grasas y la glucosa como sustrato energético, lo que mejora la función mitocondrial tanto durante el descanso como en el ejercicio (sin importar cuál ni el nivel de entrenamiento).
- Mejor estado de alerta y un pico precoz de temperatura corporal al despertar. Si te levantas con poca energía o claridad mental y crees que siempre has sido friolero, ahora ya sabes que acostarte dos o tres horas antes por la noche, como lo haría un cronotipo matutino, podría cambiar tu metabolismo.

- Mejores resultados académicos y mejor rendimiento cognitivo por la mañana.

El cronotipo nocturno o vespertino

Son esas personas a las que, por la noche, les gusta quedarse despiertas hasta tarde, suelen dormir menos y, por la mañana, les cuesta levantarse de la cama y están menos activas. Suelen pasar más horas sentadas al día y muestran horarios más tardíos para comer, hacer ejercicio y dormir. Realizan menos actividad física y prefieren desarrollarla al final de la tarde o al anochecer. Sus características son estas:

- Suelen tener un carácter más creativo, impulsivo y hostil, y asumen más riesgos.
- Tienen un 10 % más de riesgo de morir que los del cronotipo matutino y de padecer apneas del sueño, ansiedad, depresión, diabetes tipo 2 y problemas cardiovasculares y metabólicos.
- Es fácil que se salten el desayuno y por la noche cenen más, usen más los aparatos electrónicos y tengan adicciones.
- Tienden a la resistencia a la insulina, con niveles de glucosa más elevados en sangre.
- Dependen más de la glucosa como sustrato energético para obtener energía (en reposo y durante el ejercicio). Esto implica que, al día siguiente de acostarse tarde, su cuerpo les pedirá que coman más carbohidratos y es más probable que tenga bajones de glucosa durante el ejercicio de alta-moderada intensidad.
- Tienen menos capacidad para utilizar la grasa como sustrato energético, así como mayor facilidad para acumularla y ganar peso.
- Se asocian con mayores rasgos y estados de ansiedad y peor calidad del sueño.
- Tienen más dificultades para controlar la cantidad de comida ingerida, comen con más estrés y tienen antojos de alimentos

ricos en grasas y bebidas alcohólicas cuando llegan tarde a casa.

- Su alimentación es irregular y suelen saltarse comidas, particularmente el desayuno. Lo compensan cenando más y más tarde por la noche.
- Se asocian con una menor ingesta de frutas y verduras y una mayor ingesta de bebidas energéticas y grasas, lo que sugiere consecuencias a largo plazo en la salud cardiometabólica.
- Tienen un mayor riesgo de morir por todas estas causas en 6,5 años (un 10 % más de riesgo que los de cronotipo matutino).
- Sus analíticas de sangre en ayunas suelen indicar un nivel más alto de glucosa en ayunas (> 100), un nivel más alto de colesterol total (> 220) y un nivel más bajo del colesterol bueno (HDL), asociados a un aumento de la grasa visceral central, mayor circunferencia de la cintura (sobre todo en las mujeres) y menor masa magra (sobre todo en los hombres).
- Tienen una desalineación circadiana que condiciona un mayor riesgo de sufrir alteraciones gastrointestinales, ansiedad, depresión, alteraciones metabólicas con niveles de glucosa más elevados en sangre, resistencia a la insulina, sobrepeso-obesidad, diabetes tipo 2, enfermedades cardiovasculares y más riesgo de roncar y hacer apneas del sueño.
- En comparación con el cronotipo matutino, tienen menos capacidad para utilizar la grasa como sustrato energético y una mayor dependencia de la glucosa para obtener energía tanto en reposo como durante el ejercicio físico. Por eso los nocturnos no suelen practicar deportes de resistencia, sino anaeróbicos de fuerza. Esto implica que, al despertar después de acostarse tarde, su cuerpo les pedirá que coman más carbohidratos para aumentar la glucosa con rapidez, y es más probable que tengan bajones de glucosa a lo largo del día y durante el ejercicio de intensidad alta-moderada.

Si te sientes identificado con el cronotipo nocturno, mira lo que hacen los matutinos y cópialos un poquito. A veces, restablecer tus horarios adelantando treinta minutos tus actividades cotidianas es suficiente para mejorar el rendimiento y la salud mental, digestiva y metabólica.

Seas del cronotipo que seas, debes conocer y respetar tus ritmos internos para mantener hábitos saludables a lo largo de tu vida, como por ejemplo:

- Evita comer justo antes de acostarte y no te saltes el desayuno.
- Realiza el ejercicio que te guste y descansa. La falta de ejercicio y de descanso no son hábitos saludables.
- Lo ideal es que un tipo matutino trabaje por la mañana, no por la noche.
- Ten en cuenta las necesidades de sueño y los cambios de fase de los ritmos circadianos que se producen con la edad (niños, adolescentes, adultos, adultos mayores), y adapta los horarios sociales.
- Si eres adolescente (de cronotipo nocturno), estate atento: es muy fácil que ganes kilos de más. Dormir menos de ocho horas altera el metabolismo y provoca que al día siguiente tengas peores hábitos alimentarios y no puedas evitar consumir más calorías provenientes de grasas o refrescos poco saludables, menos cantidad de fruta y verdura y un mayor consumo nocturno de cafeína.
- Considera las diferencias individuales.
- Evita el uso nocturno prolongado de dispositivos electrónicos con pantallas iluminadas.

No está a nuestro alcance la educación de la sociedad en su conjunto para perfeccionar las recomendaciones y ponerlas en práctica a gran escala, adaptando las políticas para que promuevan entornos y organizaciones que respeten nuestro ritmo interno. Es paradójico, por ejemplo, que los trabajadores de salud de un hospital hagan trabajos nocturnos y sustituciones inhumanas que implican menos horas de descanso y un peor rendimiento cuando son quienes deben tratar a los pacientes.

Estas señales que controlan nuestros ritmos endógenos con el mundo exterior son luz-oscuridad, alimentación-ayuno, vigilia-sueño, temperatura corporal, actividad-descanso, medicamentos-suplementos, interacción social, hidratación-sodio, los productos microbianos intestinales, cofactores redox, iones metálicos e infecciones patógenas.

Vamos a ver todos estos factores para entender las señales con las que te comunicas con tus genes Clock y con las que ordenas tu funcionamiento interno. Pero tranquilo: si me estás leyendo, estás vivo, siempre podemos arreglar un reloj roto. Y si en tu cuerpo tienes varios, también.

Luz-oscuridad. El sol sale para todos

El sol sale para todo el mundo, ¿no? Si lo pensamos un segundo, podéis decirme que eso es mentira…

La luz es un estímulo vital del ambiente que regula las funciones del cuerpo relacionadas con el mundo exterior. Ahora, y en los próximos años, viviremos la oportunidad de integrar nuevos conocimientos de la ciencia de la visión con la cronobiología y la medicina del sueño.

La luz y la oscuridad que llega a los ojos regulan la vigilia y el sueño. Quizá sea el estímulo circadiano con más potencial cronorregulador, dado que sincroniza con los relojes periféricos la actividad de todos los órganos, los tejidos y las células. Por tanto, es importante que durante el día sea de día y por la noche sea de noche, y, sobre todo, que tus ojos lo vean.

Incluso los ojos de las personas ciegas pueden ver la luz, de manera que también para ellas es una buena señal sincronizadora. Las personas ciegas que se quitaron los ojos por estética o salud sufren insomnio y graves alteraciones del sueño.

El párpado es la puerta a tu reloj central. Si te atreves a abrir los ojos, todo es posible. Cierra los párpados y verás oscuridad. Ábrelos y, justo en ese instante, como cuando se levanta el telón en el teatro, verás la luz que ilumina el espectáculo de tu vida.

Un rayo de sol o de luz artificial atraviesa la córnea, entra por ese punto negro que tienes en el centro de tus ojos (pupilas), cruza el cristalino, el medio ocular, y estimula los receptores visuales de la retina (conos para la visión diurna y bastones para la nocturna) y los receptores de la luz llamados «melanopsinas», que nos permiten activar los genes que regulan todo nuestro funcionamiento. ¡Casi nada!

La melanopsina es un fotopigmento que se expresa en las células ganglionares de la retina intrínsecamente fotosensibles (ipRGC), localizadas en toda la retina, pero de forma más densa en la parte nasal, la parte baja de esta, para que, de este modo, resulten más sensibles a la luz solar que proviene de arriba. El estímulo exterior de la luz activa estos receptores, de manera que esta señal se convierte en un estímulo nervioso que se transmite al cerebro para adaptarnos al entorno.

Lo normal y esperado es que la señal de luz-oscuridad se transmita desde estas células de la retina que expresan melanopsina (ipRGC) al núcleo supraquiasmático (el reloj central) del hipotálamo por las vías retino-hipotalámicas y, desde ahí, la señal se dirija al ganglio cervical superior, a la medula espinal y, por último, a la glándula pineal, encargada de la fabricación de melatonina si hay oscuridad o de suprimirla si hay luz. ¡Todo se sincroniza a la perfección!

El descubrimiento de la melanopsina me hizo entender la importancia de abrir bien los ojos, porque, cuando levantas los párpados, tu vida puede cambiar.

Los fotorreceptores de melanopsina son muy sensibles a la luz azul-verde de longitudes de onda corta (480-490 nm, luz azul-turquesa), que se activan eficientemente con la luz azul del sol del amanecer y en menor medida con la luz artificial de las luces led (446-480 nm), la televisión o los dispositivos electrónicos. El ciclo sueño-vigilia se ve influido por esta exposición a la luz, en especial a la luz de longitud de onda corta de ~460 nm. La sensibilidad máxima de la melanopsina, el fotorreceptor circadiano, está entre 450-480 nm. Cuando la melanopsina capta la señal de la luz matutina —es decir, cuando vemos la luz natural por las mañanas y su señal llega al núcleo supraquiasmático del hipotálamo (NSQ)—, se activan unas importantes funciones vitales:

- Se suprime la producción de melatonina (glándula pineal), la hormona del sueño o de la oscuridad. Por la mañana, la melatonina debe estar muy baja y finaliza así la asignación energética que había durante la noche para la actividad del sistema inmunitario. Incluso en las personas ciegas, sin función visual en los conos y bastones, la luz suprime la producción de melatonina por su acción en la melanopsina.
- Aumenta la vigilia y se reduce el sueño.
- Aumenta la síntesis de serotonina, lo que mejora el control del apetito, la digestión, el aprendizaje, la cognición, la memoria de trabajo y el estado de ánimo, y así aporta felicidad y calma.
- Aumenta la síntesis de dopamina: la luz natural de la mañana (y durante el día) incrementa la dopamina, lo que mejora la coordinación muscular, la alerta y el placer, y nos protege para no tener miopía (visión borrosa de lejos).
- Avanza el reloj circadiano (por la noche, te dormirás antes). Si tus ojos ven la luz del amanecer y todo lo posible durante la primera mitad del día, en lugar de estar con luz artificial, tu cerebro entenderá mejor que, por la noche, tocará fabricar más melatonina, reducir la vigilia, aumentar el sueño y dormirse antes y mejor.
- Ayuda a las funciones visuales y adapta el tamaño de la pupila y el reflejo fotopupilar al parpadeo y a la exposición a la luz brillante (vía ipRGC-córtex visual). La melanopsina ayuda a la percepción de luces, colores y brillos, y a reducir la sensibilidad a la luz, contrayendo la pupila para proteger a la retina de la luz brillante. A las personas que padecen migraña con aura les molesta mucho la luz (fotofobia) y mejo-

ran con la oscuridad; esto tiene una explicación: la melanopsina se expresa también en diferentes ramas del nervio trigémino, especialmente en la rama oftálmica, lo que evidencia una conexión por las vías retino-trigeminales (células ipRGC de la retina con núcleos del trigémino en el tálamo posterior) que explica el vínculo entre la hipersensibilidad de la melanopsina a la luz azul y los problemas de la articulación de la mandíbula, los nervios de los dientes y la columna cervical alta (todos inervados por el trigémino). La reducción de la exposición a la luz azul o el uso de gafas bloqueadoras de la luz azul junto con el tratamiento de la boca y las cervicales —fisioterapia, osteopatía y odontología— resuelve la fotofobia (hipersensibilidad de la melanopsina) de estas personas con migraña con aura.

- Aumenta la hormona GLP-1 (péptido 1 similar al glucagón). La luz azul por la mañana disminuye la glucosa en sangre, reduce el hambre, aumenta la saciedad y mejora la diabetes tipo 2. Si tu médico o endocrino te ha prescrito un medicamento milagroso (agonista del GLP-1) para adelgazar, yo te recomendaría que antes te preguntes dónde vives y cuántas horas al día das permiso a tus ojos para que vean la luz natural, sobre todo por la mañana.
- Aumenta el crecimiento del cabello. Cuando durante el día nos exponemos a la luz natural (aunque esté nublado), la señal de la luz azul estimula la melanopsina en los ipRGC de la retina, que activa el SNS para que libere la hormona noradrenalina, que estimula el folículo piloso para que fabrique más pelo. Por eso en verano —el día es más largo y estás más expuesto a la luz del sol— el pelo crece más. A veces es más fácil comprobar en qué época del año se le cae el pelo a tu gato.
- Aumenta la frecuencia cardiaca, el estado de alerta, la atención, la actividad cerebral, el rendimiento cognitivo, el estado de ánimo, la salud mental y la mejor calidad y cantidad del sueño (Angus, C., 2023). Un metaanálisis dirigido por P. Geoffroy en 2019 confirmó la necesidad de utilizar los tratamientos médi-

cos antidepresivos en combinación con la terapia de luz para maximizar los resultados positivos para tratar la depresión.

- Aumenta la hormona del estrés, el cortisol (eje HHA). Su secreción sigue un ritmo circadiano, de manera que tiene un pico máximo a las ocho de la mañana, entre treinta y sesenta minutos después de despertar, y, durante el día, va disminuyendo hasta que sus concentraciones son mínimas cerca de la medianoche.
- Aumenta las hormonas del estrés noradrenalina y adrenalina (eje SNS). Durante el día, la señal de la luz azul provoca, vía retina-*locus coeruleus*, un aumento de la noradrenalina que conduce a activación neural del córtex prefrontal y del colículo superior que promueve la vigilia, la alerta, la memoria de trabajo y movimientos de seguimiento visual o sacádicos de los ojos. De día, las hormonas del estrés reducen el flujo sanguíneo cerebral (vasoconstrictor) y la actividad de limpieza glinfática (Zieliński *et al.*, 2019) que ha estado activa a lo largo de la noche; sin embargo, durante la vigilia y con la luz, se activan los genes Clock de los tejidos periféricos para favorecer su función normal. Así, al despertar, la noradrenalina debe aumentar la frecuencia cardiaca, el estado de alerta, la atención, la actividad cerebral y el estado de ánimo, además de estimular el colon descendente. Lo normal es que tengas ganas de hacer caca durante la primera hora de la mañana. No es habitual que tengas ganas de evacuar a media mañana o a media tarde, y aún menos a media noche. Esta noradrenalina matutina también activa la grasa parda (BAT) y favorece la termorregulación, por eso tampoco es normal que te levantes con frío y necesites abrigarte. Si tienes frío y no sientes la necesidad de ir al baño, quizá no fabriques suficiente noradrenalina por la mañana (y la melatonina siga elevada). En ese caso, la energía sigue en el sistema inmunitario en vez de saltar a los órganos periféricos. Esto hará que despiertes cansado, sin ganas de moverte, lento a nivel mental, espeso y con problemas digestivos.

- Eleva la temperatura corporal del *core* activando el BAT (termorregulación). Si eres friolero, lo primero que hay que hacer a diario es enseñarles a tus ojos la luz natural todo lo que puedas. Esto aumenta la frecuencia cardiaca, el estado de alerta, la atención, la actividad cerebral, el estado de ánimo y el rendimiento cognitivo, y mejora la calidad y cantidad del sueño (Angus, C., 2023).

Asociación de patrones de exposición a la luz con la salud mental
Riesgo de depresión con la exposición a la luz durante el día y la noche

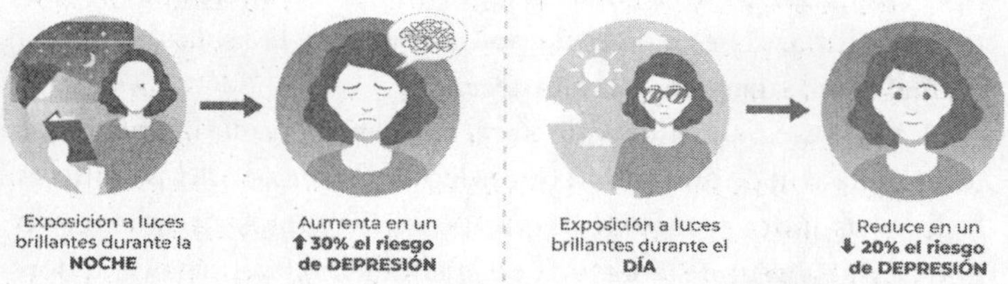

El autor del mayor estudio jamás realizado sobre la exposición a la luz demuestra su impacto en la salud mental. (Angus, C., 2023).

No me extraña que los seres humanos de todas las latitudes y civilizaciones hayan adorado el Sol, considerándolo un dios. La exposición a su luz azul durante el día es crucial para la vitalidad del organismo.

Existe una estrecha relación entre los cambios estacionales de la luz solar, la duración del día y la necesidad de dormir con el estado de ánimo. Por ejemplo, a quienes les afecta el cambio de estación (trastorno afectivo estacional) durante el otoño-invierno, tienen menos sueño profundo de ondas lentas y duermen menos horas que en verano.

La luz afecta de forma positiva al estado de ánimo, ya que sincroniza el ritmo circadiano: estimula zonas cerebrales implicadas en la fabricación cerebral de orexinas, serotonina, dopamina y noradrenalina; e inhibe las enzimas que las degradan (inhibidores de MAO), con un efecto positivo a nivel cognitivo, anímico y psicológico al provocar un aumento de estos neurotransmisores.

«El sol del verano lo cura todo», me dicen algunos pacientes. Estupendo, pero añado: «Pues algunas frutas y el café también pueden tener este mismo efecto antidepresivo al inhibir las enzimas MAO». El kiwi verde y el amarillo son los más estudiados con este último efecto y para mejorar el estado de ánimo, pero también lo son las aronias (*chokeberry*), las mandarinas Ponkan, las manzanas y los granos de café tostado. Igual que te recomiendo encarecidamente el sol matutino, tómate también estas frutas y el café por la mañana, ya que la serotonina, la dopamina y la noradrenalina deben estar altas en ese momento.

Para que se produzca esta integración neurofisiológica, necesitamos la luz azul de onda corta por la mañana y la oscuridad por la noche, ver el amanecer y el atardecer.

La exposición a la luz artificial al atardecer y por la noche, sobre todo la luz azul de onda corta (luces led de la ciudad, de los edificios o de los aparatos tecnológicos), empeora los ritmos circadianos, lo que causa una supresión aguda de la liberación nocturna de la hormona melatonina y perjudica el sueño. Y ya sabemos que, si dormimos mal, nuestro sistema inmunitario no estará bien.

Todos somos capaces de cambiar el ritmo circadiano si hacemos lo que debemos y no liamos a nuestro hipotálamo. Si con un viaje con cambio horario sabes que tardas tres días en eliminar el *jet lag* para recuperar la duración y la calidad de tu sueño nocturno, de igual modo, en solo tres días de seguir mis indicaciones, notarás mejoras alucinantes.

La señal de oscuridad ordena la fabricación de melatonina y reduce la producción de hormonas del estrés. Por eso, después de la puesta de sol, te recomiendo que enciendas en casa una luz poco brillante. Los fotorreceptores de melanopsina no responden a la luz roja (y poco a la amarilla y a la naranja), de modo que es maravilloso poner luz tenue de estas tonalidades en el suelo para dejar tranquilos a los receptores de melanopsina (como he dicho antes, se localizan en la zona nasal de la retina y se estimulan más si la luz proviene del techo). Ya verás cómo relaja hacer esta adaptación en tu casa. Te costará menos dormirte, ¡te encantará!

Vamos a hacer un ejercicio: ponte delante del espejo y observa tu pupila. Acércate más a ella y entra en su interior. Si te asomas a la mágica oscuridad de tu pupila, al fondo verás la retina, donde están todos los receptores, es decir, los espectadores de la vida que te rodea, que se ocupan de orquestar tu funcionamiento circadiano. Da un paso adelante y siéntate a su lado, como si estuvieras en un cómodo sofá. Vuélvete a medida que te sientas y mira hacia fuera a través de la pupila, por donde entra la luz. ¡Observa! Estás viendo las líneas de mi libro, ¡es maravilloso! Eres el protagonista de lo que ven tus ojos. Yo también lo he hecho, y me ha gustado sentirme tan seguro ahí dentro, solo en el sofá, con la melanopsina al lado. Bueno, seguimos, no nos distraigamos. Ahora, mientras miras a través de las pupilas desde ahí dentro, sentado en la retina, sube la mirada muy despacito, como si quisieras ver tus pestañas, y permite que los párpados caigan y los ojos se cierren suavemente, como si bajara el telón de un teatro. Sigues ahí, dentro de la retina, pero ahora con los ojos cerrados. Con los párpados bajados, intenta detectar, a través de las pupilas, de qué color es la parte posterior del párpado, el telón que acabas de bajar. ¿Qué color ves? Fíjate bien. Con los ojos cerrados, ¿de qué color es la parte posterior del telón? ¿Es negra del todo? Mientras sigues con los ojos cerrados mirando la parte posterior de los párpados, apoya una mano sobre cada ojo y tapa y destapa los párpados de forma alternativa. Comprueba si la oscuridad es mayor cuando los tapas o cuando retiras las manos (siempre con los ojos cerrados, párpados bajados). Con las manos delante de los párpados, verás que este telón es muy muy negro, completamente negro. Conseguir esta oscuridad extrema por la noche es la orden sublime para que aumente la fabricación de melatonina, se reduzcan las hormonas del estrés (noradrenalina y cortisol) y la temperatura corporal, y consigas una óptima asignación circadiana de la energía hacia el sistema inmunitario.

Una menor exposición a la luz por la noche da como resultado un aumento de la producción de melatonina por parte de la glándula pineal, con niveles máximos a media noche, casi diez veces más altos que los diurnos normales. Cuanto más alejada está la cena del punto medio de la noche, mayor es el pico de melatonina.

Sensibilidad de la melanopsina

La máxima sensibilidad espectral de la melanopsina es de 490 nm. Sin embargo, no es lo mismo tener veinte años que ochenta. La sensibilidad de la melanopsina a los veinte años es de 480-487 nm, mientras que a los ochenta es de 490-496 nm. Por lo tanto, los jóvenes son más sensibles a los efectos de la luz, para bien y para mal.

A diferencia de una persona de ochenta años, a los veinte la luz azul del sol al amanecer puede ser una señal muy potente para tu reloj central y mejorar tu estado de alerta, pero también es un mayor peligro la exposición a la luz azul de los dispositivos móviles o a las luces led durante la tarde-noche. Si bien la luz azul siempre ha existido en la naturaleza, con el número cada vez mayor de dispositivos electrónicos que utilizan luz de longitud de onda corta (azul), la retina humana ha experimentado una mayor exposición a ella. ¿Sabes cuántas horas te pasas conectado al móvil? Yo un día me asusté, pensé que no era posible. Creo que nuestro cerebro debe de pensar que ahora el día es cada vez más largo en comparación con hace sesenta años, cuando se inventó la luz led.

El aumento nocturno de la exposición a la luz led en las ciudades, las casas y las habitaciones, con el uso de móviles y otros aparatos tecnológicos, ha reducido el coste energético y la factura de la luz, pero el precio que pagamos es que cada vez posponemos más la supresión de la melatonina y alargamos y aumentamos las horas que ordenamos a nuestro cerebro que siga fabricando hormonas del estrés. Esto lo podemos sumar al estrés psicosocial cotidiano. Observa la realidad de las escuelas y de tu entorno: todo ello afecta al rendimiento intelectual y al cognitivo, al estado de alerta y el de ánimo, y a la conducta de las personas.

Existe un impacto potencialmente más grave de esta iluminación en los hogares, en concreto para las personas con mayor sensibilidad a la luz circadiana, como los niños, los adultos jóvenes, las personas que padecen trastornos del sueño y del estado de ánimo o las que toman medicamentos que aumentan la sensibilidad a la luz, como algunos antidepresivos (inhibidores selectivos de la recaptación de serotonina, como el citalopram). Para estas personas con mayor sensibilidad de la melanopsina, es importante respetar la oscuridad tras el atardecer. Un exceso de exposición a la luz azul provoca que haya más hormonas del estrés en el cuerpo.

Al envejecer, tenemos una progresiva disminución del tamaño de la pupila y un aumento de la densidad del cristalino que reduce la señal de luz azul que llega a la retina. Por esta razón, con la edad, la melanopsina no se activará con tanta facilidad y su señal (luz-oscuridad) no llegará al reloj circadiano, lo que provocará alteraciones en su ritmo. Es decir, en las personas mayores, después de exponerse a la luz azul matutina, la fabricación de melatonina no se suprimirá ni tampoco se activará el simpático de forma óptima, lo que empeorará el estado de alerta y el de ánimo, la somnolencia, el sueño y la activación inmunitaria. Por lo tanto, a medida que envejecemos, debemos optimizar este efecto regulador circadiano de la luz azul, por ejemplo, potenciando la eficacia de la luz azul artificial. Una buena opción para tus padres y abuelos es que les pongas luz vertical, iluminación led que venga del techo, y que sea una luz azul brillante, con una temperatura de color superior a 3.000 K. Con el envejecimiento, la misma luz es menos estresante que de joven. Es curioso observar cómo las patologías influenciadas o desencadenadas por el estrés son poco frecuentes en las personas mayores. Es muy raro encontrar trastornos de déficit de atención e hiperactividad o migrañas en la gente mayor. Qué fuerte, ¿verdad?

También es muy raro que las personas mayores de cincuenta y cinco años padezcan de colon irritable. Los problemas digestivos que se acompañan de dolor e hipersensibilidad visceral se desencadenan por la activación de células inmunitarias (mastocitos y eosinófilos) y por la estimulación de receptores del dolor (TRPV1) que tenemos en el epitelio intestinal. Por lo tanto, estos mastocitos, eosinófilos y TRPV1 del intestino de las personas mayores de cincuenta y cinco años no estarán tan activos como en la gente joven. Como se activan por las hormonas del estrés, entre otras causas, la edad tiene un efecto protector, puesto que, con el envejecimiento, la melanopsina es menos sensible a la luz azul y se pierde la capacidad de fabricar hormonas del estrés (vía retina-hipotálamo). La gente mayor, aun estando expuesta a fuentes de luz azul durante la tarde-noche, no empeora tanto sus niveles de cortisol y noradrenalina en sangre.

Los médicos y nutricionistas nos pasamos la vida buscando potenciales tratamientos que inhiban la actividad de los mastocitos y del TRPV1 para reducir los síntomas digestivos (reflujo, colon irritable, gases) y el estrés o la ansiedad asociados. Estamos hartos de culpar a las dietas, y vemos que el paciente, al envejecer, mejora estos síntomas sin dieta, suplementos ni medicación. Si eres joven y vas loco buscando una dieta o un suplemento para aliviar los problemas digestivos o las migrañas, tal vez lo que tengas que reducir es el estrés controlando tu exposición a la luz y a la oscuridad. Quizá la solución sea más fácil de lo que pensabas.

Controla la exposición a la luz artificial: el lado oscuro de la luz azul

Para mantener un sistema circadiano saludable, hay dos componentes clave: aumentar la luz a lo largo del día y reducir la luz azul (artificial) durante la tarde-noche.

De día, las personas que pasan la mayor parte del tiempo en interiores están expuestas a niveles de iluminación generalmente más bajos que los que emite la luz natural. De noche, los niveles de iluminación interior son más altos en relación con la oscuridad deseable. Esta exposición a la luz en el momento equivocado puede inducir un cambio de fase del sistema circadiano y desincronizarnos con las condiciones ambientales externas, alterando así la función celular y orgánica.

Una mayor exposición matutina a la luz solar (o brillante) en la retina entre las cinco de la mañana y las cinco de la tarde puede hacer que avance el reloj circadiano, te ayudará a tener sueño antes y a dormir mejor. Si eres adolescente y por la noche no tienes sueño, padeces un trastorno de retraso de la fase del sueño o eres de cronotipo nocturno y te cuesta dormir, aplica este truco y en pocos días notarás una mejora considerable.

También te ayudará a minimizar la supresión de la producción de melatonina que provocaría la estimulación de la luz eléctrica durante la noche al disminuir la sensibilidad de las células ganglionares de la retina intrínsecamente fotosensibles (ipRGC). Es decir, si por la mañana vives expuesto solo a la luz natural, es posible que por la noche puedas meterte en Instagram y en TikTok o ver una serie en la televisión sin que la luz led afecte de una forma tan negativa a tu descanso nocturno.

Otros beneficios de la exposición matutina a la luz solar son el aumento de la energía durante el día y del sueño de la noche (estudiado en pacientes con enfermedad de Alzheimer y demencia); y la mejora de los niveles de alerta, la atención, los tiempos de reacción a estímulos auditivos, la memoria de trabajo (cortezas frontal y parietal izquierdas), la depresión premenstrual, la bulimia y la ansiedad.

En interiores, te aconsejo que dispongas los asientos lo más cerca posible de las ventanas y que aumentes la luminosidad durante el día para promover un estímulo adecuado de las células de la retina. Lo conseguirás si aprovechas la luz natural y, cuando sea necesario, la complementas con iluminación eléctrica enriquecida con la longitud de onda de la luz azul, en especial a primeras horas de la mañana. A lo largo de la jornada, lo ideal sería una transición de la luz azul de onda corta hacia la luz tenue con una exposición mínima durante la noche, más aún horas antes de acostarte. En ese momento, oscuridad estricta: con el brazo estirado, no deberías ser capaz de verte la mano. Si no tienes oscuridad extrema en tu habitación cuando te vas a dormir, usa un antifaz.

La exposición a la luz durante la noche afecta al sistema de sincronización circadiana y, en consecuencia, a la coordinación de diversos procesos fisiológicos y conductuales. La exposición a la luz azul por la tarde-noche, de las cinco de la tarde hasta la hora de ir a dormir, atrasa el reloj circadiano. Se ha comprobado que la exposición por la tarde-noche durante cinco horas a la luz led (luz azul o verde de onda corta, unos 480 nm) suprime la fabricación de melatonina, la hormona de la oscuridad, lo que elimina la sensación de sueño y aumenta el estado de alerta. También provoca menos somnolencia y eleva tanto la temperatura corporal como la frecuencia cardiaca, lo que impide el enfriamiento normal del *core* durante la noche. La energía estará en la grasa parda (BAT), y durante la noche no tendremos una buena asignación energética para el sistema inmunitario, de manera que al día siguiente padecerás más inflamaciones y más problemas digestivos.

Evita la exposición a la luz azul cuatro horas antes de irte a dormir, ya que tanto esta como la luz brillante de noche pueden alterar el ritmo circadiano, y eso tiene graves consecuencias para la salud en general.

Los dispositivos electrónicos portátiles, como la mayoría de los teléfonos inteligentes, televisores, ordenadores, tablets y, cada vez más, bombillas domésticas, están iluminados por fuentes de diodos emisores de luz led enriquecidos con luz de longitud de onda corta de ~460 nm. Consecuentemente, su uso antes de acostarte puede suprimir y retrasar la secreción de melatonina, disminuir la somnolencia, prolongar el inicio del sueño y empeorar el mantenimiento y la calidad de este.

La transición circadiana del día a la noche se produce con el bonito espectáculo de la puesta de sol, cuando la luz pasa de amarilla a naranja (la *golden hour* es la preferida de mis hijas), luego a rojos, rosas y, por último, a la oscuridad. El cerebro recibe estas señales de longitudes de onda desde la retina y las manda al hipotálamo a lo largo de casi las dos horas que suele durar esta transición. Por tanto, la señal de estimulación lumínica que llega de la retina al hipotálamo por las neuronas retinohipotalámicas cuando apagamos las luces de la habitación antes de acostarnos no es igual de rápida que el clic del interruptor. La señalización de la melanopsina en las ipRGC se prolonga y se mantiene activa durante un periodo de tiempo, tal como ocurre en la transición de la puesta del sol hasta la oscuridad completa. Por eso es recomendable usar gafas protectoras de luz azul al menos las últimas dos horas antes de acostarse.

Aunque te parezca friki, te recomiendo que volvamos a usar velas y la luz del fuego de la chimenea para iluminarnos mientras charlamos o jugamos a juegos de mesa para reducir la exposición a la luz azul en casa. Cómo echo de menos aquellas partidas de cartas y las peleas nocturnas con mis hermanos pequeños en el sofá... Mis padres seguro que también lo recuerdan y no lo deben de echar tanto de menos.

Si por la noche queremos entretenernos con las pantallas, tenemos también la opción de usar filtros en los dispositivos electrónicos, configurando el modo nocturno. Sin embargo, las gafas que bloquean la luz azul pueden ser la solución más sencilla para esquivar «el lado oscuro de la luz azul», ya que filtran selectivamente la luz de longitud de onda corta en la retina y se pueden utilizar de la misma manera si nos exponemos a la luz led de casa o a la de los dispositivos electrónicos, anulando así sus efectos adversos sobre el sueño.

¿Qué pasa con las gafas de filtro de luz azul?

Si no puedes estar expuesto a la luz natural y te pasas todo el día (escuela, trabajo...) expuesto a la luz azul artificial (fluorescentes, led, dispositivos electrónicos, farolas...), te recomiendo que protejas tu retina usando las gafas bloqueadoras de la luz azul.

El uso de estas gafas dos horas antes de acostarte puede atenuar de forma eficaz la supresión de melatonina inducida por las luces led, y, por lo tanto, tiene la capacidad de facilitar la adaptación a nuevos horarios sociales y reducir las alteraciones del sueño y sus consecuencias adversas.

Como comentaba antes, el objetivo es minimizar la luz azul-verde de longitud de onda corta (460-480 nm) después del atardecer para reducir la estimulación nocturna de las ipRGC y dejar tranquilo a tu reloj central, de manera que ayudes a regular los patrones de sueño. El uso de gafas que bloquean la longitud de onda corta de la luz azul durante las horas nocturnas ha demostrado influir en la información hipotalámica de oscuridad fisiológica (vía retina-hipotálamo), lo que ofrece beneficios circadianos como los siguientes:

- Aumentar los niveles de melatonina.
- Aumentar la duración y la calidad del sueño, además de mejorar el insomnio.
- Avanzar el ritmo circadiano y ayudar a las personas que padecen un retraso de la fase del sueño (los que nunca tienen sueño y se acuestan tarde se dormirán antes).
- Mejorar el estado de ánimo al mantener la fabricación de melatonina en las personas expuestas a la luz azul por la tarde-noche.
- Proteger a los niños y adolescentes con trastornos de atención, hiperactividad o ansiedad.
- Proteger a los trabajadores de turnos nocturnos.
- Proteger quienes toman medicamentos antidepresivos (IRS, como el citalopram).
- Proteger a quienes padecen migrañas o inflamaciones digestivas (reflujo, colon irritable…) por hiperactivación de los mastocitos/TRPV1.
- Proteger contra el cáncer y los trastornos cardiovasculares.
- Generar efectos positivos en patologías como el trastorno bipolar, la depresión o la ansiedad.

El uso de estas gafas también tiene beneficios en la visión, como ver mejor al conducir de noche. Al bloquear la luz azul, verás los objetos con mayor claridad y contraste en condiciones oscuras, al reducir el deslumbramiento y la fatiga ocular. Con las gafas puestas, podrás estar las horas que desees frente a la pantalla del ordenador, el móvil o la tablet sin sufrir dolores de cabeza ni tener la sensación de ojos cansados, y mejorarás la percepción de la profundidad, la distancia y los detalles de los objetos que te rodean. Lo agradecerás especialmente cuando conduzcas en días nublados o si practicas deportes acuáticos, golf, esquí o *snowboard*.

Me generan especial confianza las gafas Evidence Based de RA OPTICS: las gafas diurnas de cristal amarillo son para la segunda mitad del día y las nocturnas de cristal rojo son para las últimas tres horas antes de acostarte.

Vigilia-sueño

En tu vida dormirás entre veinticinco y treinta años, así que es mejor que lo hagas bien. Un 35 % de la población padece insomnio, ya sea por falta de horas de sueño, dificultad para iniciarlo o mantenerlo, o por interrupciones de este. La mitad de ellos sufren somnolencia diurna excesiva. Millones de personas deben saber que el sueño tiene una regulación rítmica circadiana, coordinada por la activación de los genes del reloj central hipotalámico, que aumentan la melatonina y la actividad inmunitaria por la noche, en oposición a lo que ocurrirá por la mañana, cuando se incrementará el cortisol y la actividad de otras funciones corporales.

Las neuronas que liberan serotonina, dopamina, noradrenalina, histamina y orexina están más activas en la vigilia (durante el día) que de noche, momento en el que esperamos que estas hormonas estén a niveles bajos.

Debemos dormir ocho horas… y ya sabes que no es bueno deber horas de sueño a tus dos cerebros. La falta de estas —ya sea por acostarse tarde, por un despertar precoz o por microdespertares nocturnos intermitentes (por culpa del bebé, del gato, de las apneas o por el síndrome de piernas inquietas)— provocará que al día siguiente no seas el mismo a nivel metabólico ni neurocognitivo. Si has tenido una mala noche, al día siguiente la glucosa y la insulina subirán hasta el techo o más aún cuando comas cereales, legumbres o arroz; a pesar de ser la misma cantidad de hidratos de carbono que otras veces, estarás más irritable y tendrás menos energía y menos fuerza de voluntad. Y esto no lo arregla ni un café… (digo «un café» por sus reconocidos beneficios para aumentar la energía y la sensibilidad a la insulina). Si eres un *coffee lover*, es bueno saber que estos beneficios del café en ayunas solo se dan si has dormido bien por la noche. Si estás en deuda con tu cerebro por falta de sueño, aunque solo sea por una mala noche, consumir una taza de café antes del desayuno resultará en un aumento de más del 50 % de los niveles de glucosa y del 15 % de insulina. Todo cambia: sorprendentemente, ganarás peso y tendrás más problemas emocionales y hormonales a pesar de comer lo mismo. Y si esta es tu normalidad, te esperan terribles consecuencias metabólicas, cardiovasculares y neurodegenerativas.

Dormir consiste en enfriar el cuerpo y activar la inmunidad

Los adultos debemos dormir entre siete y ocho horas cada noche. Las alteraciones del sueño y la reducción del tiempo total de sueño están asociadas con una alteración recíproca del sistema inmunitario y el sistema nervioso.

Dormir poco o demasiado garantiza una alteración del sistema inmunitario y la aparición o progresión de enfermedades inflamatorias (cardiovasculares, metabólicas, psiquiátricas…), así como un mayor riesgo de cáncer o enfermedades neurodegenerativas. En una revisión sistemática y metaanálisis se ha concretado la asociación entre la duración del sueño con las inflamaciones y todas las causas de mortalidad.

- Dormir una cantidad de horas normal (7-8 horas) reduce el riesgo de inflamaciones y la mortalidad.
- Dormir mucho (>8 horas por noche) conlleva un riesgo 30 % mayor de inflamaciones y mortalidad. El peor escenario es para las personas que duermen más de diez horas cada noche y para quienes trabajan en turnos nocturnos.
- Dormir poco (<7 horas por noche) conlleva un riesgo 12 % mayor de inflamaciones y mortalidad.

La realidad del mundo en el que vivimos es que en 11 y un 50 % de la población general sufre insomnio. La mayoría de los estudios epidemiológicos han encontrado que alrededor de un tercio de los adultos (30-36 %) tienen, al menos, un síntoma de insomnio como dificultad para iniciar o mantener el sueño. Esta tasa cae al 10-15 % cuando se agregan a la definición las consecuencias diurnas, como la somnolencia excesiva.

El sueño fisiológico se compone de dos estados distintos llamados «sueño de movimientos oculares rápidos (REM)» y «sueño no REM (NREM)», que se alternan durante la noche de forma cíclica.

El REM se produce en periodos cortos más frecuentes en la segunda mitad de la noche caracterizados por una disminución del tono muscular asociada a una activación simpática profunda, un aumento de la frecuencia cardiaca, la respiración, la presión arterial y la temperatura, y sueños estructurados.

Los periodos NREM son más largos y más frecuentes en la primera mitad de la noche y se asocian con una activación parasimpática, que consiste en presión arterial y frecuencia cardiaca bajas, además de una disminución de la temperatura. Se divide en etapas, progresivamente más profundas, denominadas N1, N2 y N3. Estas se pueden distinguir por los rasgos específicos del electroencefalograma (EEG). La N3 (3NREM) es la etapa de sueño de ondas lentas durante la cual hay un sueño muy profundo o de ondas delta. Parece importante para la restauración y recuperación cerebral, el mantenimiento y la consolidación de la memoria, y la regulación metabólica. Es el momento en que se impulsa la limpieza glinfática del cerebro.

Del 75 al 80 % del tiempo total que los adultos pasamos durmiendo, lo dedicamos al sueño NREM, mientras que del 20 al 25 % restante se basa en el sueño REM. Curiosamente, los recién nacidos pasan más tiempo en REM, y el que pasan en NREM aumenta de forma progresiva a lo largo de los años a expensas del REM.

Las personas que sufren insomnio y alteraciones en la duración y arquitectura del sueño suelen tener todo tipo de problemas digestivos (especialmente reflujo gastroesofágico) y menor rendimiento cognitivo, concentración o memoria y más dificultades para realizar las actividades diarias al día siguiente. Eso que llaman «fuerza de voluntad, foco, constancia», se pierde si no duermes bien. Una mala noche de sueño o dormir solo cuatro horas tiene los mismos efectos en tu rendimiento que beberte seis cervezas antes de ir a trabajar. ¿Te lo imaginas? También produce antojo de alimentos poco saludables, ya que, mientras dormimos, el cerebro se limpia de toxinas y recibe glucosa extra, su sustrato metabólico preferido.

El insomnio también produce alteraciones anímicas, depresión, ansiedad y trastornos neurológicos. Seguro que ya has notado en ti y en los demás que una buena noche ayuda a estar de buen humor al día siguiente. Es bueno saber que, si ayer dormiste poco y mal, hoy te sentirás irritable, tenso, impaciente y hostil con quien se te acerque. Esto me da mucha rabia, y mira que lo sé. Si duermo poco, no me reconozco; no puedo evitar que al día siguiente me irrite cualquier cosa, y seguro que comeré alguna guarrada por la tarde. Sé que soy vulnerable si no cuido de mi cerebro.

También puede favorecer la obesidad, las enfermedades cardiovasculares, la diabetes, la alteración de la actividad del sistema inmunitario, los trastornos alimentarios, la narcolepsia, la demencia presenil y otras enfermedades neuropsiquiátricas.

La pérdida de sueño, su corta duración y las quejas de alteraciones del sueño se asocian con aumento de las inflamaciones y peor respuesta antiviral. Las mujeres parecen ser más vulnerables a sus efectos (infertilidad, cáncer de mama) por lo que se refiere a la inflamación, mientras que los hombres parecen tener mayor riesgo de sufrir enfermedades cardiovasculares y cáncer de próstata y colon.

El descubrimiento de las conexiones recíprocas del sueño con el sistema nervioso y el sistema inmunitario nos permiten comprender mejor la adaptación de nuestra conducta y nuestro estado de ánimo durante las épocas en que vivimos situaciones fisiológicas, pero también los cambios que ocurren en el contexto de cualquier inflamación, infección o amenaza social que podamos experimentar.

En una situación fisiológica, lo esperado es que el sueño vaya acompañado de estas características:

- Aumento de la síntesis nocturna de melatonina, prolactina y hormona de crecimiento: la glándula pineal produce melatonina en respuesta a la oscuridad y se libera a la circulación sanguínea para regular los ritmos circadianos y el sueño NREM/REM. La melatonina activará sus receptores hormonales, que están localizados en diferentes áreas del cerebro, lo cual ayuda en todas las fases del descanso nocturno (receptores MT 1 para el sueño REM y receptores MT 2 para el sueño NREM).
- Aumento de la actividad del sistema nervioso parasimpático (SNP).
- Reducción de la síntesis de hormonas de estrés (cortisol, noradrenalina).
- Aumento de la actividad del sistema inmunitario (adaptativo e innato): se activan especialmente los linfocitos L-Th1 y las células asesinas (NK), que son los policías que te ayudan a resolver una infección viral, bacteriana, cándida o por parásitos protozoos. Algunos pacientes tienen insomnio por falta de actividad de las NK, y en este caso el mejor tratamiento para el insomnio es activar la inmunidad. Suele ser buena idea estimular el sistema inmunitario con suplementos naturales tomándolos en la fase oscura antes de dormir (equinácea, astrágalo, própolis, zinc, setas, etc.), no por la mañana.
- Aumento de las inflamaciones (Il-1, Il-6, TNF-alfa, PG, óxido nítrico): los mediadores inflamatorios fabricados durante la noche facilitan el sueño nocturno y alcanzan su punto máximo durante la primera mitad del sueño, dominada por el sueño profundo de ondas lentas (3NREM), y se asocia con la liberación de hormona de crecimiento (GH) y prolactina. Se sabe que estas dos hormonas neuroendocrinas mejoran la proliferación y diferenciación de las células T (Th1), y promueven la actividad de las citoquinas inflamatorias tipo 1

(Lange *et al.*, 2006; Besedovsky *et al.*, 2012). Cenar poco, evitar los azúcares y, sobre todo, hacer ayuno de dieciséis horas (TRE 16/8) o ayunos prolongados de entre dos y diez días seguidos son muy buenas estrategias para aumentar la hormona de crecimiento y convertir tu cuerpo en el lugar mejor vigilado del mundo. Lo experimenté en mi primer ayuno de siete días seguidos y aprendí los beneficios del ayuno prolongado.

- Aumento del flujo sanguíneo cerebral (mayor volumen y velocidad): durante la noche, la vasodilatación y el aumento del flujo de los vasos sanguíneos del cerebro se debe a las moléculas que promueven el sueño, como la Il-1β, el TNF-α, la adenosina y el óxido nítrico (NO), que impulsan la actividad de limpieza glinfática del cerebro. En cambio, durante la vigilia las moléculas producidas por neuronas y glía tienen funciones vasoconstrictoras y reducen el flujo sanguíneo cerebral y la limpieza glinfática. Aquí te dejo dos malas ideas: tomar un café, que aumenta las hormonas de estrés y bloquea los receptores de adenosina que nos darían somnolencia, y tomar antiinflamatorios (ibuprofeno, naproxeno, omega 3, cúrcuma...) durante la tarde-noche en la fase oscura, cuando lo normal es tener más elevadas las sustancias inflamatorias. Son dos malas ideas que harán que por la noche duermas peor y que al día siguiente no seas el de siempre. El café y todo lo que reduzca las inflamaciones es mejor tomarlo por la mañana o durante la fase diurna.

Por la noche, normalmente las personas sanas viven felices estas adaptaciones del sistema nervioso e inmunitario. Sin embargo, a veces no ocurre así: cuando hay una alarma para salvar la vida del huésped (infección, inflamación o amenazas externas), la activación del sistema inmunitario altera el sueño.

En el contexto de la activación del sistema inmunitario por infecciones o inflamaciones localizadas en cualquier tejido periférico (intestino, boca, piel, pulmones, tejido graso, vasos sanguíneos...), lo esperado es que tengamos una adaptación neuroinmune hasta que se resuelva la infección/inflamación. Esta adaptación se caracteriza por:

- Aumento de los inmunomensajeros proinflamatorios, que pueden llegar al cerebro por vía sanguínea (BBB), linfática o neural (nervio vago): provocan una alteración de los neurotransmisores que regulan el estado de ánimo y la conducta y provocan somnolencia, no solo durante la noche sino también por el día, hasta que desaparezca la inflamación. Por supuesto, esto explica el origen de muchas enfermedades como la fatiga crónica, la fibromialgia o las migrañas.
- Neuroinflamación: la activación de la microglía del SNC alterará la conducta y el estado de ánimo de las personas, y por eso el colon irritable suele acompañarse de ansiedad o depresión, por ejemplo. Los patógenos intestinales y las reactivaciones virales (hepatitis B, virus Epstein-Barr, citomegalovirus...) parece que tienen un mayor impacto neuroinflamatorio y son los que más se asocian con enfermedades neurodegenerativas con el envejecimiento.
- Alteración de la arquitectura del sueño (NREM>REM): el aumento del sueño NREM se asocia con una mayor actividad inmune (linfocitos Th1) y producción de Il-1 o TNF, que son sustancias inflamatorias que explican la sensación de fatiga y somnolencia cuando hay una infección o un mal descanso nocturno. Cuando pido a la gente que recuerde los días que padecieron un resfriado o una gripe, muchas personas son conscientes de esta relación del sueño y la activación del sistema inmunitario. Sabemos que cuando hay una infección activa sentimos cansancio y somnolencia y tenemos poca concentración. Si todo va bien, la normalidad fisiológica volverá cuando nos hayamos recuperado del reto inmunológico.

Las personas que tienen disbiosis, infecciones intestinales o inflamaciones crónicas (hipertensión, diabetes, enfermedades autoinmunes) son las mismas que no duermen bien por la noche y durante el día sienten somnolencia y les falta energía. No creas que la fatiga crónica o la fibromialgia existen de forma crónica. En este contexto inflamatorio o de infección transitorio, sí que estaría indicado tomar los suplementos antiinflamatorios por la noche (omega 3, cúrcuma, berberina, artemisa) para recuperar la arquitectura del sueño (NREM/ REM).

Si quieres ayudar a que tu inmunidad resuelva rápido y bien las inflamaciones, te recomiendo que duermas habitualmente entre siete y ocho horas, cenes muy pronto y ligero, y que tu dormitorio sea silencioso y oscuro y tenga una temperatura ambiente de 18 °C.

Tratamiento específico del sueño NREM y REM: el lado oscuro de los tratamientos actuales

Para prevenir las patologías asociadas al insomnio, no solo debemos conseguir una mayor duración del sueño, sino que debemos preservar y mejorar su arquitectura fisiológica (etapas NREM/ REM). Por desgracia, la mayoría de las propuestas médicas con fármacos hipnóticos (benzodiacepinas y derivados Z) o antidepresivos causan dependencia y alteran la arquitectura del sueño sin arreglar el origen del problema de insomnio.

«Xevi, no me quites la benzodiacepina (Rivotril, Sedotime), que es lo único que me deja frito toda la noche», me aseguran. «Pues esto que me dices no me deja tranquilo», les respondo.

Una reciente revisión sistemática (Mendouça FMR 2023) advierte que el uso crónico de las benzodiacepinas (acción gabaérgica) altera la arquitectura del sueño: aumenta el sueño 2NREM —te dará esa sensación subjetiva de la mejora de calidad del sueño—, pero disminuye el sueño profundo de ondas lentas (3NREM) y el sueño REM. Quedarte frito es lo que tal vez te ocurra literalmente en un futuro, ya que estos medicamentos se han asociado con déficits de concentración y de memoria al día siguiente, con más accidentes de tráfico, caídas, aumento de peso y el futuro desarrollo de enfermedades neurodegenerativas como las demencias y el párkinson. Si estás leyendo este apartado del libro más despacito porque estás alucinando con lo que te explico y porque, desde hace años, los tomas para dormir, te diría: «Párate, apoya el codo en la mesa, levanta una mano y póntela delante de los ojos. Ahora intenta mantener la mano y los dedos quietos. ¿Tiemblan?». Si lo crees oportuno, habla con un especialista para buscar otra solución y mejorar tu sueño y tu futuro.

Otros medicamentos oscuros son los Z —zopiclona, zolpidem o zaleplon—, asociados a deterioros cognitivos, de memoria, psicomotores y de equilibrio al día siguiente y con un mayor riesgo de accidentes de tráfico, o bien los antidepresivos —tricíclicos e inhibidores selectivos de la recaptación de serotonina (ISRS)—, que reducen el sueño REM.

Algunas personas eligen la marihuana o el hachís para relajarse y poder dormir, pero, como imaginarás, no aparecen en las guías científicas para el tratamiento del insomnio. La marihuana, y especialmente el hachís (droga extraída de la flor del cannabis), son muy ricos en un componente psicoactivo llamado delta-9-tetrahidrocannabinol (THC). Después de tomarlos provocan a corto plazo emociones de felicidad, euforia, satisfacción, mayor sensibilidad y sociabilidad y también mayor relajación, por eso algunas personas lo usan para tranquilizarse y dormir. Sin embargo, el consumo crónico, sobre todo de hachís, está asociado con el abuso de otras sustancias, como el alcohol, y con efectos negativos como problemas digestivos, reproductivos (menor testosterona), inmunes, cognitivos, pérdida de reflejos o equilibrio, taquicardias, hipertensión, ansiedad, ataques de pánico, apatía o somnolencia extrema, y se asocia también con futuros trastornos cognitivos, psicóticos y mentales como esquizofrenia, depresión o psicosis. Olvida todos los derivados del cannabis para dormir, especialmente si tienes hijos, familia, trabajas o estudias, porque son adictivos y la gente que te rodea nunca conocerá realmente a alguien que seguro que vale la pena. Te sentirás orgulloso si los dejas, pero, aunque creas que a ti no te pasará nada, te recomiendo que un especialista te asista en la interrupción de su consumo. El psiquiatra y el psicólogo te ayudarán a gestionar este momento (atracones o pérdida de apetito, irritabilidad, ataques de ira y noches de insomnio o pesadillas) sin que te sientas frustrado o presionado por tu círculo de amigos. ¡Ah! Y recuerda que no es buena idea dejar la marihuana o el hachís para sustituirlos por una pastilla del tipo benzodiacepina o zolpidem.

Necesitamos propuestas de tratamiento específicas para los trastornos NREM/receptores de la melatonina M2 y los trastornos REM/receptores de la melatonina M1. Te dejo esta frase sin terminar porque yo también quisiera tener opciones para dártelas.

Propuestas actuales para el insomnio

Higiene del sueño

Alinea las señales que alteran el funcionamiento óptimo de los relojes central y periférico para mejorar también la calidad del sueño.

Reducir la inflamación sistémica y la hiperactivación simpática

En relación con la inflamación crónica provocada por el insomnio y su interacción con el sistema inmunitario y nervioso, investigaciones recientes (Sternberg, 2006; Tracey, 2009) encontraron que podemos modular las respuestas neuroinmunes para prevenir una inflamación excesiva mediante:

- Una mayor actividad del sistema nervioso parasimpático y del nervio vago (ver capítulo 7).
- Tratamientos psicológicos cognitivoconductuales (dirigidos al estrés o al insomnio).
- Terapias mente-cuerpo basadas en la relajación (taichí, meditación, yoga): estas actividades consiguen revertir el patrón de alteraciones transcripcionales de los leucocitos al frenar eficazmente la activación de genes y vías inflamatorias asociadas con el insomnio (regulados por el NF-κ Beta).

Vínculos sociales

La percepción subjetiva de tener protección social reduce las inflamaciones. Y, por el contrario, las personas que se sienten socialmente aisladas o solas o tienen la percepción de estar amenazadas pueden correr mayor riesgo de sufrir insomnio o inflamaciones. Mejorar los vínculos sociales de las personas con estrés psicosocial puede mejorar los efectos adversos de los trastornos del sueño que acompañan las inflamaciones o infecciones subyacentes.

Fármacos y suplementos

Si no duermes bien, tus síntomas te ayudarán a saber qué suplemento es más adecuado para mejorar el insomnio:

- Recomiendo el suplemento NREM Sleep (Xevi Verdaguer) si tienes exceso de noradrenalina (estrés), falta de GABA y menos sueño profundo NREM (ondas lentas). Los síntomas más frecuentes son bruxismo (apretar los dientes), tener las manos y los pies fríos por la noche, experimentar dificultad para conciliar el sueño (tardar más de veinte minutos) y despertarte durante las primeras cuatro horas de la noche y que tu mente empiece a darle vueltas a tus preocupaciones. Al día siguiente a menudo no te sale la palabra que estás buscando y sientes que la tienes en la punta de la lengua, y notas nerviosismo, contracturas, cefalea tensional o colon irritable. Dosis: uno al día antes de acostarte.
- Recomiendo la melatonina si a la hora de irte a dormir tienes las manos y los pies fríos y no tienes sueño (te acuestas solo porque es la hora), y luego duermes seguido las cuatro primeras horas pero te despiertas en las últimas cuatro horas antes de que suene el despertador. Además, tienes molestias en la parte alta del sistema digestivo, como ardor de estómago y reflujo gastroesofágico (sobre todo por la noche).

Melatonina

La melatonina es una hormona neuroendocrina con funciones reguladoras del ritmo circadiano y el ciclo de sueño-vigilia. Actúa como cronobiótico, ya que da un impulso sincronizador circadiano, pero, además, debido a sus efectos antioxidantes y antiinflamatorios, tiene efectos beneficiosos en el sistema cardiovascular e incluso puede funcionar mejor si lo usamos sinérgicamente con polifenoles con alta actividad antioxidante (resveratrol, 3-galato de epigalocatequina).

¿Qué dosis debemos tomar y cuándo? Ambas preguntas son muy importantes para que obtengas los efectos deseados y no sufras otros indeseados. La respuesta a estas dos preguntas variará según qué te interese mejorar. Sabemos que, fisiológicamente, la glándula pineal fabrica 0,1-0,9 mg de melatonina al día y que las células enteroendocrinas del intestino generan unas 400 veces más, pero, en cambio, las dosis de los suplementos que encontrarás en la farmacia son superiores a las que fabrica el cerebro y siempre se suele recomendar que las tomes antes de acostarte. Como verás, yo cambiaré la dosis dependiendo del objetivo a tratar. Elige siempre la mínima que sea efectiva.

Respecto al momento, tenemos que usar los recientes conocimientos en cronofarmacología para optimizar los resultados de cualquier tratamiento, teniendo en cuenta que la melatonina cambia el reloj biológico de diferente manera según cuándo la tomas en relación con el punto medio de tu sueño. Vamos a concretarlo:

- Si tienes insomnio o bien eres una persona ciega con alteración circadiana, te recomiendo:
  - Tomar melatonina cuatro horas antes del punto medio del sueño. Es decir, si normalmente duermes de medianoche a las ocho de la mañana, te la tienes que tomar a las doce, justo antes de acostarse (porque el punto medio sería las cuatro de la madrugada). En cambio, si duermes de medianoche a seis de la mañana, te la tienes

que tomar a las once de la noche, una hora antes de acostarte (porque el punto medio sería las tres).

   - Dosis: entre 1 y 2,5 mg (antes de acostarte). Dosis bajas de 0,5 mg no funcionan, y las de 3 mg o más provocan que te duermas más tarde (retraso de fase), un efecto paradójico no esperado si lo que deseabas era dormir bien.

- Toma melatonina de liberación inmediata (la «normal») si tienes problemas para conciliar el sueño y no sientes somnolencia cuando ya sería hora de ir a dormir. En cambio, toma melatonina de liberación lenta (retardada) si tienes problemas para mantener el sueño y te despiertas en las últimas cuatro horas.
   - Si tienes sonambulismo o un trastorno de conducta de fase REM (trastornos de comportamiento violento durante el sueño que se asocian al párkinson), toma melatonina de liberación lenta media hora antes de acostarte.
   - Dosis: 2 mg.
- Si eres de los que se acuestan demasiado tarde y quieres despertarte más pronto (como un cronotipo nocturno con fase retrasada del sueño) o si quieres adaptarte mejor al cambio de horario de verano (en marzo se adelanta la hora) y prevenir la astenia primaveral:
   - Recomiendo tomar melatonina cinco-siete horas antes de acostarse (en la fase diurna). Es decir, unas once horas antes del punto medio del sueño. Es la manera de provocar un adelanto de fase. Por ejemplo, si te acuestas a las dos de la madrugada, te recomiendo tomarla a las ocho de la tarde.
   - Dosis: entre 0,5 y 3,0 mg.
- Si te acuestas demasiado pronto y deseas irte a la cama más tarde para no despertarte tan pronto por la mañana (como un cronotipo matutino):
   - Recomiendo tomar melatonina aproximadamente seis horas después del punto medio del sueño (en la fase

diurna). Es decir, si sueles dormir de nueve a cinco, te la tienes que tomar a las siete de la mañana (el punto medio sería la una de la madrugada). Es la manera de provocar un retraso de fase.
  - Dosis: entre 0,5 y 3,0 mg
- Si tienes úlceras de estómago o de duodeno:
  - La suplementación de triptófano (250 mg, dos veces al día) o melatonina (5 mg, dos veces al día) durante veintiún días resuelve estas úlceras.
- Si tienes reflujo gastroesofágico:
  - La suplementación durante dos meses de melatonina en dosis de 3 mg al día media hora antes de acostarte mejora los síntomas igual que el omeprazol (fármaco que reduce el ácido del estómago). La melatonina aumenta la producción de gastrina y el tono del esfínter esofágico inferior, y evita que el ácido del estómago suba hacia el esófago.
- Si tienes colon irritable (dolor e hinchazón) te recomiendo:
  - Colon irritable con estreñimiento (SII-E): dosis de melatonina de 0,3 mg al día media hora antes de acostarte.
  - Colon irritable con diarrea (SII-D): dosis de melatonina de 3,0 mg al día media hora antes de acostarte.
- Si tienes osteoporosis:
  - Dosis: 3 mg/día de melatonina media hora antes de acostarte. Mejora el metabolismo óseo (aumentan los procesos anabólicos y reducen los catabólicos).
- Si tienes el colesterol LDL elevado (el malo) o hipertensión:
  - Dosis: 5 mg dos horas antes de acostarse.
- Si tienes migrañas:
  - Dosis: 3 mg media hora antes de acostarte (tiene la misma eficacia que la amitriptilina).

Trabajo por turnos, ¿qué puedo hacer?

En un metaanálisis (Khosravipour, M., 2021), los científicos descubrieron que el trabajo por turnos y el desfase horario modifican los ritmos de cientos de genes que suelen utilizarse para mantener, reparar y proteger el cuerpo, ya que alteran los ritmos circadianos y pueden aumentar el riesgo de cáncer, entre otras dolencias. A estas alturas del libro, sabemos que la exposición a la luz durante la noche suprime los niveles de melatonina, y esta hormona podría absorber partículas conocidas como «especies reactivas de oxígeno», que causan daño a las células.

La privación del sueño afecta a la elección de alimentos: existe evidencia de que es más probable que te apetezca comer carbohidratos con un alto número de calorías, alimentos azucarados y refrigerios salados. También limita la capacidad para procesar los alimentos. Por tanto, yo me pregunto: ¿qué podemos hacer para contrarrestar esto?

En primer lugar, recomiendo realizar ejercicio físico entre las 19 y las 22 horas y hacer una ingesta saludable y abundante antes del turno, priorizando alimentos que liberen energía lentamente, como granos integrales y otros almidones complejos para frenar el hambre y los antojos. Es mejor escoger alimentos ricos en proteínas, altos en grasas saludables y bajos en carbohidratos. Puedes cambiar un plato de pasta o arroz refinado por uno integral, pero es mejor que elijas la quinoa o el trigo sarraceno, pseudocereales más ricos en proteínas que en hidratos de carbono, y así te sentirás saciado y evitarás las subidas y bajadas de energía. También puedes reemplazar un zumo de fruta (que es un desastre metabólico) por la fruta entera con la piel, mejor aún si la cocinas al horno (manzana o pera) para que las bacterias buenas fermenten la fibra y mejoren la saciedad y las inflamaciones.

Evita comer entre la medianoche y las seis de la mañana, si es posible. Si necesitas hacerlo durante el turno nocturno, opta por alimentos bajos en calorías y ricos en proteínas. Por último, toma un desayuno saludable antes de acostarte durante el día para que no te despiertes con hambre.

Es importante que te mantengas hidratado durante el turno, mejor si es con agua o agua de coco, y que evites la cafeína. Paradójicamente, la deshidratación, a menudo por demasiada cafeína, es una causa común de fatiga.

La interrupción de los ritmos circadianos se asocia con alteraciones en la función menstrual y la salud hormonal. Las trabajadoras por turnos tienen más probabilidades de sufrir irregularidades y ciclos menstruales más largos, así como mayor riesgo de cáncer de mama, debido a la alteración de la exposición a la luz y la reducción de la secreción de melatonina.

Las transiciones hormonales femeninas se corresponden con un mayor riesgo de trastornos del sueño y cambios en su arquitectura.

La fase lútea del ciclo menstrual, el embarazo y la menopausia aumentan la prevalencia de los despertares nocturnos.

Insomnio durante el ciclo menstrual (fase lútea)

En la época fértil, las mujeres tienen variaciones de la temperatura corporal que condicionan fluctuaciones en la melatonina, el descanso y la termorregulación.

Los primeros catorce días del ciclo menstrual (fase folicular), desde el primer día de la regla hasta el decimocuarto del ciclo, los estrógenos reducen la temperatura corporal central y aumentan la temperatura periférica distal de la piel (manos y pies). Este efecto hipotérmico de los estrógenos se incrementa por la noche y favorece una mayor secreción de melatonina. A su vez, ambas hormonas favorecen la pérdida de calor corporal central (*core*) por la noche al aumentar la temperatura de la piel distal (manos y pies), que es la función termorreguladora crucial para la inducción fisiológica de la somnolencia y el sueño. Durante la fase folicular las mujeres posiblemente tengan un mejor descanso nocturno o la sensación de tener más sueño o de necesitar dormir más. Asimismo, son días en que metabolizan mejor las grasas (más oxidación de las grasas), rinden mejor en deportes de resistencia y pueden hacer ayunos intermitentes más fácilmente al no depender de los hidratos de carbono.

En cambio, los últimos catorce días del ciclo menstrual (fase lútea), desde la ovulación (día catorce del ciclo) hasta el primer día del sangrado menstrual, la progesterona aumenta la producción de calor corporal (+ 0,27 °C) y reduce la secreción de melatonina, lo cual altera la termorregulación del hipotálamo. Durante las noches de la fase lútea, en lugar de disminuir, hay un aumento de la temperatura central (*core*) y de la piel de las zonas proximales (clavícula) debido a una menor vasodilatación periférica y un menor flujo sanguíneo de la piel de las zonas distales. El aumento de la progesterona condiciona una menor amplitud del gradiente de temperatura distal-proximal y de la melatonina-cortisol, y esto afecta la arquitectura del sueño, con más despertares nocturnos, menos sueño REM y más sueño profundo NREM. Durante la fase lútea, los días previos a la menstruación y la propia menstruación, posiblemente tendrás las manos y los pies fríos, una peor inducción de la somnolencia y la sensación de dormir peor, con más despertares nocturnos y peor descanso. Además, son días en que las mujeres metabolizan peor las grasas (menos oxidación), rinden peor en deportes de resistencia y tienen una mejor oxidación de los carbohidratos, lo cual hace que el cuerpo pida más hidratos de carbono (azúcares). Por lo tanto, no es el momento para castigar al cuerpo con una dieta keto ni ayunos largos.

En caso de insomnio durante la fase lútea, puedes beneficiarte del ejercicio físico matutino. Por la noche, date un baño caliente, ponte calor en la piel de los pies, evita el estrés emocional (o estimulantes) y la luz azul (o usa las gafas de filtro de Ra Optics) y suplementate con melatonina de liberación retardada (1,9 mg treinta minutos antes de acostarte). Para el insomnio de los días antes de la regla y durante la menstruación, te recomiendo mejorar la actividad GABA y prevenir carencias de magnesio o vitamina B6 con la suplementación de NREM Sleep (Xevi Verdaguer) y probióticos que fabriquen GABA en el intestino (*Lactobacillus brevis* DPC6108 y bifidobacterias).

Nota: Los anticonceptivos hormonales, posiblemente por la progesterona sintética, provocan un aumento de la temperatura corporal (a lo largo de todo el mes) y esto empeora el enfriamiento nocturno del cuerpo y disminuye el sueño NREM y REM. En caso de insomnio, recomiendo el mismo tratamiento que en la fase lútea.

Insomnio durante el embarazo

Dormir bien durante el embarazo es importante, porque deber horas de sueño a tu cuerpo y al de tu embrión conlleva riesgos para la salud de ambos. Los trastornos del sueño por dormir poco o por tener un sueño fragmentado o no reparador están asociados con estas complicaciones durante el embarazo:

- Glucosa elevada, diabetes tipo 2, resistencia a la insulina y obesidad.
- Preeclampsia: aumento de la presión arterial y daño a órganos (principalmente hígado y riñones).
- Aborto espontáneo.
- Parto prematuro, largo o por cesárea: al dormir menos de seis horas por la noche este riesgo aumenta 4,5 veces.
- Restricción del crecimiento intrauterino (RCIU).
- Depresión posparto.
- Inflamaciones sistémicas.

La higiene circadiana es la clave para tener un embarazo exitoso. Durante el embarazo se necesita un sueño nocturno de 7,5-9 horas. Sin embargo, las náuseas matutinas que aparecen en medio de la noche a partir del primer trimestre, así como las apneas del sueño y los calambres u hormigueos de las piernas que aparecen durante el tercer trimestre, muchas veces impiden tener un buen descanso nocturno y provocan insomnio y una disminución del sueño profundo 3NREM y del sueño REM.

A continuación, voy a compartir contigo mis secretos. Dormir bien durante el embarazo es posible. ¡Sígueme!

Primer trimestre

Los cambios que favorecen el desarrollo del bebé también son los culpables de los problemas del sueño. El pico en la producción de progesterona (hipnótica, gabaérgica) y la hormona gonadotropina coriónica humana (hCG) relaja los músculos del estómago e intestino, y provoca reflujo ácido, náuseas o vómitos, y aumenta la temperatura del cuerpo, lo cual genera somnolencia, más ganas de orinar durante el día y una mayor sensibilidad en los pechos, que se hinchan preparándose para la lactancia materna.

Recomiendo:

- Haz una siesta de veinte minutos por la tarde después de comer para no tener deudas acumuladas de horas de sueño.
- Toma un baño caliente 1-8 horas antes de acostarte para reducir la temperatura del *core* (disminuir la actividad de la grasa parda).
- Ten la habitación a una temperatura fresquita (18-19 °C).
- Hidrátate bien durante el día y no bebas de golpe durante las dos últimas horas antes de acostarte para evitar levantarte muchas veces para ir al baño a orinar durante la noche. A medida que el útero vaya creciendo durante el embarazo, las visitas al baño pueden ser más frecuentes. Por lo tanto, deberás estar más atenta y no beber tanto en las horas antes de acostarte.

Segundo y tercer trimestre

El niño va creciendo y ocupando el espacio abdominal de los riñones y los órganos digestivos. Esto puede provocar una sensación de querer orinar con más frecuencia, reflujo gastroesofágico (especialmente por la noche) y apnea del sueño. Las necesidades aumentadas de vitaminas y minerales (hierro, ácido fólico y otros) se disparan en la segunda mitad del embarazo, y su carencia provoca el síndrome de piernas inquietas (falta de dopamina) con sensaciones de espasmo y hormigueo, que hacen que resulte más difícil conciliar el sueño.

Recomiendo:

- Supleméntate con hierro y ácido fólico. Puede corregir las molestias de las piernas (calambres, hormigueos) por falta de dopamina.

- Trata el reflujo gastroesofágico de forma personalizada (revisa «El viaje de un pedo», en el primer capítulo).
- Evita los alimentos que laxan el esfínter esofágico inferior.
- No tomes cafeína en las doce horas antes de acostarte.
- Deja de comer al menos tres horas antes de acostarte.
- Piensa en una rutina relajante antes de acostarte.
- Duerme sobre el lado izquierdo y eleva el cabezal de la cama. Hacerlo sobre el lado derecho empeora el reflujo, y dormir boca arriba comprime la vena cava y reduce la presión arterial y el flujo sanguíneo al feto (riesgo de muerte).
- Trata las apneas de forma individualizada (férula de avance mandibular, *myotape* para facilitar el cierre de la boca y respiración nasal, cena pronto y ligero).

Insomnio durante la menopausia

Durante la perimenopausia y la menopausia se producen cambios neuroendocrinos adaptativos debido a la falta de hormonas sexuales (principalmente los estrógenos), y esto puede provocar insomnio y sudoraciones nocturnas durante meses (a veces, años) hasta la adaptación hipotalámica a la nueva situación hormonal. Estos síntomas se deben a que hay niveles más elevados de noradrenalina y niveles bajos de serotonina y GABA, que condicionan que el umbral de termorregulación del hipotálamo sea mucho más estrecho y se active incluso por pequeños cambios de temperatura, que, a su vez, desencadenan sudoraciones nocturnas y sofocos. El tratamiento hormonal alopático y/o el tratamiento natural con fitoestrógenos y nutracéuticos, sumados a una adaptación del estilo de vida, son muy efectivos y te ayudarán a dormir con normalidad sin estos síntomas tan desagradables. Te recomiendo que leas los capítulos dedicados a la menopausia de mis libros *Transforma tu salud* y *Cuídate* para aprender a mejorar tu salud hormonal en esta época de la vida. Mi suplemento estrella es Meno Rhythm (Xevi Verdaguer).

Cronoactividad física

Igual que la exposición a la luz y el momento de ingesta de alimentos, la actividad física programada sirve también como una señal para nuestros genes que afecta tanto al sueño como a los ritmos circadianos.

El ejercicio tiene muchos beneficios. Antes de hablar del cronoejercicio y ver cuál es el mejor momento del día para realizarlo, quiero resaltar que lo importante es que lo practiques, sea cuando sea. No olvides que moverte es imprescindible para tener una buena salud.

Las ventajas de hacer ejercicio físico empiezan cuando dejas de ser sedentario y decides moverte durante, al menos, quince minutos diarios. El sedentarismo, es decir, estar demasiado rato sin moverse, es un factor de riesgo más peligroso que fumar tabaco. Me encanta encontrarme a personas mayores en bici, paseando con su perro por la montaña o haciendo clases funcionales con pesas en el gimnasio. Los contemplo con admiración mientras pienso que deseo que pueda copiarles en el futuro para que mis ojos brillen y me mantenga tan joven como ellos.

Hacer ejercicio físico de forma regular favorece un envejecimiento biológico sano, disminuye la presión arterial nocturna, mejora la calidad y la duración del sueño, ayuda a reducir o mantener el peso corporal, aumenta el bienestar psicológico y es neuroprotector (aumenta factores neurotróficos, BDNF), lo cual mejora especialmente el rendimiento cognitivo, el aprendizaje y la memoria. Incluso el ejercicio moderado mejora la cognición en las personas de edad avanzada. Pero ¿durante cuánto tiempo debo realizarlo? Si te estás preguntando lo mismo que yo, la buena noticia es que ya se ha concretado cuán activos debemos ser para garantizar beneficios en nuestra salud: el objetivo que recomiendan la mayoría de las guías internacionales es llegar a 150 minutos a la semana de actividad física de intensidad moderada a vigorosa. Esto equivale a 21 minutos al día. No creo que sea una barrera para nadie para mejorar su salud. Si todavía no haces ejercicio, esta cantidad es la mínima recomendada y es lo que cambiará la calidad de la vida que tienes por delante.

A veces presenciamos situaciones que no tienen mucho sentido. Por ejemplo, hay personas que, por desconocimiento, envejecen con sobrepeso, niveles altos de azúcar y de ácido úrico, y para mejorar la memoria se pasan el día en el sofá haciendo crucigramas o sudokus.

El ejercicio físico realizado durante las horas diurnas es una excelente señal sincronizadora de los ritmos circadianos en los genes periféricos, ya que aumenta la fabricación de serotonina primero y de melatonina después, y esto mejora el estado de ánimo y la cognición. El ejercicio entre las 16 y las 20 horas no suele afectar el ritmo circadiano ni la sensación de sueño por la noche. Entonces ¿entrenamos por la mañana o por la tarde?

Elige el mejor momento en función de lo que desees potenciar. ¡Sígueme!

Ejercicio temprano por la mañana

- Hacer ejercicio físico a las 7 horas o de 13 a 16 horas, puede provocar que te acuestes y te levantes antes (avance de fase). Es interesante para las personas de cronotipo temprano y cronotipo tardío.
- Avanza la fase de melatonina.
- Aumenta la glucosa en sangre en pacientes con diabetes tipo 2, algo que no les interesa.

Ejercicio físico por la tarde-noche

- El ejercicio nocturno (19-22 horas) puede hacer que te acuestes más tarde (retrasos de fase). Es interesante para las personas de cronotipo temprano.
- Retrasa la fase de melatonina.
- Mejora los niveles de glucosa en sangre en pacientes con diabetes tipo 2. Esto es importante saberlo para que las horas

que dedican a moverse les cundan más de cara a mejorar su salud.

- Mejora el rendimiento del ejercicio y la eliminación de glucosa, y conlleva reducciones en la masa grasa y en la producción de glucosa hepática basal. Si quieres adelgazar y reducir la glucosa, haz deporte por la tarde, antes de que oscurezca.

Ejercicio físico en ayunas

Tómate un café o un té y empieza a moverte en ayunas (Slater, T., 2023). Si primero desayunas y luego haces deporte, te pierdes estos beneficios:

- Tras un ayuno nocturno de >10-14 horas, el ejercicio físico matutino aumenta la oxidación de las grasas y reduce la ingesta de alimentos a cualquier hora del día, lo cual mejora la salud metabólica y la pérdida de peso.
- Tras un ayuno de 7-9 horas, el ejercicio físico vespertino está asociado con una percepción reducida del esfuerzo, un aumento de la oxidación de grasas y mejor control glucémico y pérdida de peso que el ejercicio matutino. Sin embargo, a largo plazo, el éxito de hacer deporte a estas horas tardías puede comprometerse, porque aumenta el apetito (grelina) y eso hará que cenes más. Asimismo, se reduce el rendimiento, la motivación y el disfrute del ejercicio.

La cronofarmacología y la higiene circadiana

La mayoría de los medicamentos y suplementos se prescriben para cualquier hora del día. Sin embargo, ahora debemos dar un salto al futuro y comprender que, si los tejidos y órganos diana de los medicamentos tienen una actividad rítmica coordinada por los genes Clock, será muy importante aprovechar justo ese momento del tejido diana para recomendar la ingesta del fármaco y así optimizar su eficacia y reducir los efectos secundarios. Este concepto médico que fortalece los efectos del medicamento modulando y mejorando el ritmo circadiano endógeno de cada persona se llama «cronofarmacología», y da respuesta a la pregunta: «Xevi, ¿esto cuándo me lo tomo?».

La cronofarmacología es una parte de la higiene circadiana que tiene como objetivo adaptar el momento de administración de fármacos o principios activos al ritmo circadiano endógeno para mejorar la eficacia y reducir el riesgo de efectos adversos o toxicidad.

La comunidad científica necesita que todos los médicos escuchen, aprendan e integren en sus visitas médicas estos conocimientos circadianos para poder sincronizar el «momento óptimo» de cada medicamento.

El momento nocturno es para:

- **Melatonina:** actúa como cronobiótico.
- **Estatinas:** las estatinas para el tratamiento de la hipercolesterolemia, la hiperlipidemia y enfermedades de las arterias coronarias se toman por la noche.
- **Antihipertensivos, anticoagulantes, antiinflamatorios (aspirina, AINES, ibuprofeno, omega 3, cúrcuma…) y medicamentos antirreumáticos (metotrexato, corticoides):** tomarlos antes de acostarse reduce eficazmente la gravedad de los síntomas de estas enfermedades, que empeoran a primera hora de la mañana. Por ejemplo, los infartos y los dolores articulares son más frecuentes por la mañana (de seis de la mañana a doce del mediodía).
- **Antioxidantes (NAC, glutatión, polifenoles):** se recomienda tomarlos con la cena o por la noche antes de acostarse. Las inflamaciones y los radicales libres (ROS/RNS) siguen un ritmo circadiano: aumentan a medida que avanza el día debido a la actividad neuronal y luego van reduciéndose durante la noche gracias a nuestra actividad antioxidante.
- **Butirato (tributirina):** es un ácido graso de cadena corta (SCFA) antiinflamatorio que mejora el estreñimiento y reduce la hiperpermeabilidad intestinal y cerebral.

- **Medicamentos para diabetes tipo 2, obesidad o niveles elevados de glucosa (metformina, agonistas del GLP-1):** la metformina es más eficaz cuando se toma por la noche antes de acostarse para reducir los niveles de azúcar, que suelen estar elevados durante la noche y por la mañana en ayunas. Los agonistas del GLP-1 (liraglutida, dulaglutida y semaglutida) son más eficaces cuando se toman por la mañana, ya que mejoran sus efectos antiinflamatorios y la regulación de la microbiota intestinal, incrementan la secreción de insulina, suprimen el apetito, reducen la glucosa y el peso y mejoran el descanso nocturno (aumenta el sueño NREM). La liberación del GLP-1 (células L del intestino delgado y colon) tiene un ritmo circadiano fisiológico (pico a las diez de la mañana y las cinco de la tarde, aproximadamente) que está regulado por varios genes centrales del reloj biológico. Los factores que pueden alterar la secreción rítmica de GLP-1 y de insulina son:
  - La microbiota intestinal: la *Akkermansia muciniphila*, *Lactobacillus* y los SCFA (fibra) aumentan el GLP-1, y el *Helicobacter pylori* reduce el GLP-1 e incrementa la glucosa.
  - La exposición prolongada a la luz, la dieta, el ejercicio y la pérdida de peso mejoran el ritmo de secreción de GLP-1.
  - Los trastornos del sueño: la restricción o interrupción del sueño y la apnea obstructiva del sueño retrasan y disminuyen la síntesis de GLP-1 después del desayuno, lo que provoca resistencia a la insulina y aumenta los niveles de glucosa.
  - Inflamaciones de bajo grado (TNF-alfa) u obesidad.
- **Antiepilépticos:** una dosis más alta por la noche puede reducir las convulsiones nocturnas y matutinas.
- **Medicamentos para el tratamiento del cáncer (como las fluoropirimidinas orales):** se toleran mejor si los tomamos por la noche.
- **Restricción de la alimentación y el deporte:** la restricción de alimentos (TRE matutino) o de ejercicio al final de la tarde puede mejorar los ritmos circadianos y los síntomas

metabólicos, particularmente en pacientes con diabetes y obesidad.

El momento matutino es para:

- **Cafeína:** para mantenerse despierto durante el día.
- **Creatina:** contribuye a la termogénesis inducida por creatina. Es mejor tomarla con el desayuno en sincronía con los ritmos circadianos de la termogénesis de los adipocitos (grasa parda) para mejorar el metabolismo.
- **Medicamentos y suplementos para el tiroides:** Eutirox, *Cordyceps*, L-Tirosina, *Coleus forskohlii*, extracto de guggul, etc. Su ingesta matutina apoya el aumento fisiológico de la temperatura corporal.
- **Omega 3 para reducir colesterol y triglicéridos:** la ingesta matinal de omega 3 (aceite de pescado en DHA y EPA) disminuye los niveles de triglicéridos y los ácidos grasos saturados totales y los ácidos grasos poliinsaturados n-6 séricos.
- **Suplementos de fibra (inulina, FOS...):** tienen mejor efecto protector para la prevención de la hipertensión y como prebióticos (aumentan la diversidad de bacterias sanas) cuando se toman por la mañana o al mediodía.
- **Vacunas:** si se ponen por la mañana parecen inducir mejores respuestas inmunes innatas y adaptativas.

Alimentación-ayuno. La crononutrición y la higiene circadiana

Durante toda la vida comeremos unas setenta toneladas de alimentos. ¿Crees que la alimentación será importante para ti?

Por otro lado, durante toda la vida seguirás unos ciclos de alimentación-ayuno variables. ¿Crees que esos descansos digestivos que llaman «ayunos» serán importantes para ti?

Los alimentos que llegan al intestino y los ciclos de alimentación-ayuno que decides cada día van modulando los microorganismos que forman tu microbiota intestinal, claves para la digestión y la absorción de los alimentos, y para entrenar el sistema inmunitario, el ritmo circadiano y la función neurológica.

Tal vez ahora sea un buen momento para leerme y aprender a modificar lo que comes y cuándo en tu ciclo de alimentación-ayuno de manera que sincronices tus relojes biológicos.

Si te explico los ritmos circadianos que tienen las hormonas que controlan el apetito y la saciedad es muy probable que puedas adivinar que existe un momento óptimo para ingerir alimentos.

El estómago fabrica la hormona del hambre (grelina) siguiendo un ritmo diurno con un pico entre las 8 y las 8.26 horas, otro a las 13 horas y el último a las 18 horas. El estómago no espera comida en otros momentos. Fíjate cuándo tienes la sensación de hambre: es muy probable que tu primer cerebro (ENS) esté intentando mandarte una señal para que le hagas caso a la hora que quiere que desayunes, comas y cenes. Y no sería normal que tuvieras hambre por la noche, por ejemplo.

Las hormonas que aumentan la saciedad, en cambio, tienen un pico a las 10 horas —péptido similar al glucagón-1 (GLP-1)—, a las 14 horas —péptido YY (PYY)— y a las 15 horas —polipéptido pancreático (PPY)—. En general, aumentan a partir de la tarde-noche, con la oscuridad, siguiendo un ritmo nocturno —leptina, GIP—. Estas hormonas te ayudarán a sentirte saciado si haces coincidir las ingestas de los alimentos justo antes de sus picos: desayuna antes de las diez de la mañana, almuerza entre la una y las dos del mediodía y cena antes de que oscurezca.

Estos ritmos hormonales que regulan el apetito se alteran cuando desincronizas los ritmos circadianos. Disruptores como la iluminación artificial y el estilo de vida moderno —como el desfase horario (*jet lag*), el trabajo por turnos, el estrés, tener acceso a los alimentos las veinticuatro horas del día, comer a deshoras o cuando es de noche— desincronizan los relojes centrales (marcapasos del hipotálamo) y periféricos, y alteran la función y la actividad biológica de los órganos del organismo en relación con el medioambiente.

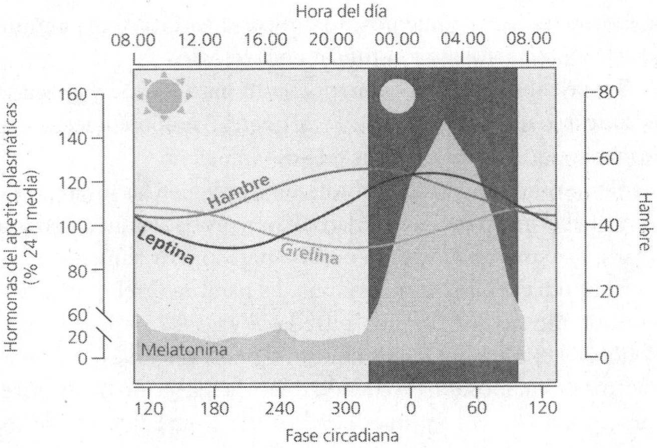

Cómo optimizar el ritmo circadiano a través de la alimentación

La conducta alimentaria es una fuerte señal para la sincronización de los relojes periféricos que puede impulsar la expresión genética rítmica en órganos como el intestino.

Estoy bastante cansado de las interminables pautas dietéticas que se enfocan en «qué puedo comer» y en «cuánta cantidad puedo comer». En cambio, quiero confesar que me fascina la importancia aprendida con la crononutrición enfocada en «cuándo debo comer». Y digo «fascina» por lo rápido que mejoran la salud y el metabolismo de las personas cuando la señal de los alimentos llega en el momento adecuado.

El concepto de «crononutrición» fue desarrollado en 1986 por el doctor Alain Delabos y estudia los efectos que tiene en nuestro bienestar la composición de la dieta, las calorías y, sobre todo, el impacto del momento de la ingesta en el sistema circadiano desde la perspectiva de la cronobiología. La crononutrición se fija en tres aspectos clave del comportamiento alimentario: el momento, la frecuencia y la regularidad con la que comemos.

Las señales a los relojes periféricos digestivos deben estar alineadas circadianamente con las señales a los relojes centrales. Ha de existir una coordinación recíproca entre los ritmos circadianos periféricos digestivos —regulados por lo que comemos, el momento, la frecuencia y la regularidad—y los ritmos circadianos centrales regulados por los ciclos de luz-oscuridad.

Lo normal y esperado es una alineación natural y regular entre los ciclos diarios de luz-oscuridad, alimentación-ayuno, vigilia-sueño

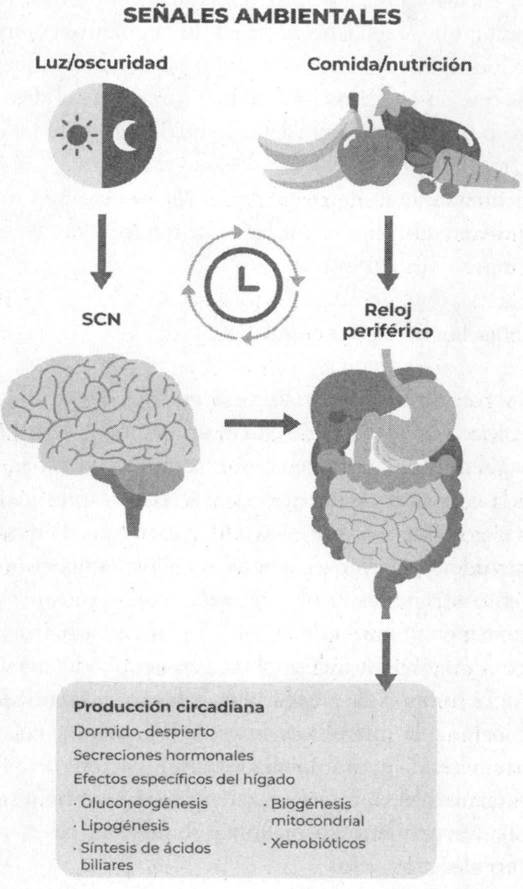

y actividad-descanso. Es esencial que siempre vayan cogidos de la mano de esta manera:

alimentación-luz-vigilia-actividad
ayuno-oscuridad-sueño-descanso

Antes de que lo pienses, ya te respondo: sí, debemos adaptarnos a los cambios ambientales en las diferentes estaciones del año. Por ejemplo, en invierno, debemos cenar más pronto que en verano para intentar que la señal periférica de los alimentos coincida con la señal de luz-vigilia del reloj central. Si observas el esquema, comprobarás que no es buena idea ayunar saltándote el desayuno o el almuerzo porque, como ves, debe coincidir con la señal de oscuridad-sueño.

Recientemente se ha demostrado que existe una interacción entre la dieta y el ritmo circadiano del microbioma intestinal y el sistema inmunitario intestinal.

Cambios en la microbiota intestinal

La microbiota va cambiando durante el día. Lo normal y esperado es que, en la fase de vigilia-luz, haya un aumento de los firmicutes impulsados por la ingesta de comida, que son bacterias sanas que mejoran la digestión y la integridad de la barrera intestinal. En cambio, durante las fases de sueño-ayuno, encontramos un aumento de los bacteroidetes, los verrucomicrobios y los patógenos oportunistas (las enterobacterias). Por esta razón, las alteraciones del sueño (como comer en un turno de noche…) y las de los patrones alimentarios (como el error de ingerir alimentos ocupando una ventana de más de doce horas al día o hacerlo en la fase oscura) pueden provocar disbiosis de la microbiota intestinal (aumentar en exceso los firmicutes, alterar la ratio firmicutes >>> bacteroidetes y reducir los verrucomicrobios, como la bacteria sana Akkermansia). En ese caso te convertirás en una máquina de fabricar gases y de ganar peso aunque comas sano.

Este desequilibrio de la microbiota se asocia con enfermedades metabólicas (sobrepeso o diabetes tipo 2), inflamatorias y digestivas.

Cambios circadianos rítmicos de la permeabilidad intestinal

Al final de la noche y por la mañana, vemos que el intestino delgado es menos permeable y goza de una sana barrera de defensa que evita la entrada de toxinas de la luz intestinal en la circulación sanguínea. Esta razón explica por qué las personas con problemas digestivos suelen sentirse mejor por la mañana, al despertar, y dicen que tienen la barriga más plana y sin gases. Sin embargo, a medida que pasa el día, van empeorando sus síntomas y se les hincha la barriga debido a que el intestino delgado se vuelve más hiperpermeable por la tarde (fase luminosa tardía) y el colon se vuelve más impermeable cuando empieza a oscurecer. Por lo tanto, en cuanto empieza a hacerse de noche, la microbiota está menos activa y reduce la protección de la mucosa y de estos pasillos que comunican el intestino con la circulación sanguínea, lo que empeora los síntomas. Hay más inflamación e hiperpermeabilidad en el intestino delgado y en el colon, y somos más vulnerables a que cualquier toxina, patógeno o alimento mal digerido que circule por la luz intestinal pueda colarse y afectar a todo el cuerpo.

Cambios en los mastocitos

Los mastocitos son células inmunitarias que se encuentran en las mucosas intestinales. Su activación, que libera histamina y moléculas inflamatorias, sigue un ritmo circadiano. Tal como ocurría con la permeabilidad intestinal, los mastocitos también están más activos por la tarde-noche que por la mañana, y este es otro motivo por el cual las personas con problemas digestivos se sienten peor a medida que avanza el día.

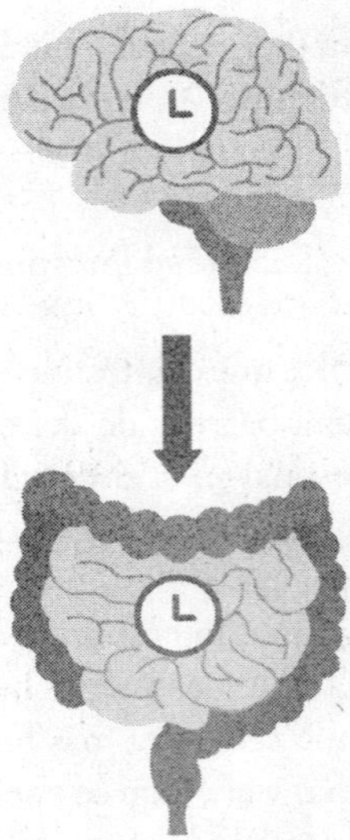

Cambios en la actividad de las bacterias y las enzimas digestivas

La microbiota intestinal y las enzimas del epitelio intestinal tienen ritmos de actividad y oscilaciones variables dependiendo de la luz-oscuridad, la melatonina y la temperatura. Durante el día-luz, la microbiota y las enzimas están más activas y facilitan la digestión y la absorción de los alimentos, y ayudan a regular la homeostasis circadiana y metabólica. La actividad de los transportadores (GLUT2 y GLUT5) que facilitan la absorción de la fructosa y el sorbitol y la de las enzimas del epitelio intestinal (lactasa y diamino oxidasa, DAO) para la absorción de la lactosa o la histamina es diurna y está regulada por los genes Clock periféricos del intestino. Por la tarde-noche, cuando hay más inflamaciones debido a la activación de los mastocitos y la hiperpermeabilidad intestinal, estas enzimas se expresarán menos, aumentando los síntomas de la intolerancia a la fructosa, el sorbitol, la lactosa y la histamina. Por eso las ventanas para comer serán diurnas y las ventanas para ayunar serán nocturnas, aprovechando que la melatonina se produce con la oscuridad, cuando dormimos y ayunamos.

La desincronización circadiana en el reloj central por alteraciones en el descanso nocturno-sueño o la desincronización circadiana en el reloj periférico por alteraciones en la composición de la dieta o de los patrones alimentarios afectarán negativamente a la actividad rítmica de las enzimas digestivas y a la composición de las bacterias intestinales, provocando inflamaciones crónicas, intolerancias alimentarias, alteraciones cardiometabólicas, trastornos depresivos y progresión del cáncer.

Muchos pacientes están desincronizados con su reloj biológico debido, por ejemplo, a:

- Saltarse el desayuno.
- Tener horarios de comida y cena tardíos.
- Tomar un almuerzo ligero.
- Cenar de forma abundante.
- Mantener un patrón irregular con cambios en la frecuencia de la ingesta, comiendo en unas ocasiones dos veces al día y en otras seis.

Aspectos clave de la crononutrición

Los ciclos de alimentación y ayuno son potentes señales de sincronización para los relojes periféricos. Descubrir que la frecuencia, la regularidad y los horarios de las comidas tienen importantes efectos sobre los parámetros metabólicos y fisiológicos nos ha llevado a la convicción de que elegir el momento de comer será determinante.

Frecuencia

Ya empezamos con algo conflictivo... Seguro que alguna vez has oído que hay que comer cada dos horas, pero, idealmente, el número de comidas a lo largo del día son dos o tres principales. En la actualidad sabemos que lo normal y necesario es tener un descanso digestivo mínimo de doce horas al día, es decir, cenar a las ocho de la tarde y desayunar a las ocho de la mañana podría ser un hábito correcto. Pero si quieres un buen estímulo circadiano, debes mirarte el ombligo y decirle a tu intestino que irás un paso más allá, que le dejarás más horas de descanso. De esta manera le envías la señal de que solo entrarán alimentos en dos o tres momentos al día. De hecho, seguro que eres consciente de que, si te hacen trabajar muchas horas, te cansas más y estás de mal humor.

Un día les expliqué a mis padres que restringir las horas del día destinadas a comer y prolongar el intervalo de ayuno mejoraba muchos aspectos de la salud. Al instante, mi madre me dijo: «Uy, Xevi, yo no podría hacerlo... A media mañana y a media tarde necesito comer algo: una mandarina, un trozo de chocolate o un zumo de manzana...». Y yo le respondí: «Mamá, pruébalo unos días y ya me dirás si te mejora la sensación de saciedad-hambre, te sientes con más energía y te encuentras mejor de la presión arterial». Aquel día había leído una revisión sistemática de la crononutrición (Adafer, 2020) que confirmaba que alargar el periodo de alimentación diaria comiendo más de tres veces al día en una ventana de ingesta de más de doce horas podía provocar la aparición de enfermedades crónicas. Si eres de esas personas que comen sano pero desayunan muy pronto, hacen cinco comidas al día y cenan tarde (o su última ingesta es poco antes de acostarse), pregúntate si tu intestino está contento con las horas de trabajo que le das cada día respecto a las horas de descanso de las que disfruta.

Mas del 60 % de la población hace más de tres comidas al día, y la ingesta de alimentos o refrigerios suelen ser después de las seis de la tarde. Es bueno que sepas que este error dietético es común entre las personas que se acuestan tarde, con el punto medio del sueño más tarde de las cinco y media de la mañana, debido a la consecuente resistencia a la insulina, niveles elevados de glucosa y alteraciones en las hormonas que regulan el hambre y la saciedad (leptina-grelina).

Regularidad

Seguir un patrón diurno de tres ingestas diarias con horarios regulares sincroniza los ritmos circadianos y la homeostasis de la glucosa para el resto del día. Los horarios de alimentación irregulares pueden provocar alteraciones en el sistema circadiano y efectos adversos para la salud. No líes a la red de genes de tu cerebro comiendo o picoteando antes de irte a dormir porque, si miras por la ventana, verás que ya es de noche. Tampoco desayunes si aún no ha amanecido. Desayuna y cena en horarios diurnos, no me preguntes si es invierno o verano, ni si sales pronto o tarde del trabajo. Eso ya lo pactarás con tu hipotálamo.

Se ha demostrado que comidas idénticas ingeridas en diferentes momentos del día pueden provocar en el cuerpo respuestas posprandiales completamente distintas. Algunos de mis pacientes, en una misma semana, unos días comen tres veces y otros hacen seis o más comidas al día, y luego me preguntan si puede ser el gluten lo que les hincha tanto la barriga o si les puedo dar un suplemento probiótico o enzimas para ayudarles en la digestión. ¿Qué les dirías tú?

Necesitamos comer y ayunar. La modificación de los horarios del ciclo de ayuno y del periodo de alimentación se ha asociado con una predisposición a enfermedades relacionadas con la nutrición, incluida la obesidad, la diabetes tipo 2 (DM2), las enfermedades cardiovasculares (ECV) y las alteraciones digestivas y de la microbiota intestinal. La ventana de ayuno nocturno y descanso digestivo debe ser, como mínimo, de doce horas (por ejemplo, cenar a las ocho de la tarde y desayunar a las ocho de la mañana). La grelina se secreta en el estómago siguiendo un ritmo pulsátil y tiene tres picos de secreción: a las ocho de la mañana, a la una del mediodía y a las seis de la tarde. ¿Cuándo dirías que el estómago espera que le envíes comida? Estas podrían ser las mejores horas de tus comidas principales para tener una buena digestión porque son las horas circadianas que tu estómago entenderá que le toca trabajar. Luego, te sentirás saciado.

La crononutrición basada en la cronobiología recomienda una mayor ingesta de alimentos durante la primera parte del día. El plato del desayuno debe estar más lleno que el de la cena. El aporte calórico decreciente desde la mañana hasta la tarde sincroniza los ritmos de la termogénesis y la expresión del gen reloj de la grasa parda

(BAT, por sus siglas en inglés). Por esta razón, un buen desayuno despierta el BAT por la mañana (aumenta la temperatura del cuerpo) y una cena ligera apaga su actividad para que, por la noche, se dedique al sistema inmunitario y a la limpieza linfática del cerebro.

El momento

El momento de la ingesta y la composición de la dieta son importantes para la crononutrición y la higiene circadiana. Saltarse el desayuno o retrasar la hora del almuerzo o la de la cena modifica la expresión de genes circadianos periféricos del tejido adiposo, el hígado y el páncreas, alterando la sensación de hambre-saciedad y los ritmos de la glucosa y la temperatura corporal. En cambio, no saltarte el desayuno y avanzar la hora del almuerzo y la de la cena han demostrado ser, junto con la alimentación con restricción de tiempo, las mejores recomendaciones para prevenir inflamaciones y mejorar la salud.

- Desayuno: no te lo saltes.
- Almuerzo: pronto y en compañía.
- Cena: pronto y ligero.
- Ayuno intermitente: incorpora la alimentación con restricción de tiempo ayunando catorce o dieciséis horas al día.

Nutrición para la sincronización circadiana

Desayuno

Marca el final del periodo de ayuno nocturno, de oscuridad, sueño y descanso. Desayunar demasiado temprano puede ser perjudicial debido a que los niveles de melatonina pueden seguir estando altos durante la primera hora de la mañana (disminuye a partir de las siete) y, por lo tanto, la energía aún se centra en la inmunidad, no en los órganos digestivos.

Desayuna cuando tengas hambre, pero hazlo. La grelina, la hormona que fabrica el estómago, es la encargada de enviar la señal de hambre. Tiene un pico a las 8.26 horas, esto es, entre treinta y sesenta minutos después de despertar por la activación del reloj central (NSQ) gracias al pico del cortisol y de la noradrenalina. Entonces, si te despiertas entre las siete y media y las ocho de la mañana, deberías desayunar hacia las 8.26 horas. Al despertar, puedes empezar el día con un café o un té verde, negro o matcha para impulsar el pico de noradrenalina y cortisol antes de que llegue la hora del desayuno.

Come un trozo de chocolate cada mañana: programar la ingesta de chocolate durante el desayuno activa los genes Clock, ayuda a bajar de peso y sincroniza los ritmos circadianos, aumentando la amplitud de los valores de glucosa en sangre y la temperatura corporal (altos por la mañana y bajos por la noche), sin que eso afecte a la fabricación de melatonina nocturna. Si por la mañana no activas las neuronas que fabrican dopamina y producen placer por la ingesta de chocolate (u otro alimento graso y dulce que te guste), es muy probable que antes de que termine el día los ingieras en mayor cantidad. En cambio, tomar chocolate con la cena o antes de acostarte tiene el efecto contrario.

Los beneficios del desayuno son los siguientes:

- Mejora el control de los niveles de glucosa e insulina en las ingestas de carbohidratos del resto del día. Este beneficio metabólico *a posteriori* se conoce como «efecto de la segunda comida».
- Una dieta rica en carbohidratos al comienzo del día aumenta la glucosa en sangre, pero se regula mejor que por la noche gracias a una mayor y más rápida respuesta del páncreas al fabricar insulina. Por ello, desayunar hidratos de carbono ha demostrado que protege contra el desarrollo de la diabetes y el síndrome metabólico. La excepción serían los que son de cronotipo nocturno, los que han dormido menos de seis horas o los que roncan y hacen apneas, ya que todos ellos se levantan con resistencia a la insulina y un mal control de la glucosa.

- Cuando el desayuno es rico en proteínas-carbohidratos, mejora el mantenimiento o la pérdida de peso, el control de la saciedad (pues disminuyen los niveles de grelina) y la hipertrofia muscular. Por otra parte, se asocia a realizar más actividad física en el mismo día. Por eso los cereales integrales o el pan de trigo sarraceno o de quinoa (ricos en proteínas) son mi primera opción si me apetece tomar cereales o tostadas. El queso vegano, de cabra o de oveja, el humus, el huevo o la crema de cacahuete o pistacho pueden ser buenas opciones añadidas (junto con el chocolate). Si prefieres un *smoothie*, te recomiendo un *açai bowl* con fresas, plátano y frutas del bosque; añádele tres cucharadas soperas de avena integral, tres nueces, uvas pasas, higos y semillas de chía, lino y sésamo tostado (trituradas todas juntas). Sin querer, acabo de explicarte mis desayunos habituales: el de invierno y el de verano.
- La mayor circulación de glucosa en sangre a lo largo de la mañana, después de desayunar, activa la expresión genética del reloj central (NSQ), señal necesaria para trasladar la asignación energética que tenían los leucocitos del sistema inmunitario durante la noche-oscuridad hacia las funciones biológicas con actividad diurna-luz, como sería el aumento de la temperatura corporal y la actividad física. El desayuno tiene un efecto un 20-44 % más termogénico que la cena. Sabrás que tienes la termogénesis alterada cuando dices: «Soy friolero, sobre todo al levantarme por la mañana. Cuando me acuesto, siempre tengo los pies y las manos frías».
- Un desayuno más abundante en comparación con la cena facilita la regulación circadiana, la pérdida de peso, la mejora de los marcadores metabólicos, la tolerancia a la glucosa, la sensibilidad de la insulina y el ritmo diario de la termogénesis. El consumo de la misma comida por la mañana y por la noche provoca diferentes concentraciones de glucosa posprandial y secreciones alteradas de insulina, péptido C, péptido similar al glucagón 1 (GLP1) y polipéptido inhibi-

dor gástrico (GIP), hormonas que reducen el hambre, provocan saciedad, aumentan la síntesis de insulina y reducen la glucosa.

- El desayuno abundante se asocia con un vaciado gástrico más rápido, tener menos hambre el resto del día, mayor facilidad para perder peso, mejor rendimiento, menor riesgo metabólico, un índice de masa corporal (IMC) más bajo, menor circunferencia de la cintura, menos insulina en ayunas y menos niveles de colesterol total y LDL.
- Saltarse el desayuno reduce el rendimiento del ejercicio voluntario y modifica tu forma de comportarte durante el resto del día. Si no desayunas, harás menos ejercicio físico y seguirás una dieta menos saludable y más abundante, sobre todo en la cena, comiendo alimentos más ricos en grasas, azúcares y colesterol que en fibra, vitaminas y minerales (riesgo de sobrepeso, cardiovascular o de diabetes tipo 2).
- El horario del desayuno y del almuerzo dependen de tu cronotipo y de tus genes (56 % y 38 % respectivamente). Por eso, la hora del desayuno es la más difícil de cambiar. Sin embargo, la hora en que decides cenar está más influida por factores ambientales y sociales (no genéticos), de manera que será más fácil cambiarla si lo consideras necesario.

Almuerzo

Ahora es cuando descubres que tal vez adelantar una hora la comida del mediodía puede ser tu mejor inspiración.

Almorzar tarde (después de las tres) tiene un efecto negativo sobre la diversidad, la composición y el ritmo de la microbiota intestinal y de la boca, lo que se asocia a problemas digestivos, nerviosos y endocrinos.

Si almuerzas después de las tres de la tarde, aumentan unas bacterias patógenas (*Fusobacterium nucleatum*) en la boca que, cuando tragas saliva, llegan al estómago y luego al intestino, donde pueden provocar inflamaciones y enfermedades inflamatorias (enfermedad de Crohn o colitis ulcerosa). En un reciente metaanálisis se ha confirmado la asociación del *Fusobacterium* proveniente de la boca con el cáncer colorrectal en el colon. Con tu permiso, quiero preguntarte algo importante: ¿te sangran las encías (gingivitis) o se retraen (periodontitis)? A diario tragas saliva cada dos minutos, más de setecientas veces al día, y las bacterias sanas o patógenas que tienes en la boca llegan al estómago, al intestino delgado y al colon. Por eso, cuando analizamos las heces de pacientes con problemas digestivos, solemos encontrar patógenos del intestino y de la boca. Estas personas podrían imaginar que tienen las encías inflamadas porque, al lavarse los dientes, escupen saliva mezclada con sangre o porque se les retraen las encías, y me dicen con una sonrisa «Cada año tengo los dientes más largos» debido a la infección de patógenos en la boca (*Fusobacterium*, entre otros). Nunca podré saber con certeza a cuántas de las personas que hemos tratado por problemas digestivos les hemos salvado la vida al eliminar este patógeno tan asociado con el cáncer de colon.

Investigaciones recientes explican las consecuencias en el sistema nervioso y endocrino de tomar el almuerzo temprano (hacia la una del mediodía) o tardío (después de las tres y media de la tarde). Concretan que, a pesar de que la comida sea idéntica, se ha comprobado que retrasar el almuerzo después de las tres de la tarde provoca que se metabolice peor la glucosa (se reduce la oxidación de carbohidratos en ayunas), que aumenten los triglicéridos y el colesterol en sangre y los niveles de cortisol estén más elevados y que se tenga una termogénesis peor (se será más friolero). Quienes almuerzan tarde suelen sentir más ansiedad por comer, menos saciedad, pierden menos peso y tienen más inflamaciones y un mayor riesgo metabólico.

Intenta que tu almuerzo sea pronto, siempre regular, a la misma hora, y que sea tu comida principal. Si lo es, en vez de la cena, conseguirás una mayor pérdida de peso y una mejor sensibilidad a la insulina.

Cena

Cena pronto (tres horas antes de acostarte), poca cantidad y con poca luz. La tolerancia a la glucosa y la sensibilidad a la insulina es mínima por la noche, de manera que, por lo general, los niveles de glucosa estarán más elevados en sangre para aportar energía al sistema inmunitario.

El consumo nocturno de comidas ricas en proteínas de origen animal (carnes rojas y sus derivados) tiene un efecto desfavorable sobre el nivel de glucosa en sangre y el control glucémico, y aumenta el riesgo de sobrepeso y de enfermedades metabólicas y cardiovasculares.

El colesterol se fabrica por la noche, de manera que una cena rica en colesterol y grasas saturadas puede tener un efecto negativo, ya que aumenta doblemente la circulación de triglicéridos y ácidos grasos de noche, lo que se asocia con hipertensión, obesidad y empeoramiento de la aterosclerosis. Comer alimentos ricos en grasas a altas horas de la noche contribuye al aumento de peso en comparación con otros momentos del día.

Por ejemplo, si tomas chocolate en la cena, eso provoca un aumento del peso corporal y de la termogénesis (no producirás melatonina, no dormirás bien y el sistema inmunitario no se activará correctamente).

Saltarse la cena mejora la sensibilidad a la insulina y ayuda a reducir los niveles de azúcar en sangre, optimizando la combustión de la grasa y ayudando a adelgazar y a mejorar la salud.

Cenar dos horas antes de acostarse es cenar tarde. Las personas que cenan tarde o picotean antes de irse a dormir, cuando ya ha anochecido y su cuerpo ha empezado a fabricar melatonina, provocan un encuentro no deseado de la hormona de la oscuridad con los alimentos que están asociados con provocar intolerancia a la glucosa, ganancia de peso, obesidad, niveles elevados de colesterol LDL, triglicéridos, glucosa y diabetes tipo 2, y enfermedades cardiovasculares. Si tienes problemas digestivos o inflamaciones crónicas, te recomiendo que no ingieras alimentos cuando oscurezca, y si además ese día que cenas tarde (fase oscura) te suplementas melatonina antes de dormir, el escenario es peor, porque aumentarás de peso con mayor riesgo metabólico. Sí, puedes volver a leer esto. Hay personas que toman melatonina de forma rutinaria antes de acostarse sin tener en cuenta si han cenado pronto (buen escenario) o, por lo contrario, tarde, de manera que la melatonina empeora su salud. Piénsalo.

Cuanto más tarde cenes, o si picas antes de acostarte (o por la noche, si te despiertas por insomnio), más desincronizado estarás al día siguiente, con una grelina más alta (más hambre todo el día), niveles más bajos de GLP-1 (no te sentirás saciado y tendrás la glucosa más elevada) y retrasos en la fabricación circadiana de melatonina y leptina. Lo normal es que aumenten después de la puesta del sol, activando la inmunidad y la saciedad. Los retrasos en el pico del cortisol al despertar implicarán una demora en la activación de los órganos de la vigilia (digestión, reproducción, movimiento, cognitivo, aumento de la temperatura corporal...). Todo se retrasa si comes de noche.

En los países que cenan temprano, como Suecia o Alemania, las personas de cronotipo matutino suelen tomar la última comida del día cuando los niveles de melatonina son bajos, pero en países como España e Italia, y las personas de cronotipo nocturno, suelen cenar alrededor de las diez de la noche, cuando la concentración de melatonina ya es casi tres veces mayor, y más en los jóvenes, que tienen muy buenos niveles de melatonina endógena.

El horario de la cena es más cultural y más fácil de cambiar que el del desayuno, que es altamente heredable (un 56 %).

Los españoles solemos cenar sobre las diez de la noche, más tarde que los italianos (nueve), los franceses (ocho), los alemanes (siete) y los suecos (seis).

Según la latitud donde vivas y la época del año, las horas diurnas-nocturnas serán diferentes, así que tendrás que ajustar las ingestas alimentarias, haciendo lo normal (12/12) o ayunos intermitentes. Es importante que la ingesta de alimentos vaya coordinada con las horas de luz (cenar y desayunar en horas diurnas) y los ayunos, con las horas de oscuridad. Por eso, comer de diez de la mañana a seis de la tarde (8/16) también puede encajar si buscas un ayuno intermitente con ingestas en horas diurnas.

Si tienes un cronotipo temprano, fabricas melatonina hacia las siete de la tarde. Por lo tanto, debes cenar un poco antes de esa hora por la tarde. A las nueve de la noche será demasiado tarde.

Un cronotipo vespertino empieza a fabricar melatonina sobre la una de la noche. Por lo tanto, una cena a las nueve de la noche puede ser una cena circadiana temprana y muy buena elección.

Independientemente de la latitud donde vivas y de tu cronotipo, cenar seis horas antes de irte a dormir puede ayudarte a evitar la obesidad.

Si tienes una infección, te recomiendo que no cenes. Lo mejor para ayudar al sistema inmunitario durante la fase oscura es no robarle energía por la noche para digerir ni para aumentar la temperatura.

Cena poco y que no sea picante

Una cena en horario diurno y una ingesta reducida es beneficiosa para el tratamiento del síndrome metabólico y la salud inmunitaria. Las personas que cenan mucho y consumen más calorías al final de la noche (hay gente que, después de cenar, sigue comiendo) tienen un mayor riesgo de obesidad y diabetes. Recuerda que estas patologías inflamatorias y metabólicas por cenar mucho y tarde podrían empeorar si además duermes poco (menos de seis horas) o si te acuestas tarde (cuando el punto medio del sueño sea después de las cinco y media de la mañana).

Para que el cuerpo se enfríe por la noche, te recomiendo que no cenes nada picante. La capsaicina —presente en las guindillas, el chile, la paprika, los jalapeños, los pimientos de Padrón, la salsa tabasco, etc.— calienta el cuerpo. Es mejor dejar las comidas picantes para la primera mitad del día, en el almuerzo, por ejemplo.

Ayuno intermitente

Incorpora la alimentación con restricción de tiempo ayunando catorce o dieciséis horas al día. Existen varias estrategias de ayuno intermitente, pero hemos visto que no todas consiguen resincronizar el ritmo circadiano. No se trata de saltarse alguna comida o de dejar de comer de vez en cuando de forma irregular, pensando que eso ayuda a perder peso y a encontrarse mejor. Este enfoque del ayuno intermitente con patrones de alimentación caóticos, irregulares y a ojímetro preocupa a los investigadores por la falta de seriedad y rigurosidad científica del uso del ayuno.

Solo hay dos tipos de ayuno intermitente efectivos para que los anticipen los relojes circadianos: la dieta 5:2 y la alimentación con restricción de tiempo.

La dieta 5:2

Consiste en comer lo que quieras cinco días a la semana y reducir la ingesta de calorías, hasta casi rozar el ayuno, los otros dos. Durante esos dos días, los hombres no deben superar las seiscientas calorías y, las mujeres, las quinientas. Puedes escoger que estos dos días estén separados en la semana, pero es mejor que sean seguidos, porque así conseguiremos mejoras añadidas en la sensibilidad a la insulina y la reducción de los niveles de glucosa, que ayuda a prevenir la diabetes tipo 2. Es recomendable que un nutricionista controle y compense tu dieta para aumentar la cantidad de proteínas ingeridas en los días que tienes permitido comer y llegar a niveles suficientes para prevenir una pérdida de la masa ósea o muscular.

Alimentación con restricción de tiempo

La alimentación con restricción de tiempo es una dieta que limita la ventana de alimentación diaria a menos de doce horas, que va seguida de una ventana de ayuno que puede ser más o menos larga. Este ayuno entre la cena y el desayuno debe superar las doce horas que consideramos normales. Las horas limitadas de ingesta deben ser diurnas, alineadas con los ritmos circadianos, y no es necesario restringir las calorías que se comen, pero sí que el ayuno sea de catorce horas o más. Las opciones de la TRE (*Time-restricted eating*, número de horas de ayuno/alimentación en un periodo de veinticuatro horas) son la TRE 14/10, la TRE 16/8 o la TRE 18/6. La alimentación con restricción de tiempo (*Time-restricted feeding*, TRF) más estudiada es la TRE 16/8 (ayuno-ingesta), que indica una restricción del periodo de alimentación de ocho horas diarias durante la fase de vigilia, seguido de un ayuno de dieciséis horas. Podrías cenar a las seis de la tarde, ayunar las dieciséis horas y desayunar a las diez de la mañana, o bien saltarte el desayuno o la cena. Algunas personas hacen este ayuno de dieciséis horas: cenan a las ocho de la tarde, se saltan el desayuno y retrasan su primera ingesta de alimentos a las doce del mediodía. Su ventana de ingesta de alimentos quedaría entre las doce del mediodía y las ocho de la tarde (16/8). En cambio, hay quienes también hacen este ayuno de dieciséis horas pero prefieren saltarse la cena en lugar del desayuno, guardando su ventana de ingesta alimentaria entre el desayuno de las seis de la mañana y el almuerzo de las dos de la tarde (16/8). Limitar la ingesta de alimentos en una ventana diurna de entre seis y ocho horas, es decir, comer solo durante un tiempo restringido y cada día el mismo, tiene muchos beneficios para la salud. La repetición de este patrón alimentario permite sincronizar los relojes periféricos-centrales y coordinar la función diurna de los órganos para mejorar las digestiones, las inflamaciones, la salud metabólica, la glucosa, la sensibilidad a la insulina y el peso corporal sin tener que pensar en las calorías, el tamaño ni la composición de las comidas que tienes programadas durante esa ventana concreta del día.

Si quieres adelgazar, estos dos métodos de restricción alimentaria (la TRE y la dieta 5:2) pueden ser muy eficaces, pero si solo te preocupa el peso, también lo puedes conseguir con otros métodos dietéticos que se centran en la cantidad y la calidad de lo que comemos. Pero vayamos más lejos. ¿Qué dirías que prefieren nuestros relojes? Por favor, que esto quede entre tú y yo: un día me contaron su secreto y me pidieron que siga la TRE de 16/8 o 14/10.

Se ha demostrado que la TRE es el mejor protocolo de intervención crononutricional para favorecer el metabolismo, el peso o la presión arterial. Además, ofrece beneficios añadidos al activar la expresión de los genes de tus relojes (CLOCK-BMAL1, PER2 y SIRT1), lo que sincroniza el ritmo circadiano y mejora muchos marcadores de salud, independientemente del equilibrio energético.

Aunque del concepto básico de la TRE se deduce que podemos consumir los alimentos que queramos en cualquier momento de la ventana de ingesta permitida, desde hace un tiempo hemos visto que, si distribuimos las comidas repartiéndolas cada tres o cuatro horas en esta franja permitida, sin picoteos, conseguiremos un mayor efecto sincronizador sobre las alteraciones constantes inducidas por la luz en el ritmo de la actividad locomotora, la temperatura corporal y el ciclo hormonal.

En el ayuno intermitente de la TRE 16/8 o 14/10, tienes una franja de alimentación de ocho o diez horas. Dependiendo del momento en que quieras comer, puedes tener una ventana temprana o tardía de la ingesta de alimentos:

- TRE temprana: periodo para comer de las ocho de la mañana a las cinco o las siete de la tarde.
- TRE tardía: periodo para comer de las doce del mediodía a las nueve o las once de la noche.

La TRE temprana es más beneficiosa que la tardía. Posiblemente, esto se deba a que, al tener la ventana de alimentación al inicio del día, comemos siguiendo el ritmo diurno de la tolerancia a la glucosa y la sensibilidad a la insulina, que es mejor por la mañana que por la tarde-noche, cuando cada vez hay más resistencia a la insulina. Asimismo, sabemos que la actividad de las bacterias sanas y las enzimas digestivas tiene un ritmo diurno, al igual que el nervio vago, que informa al cerebro de todo lo que entra y se metaboliza en el intestino, lo que facilita la sensación de saciedad después de comer siempre que lo hagamos en la fase diurna, no nocturna. La TRE temprana nos conduce a una mejor salud metabólica global al reducir todavía más la sensación de hambre, la glucosa, la insulina y la presión arterial, y aumentar el potencial antioxidante al reducir los marcadores de peroxidación lipídica que pueden analizarse en sangre (malondialdehído, 8-isoprostano). Sígueme y, en tu próxima analítica, revisa estos valores en ayunas: la glucosa debe estar por debajo de 100 mg/dl, la insulina por debajo de 10 U/ml y el malondialdehído (T-BARS) y el 8-isoprostano deben estar bajos. Es una manera de comprobar si lo que estás haciendo te está transformando por dentro.

Cuando los astros se alinean, siempre ocurre algo mágico. Y esto que parece mágico ha sido estudiado en revisiones científicas (Chamorro, R., 2023; Adafer, R., 2020).

Tras varios días siguiendo la TRE temprana, comiendo cada tres o cuatro horas solo durante la fase de luz (ventana diurna de ocho a diez horas), la disponibilidad de alimentos y los relojes periféricos y centrales se alinean, y llega el momento mágico de sincronización que te permite recuperar la amplitud del ritmo día-noche y las funciones normales de todo el cuerpo: digestivas, musculares, inmunitarias, de temperatura corporal y del ciclo hormonal.

Incluso cuando la TRE se aplica solo cinco días a la semana, se ha demostrado que mejora los ritmos del reloj interno y sigue siendo eficaz para:

- **Salud metabólica.** A pesar de no contar calorías, restringir el tiempo de alimentación a entre ocho y diez horas cada día (TRE 16/8 o 14/10) puede mejorar el control de los niveles de glucosa (nocturna y posprandial), reducir la circunferencia de la cintura y revertir la obesidad, la diabetes mellitus tipo 2, la hiperlipidemia (triglicéridos y colesterol LDL), la enfermedad del hígado graso y la hipertensión arterial. No te saltes el desayuno: desayunar y alimentarse durante el día siguiendo la TRE temprana es lo que desean tus relojes. Los efectos multifactoriales de la TRE en la salud metabólica pueden explicarse por la disminución de la ingesta calórica y por el cambio de sustrato energético de las células, que reemplazan la glucosa por un uso preferencial de los cuerpos cetónicos (acetato y β-hidroxibutirato) provenientes de la oxidación de las grasas. Además, también hay una mejora circadiana de la TRE temprana en la señalización hipotalámica de la leptina (saciedad), la insulina, la autofagia (autolimpieza celular), la función mitocondrial, la reducción de la inflamación y la mejora del eje microbiota-intestino-cerebro.

- **Salud cardiovascular.** Disminuye la presión arterial sistólica (la máxima).
- **Aumentar la longevidad y frenar el envejecimiento.** La TRE y la restricción calórica son dos formas de mejorar tu edad biológica, la esperanza de vida, la velocidad y la estabilidad al caminar, y de protegerte del desarrollo de enfermedades neurodegenerativas mediante la mejora del ritmo circadiano, la autofagia y unos buenos niveles de los factores neuroprotectores del cerebro (BDNF), NAD+, SIRT1, AMPK, PGC-1α y otros.
- **Salud neurocognitiva.** Mejora la función cognitiva, la memoria y la depresión. La TRE y el ejercicio físico augmentan los BDNF y la autofagia, mejorando la plasticidad sináptica y la regeneración neuronal.
- **Disminuir las inflamaciones y las enfermedades autoinmunitarias.** Reduce el factor de necrosis tumoral α (TNF-α), el IL-1-β, el IL-8 y el estrés oxidativo (8-isoprostano, malondialdehído) después de ocho semanas con la TRE.
- **Cáncer** (Zhao, 2021). El ayuno intermitente, a diferencia de la restricción calórica, mejora la respuesta inmunitaria, inhibe el crecimiento tumoral al reducir el factor de crecimiento similar a la insulina (IGF-1) y protege de la toxicidad que produce la quimioterapia.
- **Salud del microbioma intestinal.** Recientemente se ha evidenciado que el ayuno intermitente de la TRE 16/8 durante un mes consigue que tu segundo cerebro esté como nuevo sin

tener que obsesionarte con la dieta para modificar la microbiota intestinal. La TRE consigue aumentar los ácidos grasos poliinsaturados (PUFA), la vitamina D, el yodo, la vitamina E y el magnesio en el intestino, y mejorar la diversidad, la riqueza y la actividad diurna del microbioma, que se asocia con efectos antiinflamatorios y mejoras cardiometabólicas. Además, el intestino y el cerebro se vuelven menos permeables y mejora la composición bacteriana, reduciendo las patógenas *Alistipes spp.*, que son unas bacterias proinflamatorias asociadas con la ansiedad, la depresión y la fatiga crónica. Además, aumenta las bacterias sanas, como *Prevotella spp.*, *Bacteroides spp.* y *Lactobacillus spp.*, productoras de butirato (metabolito que mejora la inmunidad, la mucosa y la barrera intestinal), *Ruminococcaceae*, *Lachnospiraceae*, *Faecalibacterium prausnitzii spp.* y *Roseburia spp.*, y aumenta en un 74-83 % la *Akkermansia muciniphila*. Recuerda este último nombre: es la reina controlando las inflamaciones, la grasa corporal, la resistencia a la insulina, los niveles de glucosa (diabetes tipo 2), el hígado graso, el sobrepeso, las inflamaciones intestinales y la permeabilidad intestinal. Otras enfermedades que se caracterizan por tener bajos niveles de *Akkermansia* son la hiperlipidemia (exceso de triglicéridos y colesterol), la esclerosis múltiple y el cáncer colorrectal. A la *Akkermansia* le encanta que hagas ayunos, y si además sigues una dieta alta en fibra, su abundancia en el intestino es exponencial.

Las personas que invirtieron un mes en la TRE 16/8 consiguieron mejorar su metabolismo energético, reducir las inflamaciones y prevenir el cáncer colorrectal. El mecanismo sigue investigándose, pero recientemente se ha identificado una proteína en la membrana externa de la *Akkermansia muciniphila* (Amuc_1100), la molécula responsable de la señalización celular y de activar los receptores de la inmunidad (TLR2/Amuc_1100) que los reconoce en el epitelio intestinal. Esta relación *Akkermansia*-inmunidad puede ayudarnos a entender la asociación que existe entre los trastornos intestinales (colon irritable, enfermedad de Crohn, colitis ulcerosa...) y los metabólicos (sobrepeso, obesidad...) con las inflamaciones subyacentes a nivel intestinal. Tan prevalentes son estas patologías e importante su abundancia que incluso se han hecho hipótesis sobre la posibilidad de utilizar la bacteria *Akkermansia muciniphila* como un biomarcador (analizado en heces) del buen estado de salud-enfermedad. Puedes revisar tus niveles de *Akkermansia* mediante una analítica de heces para saber qué tal está y qué tal te llevas con ella. Si la ayudas para que sea más abundante, ella se encarga del resto. Solo te faltaba saber cómo convertirte en su mejor compañero y, al leerme y tener esa conciencia necesaria, acabas de adquirir un nuevo compromiso para mejorar tu salud.

Aparte de estas recomendaciones, puedes añadir la suplementación durante dos meses con berberina y Proakk, dos suplementos naturales que he creado para aumentar la *Akkermansia*. Si por la tarde-noche te hinchas y empeoran tus síntomas digestivos, es probable que estas sean las pistas que te envía tu primer cerebro para que sepas que los mastocitos siguen hiperactivos y el intestino hiperpermeable debido a la disbiosis intestinal. En mi consulta, lo evidenciamos con un estudio de heces en el que valoramos los biomarcadores de permeabilidad (zonulina, α-1-antitripsina) y de hiperactivación de los mastocitos (proteína catiónica eosinofílica, entre otros).

Como puedes comprobar, la TRE es esencial en la recuperación de la disbiosis de la microbiota intestinal y la salud metabólica. Una disbiosis intestinal con menos diversidad y abundancia de la microbiota intestinal sana se asocia con un mayor desarrollo de enfermedades inflamatorias, obesidad, aterosclerosis, enfermedades neurodegenerativas y diabetes. Mediante la modulación de la microbiota intestinal a través de la TRE, podemos revertir o mejorar los factores subyacentes de las enfermedades metabólicas. Algunas de las bacterias específicas son:

- *Lactobacillus plantarum* P8: mejora la función cognitiva y la memoria.
- *Lactobacillus rhamnosus JB1*: reduce la ansiedad y controla el miedo y las emociones.
- *Clostridium butyricum*: restaura la disfunción intestinal y la activación microglial del hipocampo.
- *Faecalibacterium prausnitzii*: disminuye la inflamación.
- *Oscillibacter spp.* y *Lactobacillus spp.*: regulan el metabolismo de la glucosa y los lípidos.
- *Lactobacillus* y *Bifidobacterium*: ayudan a mantener el peso.
- *Prevotella*: facilita el ajuste del reloj periférico.
- *Prevotella*, *Bacteroidia* y *Dialister*: controlan el sistema circadiano que regula la fisiología intestinal y el metabolismo sistémico.
- *Prevotella* y *Bacteroidia*: mejoran el ritmo circadiano.
- *Bacteroidia*: exhibe una respuesta contra la obesidad.

Nutrición específica para la sincronización circadiana

Una dieta rica en azúcares, grasas saturadas y alcohol induce disbiosis intestinal, obesidad y altera el ritmo circadiano. En cambio, una dieta rica en fibra y polifenoles derivados de los alimentos vegetales puede generar metabolitos sanos en el colon (ácidos grasos de cadena corta, SCFA, por sus siglas en inglés), vitaminas y aminas bioactivas (espermidina), que podrían ayudar a resincronizar los ritmos circadianos, reduciendo algunas alteraciones metabólicas asociadas al estilo de vida moderno.

Los alimentos funcionales o los suplementos que van dirigidos a mejorar los relojes y que pueden ayudarnos a potenciar la función circadiana son:

- **Triptófano.** En el desayuno y el almuerzo, consume proteínas de calidad que contengan triptófano como estrategia para favorecer la síntesis diurna de serotonina y la síntesis nocturna de melatonina. Las fuentes de triptófano incluyen el pavo, el pollo, los huevos, la leche de cabra o de oveja y sus fermentados (queso, yogur y kéfir), el atún, el fletán, los cacahuetes, la soja y sus derivados (miso, tofu, tempeh), la avena integral, el arroz integral, el chocolate, los plátanos, las nueces, las almendras, los anacardos y las semillas de chía, sésamo, lino, calabaza y girasol.

- **β-glucano de la avena integral.** Toma tres cucharadas soperas al día. Esta fibra soluble de la avena integral es capaz de mejorar la diversidad microbiana del intestino y contrarrestar el aumento de peso corporal y la alteración de la señalización de la leptina, restaurando la tolerancia a la glucosa. Por la mañana, a mi hija le gusta prepararse un porridge de avena integral (calentada con una bebida de avena) con fruta, miel, canela y frutos secos. A mí me gusta más fría y, en lugar de calentarla, pongo las tres cucharadas de avena integral con un poco de kéfir o yogur de coco o de leche de oveja en la nevera, toda la noche, y le añado semillas de sésamo y chía. Por la mañana, le agrego miel y la fruta o los frutos secos que tenga a mano (frutas del bosque, plátano, fresas, higos, nueces, pecanas, almendras...). Y a ti, ¿cómo te gustarían?
- **Suplementos de fibra (inulina, fructooligosacáridos...).** Tienen un mejor efecto protector para prevenir la hipertensión y como prebiótico, aumentando la diversidad de bacterianas sanas, cuando se toman por la mañana o al mediodía que si se ingieren por la noche.
- **Vitamina A, luteína y zeaxantina.** La mácula de la retina contiene estos pigmentos carotenoides que tienen efectos antioxidantes, ya que eliminan los radicales libres y el daño causado por la luz azul y la luz brillante en la fóvea de la retina. El consumo de luteína y zeaxantina, ya sea a través de la dieta o por suplementación, es una estrategia nutricional que protege la retina del daño oxidativo, previene las cataratas y la degeneración macular, mejora la agudeza visual y apoya la función del reloj interno ante la exposición diaria a pantallas y luces artificiales. Mezclarlos con grasas (aceite de coco, oli-

va...) mejora su biodisponibilidad en sangre. La luteína está presente en las verduras de hoja verde, las yemas de huevo, el kiwi, los arándanos, los pistachos, la pimienta y el maíz; la zeaxantina se encuentra en el maíz, las verduras de hoja verde y las yemas de huevo. Recomiendo tomar un huevo al día (no sube el colesterol ni los triglicéridos ni el LDL-C) y col kale simultáneamente. Elige huevos ecológicos (código 0, con yemas de color amarillo intenso, ricas en luteína y zeaxantina), que son los de las gallinas que han comido hojas verdes y maíz. No elijas las yemas naranjas ni de color amarillo claro.

- **Sesamina y episesamina.** Son polifenoles presentes en las semillas de sésamo (enteras, trituradas, en pasta o tahini) y, en menor medida, en el aceite de sésamo. El sésamo es la semilla indispensable para «la fiesta de los cincuenta» por su efecto antioxidante y antiinflamatorio, reduce la síntesis del colesterol y los triglicéridos, y mejora el metabolismo de los lípidos —inhibe el δ-5 desaturasa (Δ5D), que produce ácido araquidónico— y la ratio omega 6 / omega 3 que nos protege de enfermedades cardiovasculares. Tómalas con el desayuno o el almuerzo. Son más efectivas por la mañana en comparación con la ingesta al final del día.
- **Cacao.** El chocolate debes tomarlo solo por la mañana (o durante la primera mitad del día) porque conduce a un aumento de la temperatura corporal, una mayor actividad muscular y un aumento de la dopamina. Tomar chocolate por la noche puede impedir que el cuerpo se enfríe y contribuir a un peor descanso nocturno, peor activación inmunitaria y conducirte a un aumento de peso.
- **Cafeína.** La cafeína es un alcaloide xantina que, tomada vía oral (por la boca) durante la primera mitad del día, tiene un potente efecto sincronizador sobre el reloj circadiano, ya que aumenta la amplitud de la fase diurna y mejora la ritmicidad circadiana. El café estimula el colon descendente (aumenta la noradrenalina), la secreción de bilis y de ácido

en el estómago (incrementa la gastrina), aunque sea descafeinado, y tiene efectos antidepresivos (400 ml/día, dos o tres cafés).

Este es el ranking, de más a menos de la cantidad de cafeína que incluye cada uno:

- Café expreso: 134 mg/100 ml.
- Café de cafetera italiana o instantáneo: 44,5 mg/100 ml.
- Té negro: 22 mg/100 ml.
- Té verde: 15 mg/100 ml.
- Té matcha en polvo: 68 mg en una cucharadita de postre.

Dosis para adultos: 3 mg/kg peso corporal/día, unos 200-400 mg de cafeína al día. Por ejemplo, si pesas 70 kg, solo necesitas 210 mg de cafeína (3 mg × 70 kg = 210 mg) a diario. Podrías sumarlos tomando cada día dos cafés o un café y tres tés verdes.

En un estudio (Chen, 2020) concretaron que los que beben cada día una o dos tazas de café y de dos a cuatro de té verde tenían menos riesgo de mortalidad por cualquier causa. Así, lo normal y esperado es que el café matutino te active y que tengas ganas de ir al baño en menos de veinte minutos, y retarda la mortalidad.

Las bebidas ricas en polifenoles, como el café y el té verde, son muy saludables, pero sabemos que la cafeína aumenta las hormonas del estrés y que puede alterar el sueño si lo tomas doce horas antes de acostarte. Por otro lado, también sabemos que la cafeína puede empeorar tu metabolismo si la noche anterior has dormido menos de siete horas. Por esta razón, cuando queremos aprovechar los efectos beneficiosos de los polifenoles del café o del té, pero sin que la cafeína nos altere el sueño ni el metabolismo (solo en caso de una mala noche), es mejor ingerirlos descafeinados o tomar el polifenol en forma de suplemento natural.

Voy a darte un truco para que no te quedes en la cama contando millones de ovejas antes de conciliar el sueño o por si el café te provoca taquicardias o hipertensión. Si eres amante del té verde o negro, puedes reducir su cantidad de teína (cafeína) si lo dejas infusionar con agua solo dos minutos. Si aumentas el tiempo a cinco, puede triplicar el contenido en cafeína. Esto te ayudará a tener un mejor descanso nocturno y una buena sincronización circadiana.

No recomiendo la cafeína de las bebidas con cola (11 mg/100 ml) ni las energéticas (32 mg/100 ml). Aunque llevan menos cafeína que el café o el té, la cantidad que se ingiere es muchísimo mayor y los efectos negativos de los procesados y azucarados son exponenciales. Por ejemplo, una taza de té verde o negro (250 ml) tiene 38-55 mg de cafeína, lo que equivaldría a beberse una lata o una lata y media de bebida de cola o más de media lata de Red Bull.

Los polifenoles

Una dieta rica en polifenoles (plantas, verduras, cereales, frutas, café y té) tiene la capacidad de normalizar el ritmo circadiano, mejorar la microbiota, las inflamaciones y la capacidad de fabricar antioxidantes (estimulan el gen Nrf2). Son más eficaces cuando se toman durante la cena.

- **Resveratrol y NAD+.** Pueden mejorar los ritmos circadianos y la diversidad de bacterias sanas intestinales, además de reducir las bacterias patógenas como si fueran un antibiótico natural. Son activadores de la sirtuina 1 (SIRT1) y tienen el potencial de prevenir o tratar trastornos relacionados con el envejecimiento, como la inflamación, los problemas cardiovasculares, metabólicos y neurodegenerativos, y algunos cánceres. Tomar 500 mg al día de trans resveratrol por la noche en sujetos sanos mejoró la función cognitiva y reguló la duración de la vida. Te recomiendo el suplemento AO Defense (Nutrined). Para aumentar los niveles de NAD+, el que considero mejor es el suplemento

CogniFuel, del mismo laboratorio (el ribósido de nicotinamida [RN] es el precursor más estudiado para aumentar el NAD+).

- **Catequinas (flavonoles).** Son unos polifenoles que predominan en el té verde y oolong (té azul) y que mejoran la fatiga y el cansancio sin afectar al sueño. Se recomienda ingerirlas con la cena, pero como el té verde estándar contiene cafeína, es mejor que tomes el té bajo en cafeína. Las catequinas —presentes en el té verde (EGCG), el té matcha, el chocolate, las fresas, las cerezas, las moras, las peras, las uvas pasas y los albaricoques— suprimen la elevación de la glucosa posprandial de manera más efectiva cuando se toman por la noche. Si comes arroz o pasta para cenar, puede ser buena idea que lo combines con uvas pasas u orejones.
- **Nobiletina (NOB).** Es una flavona natural que modula el ritmo circadiano, aumentando la función y la amplitud del reloj durante los ciclos de luz-oscuridad. Previene la obesidad, retrasa el deterioro cognitivo durante el envejecimiento y tiene efectos antitumorales del cáncer de mama triple negativo (agonista del receptor de ácido retinoico, ROR).
- **Luteolina, quercetina, miricetina y baicaleína (*Scutellaria baicalensis*).** Estos flavonoides se recomiendan con la cena por su efecto gabaérgico, antihistamínico, neuroprotector e inductor del sueño, además de mejorar el sueño NREM. Recomiendo el suplemento HistaQuel (Nutrined).
- **Ácido clorogénico (CGA).** Es un polifenol que regula el eje intestino-cerebro y mejora la actividad del sistema nervioso parasimpático (calma, relajación, digestión), el tono vagal y además facilita el sueño. Tómalo por la noche y despertarás con más energía. Mientras duermes, aumenta la oxidación de las grasas y reduce la grasa corporal, es antioxidante y mejora la función vascular, la hipertensión, la función cognitiva y la piel. Está presente en los granos del café verde sin tostar (y, en menor medida, en el boniato, la patata, la manzana y la bardana). Recomiendo tomar de 300 a 600 mg de CGA des-

cafeinado (derivado del extracto de grano de café verde) durante dos semanas para mejorar la calidad del sueño y reducir la fatiga al despertar. Si lo tomas cuatro meses, sentirás sus beneficios cognitivos. Seguro que recuerdas la relación directa de la calidad del sueño nocturno con la energía, la función cognitiva, el ser constante y tener foco durante el día siguiente.

Crononutrición para la hipertensión

La presión arterial tiene un ritmo circadiano, aumenta de la mañana a la tarde y desciende por la noche. Está asociada con el sodio, el potasio, la relación Na/K y el colesterol. La presión arterial empeora:

- Si tomamos alimentos ricos en colesterol, grasas saturadas y alcohol.
- Cuando nos saltamos el desayuno.
- Cuando en el almuerzo o en la merienda la proporción de sodio es más alta que la de potasio.
- Cuando en la cena comes mucho, con demasiado colesterol y grasas saturadas. Estos últimos se encuentran en los alimentos de origen animal (ternera, cordero, buey...), los embutidos, los lácteos de origen animal y sus derivados (queso, nata...), la mantequilla, los fritos y la bollería.

El colesterol se fabrica por la noche, así que una cena rica en colesterol y grasas saturadas puede tener un efecto negativo en el cuerpo, ya que aumenta doblemente la circulación de triglicéridos y ácidos grasos durante la noche, lo que se asocia con hipertensión, obesidad y empeoramiento de la aterosclerosis.

La aldosterona tiene una actividad rítmica. Es la hormona responsable de la reabsorción del sodio y la excreción de potasio a nivel renal (vía urinaria). En concreto, tiene una actividad alta por la mañana (más reabsorción de Na, más eliminación de potasio, Na > K), lo que aumenta la presión arterial, y una actividad más baja por la noche (menos absorción del sodio y menos eliminación de potasio), de modo que favorece que baje la presión arterial.

Por este motivo es más recomendable que:

- Durante el desayuno o el almuerzo, el potasio y la fibra (inulina, FOS…) presentes en la fruta, los vegetales y las legumbres se ingieran de forma más abundante que los alimentos ricos en sal.
- Durante la cena, como el sodio se elimina más fácilmente por vía urinaria, podemos ingerir más sodio.

Cuando la fibra se ingiere en el desayuno o durante el almuerzo, en comparación con la cena, además de reducir la presión arterial, tiene un mejor efecto prebiótico, aumentando la diversidad de bacterias sanas del intestino.

La presión arterial mejora cuando:

- En el desayuno hay una buena ingesta de proteínas.
- En el almuerzo (temprano, no tardío) hay una ingesta elevada de fibra y potasio. Estos se encuentran en los vegetales, así que las ensaladas, la verdura o las legumbres no pueden faltar en el almuerzo.
- En la cena, la ingesta de potasio es mayor que la de sodio.
- Sigues la TRE 16/8 o un ayuno prolongado.

Temperatura corporal: termorregulación

La termorregulación es el proceso de regular la temperatura central del cuerpo. Sabrás que tienes mala termorregulación si:

- Durante el día eres friolero.
- Cuando te vas a la cama, tienes las manos y los pies fríos.
- Cuando te acuestas, tienes la piel de la zona de las clavículas caliente.
- Cuando duermes, tienes demasiado calor o demasiado frío.

- Te cuesta perder o ganar peso.
- Tienes fatiga crónica, dolor o inflamaciones crónicas y problemas digestivos.

Si te ocurre lo anterior, te interesará saber que la termorregulación puede estar alterada por:

- Disbiosis intestinal o infecciones crónicas.
- Estrés: psicosocial, originado por la exposición a la luz azul led (televisión, tecnologías…) o por un café demasiado tardío.
- Síndrome de Raynaud (trastorno circulatorio).
- Trastornos del sueño.
- Trastornos del tiroides (hipo/hipertiroidismo).
- Ser un trabajador nocturno o tener *jet lag* social.
- El momento de la ingesta de alimentos y alcohol.
- Infecciones o vacunas.
- Envejecimiento, sobrepeso o bajo peso.
- Ciclo menstrual, anticonceptivos hormonales, menopausia.

El ritmo circadiano de la temperatura corporal

Entender el funcionamiento de los genes Clock implicados en la termorregulación fue uno de los aspectos que más ayudaron a los tres investigadores ganadores del Premio Nobel de Fisiología de 2017 para poder explicarnos por qué las variaciones diarias de la temperatura corporal influyen tanto en el descanso nocturno, la actividad inmunitaria, el metabolismo y la salud intestinal. Este es justo el objetivo para los que deseamos mejorar nuestra salud o para los que están interesados en una longevidad saludable.

La finalidad es mantener la temperatura corporal central estable a 37 °C, con una fluctuación diaria de 1 °C (36,5-37,5 °C). Puedes empezar a medirla ahora mismo, en especial si tienes problemas de salud. Tómate la temperatura por vía rectal, sublingual o en el canal auditivo, que son mediciones más fiables de la temperatura corporal central que las axilares.

La temperatura del cuerpo tiene un ritmo circadiano estricto y debe mantenerse dentro del rango que hemos indicado en el párrafo anterior para adaptarse al medioambiente y permitir las funciones fisiológicas de forma óptima para tu inmunidad, metabolismo, descanso nocturno y salud digestiva.

Imagina el reto termorregulador de tu cuerpo al correr los 251 km de la Marathon des Sables en el desierto del Sáhara, con temperaturas diurnas de unos 50 °C, o la inmersión en el hielo, donde la temperatura solo está un poco por encima de los 0 °C. Si supera los 42 °C —cuidado con la fiebre— o si cae por debajo de los –27 °C, hay peligro de lesiones cerebrales, fallo orgánico o muerte.

La temperatura central del cuerpo se ve influida por la hora del día, la edad, la etapa del ciclo menstrual en las mujeres y el nivel de actividad física de la persona.

La termorregulación, como hemos dicho, se inicia casi después de nacer (excepto si el bebé es prematuro), y lo normal es que la temperatura corporal disminuya durante el descanso nocturno —pico mínimo entre las tres y las seis de la madrugada— y que aumente a lo largo del día —pico máximo entre las tres y las seis de la tarde— para activar la función de los órganos periféricos y aumentar la migración sanguínea y linfática de las células inmunitarias (macrófagos y linfocitos), para protegernos si durante el día nos exponemos a una lesión traumática o a algún bicho. Cuanta más amplitud tengamos entre los picos máximo y mínimo durante el día-noche, mejor para nosotros, ya que una gran amplitud durante las veinticuatro horas se asocia con una buena termorregulación circadiana y una buena asignación energética sincronizada para todos los órganos.

La termorregulación puede alterarse a nivel fisiológico por el envejecimiento y por los cambios en las hormonas sexuales femeninas (estrógenos y progesterona). Lo habitual es que, a partir de los sesenta años, la amplitud diaria de los ritmos sea inferior, con una menor activación diurna del sistema nervioso simpático, que implica menos producción de calor, menos temperatura corporal y menos producción de melatonina, con el consecuente menor enfriamiento del cuerpo y actividad inmunitaria. Si la grasa parda (BAT) no se come los ácidos grasos libres y la glucosa, el envejecimiento se relacionará con sobrepeso, diabetes tipo 2 y enfermedades cardiovasculares. La gente mayor puede ser más friolera si tiene sobrepeso y una termorregulación poco eficiente, y no genera tanto calor, pero no porque haga más frío en el ambiente, sino porque suele llevar un estilo de vida sedentario, enfermedades crónicas o bien toma medicamentos. A continuación explicaré cómo aumentar el calor del cuerpo y ser la envidia sana de todo el mundo.

Respecto a las hormonas femeninas, en la época fértil, las chicas tienen una temperatura corporal más baja durante la primera mitad del ciclo menstrual (fase folicular) y después experimentan un aumento de la temperatura corporal de entre 0,25 y 0,5 °C en la fase lútea —desde el día catorce (ovulación) hasta el primer día de la regla—, así durante esta segunda mitad del ciclo menstrual tienen la temperatura más alta y por la noche no les disminuye tanto. Tampoco tienen el pico mínimo de temperatura, los niveles de melatonina serán menores y la activación inmunitaria y de limpieza cerebral también será inferior. Hay que tener en cuenta que las mujeres que usan anticonceptivos hormonales siempre tendrán una temperatura corporal más alta y perderán las fluctuaciones del ciclo menstrual. Las chicas deportistas saben que, mientras tomen anticonceptivos o durante la fase lútea, la temperatura interna está más elevada, la fatiga se produce antes y, para facilitar un enfriamiento rápido y evitar la deshidratación, podrían beneficiarse de usar ropa deportiva que ocupe menos superficie corporal y que sea muy transpirable para disipar mejor el sudor y enfriar el cuerpo.

Los mecanismos termorreguladores están coordinados por el sistema nervioso central del hipotálamo y se encargan de calentar y enfriar el cuerpo a través de la circulación sanguínea de la piel, el sudor, los pelos, los órganos endocrinos (tiroides, adrenales, BAT), los músculos, la melatonina y los bostezos. «¡Qué exageración!», pensé cuando quería explicarte todo este apartado de la termorregulación. ¿Te has dado cuenta de la cantidad de recursos que utilizamos para calentar y enfriar el cuerpo? Todos son indispensables para repartir los recursos energéticos a nivel cardiometabólico, inmunitario e intestinal. Mantener una temperatura constante en el cuerpo es una función biológica energéticamente muy costosa y, por ello, toda esta maquinaria que fabrica calor se pone a descansar de noche y nos enfriamos. Este ahorro de energía nocturno permite la asignación energética hacia el sistema inmunitario en el sueño NREM y un buen descanso. Sin embargo, durante la transición al sueño REM en la segunda mitad de la noche y a lo largo de la vigilia, la temperatura del cuerpo y de la cabeza empezará a aumentar.

Al despertar por la mañana y durante la vigilia, la temperatura corporal central debe aumentar. En este momento, se incrementa también el tono simpático (noradrenalina), que provoca vasoconstricción de las arteriolas y anastomosis arteriovenosas de la piel en las zonas distales del cuerpo, impidiendo la pérdida de calor al reducir el flujo sanguíneo al plexo venoso de la superficie de la piel. Además, se activan la grasa parda (BAT) y el tiroides para calentarnos. Veámoslos.

La producción de calor y el aumento de la temperatura corporal central se consigue por:

- **Activación del SNS.** Este eje del estrés aumenta la noradrenalina, la hormona que provoca vasoconstricción y disminución del flujo sanguíneo de la piel en las zonas distales: piel de las manos, pies y mucosas del intestino delgado.
- **Vasoconstricción cutánea periférica de los vasos sanguíneos distales (se estrechan).** Esta es una estrategia del cuerpo para mantener calientes los órganos durante el día con la exposición al frío: disminuye el flujo sanguíneo de las zonas distales (manos, pies y mucosas) y se redistribuye la sangre periférica a la parte central del cuerpo —donde están los órganos del tórax, el abdomen y los órganos vitales como el cerebro y el corazón— para aumentar la temperatura del *core* y reducir la pérdida de calor de la superficie de la piel. Después de este primer ajuste circulatorio se activará la grasa parda (BAT). Lo

normal es que, por la mañana, al despertar y fabricar noradrenalina, produzcas calor, así que no debes sentir frío (si todo está bien).

- **Activación de la actividad de la grasa parda (BAT) (termogénesis sin escalofríos).** El BAT tiene un ritmo circadiano que coincide con el de la actividad del SNS y la de la noradrenalina. Por lo tanto, debe estar activo de día, no de noche, ya que el sistema inmunitario ha de recibir toda la energía, sin ningún otro competidor. El BAT es un órgano muy costoso energéticamente, ya que, en sus mitocondrias, el metabolismo oxidativo se desacopla de la producción de adenosín trifosfato (ATP, energía) para fabricar calor.
- **Aumento del metabolismo (tiroides, adrenales y BAT).** La secreción rítmica del cortisol diurno facilita la captación de glucosa y ácidos grasos libres dentro del BAT. Los suplementos para el tiroides es mejor tomarlos por la mañana para apoyar el aumento de la temperatura corporal (como Eutirox, Cordyceps, L-tirosina, *Coleus forskohlii*, extracto de guggul, etc.).
- **Metabolismo o digestión de los alimentos y de las células (oxidativo).** Por eso es mejor que no te saltes el desayuno y que este contenga más calorías que te aporten energía y calor durante el día, no en la cena.
- **Contracción de los músculos (actividad física y escalofríos).** Los temblores y los escalofríos se producen por la contracción y relajación de los músculos para producir calor. Suele aparecer a partir de los 35,5 °C.
- **Aumento de la actividad y el movimiento.** El ejercicio físico puede generar incluso más calor que los escalofríos. Por eso estar activo ayuda a que no seas friolero.
- **Acurrucarse, inspirar y aguantar la respiración.**
- **Aumento del apetito.** ¿Te has fijado en que los gatos y los perros comen mucho más cuando se acerca el invierno y menos en verano?
- **Piel de gallina y escalofríos.** Cuando a un gato se le ponen los

pelos de punta, es señal de que tiene las hormonas del estrés altas, se pone en alerta ante una amenaza. Pues es lo mismo que nos ocurre a nosotros: los pelos de punta indican la activación del simpático, que sirve para minimizar la pérdida de calor atrapando aire entre los pelos que están de punta y formando como una capa aislante alrededor del cuerpo. La piel de gallina (primero) y los escalofríos (después) indican mayor actividad simpática y mayor eficacia para aumentar la temperatura corporal.

Al oscurecer, y durante el sueño, la temperatura corporal central debe disminuir. En este momento se suprime el tono simpático (noradrenalina), que provoca vasodilatación de las arteriolas y anastomosis arteriovenosas de la piel distal, y así se permite la pérdida de calor al aumentar el flujo sanguíneo al plexo venoso. En este momento, también el BAT y el tiroides reducen su actividad para enfriarnos. La pérdida de calor, el enfriamiento o la disminución de la temperatura corporal central se consigue gracias a:

- La reducción del tono noradrenérgico del sistema nervioso central.
- La vasodilatación de los vasos sanguíneos de la piel distal: aumenta el flujo de sangre calentada desde el centro del cuerpo hacia las zonas distales (piel de las manos, pies y mucosas). De dentro hacia fuera, perdemos el calor gracias a una menor actividad del sistema nervioso simpático.
- La supresión de la actividad de la grasa parda (BAT).
- La disminución del metabolismo (tiroides, adrenales, BAT).
- La reducción de la actividad; tumbarse y perder el apetito.
- La sudoración: el cuerpo se enfría y reduce su temperatura.
- La generación de melatonina, inducida por la oscuridad.
- Bostezar.

Cuando nos vamos a dormir, este enfriamiento fisiológico del cuerpo se produce de manera progresiva —especialmente durante el sueño NREM, en la primera mitad de la noche— y sentirás que la temperatura de la piel proximal (abdomen y tórax) y de las zonas distales estará más alta debido a la vasodilatación periférica facilitada por la reducción de las hormonas del estrés, la noradrenalina. Cuando te sientes en el sofá después de cenar y antes de acostarte, no debes notar los pies ni las manos fríos, ni tener sensación de hambre, así sabrás que todo va bien y que por la noche tu sistema inmunitario controlará las infecciones o disbiosis intestinales y el sistema glinfático limpiará todas las toxinas y sustancias inflamatorias que llegan al cerebro.

Para mantener la higiene circadiana en la termorregulación, contamos con distintas estrategias: la melatonina, la grasa, la piel y las zonas de la piel sin pelo, y el bostezo.

La melatonina: la hormona del sueño, la oscuridad y la termorregulación

La preparación para el sueño es un comportamiento circadiano termorregulador que se prepara reduciendo la temperatura corporal y fabricando melatonina. A medida que esta aumenta, la temperatura central del cuerpo desciende y la de la piel en la periferia aumenta. En este momento, la somnolencia crece con rapidez.

Por lo general, los niveles endógenos de melatonina empiezan a incrementarse dos horas antes del inicio natural del sueño. Antes de acostarse por la noche, los niveles de adenosina (metabolito de la ATP, la energía producida durante el día) están en su punto máximo, el cortisol y la noradrenalina muy bajos y la melatonina nocturna sigue aumentando, hasta alcanzar su pico máximo tres horas después de acostarnos, coincidiendo con el pico de menor temperatura corporal.

El inicio del sueño se produce justo cuando se reduce la temperatura corporal central (abdomen y tórax), un proceso facilitado por la pérdida de calor a través de los dedos de las manos, los pies y las orejas, que en la cama te recuerdo que debes tenerlos calientes. Después de enfriarse la zona central (abdomen y tórax), seguirá el enfriamiento del cerebro, que coincide con el sueño profundo (NREM) de la primera mitad de la noche. Todo a punto. Así se apaga la actividad de los órganos periféricos que tienen un alto coste energético para dar paso a la actividad inmunitaria nocturna y la limpieza cerebral.

La producción de melatonina y los ritmos circadianos no se desarrollan en los bebés hasta casi los tres meses. Los que toman leche materna se benefician de la melatonina que le ofrece su madre y, por lo tanto, es importante que esta no tome suplementos de melatonina por las noches para no sobredosificar a su bebé, que también la recibirá. Los niveles de melatonina desde la infancia hasta la adolescencia aumentan y se estabilizan, de manera que la glándula pineal produce entre 0,1 y 0,9 mg de melatonina al día en la edad adulta. Con el envejecimiento, se va reduciendo.

Sabrás que tu cuerpo no fabrica suficiente melatonina si, por la noche:

- No tienes somnolencia o te despiertas en la segunda fase del sueño, antes de que suene el despertador.
- Tienes las manos o los pies fríos.
- Necesitas dormir con calcetines.
- Tienes demasiado calor o demasiado frío en la cama.

Lo normal es que el aumento vespertino de la secreción de melatonina provoque somnolencia, ganas de acostarse, dormirse rápidamente (menor latencia de sueño) y una cascada de cambios termorreguladores.

El cuerpo y el cerebro se enfrían por la noche como lo hace el motor de un coche: si la temperatura corporal central sigue elevada, tendrás problemas de insomnio. ¿Sabías que el insomnio se asocia con los despertares por un aumento de la temperatura central? La dificultad para conciliar el sueño también está relacionada con un retraso en el descenso de esta.

Estos cambios termorreguladores protagonizados por la melatonina tienen las siguientes características:

- Pérdida de calor por vasodilatación de los vasos sanguíneos distales y aumento de la temperatura de la piel en las partes distales del cuerpo (pies, manos), junto con una disminución de la temperatura de la piel de las partes proximales del cuerpo, como la región subclavicular y la zona central del *core*.
- Pérdida de calor corporal nocturno a través del aumento de la temperatura de la piel distal (manos y pies). Es una función termorreguladora crucial para inducir la somnolencia y el sueño. En mi caso, siempre me he preguntado: ¿qué conexión tiene el hipotálamo con las manos y los pies?
- La piel de las regiones distales, rica en anastomosis arteriovenosas, ajusta el flujo sanguíneo en las zonas distales y el *core*. La vasodilatación y la apertura de las anastomosis arteriovenosas de las zonas distales aumenta selectivamente el flujo de sangre caliente a los lechos vasculares cutáneos de las manos y los pies, y promueve la fabricación de melatonina y el inicio rápido del sueño. Cuanto más flujo de sangre tengas en la punta de los dedos, más melatonina fabricarás, más rápido te dormirás y mejorará el enfriamiento proximal del *core*-cerebro.

Por lo tanto, lo normal y esperado es que por la noche, cuando te vayas a dormir, tengas las manos y los pies calientes, lo que indicará que hay un aumento en la pérdida de calor en la parte distal de las extremidades debido al incremento de la vasodilatación distal y a un descenso en la producción de calor de la grasa parda del *core*. Esto es lo normal. Se conoce como «efecto estufa». Un día, al acompañar a mi hija a la cama, me dijo: «Papi, por la noche no me abrigues mucho que yo ya hago de estufa: desprendo calor y no tengo frío».

Para valorar esta pérdida de calor distal tan importante para la termorregulación nocturna de la melatonina, podemos medir la diferencia entre la temperatura de la piel en las zonas distales y en las zonas proximales, conocida como «gradiente distal-proximal» (GDP), y podemos usarla como medida indirecta de la fabricación óptima de melatonina. Cuanto más calientes estén las manos y los pies, y más frío esté el *core* y la zona clavicular (mayor GDP), mayor fabricación de melatonina y mejor enfriamiento del *core* y el cerebro tendrás. Esto se traduce respectivamente en más somnolencia, menos latencia de inicio del sueño y una mejor supresión de la actividad del BAT y la asignación energética hacia el sistema inmunitario, el único que debe estar activo durante la noche. Como imaginarás, el pico de melatonina alrededor de la mitad de la noche (es decir, entre las 3.00 y 3.35 horas) coincide con el GDP más alto. Es el momento de mayor pérdida de calor y de menor temperatura del *core* y el cerebro. La inmunidad y la limpieza cerebral ya han tomado el control.

Al final de la noche, lo normal y esperado es que la secreción de melatonina vaya reduciéndose, con unos niveles mínimos al despertar por la mañana, coincidiendo con la activación del eje del estrés HHA, que empieza a producir el conocido como «cortisol del despertar», un pico de cortisol que aparece entre treinta y sesenta minutos después de levantarnos. En este momento matutino vuelve a haber cambios termorreguladores: cuando se suprime la melatonina y sube el cortisol, el GDP disminuye drásticamente, es decir, el cuerpo se calienta, aumenta la temperatura de la piel de la zona central (*core*-clavículas) y disminuye la pérdida de calor distal de las extremidades debido a la vasoconstricción distal y a la activación de la grasa parda del *core*. Al despertar, no debes tener frío. Si por la mañana eres friolero, te levantas con sensación de frío en el cuerpo y crees que necesitas abrigarte con una bata o un jersey, es señal de que el BAT del *core* no está lo bastante activo para calentar tu cuerpo (eso sería lo normal). Por mi parte, pensaré que tal vez tu sistema inmunitario todavía fabrica inflamaciones, tienes infecciones irresolutas o bien que el cortisol y la noradrenalina todavía no han tomado el relevo a la melatonina, que por la mañana debería estar baja para que el protagonismo diurno sea para la actividad del BAT y la función de los órganos periféricos y del cerebro.

Para mejorar la termorregulación y el pico de cortisol del despertar, las claves de la higiene circadiana de la melatonina serán las siguientes:

- **No engañes al cerebro.** Tu cerebro te conoce y sabe dónde vives. Por tanto, avanza su respuesta adaptativa al entorno incluso antes de que se produzcan las señales circadianas. La señal cognitiva de «apaga las luces» o la de comportamiento de «ponte en postura supina» (boca arriba) induce una rápida respuesta de relajación, reduce la frecuencia cardiaca y provoca el enfriamiento del cuerpo, con lo que redistribuye el calor del centro hacia la periferia, lo que aumenta la temperatura de la piel de las zonas distales. Es decir, se adelanta al presente inmediato. Es increíble, tu cerebro solo necesita que le des señales sincronizadoras con regularidad.
  - **Exponte a luz brillante de la mañana.** Exponerse a la luz natural matutina o a la luz brillante (460 nm) avanza el ritmo circadiano, lo que hace que la temperatura central baje antes de noche.
  - **Despiértate temprano.** Esto se asocia con un aumento precoz de la temperatura central mucho antes que si lo haces más tarde.
  - **Practica ejercicio físico.** Hacerlo en horas diurnas (no nocturnas) es una buena estrategia para mejorar la termorregulación a la noche siguiente. Enfriarás mejor el cuerpo, crearás una mayor vasodilatación distal (aumentará el GDP) y mejorarás el sueño profundo de ondas lentas (3NREM), lo que facilitará que, por la noche, el protagonista sea la actividad del sistema inmunitario, no el BAT. Si esta noche estás en la cama y tienes los pies fríos, ya sabes que el BAT está robando la energía nocturna al sistema inmunitario; por lo tanto, no resolverás las infecciones ni limpiarás bien el cerebro. Ahora ya es demasiado tarde: ya sabes que mañana, cuando despiertes, te levantarás con frío, destemplado y con poca energía. Te recomiendo que hagas ejercicio físico durante la primera mitad del día, mejor si tus ojos ven la luz natural mientras lo practicas. La producción de calor aumenta en proporción a la intensidad del ejercicio.

- **Desayuna más, cena menos y evita las cenas picantes.** «Desayuna como un rey, almuerza como un príncipe y cena como un mendigo», pero sin picante. La capsaicina del chile, las guindillas o los pimientos de Padrón aumentan la temperatura corporal, y por la noche lo que queremos es todo lo contrario.
- **Siente el «efecto del baño tibio».** Un baño en agua caliente a 32 °C entre una y ocho horas antes de acostarte (no justo antes de irte a la cama) hace que te duermas más rápido y que aumente el sueño profundo de ondas lentas NREM debido a la conexión nerviosa que existe entre la piel y el hipotálamo. Durante los ciclos del sueño, cada vez que entramos en un sueño profundo NREM, disminuye la temperatura cerebral, mientras que las transiciones al sueño REM o la vigilia al despertar coinciden con un aumento de la temperatura corporal. Calentar la piel de las manos y los pies es ideal para enfriar el cuerpo, activar el sistema inmunitario, recuperarnos físicamente y que el sistema glinfático se ocupe de limpiarnos el cerebro durante la noche.

Si por la noche se te ocurriera darte una ducha o un baño con agua fría, tendrías el efecto opuesto: estimularías el sistema nervioso, el cuerpo no se enfriaría ni tendrías un buen sueño NREM (solo está permitido en las noches calurosas de verano).

Algunos pacientes me dicen «Xevi, yo me ducho con agua caliente por la mañana», y les respondo «Pues no está bien». Si haces esto, le estás diciendo a tu cerebro que fabrique melatonina cuando no es el momento y provocas que no se activen los ejes del estrés para producir cortisol ni la noradrenalina (hormonas del estrés). Eso significa que tendrás las sustancias inflamatorias más altas de lo normal durante la mañana, menos energía, la cabeza más espesa, estarás menos alerta, tendrás el estómago distendido y, por la noche, tu cerebro, que estará desincronizado, no sabrá qué debe hacer para bajar la temperatura corporal central y subir la melatonina para que puedas dormirte. En cualquier caso, sabrás que no fabricas melatonina y que el cuerpo se enfría porque tendrás las manos y los pies fríos cuando te vayas a la cama. Fíjate en eso.

Te recomiendo que no líes a tu hipotálamo duchándote con agua caliente durante las horas de día. Precisamente, el «efecto del baño tibio» se debe a la conexión directa entre el calentamiento de la piel a 32 °C, la disminución de la temperatura corporal central (abdomen, tórax, cerebro) y el sueño profundo.

Las duchas de agua fría resérvalas para la mañana y, las de agua caliente, para la noche. Ya estoy tan puesto en crear esta amistad con mi hipotálamo que, durante el día, por sistema, siempre me lavo las manos con agua fría y bebo agua fría, y, cuando se va el sol y llega la oscuridad, me lavo las manos con agua caliente y bebo agua natural o infusiones calientes. ¡Y funciona!

- **Usa luz tenue y gafas de filtro de luz azul por la noche.** La termorregulación, los niveles de melatonina o el sueño profundo no se alteran si lees un libro con luz tenue o si usas protectores para las pantallas con luz azul led (ebook, móvil, televisión, etc.). La luz tenue, y sobre todo las gafas de filtro de luz azul, son propuestas que reducen los niveles de hormonas del estrés durante la noche y, al mismo tiempo, aumentan los picos fisiológicos de cortisol al despertar por la mañana. Estas son las opciones recomendadas para que por la noche el cuerpo se enfríe adecuadamente, para que fabriques más melatonina y tengas un mejor sueño profundo (3NREM) y, de día, una mayor activación matutina del eje HHA, que hará que durante la jornada te sea más fácil estar ilusionado, feliz y que recuerdes lo que ahora estás leyendo.
- **Caliéntate los pies y duerme con calcetines.** Bañarse con agua caliente cubriendo los pies y dormir con calcetines ayu-

da a reducir la temperatura central del *core* y la latencia de sueño, es decir, acelera el inicio normal del sueño y hace que te duermas antes.

Se ha visto que se debe a que el calentamiento de la piel y las extremidades provoca una vasodilatación y un mayor flujo de sangre a estas zonas distales, con lo que se consigue una mayor pérdida de calor periférico distal y una disminución de la temperatura central (abdomen, tórax y cerebro).

Antes de irte a la cama, no te expongas a la luz azul brillante

Veo la melatonina como el sensor de la oscuridad, y la vitamina D como el de la luz. Y cuando esta última está baja, normalmente la melatonina también lo estará. Lo vemos en las personas que se levantan por la mañana sin subir las persianas (en lugar de exponerse a la luz del sol), sacan el coche del aparcamiento y se ponen gafas de sol, van al trabajo (donde siguen expuestos a la luz artificial), salen de allí cuando ya es de noche, llegan a casa y siguen expuestos a la luz artificial. La melatonina y la vitamina D son dos hormonas que, juntas, orquestan funciones con un profundo impacto en nuestra salud, ya que actúan como potentes inmunorreguladores, antiinflamatorios, antioxidantes y reguladores de las mitocondrias. Como hemos visto, la exposición vespertina a la luz azul o brillante (a partir de las 21.30 horas) afecta negativamente al sueño, la vigilia y la termorregulación; aumenta la alerta nocturna y retrasa la fase circadiana; reduce la fabricación de melatonina, la somnolencia, la cantidad de sueño profundo, la actividad de ondas lentas durante la primera mitad de la noche, el enfriamiento nocturno del cuerpo y el pico del cortisol del despertar; y retrasa el aumento de la temperatura central por la mañana.

La exposición nocturna a la luz brillante y a la luz azul de onda corta (pantallas led de un teléfono móvil, ordenador, ebook, televisión...) afecta a los mecanismos termorreguladores, lo que reduce el «efecto estufa» hipotalámico que explicaba mi hija, es decir, cuando el cuerpo debe desprender calor hacia el exterior (manos y pies en especial) y enfriar el *core* y la zona clavicular. La sensibilidad a la luz azul puede ser diferente de una persona a otra por factores como:

- La edad: las personas mayores son menos sensibles a la luz azul de longitud de onda corta y sus alteraciones. El ojo de los jóvenes tiene el cristalino mucho más transparente que el de los mayores, que es más grueso y amarillo. Por ejemplo, cuando miramos una pantalla que emite una luz de onda corta de 480 nm (el pico de mayor absorción de la melanopsina), la transmisión disminuye en un 72 % desde los diez años hasta los ochenta. (El cristalino es la lente natural del ojo que ayuda a enfocar en la retina la imagen [conos y bastones] y la luz [melanopsina]).
- El sexo: los hombres son más sensibles a las ondas cortas de la luz emitida por las pantallas led que las mujeres y pueden sentir subjetivamente más exageradas estas alteraciones por falta de melatonina. Las mujeres suelen dormir mejor a cualquier edad.
- La circulación y las enfermedades circulatorias como el síndrome de Raynaud.
- La sensibilidad subjetiva a la luz brillante, la exposición previa aquel mismo día a la luz natural y la exposición continua durante esa jornada a la luz artificial.

Pero, en cualquier caso, sabrás que la luz azul nocturna te está afectando si, cuando estés en la cama, la piel de las manos o los pies está más fría que la piel de la zona central (core y clavículas). Es un indicador de que el cuerpo no se enfría correctamente porque la grasa parda, al tener más hormonas de estrés, todavía está activa, y eso es en perjuicio de la actividad del sistema inmunitario.

Prepara el templo del descanso: la temperatura de tu habitación

Este es el momento en el que aprendes por qué nunca podrás tener un ataque de ansiedad bajo el agua y por qué bucear te relaja tanto.

El confort térmico y la calidad del sueño van de la mano, por lo que la habitación debe estar fresquita, entre 17 y 19 °C. Temperaturas más altas o más bajas pueden reducir las horas de sueño aunque no tengas insomnio. Si no puedes poner el termostato de la habitación a esta temperatura, suelo recomendar que, antes de irse a dormir, la persona abra la ventana para que entre el fresquito nocturno. Algunos pacientes duermen toda la noche con la ventana abierta sin resfriarse, y eso se explica porque, a medida que la temperatura ambiente de la habitación disminuye de 17 a 3 °C, ocurren cosas muy buenas para el sistema nervioso e inmunitario, como un aumento de la variabilidad cardiaca (HRV), de la actividad parasimpática del nervio vago y del sueño profundo de ondas lentas NREM (sin afectar al sueño REM). La relajación y la calma.

Si tienes curiosidad, este proceso se conoce como «reflejo de inmersión», y solo se produce con la estimulación de la cara con el frío o con el agua fría, por debajo de los 21 °C; cuanto más fría, mejor. Si sumerges todo el cuerpo en agua fría, pero dejas la cabeza fuera, no se activará este reflejo de inmersión. Este reflejo fisiológico se debe al nervio trigémino (V par craneal), el nervio craneal que inerva la piel de la cara. Después de que la piel entre en contacto con el frío, activa un arco reflejo fisiológico desde sus ramas nerviosas (oftálmica, maxilar y mandibular) con el tronco cerebral y la médula espinal para optimizar la respiración, como si tuviéramos que permanecer bajo el agua sin respirar durante un tiempo prolongado. Es el recuerdo de cuando estábamos en el vientre materno. Este reflejo de inmersión aumenta la actividad parasimpática y reduce la frecuencia cardiaca. ¿Comprendes ahora el porqué de la paz y la calma que sientes cuando buceas o nadas en aguas frías? ¿Has visto a alguien con un ataque de ansiedad bajo el agua? ¡Imposible!

Abrigarse y acurrucarse en la cama no es un deseo de comodidad, sino una orden inconsciente del hipotálamo. Pregúntate ahora: ¿cómo te gusta dormir?

- **¿Abrigado?** Te recomiendo que te abrigues con las sábanas para crear, entre ellas y tu piel, un microclima cálido a entre 32 y 34 °C, con una humedad relativa del 40-60 %. Esto activa mecanismos hipotalámicos centrales para inducir el sueño y la vasodilatación periférica distal necesaria para enfriar el cuerpo. Lo sabrás porque tus manos y pies estarán calientes, y la piel de la zona supraclavicular, fría.
- **¿Con o sin pijama?** Las áreas del cerebro relacionadas con el sueño se asocian con un aumento de la temperatura de la piel de la zona del abdomen y el tórax. Por este motivo, un ligero aumento de la temperatura proximal de la piel de la zona del centro (abdomen y tórax) puede aliviar los problemas de sueño. Te recomiendo que uses una camiseta o un pijama durante el sueño para apoyar la termorregulación, especialmente si eres anciano o estás expuesto al frío.

    ¿Sabes qué? Cuando me tumbo en la cama, antes de dormir, tengo la manía de poner las manos encima del abdomen y el tórax, una más arriba y la otra más abajo, para calentar al mismo tiempo la piel de la zona central del cuerpo y la de las manos. Otras veces me pongo una camiseta interior sin mangas. ¿Y tú? Seguro que de forma inconsciente haces algo para que aumente el calor de estas zonas.
- **¿Con o sin almohada?** Duerme con una almohada 100 % natural (plumón, algodón o lana merina) que sea cómoda, suave y totalmente transpirable para que el aire circule libremente a través de ella, se elimine la humedad y facilites el enfriamiento de la cabeza durante toda la noche.

    Evita las que utilizan químicos como poliéster, viscoelástico, fibra o látex, y también las que sean demasiado firmes.
- **¿Qué colchón es mejor?** Duerme en un colchón transpirable fabricado con fibras vegetales, látex 100 % natural, algodón orgánico o lana natural sobre un somier flexible con lamas y estructura de madera.

    Evita las planchas de madera tipo canapé y los somieres metálicos con estructura de acero.

Tipos de grasa

Este es el momento en que descubres que ser friolero está asociado con problemas digestivos y falta de energía.

Las células de grasa están ahí porque son un órgano endocrino que se comunica con el intestino y con todo el cuerpo para ayudarte a vivir y tener la posibilidad de existir. Contamos con tres tipos de grasas: la blanca (WAT), la beige y la marrón o parda (BAT). Muy pronto te convertiré en un experto que sabrá activar el BAT y la grasa beige, encargados de la termogénesis para aumentar la temperatura corporal (sin temblores) y el gasto energético o de quemar calorías en lugar de acumularlas.

Tejido adiposo blanco (WAT)

El WAT se localiza a nivel subcutáneo (brazos, muslos y zona púbica) y visceral (en el interior de tu abdomen). Es el principal responsable de almacenar energía en forma de triglicéridos que podemos gastar o acumular (ganando peso). La especialidad de estas células de grasa (adipocitos blancos) es ser un reservorio o almacén de energía, pero además regulan respuestas fisiológicas y metabólicas como el apetito, la reproducción y el metabolismo de la glucosa y los lípidos. Se considera que es un órgano endocrino porque fabrica hormonas (leptina y adiponectina) que regulan la sensación de saciedad-hambre y la salud metabólica (sensibilidad a la insulina), endocrina e inmunitaria. La falta y el exceso de grasa blanca tiene consecuencias. ¡Sígueme!

Cuando los depósitos del WAT están vacíos, la carencia de grasa debido a un peso corporal demasiado bajo (leptina e insulina muy bajas) provoca alteraciones digestivas, endocrinas, hormonales y reproductivas, como amenorreas por falta de energía (pérdida de la regularidad cíclica de la menstruación). Si haces demasiado deporte, comes poco, ayunas y pierdes mucho peso, se te retirará la regla; puede que tu hipotálamo te esté avisando de que tu vida está en peligro: por falta de grasas, antes de permitir un embarazo, tu médico interno sabe que lo prioritario es salvarte la vida. También tendrás riesgo de osteoporosis y estreñimiento crónico. Si quieres hacer de vientre a diario y recuperar la regularidad de tus ciclos menstruales de entre veintiocho y treinta días, debes recuperar el equilibrio energético y llenar lo suficiente los depósitos del WAT. Si eres mujer, reduce drásticamente los días de actividad física y aumenta la ingesta de grasas (> 15 % de las calorías totales) para mantener equilibrada tu microbiota intestinal, tu fertilidad y tus ciclos menstruales. Te recomiendo que comas grasas no procesadas —como huevos, carnes magras (pollo, pavo, conejo), frutos secos, semillas y aguacates— todos los días, en especial durante los días intermedios del ciclo menstrual, momento en que los estrógenos están elevados y tu cuerpo utiliza las grasas como sustrato energético. Sí, puedes comer siete huevos a la semana y desayunar aguacates y crema de anacardo o de cacahuete a diario. A veces, solo con ganar un par de kilos es suficiente para aumentar la leptina y la insulina y que tu hipotálamo vuelva a estar lo suficientemente tranquilo como para devolverte la regularidad en tus deposiciones y en tu ciclo menstrual.

Por otro lado, cuando ocurre lo contrario y los depósitos del WAT están demasiado llenos, el exceso de grasa abdominal (leptina e insulina demasiado elevadas) implicará otro tipo de problemas, como un desequilibrio inmunitario con más inflamaciones (IL-1β, IL-6, TNF-α, L-Th1), sobrepeso, obesidad, diabetes tipo 2 (T2DM), dislipidemia (elevación del colesterol y los triglicéridos), hipertensión, alteraciones del sueño y disbiosis intestinal.

Para hacerte una idea de cómo están tus depósitos del WAT, te recomiendo:

- Análisis de sangre para valorar la insulina y la leptina. Ideal ente 4-10 ng/dl.
- Índice cintura-cadera (ICC). Relación que resulta de dividir el perímetro de la cintura (dos dedos por encima del ombligo) por el perímetro de la cadera (a nivel de los glúteos), ambos valores en centímetros.

$$ICC = \frac{\text{perímetro de la cintura}}{\text{perímetro de la cadera}}$$

- Los valores normales son: 0,71-0,84 para mujeres y 0,78-0,94 para varones.
- Niveles más elevados de esta relación (ICC) y de insulina y leptina (exceso de grasa blanca) se asocian con inflamaciones crónicas, sobrepeso, diabetes tipo 2, enfermedades coronarias, hipertensión, apneas y problemas digestivos, especialmente reflujo gastroesofágico, y otros.

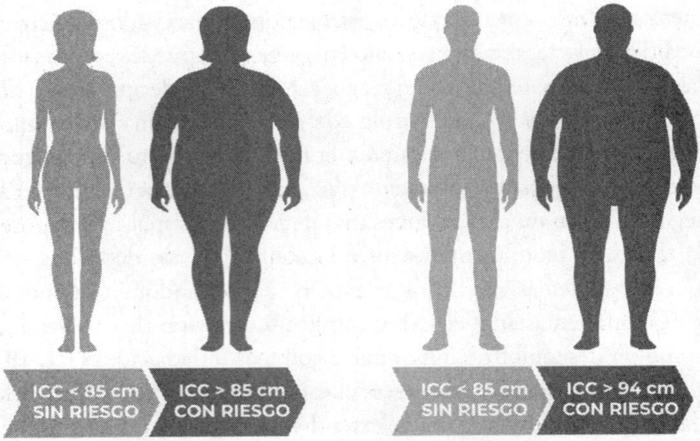

- Niveles más bajos de esta relación (ICC) y de insulina y leptina (falta de grasa blanca) se asocian con problemas de fertilidad, hormonales, digestivos (estreñimiento) y osteoporosis.

El intestino y las células de grasa se hablan. Los estudios han demostrado una estrecha relación entre la microbiota intestinal, el metabolismo y el equilibrio energético. Una buena diversidad de bacterias sanas previene el sobrepeso, mientras que la disbiosis de la microbiota y el aumento de la permeabilidad intestinal pueden provocar ganancia de peso y enfermedades metabólicas. Algunos pacientes me dicen: «Xevi, es que no puede ser, creo que engordo con el aire que respiro». La huella característica de la alteración de la microbiota intestinal que causa inflamaciones y un aumento del WAT es una menor riqueza y diversidad de bacterias sanas, la disminución de los bacteroidetes y de la *Akkermansia muciniphila*, un aumento de los firmicutes y la alteración en el colon de gases (exceso de metano, CH_4) y de los metabolitos (SCFA, BCFA, TMAO, LPS, CH4) producidos por sobrecrecimiento de bacterias patógenas gram positivas (peptidoglicanos) o negativas (LPS, lipopolisacáridos) putrefactivas. Esta disbiosis aumenta la capacidad de absorber la energía de la dieta, lo que contribuye a la resistencia a la insulina, a que ganes peso con facilidad y a que los triglicéridos hinchen tu WAT.

Te recomiendo el estudio del ADN del microbioma y del metaboloma (metabolitos de la microbiota) en las heces para recuperar el equilibrio de la microbiota y del eje intestino-tejido adiposo. El segundo cerebro tiene la clave para recuperar las señales de hambre y saciedad, y las funciones endocrinas del tejido adiposo.

Tejido adiposo marrón (BAT)

El BAT se descubrió gracias a las pruebas PET/TAC (imágenes diagnósticas) en la zona del tórax y del abdomen, que es donde se esconden estas células de grasa, tanto en bebés como en adultos: columna cervical y zonas supraclavicular, axilar, paravertebral, interescapular, periaórtica (arteria aorta) y perirrenal (riñón). Como puedes ver, este BAT rodea los órganos vitales del cuerpo, que son los más mimados, para mantenerlos a su temperatura ideal en pos de su óptimo funcionamiento. El BAT también es un órgano endocrino, pero, a diferencia del tejido graso blanco, el BAT (y, en menor medida, la grasa beige) es muy rico en mitocondrias (para fabricar calor), muy vascularizado y muy inervado por el sistema nervioso simpático. La activación del sistema nervioso simpático produce noradrenalina, que activa el receptor β-adrenérgico y el

BAT. En ese momento, sus abundantes mitocondrias sacrifican la fabricación de ATP para producir calor (efecto termogénico), lo que nos ayuda a mantener la temperatura corporal cuando el ambiente es frío, sin tener piel de gallina, escalofríos ni tiritar. Decimos que el BAT es un órgano muy costoso energéticamente porque las mitocondrias fabrican calor en lugar de ATP. Lo bueno es que, para arrancar la maquinaria y crearlo no utiliza gasolina, sino el oxígeno, los triglicéridos, los ácidos grasos libres (FFA) y la glucosa que circulan por la sangre. Su buen funcionamiento es una oportunidad terapéutica para conseguir nuevos amigos que sepan quemar glucosa y ácidos grasos para ayudar a adelgazar y tratar la obesidad, la diabetes, el hígado graso o los problemas cardiovasculares, mentales y digestivos.

La regulación de la temperatura corporal y la actividad del sistema inmunitario están sincronizadas en momentos opuestos por el reloj central. El núcleo supraquiasmático (SCN) activa estas funciones de manera contraria porque son muy costosas energéticamente y no pueden funcionar al mismo tiempo.

Durante el día, con la luz natural, el SNC activa los ejes del estrés (SNS/HHA), que aumentan la noradrenalina, el cortisol y la actividad del BAT, que capta glucosa y lípidos de la circulación para generar calor (efecto termogénico), lo que mejora la sensibilidad a la insulina y reduce los niveles de glucosa y grasa en sangre.

En cambio, cuando se va el sol y durante la noche, el SNC activa la glándula pineal, que aumenta la melatonina, se reducen la NA/cortisol y aumenta la actividad del sistema inmunitario, coincidiendo con el enfriamiento del cuerpo y una menor actividad del BAT. Esto aumenta la resistencia a la insulina y los niveles de glucosa en sangre para alimentar el sistema inmunitario con su sustrato preferido.

En los adultos, la grasa parda que está más activa es la de la zona axilar, cervical y, sobre todo, la de la zona supraclavicular (la fosa que tienes encima de las clavículas). Medimos la temperatura de la piel de esta zona supraclavicular porque está asociada con la actividad del BAT, que produce calor. Puedes tocarte ahí, claro. Si me estás leyendo con atención y tienes las pupilas dilatadas porque todo esto te interesa mucho, esta piel de la zona supraclavicular estará caliente, indicativo de que el BAT supraclavicular está produciendo calor gracias a la actividad de la noradrenalina/receptor β-adrenérgico. Está caliente, ¿verdad? Puedes seguir leyendo.

Pero si es de noche y me estás leyendo (pero no sabes de qué te hablo) a punto de cerrar los ojos, esta piel supraclavicular estará más fría, lo que te indicará que el BAT ya no fabrica calor y la noradrenalina/receptor β-adrenérgico estarán desactivados, de manera que tu cuerpo habrá empezado a subir la melatonina. Si es así, te recomiendo que dejes el libro y te vayas a dormir.

La grasa parda está disminuida y dormida en las personas con:

- **Diabetes tipo 2.** Cuanto más elevada esté la hemoglobina glicosilada (HbA1c) en tu analítica de sangre, indicador de oxidación de la glucosa, menos actividad tendrá el BAT. Lo normal es tener un valor de HbA1c menor de 5,7 %. Cuando en ayunas los valores son superiores a 5,7 % (prediabetes) o a 6,5 % (diabetes), la grasa parda se apaga.
- **Obesidad.** Las personas obesas con un índice de masa corporal (IMC) > 30 kg/m^2 y una distribución central de la grasa (cuerpo en forma de manzana) con una índice cintura-cadera (ICC) alto tienen una menor actividad del BAT y menor captación de glucosa y lípidos, lo que les condiciona una menor capacidad de generar calor y un mayor riesgo cardiometabólico o lipodistrofia.

  Tengo que confesar que antes creía que la gente obesa, con su capa de grasa abdominal y subcutánea WAT, debía de tolerar mejor el frío, como si fuera una capa protectora. Pero ahora sé que no tiene por qué ser así, ya que esa grasa abdominal y subcutánea es una grasa sin mitocondrias, sin actividad termogénica y no produce calor.

  En un ejercicio de exposición al frío que viví con el mítico Wim Hof, nos metimos todos en una piscina con hielo. Siempre recordaré al chico obeso que empezó a temblar pocos segundos después de exponerse al frío, en comparación con la chica que tenía al lado, con normopeso (aunque era muy poca cosa), que creía que se levantaría y se rendiría.

Todos sabemos que exponerse al frío es someterse a una situación voluntaria de estrés, y que el que tiemble antes es el que tiene menos activo el BAT porque está usando la piel de gallina y los músculos (temblores) como recursos termogénicos para aumentar la temperatura corporal, cuando esa grasa debería controlar la situación con la termogénesis sin temblor.

- **Bajo peso.** Si estás más delgado de lo normal y tienes un IMC $< 18{,}5\ kg/m^2$, desnutrición, síndrome de lipodistrofia o anorexia nerviosa, la termogénesis del BAT es menor. Por eso, las personas que adelgazan muchos kilos en pocas semanas y han tenido una pérdida súbita de grasa, durante una buena temporada suelen tener más frío de lo normal y temblarán con facilidad hasta que el BAT vuelva a sincronizarse con su hipotálamo.
- **Envejecimiento.** Si ya tienes una edad en la que la grasa parda está menos activa y, por lo tanto, eres más friolero, te recomiendo que apliques todo lo que aprenderás para despertar a estas centralitas que fabrican calor y aumentan la temperatura corporal.
- **Hipertiroidismo periférico.** La hormona tiroidea induce hipertermia y deja la grasa marrón y beige termogénica metabólicamente inactivas, ya que no se requiere termogénesis adicional mediada por la termogenina (UCP1) de las mitocondrias para mantener la temperatura del cuerpo.
- **Vivir en un ambiente termoneutral.** Las personas que viven y trabajan siempre en un entorno termoneutral tienen el BAT dormido y deja de estar activo por desuso.

Estos tres tipos de grasa (blanca, beige y marrón) son indispensables para el metabolismo. Se pueden coordinar muy bien entre ellas, sobre todo si la parda está activa. El WAT es muy dinámico y tiene una actividad metabólica, hormonal y endocrina variable en función de las señales de los hábitos de vida (dieta, deporte, descanso). Lo mismo ocurre con la actividad del BAT (y, en menor medida, de la grasa beige), que es dinámico y fabrica más o menos calor como respuesta a las señales ambientales. El BAT quema la glucosa y los ácidos grasos para impulsar la producción de calor y, por lo tanto, si está activo, tendrás menos glucosa y lípidos circulando en la sangre, situación que te favorece porque así el WAT no tiene tantos triglicéridos que almacenar. La actividad del BAT favorece que los depósitos del WAT no estén demasiado llenos.

El exceso de calorías, el sedentarismo y dormir poco pueden favorecer la expansión del WAT y hacer que ganes peso. Sin embargo, lo que más me inquieta es otro escenario que nos incluye a la mayoría de nosotros: la reducción de los desafíos adaptativos a temperaturas bajas por vivir siempre en la termoneutralidad (30 °C), con temperaturas confortables todo el día, favorece que el BAT no necesite activarse y, por lo tanto, si está dormido, cada vez tendremos menos cantidad y menos actividad del BAT, no usará la glucosa ni los lípidos, y eso favorecerá la expansión y acumulación incontrolada del WAT. Estamos ante la realidad de muchas personas, que tal vez nunca leerán este libro, que tienen sobrepeso, obesidad y enfermedades metabólicas e inflamatorias crónicas y son frioleros.

Estudios recientes afirman que todas las estrategias para aumentar la cantidad y actividad diurna del BAT serán excelentes señales sincronizadoras para los ritmos circadianos, lo que devolverá la funcionalidad al BAT, que generará calor utilizando la glucosa y los ácidos grasos como sustratos energéticos. Si pones en forma el BAT, serás una máquina de quemar glucosa y grasa, es decir, de adelgazar. Los activadores del BAT son la gran promesa para el tratamiento de las enfermedades metabólicas.

Para aumentar la temperatura corporal, el objetivo será reclutar y activar el BAT (el mejor generando calor sin temblor) y el pardeamiento del WAT, es decir, la conversión de los adipocitos blancos (que no fabrican calor) en adipocitos beige, que saben quemar glucosa y grasa, y producir calor. Como siempre, dos son mejor que uno.

Recuerda que los estímulos deben estar sincronizados con la señales lumínicas que llegan al SNC del hipotálamo y conseguir que, a lo largo del día, se active la grasa parda (o beige) para producir calor y aumentar la temperatura corporal, y también deben conseguir que, durante el descanso nocturno, se apague la actividad del BAT (o de grasa beige) y se enfríe el cuerpo.

Estrategias para aumentar el pardeamiento del WAT y la actividad del BAT

Algunas de ellas son el frío, la actividad física, los agonistas β-adrenérgicos, las hormonas circulantes (FGF21), la mitofagia, la microbiota intestinal, las hormonas tiroideas, la dieta y los suplementos. ¡Vamos a verlos! Suma la señal que creas más apropiada y sincronizadora para ordenar tus genes Clock.

Exposición al frío

Aquí es cuando aprendes que temblar de frío no es malo para ti y que tener frío no hace que te constipes. «Vive frío, muere viejo». A temperatura ambiente, el BAT se activa poco. En cambio, la exposición al frío (< 20 °C) genera señales noradrenérgicas que van desde la piel de la periferia hacia el hipotálamo. El frío del medioambiente, el agua, la lluvia, la nieve o el hielo son estímulos que sirven para que tu cerebro sepa que existes, que estás vivo. Los beneficios de la exposición diurna al frío son:

- Aumento de la noradrenalina en un 530 %.
- Aumento de la dopamina en un 250 %.
- Aumento de las endorfinas.
- Reducción de las inflamaciones.
- Creación y activación del BAT y pardeamiento de la WAT.
- Aumento del metabolismo (en un 350 %) y ayuda a controlar la glucosa y a bajar de peso.
- Aumento de la adiponectina (mejora la sensibilidad a la insu-

lina, el metabolismo de la glucosa y las grasas, y ayuda a perder peso y a crear nuevas mitocondrias).

- Aumento de la frecuencia respiratoria, cardiaca y de la presión arterial.
- Aumento de la actividad inmune.
- Aumento de la diuresis en un 163 %.
- Aumento de la irisina y del succinato (incremento del pardeamiento del WAT y la actividad del BAT).

El frío (sin temblor) aumenta la NA y activa el SNS y el BAT para producir calor. Asimismo, la exposición al frío (sin temblor) aumenta el pardeamiento del tejido blanco en beige para tener un mejor rendimiento en la termogénesis. Esto significa que, cuanto más te expongas al frío y veas que se te pone la piel de gallina (primer síntoma de activación del SNS/noradrenalina), más calor producirás y menos friolero serás. Si te abrigas por la mañana y haces lo contrario de lo que te estoy recomendando, todo esto no ocurrirá ni reforzarás tu higiene circadiana. Nadie ha dejado de ser friolero abrigándose y viviendo siempre en temperaturas confortables (termoneutrales).

Si el frío va aumentando y empiezas a temblar o tiritar de frío, la contracción del músculo libera irisina y succinato a la circulación sanguínea, lo que conduce al pardeamiento del WAT y aumenta la grasa beige y, al final, la termogénesis. Esto significa que, si después de tener la piel de gallina consigues tiritar exponiéndote a una temperatura más fría o te quedas allí un rato más, ya habrás dado otro paso, así que los músculos te ofrecerán un mayor estímulo para ser más eficientes, fabricar calor y alcanzar todos los beneficios que has aprendido. Tu inmunidad y tu microbiota intestinal mejorarán. Si tienes problemas digestivos, piensa que esto que estoy explicando puede ser la clave. El frío promueve el reclutamiento de células inmunitarias antiinflamatorias (macrófagos M2, citoquinas tipo 2 [IL-4, IL-13, IL-5], células linfoides innatas tipo 2 [ILC2]) que reducen las inflamaciones e impulsan la actividad de los linfocitos T, B, NK (células asesinas) e INF para resolver las infecciones agudas o crónicas.

Si eres deportista, puedes ducharte con agua fría después de la actividad física para controlar el dolor muscular, pero en un reciente metaanálisis (Moore, E., 2022) nos recomiendan que es mejor realizar la inmersión al frío durante intervalos cortos de menos de cinco minutos unas cuatro horas después de hacer ejercicio para reducir la CK (marcador inflamatorio del músculo) y mejorar la adaptación al esfuerzo y la ganancia en hipertrofia, fuerza y resistencia.

Pocos métodos son tan eficaces y económicos como este. La exposición al frío aumenta la energía y mejora el estado de ánimo, reduce las inflamaciones y potencia el coraje y la resiliencia ante las situaciones de estrés que vivimos, y también mejora el metabolismo y reduce la retención de líquidos. Investigaciones recientes concretan a qué temperatura y durante cuánto tiempo debemos exponernos al frío voluntariamente para obtener estos beneficios.

Hay tres propuestas basadas en la ciencia (Huberman, A.; Soeberg, S.; Van der Lans, A. A.):

- Exposición al frío durante un total de once minutos a la semana. Los puedes repartir en dos o cuatro sesiones de entre uno y cinco minutos. La temperatura del agua debe ser incómodamente fría (pero que la puedas aguantar). La idea básica es que cuanto más frío es el estímulo, menos tiempo necesitamos prolongar la exposición.
- Aclimatación progresiva y repetida al frío (10-17 °C, aproximadamente 14 °C) durante diez días:
    - Dos horas el primer día.
    - Cuatro horas el segundo día.
    - Seis horas del tercer al décimo día.
- La opción tecnológica de exposición al frío es la crioestimulación, que consiste en una exposición de cuerpo entero a –110 °C dentro de una criocámara durante dos o tres minutos.

Si quieres tomar las riendas de tu salud, te recomiendo que no dejes el ejercicio a medias. Sabes que vas en busca de la piel de gallina y de los escalofríos. Cuando te expongas al frío, debes esperar hasta que el SNS te indique que se ha activado. Lo sabrás por la piel de gallina (frío sin temblor). Y si quieres subir a un nivel sublime, fuerza la situación y espera hasta que empieces a temblar (frío con temblor). Aquí es cuando los músculos hacen el resto del trabajo para impulsar la actividad del BAT y de tu metabolismo. Cuando termines, no te seques con la toalla ni te acurruques ni cruces los brazos; permite que el temblor se alargue unos minutos más para impulsar el efecto metabólico de la termogénesis de la grasa parda (BAT).

Un detalle importante: los ejercicios de exposición al frío sirven para aumentar tu temperatura corporal (termogénesis), así que debes hacerlos por la mañana o durante el día, pero nunca por la noche o en fase oscura para no interferir con el sueño y el enfriamiento del *core* y del hipotálamo nocturno.

Tienes de tiempo toda la vida. Vas a morir viejo y con salud. Puedes empezar a exponerte al frío en la ducha matutina, echándote agua fría los últimos dos minutos e ir ampliando poco a poco el tiempo. En otro momento ya harás una inmersión en agua fría o un baño con hielo si lo crees oportuno.

La edad y la obesidad no juegan a nuestro favor: la exposición al frío siempre aumenta la sensibilidad a la insulina, la absorción de la glucosa y la capacidad de generar grasa beige para fabricar más temperatura corporal. Pero todo esto es menos eficiente con la edad debido a una menor activación del SNS. Si eres joven y estás delgado, juegas con ventaja. Por ejemplo, tras dos horas de exposición al frío (10 °C), los chavales de veinte años mejoran en un 50 %, mientras que a partir de los cincuenta o sesenta años solo se consigue un 10 % (o menos). Seguro que te has dado cuenta de que la gente mayor suele ser más friolera, sobre todo si tiene sobrepeso. Por lo tanto, te recomiendo que sigas leyendo las demás estrategias para ir sumando.

Actividad física

La actividad física aumenta las hormonas del estrés, estimula la fabricación de nuevas mitocondrias y activa la producción de calor por BAT. Si te propones realizarlo por la mañana temprano, mejorarás más la termogénesis que por la tarde.

Además, cuando te mueves, el músculo fabrica irisina, un mensajero divino que reaviva la llama del fuego transformando la grasa blanca (WAT) en beige y activando la termogénesis del BAT. Digo «divino» porque el término «irisina» proviene de la antigua diosa griega Iris, mensajera de las buenas noticias de los dioses a los humanos. Las personas sedentarias no fabrican irisina ni se benefician de sus efectos antiinflamatorios, de la mejora de la glucosa y los lípidos, de la regulación del apetito y del pardeamiento del WAT en grasa beige para fabricar calor. La oportunidad terapéutica para perder peso de este mensajero descubierto hace poco puede potenciarse con el consumo regular de sésamo (*sesamin*). Añade semillas de sésamo tostado, tahini o humus a tu alimentación para que, cuando hagas deporte, tus músculos fabriquen más irisina, que es lo que todos deseamos.

Agonistas β-adrenérgicos (β3-AR)

Todos los medicamentos, suplementos, alimentos o bebidas que aumenten las hormonas del estrés (noradrenalina o adrenalina) pueden estimular el receptor adrenérgico que tienen las células de grasa. Ejercicio físico y frío incluidos. Y cuando las hormonas del estrés estimulan a los receptores β-3 adrenérgicos, activan la producción de calor por la oxidación de los ácidos grasos en BAT. Recomiendo:

- **Cafeína.** ¿Recuerdas el ranking de la cafeína? De más a menos: café expreso (134 mg/100 ml), café de cafetera italiana o instantáneo (44,5 mg/100 ml), té negro (22 mg/100 ml) y té verde (15 mg/100 ml). El té matcha en polvo (68 mg en una cucharadita de postre) tiene más cafeína que las infusiones de té verde o negro porque, al estar triturado, la concentración es más alta.

  Dosis de cafeína indicada para adultos: 3 mg/kg de peso corporal al día, (sin superar los 400 mg/día). Por ejemplo, si pesas 70 kg, solo necesitas 210 mg de cafeína al día (3 mg × 70 kg = 210 mg), que podrías sumarlos tomando cada día dos cafés o un café y tres tés verdes. Yo los voy variando, pero últimamente me tomo un café al despertar y luego, a media mañana, me preparo una infusión de té verde y, en el mismo vaso, añado una cucharadita de té matcha.

Recomiendo: Cafés Xevi Verdaguer (Novell). Es un café con probióticos. Dosis: dos al día por la mañana.

- **Té verde y matcha.** Son ricos en cafeína y catequinas (en especial, la EGCG), dos componentes que le confieren unas ventajas añadidas para aumentar la actividad del BAT. La cafeína aumenta la noradrenalina y la adrenalina, y las catequinas (antioxidantes) bloquean la metilación del hígado (enzima que elimina las hormonas del estrés), lo que provoca que no puedas degradar la noradrenalina, la adrenalina ni la dopamina tan rápido. Por lo tanto, condiciona un mayor acúmulo en sangre de estas hormonas del estrés, que darán mayor actividad al BAT, quemarán grasas y generarán calor. Una infusión de té verde (250 ml) tiene 38-100 mg de cafeína, y una cucharadita de té matcha en polvo, 68 mg (independientemente del volumen de líquido con que lo mezcles).
- **Cacao (15 g de caco puro contienen 35 mg de cafeína).** El chocolate negro es el bueno. El que tiene más de un 80 % de cacao es rico en cafeína y puede combinar muy bien con el café o el té del desayuno. No te recomiendo el chocolate blanco porque no lleva cacao (0 % cafeína) y es un verdadero desastre nutricional.

  Recomiendo: chocolate DI&VI (Xevi Verdaguer) con prebióticos y probióticos. Dosis: dos cuadraditos al día.
- **Jengibre (6-gingerol, 8-gingerol y 6-shogaol).** Estimula el receptor β-adrenérgico y relaja el músculo liso de las vías respiratorias para tratar el asma.
- **Exposición crónica al frío e ingesta de alimentos**. La curcumina y el aceite de pescado promueven la termogénesis al liberar catecolaminas del SNC que se unen al receptor β-adrenérgico.

- **Fármacos.** La efedrina (para el asma o la bronquitis) o el mirabegrón y el vibegrón (para la vejiga hiperactiva) son termogénicos que activan el β3-adrenérgico, pero tienen efectos secundarios como el aumento de la frecuencia cardiaca y la tensión arterial.
- **Suplementos.** Sinefrina, para aumentar el metabolismo basal en épocas de definición muscular.

  Recomiendo: Advantra Z o Kinetiq. Dosis: 30-50 mg, dos tomas repartidas durante la primera mitad del día.

Hormonas circulantes (FGF21)

El factor de crecimiento de fibroblastos 21 (FGF21) es una hormona que produce el hígado, el músculo y el BAT que conduce tu metabolismo a otro nivel. «Si lo aumentas, quemarás grasa con el aire que respiras», le explicaba a una paciente. Analízalo en tu próxima analítica de sangre y, si este biomarcador sale bajo, ya sabes que acabas de descubrir una gran oportunidad para mejorarlo y activar el BAT, de manera que te conviertas en una máquina quemagrasas y en el líder buscado para que tomes buenas decisiones. El FGF21 puede aumentar con:

- **Ejercicio físico.** El ejercicio agudo de alta intensidad aumenta el FGF21 durante las siguientes tres horas después de practicarlo (pico una hora tras el ejercicio), pero seis horas más tarde se reduce al nivel inicial. Cuando analices este valor en ayunas por la mañana, debe estar en sus niveles normales, ya que es por la noche cuando quemas la grasa promovida por el ejercicio.
- **Ayuno prolongado.** Provoca que, cuando tu cuerpo ya haya vaciado los depósitos de glucógeno del hígado (hacia las diez o doce horas), empezará a quemar grasa (lipólisis) y los ácidos grasos libres circularán en sangre hasta llegar al hígado, donde estimularán la hormona FGF21 y luego se oxidarán para convertirse en cuerpos cetónicos (acetato y β-hidroxibutirato).

Estos cuerpos cetónicos vuelven de nuevo a la circulación sanguínea para convertirse en una nueva fuente de energía para todas las células, mucho más eficiente y antiinflamatoria que la glucosa como sustrato energético. Si alguna vez has hecho un ayuno de siete días, con infusiones y caldos vegetales, ya sabes de lo que presumo.

- **Dieta cetogénica** (baja en hidratos de carbono, alta en grasas y equilibrada en proteínas). Una dieta rica en grasas activa tu capacidad de quemar grasa (lipólisis) y provoca un aumento de los ácidos grasos libres en sangre que tiene los mismos beneficios, pues genera el mismo calor y la misma energía en las mitocondrias que el ayuno prolongado.
- **Restricción de proteínas y aminoácidos.** Es buena idea reducir la ingesta de proteínas para contribuir al metabolismo de los lípidos y los ácidos grasos (lipólisis y oxidación de los ácidos), y facilitar el aumento de la hormona FGF21.

Estimular la mitofagia

Ahora es cuando aprendes que esas manchas oscuras que aparecen en la piel (sobre todo en las manos y la cara), que dicen que son manchas de la edad, indican que tus células están acumulando residuos tóxicos. Como sabes, las células del cuerpo necesitan mitocondrias sanas para fabricar ATP, y al BAT le hacen falta para fabricar calor. Estas mitocondrias pueden estar dañadas debido a un exceso de radicales libres que provocan estrés oxidativo crónico y alteran el equilibrio entre la formación de nuevas mitocondrias (biogénesis mitocondrial) y la eliminación de las dañadas (mitofagia). Cuando las dañadas se acumulan en el interior de las células, no fabrican ATP ni calor. Si eres friolero y tienes problemas de salud crónicos (digestivos, fatiga, dolor…), es muy importante que ayudes a reciclar y a eliminar las mitocondrias que no funcionan. Las mitocondrias dañadas se eliminan por la mitofagia, es decir, la autofagia de las mitocondrias, que sirve para acelerar la conversión de la grasa blanca en beige, esa que tiene mitocondrias capaces de fabricar calor. Así siempre tendrás más energía e irás manteniendo el *turn-over* de estos adipocitos beige.

Sabrás que tienes un exceso de daños mitocondriales y una insuficiente mitofagia (mala limpieza y acúmulo de mitocondrias que no fabrican ATP, energía) si te aparecen en la piel esas manchas oscuras que dicen que salen «por la edad». Estas se producen por un exceso de lipofuscina dentro de las células e indican que tienes riesgo cardiovascular y de neuroinflamación, de manera que tal vez sea un buen momento para aprender a estimular la autolimpieza de las células. En definitiva, son una señal de que estás envejeciendo demasiado rápido.

Estimulamos la mitofagia, el elixir de la juventud, con:

- **Espermidina (frutas, verduras y legumbres).** Presente en la soja y sus derivados (tempeh, edamame, nattō), los champiñones y las setas shiitake, el té verde, los guisantes, el brócoli, la coliflor, los espárragos, las habas, las lentejas, los garbanzos, los quesos cheddar, brie y parmesano, los cereales, el pan y la pasta integrales, y las semillas de sésamo y girasol. Como puedes ver, no está muy presente en el mundo animal.
- **Urolitina A (elagitanino).** Presente en la granada, las frutas del bosque y las nueces.
- **Resveratrol.** Presente en los cacahuetes y su crema, los pistachos y su crema, las uvas, las uvas pasas, el mosto de uva, el vino tinto o blanco, los arándanos, las moras, las frambuesas y el chocolate > 80 % de cacao.
- **EGCG.** Té verde. Te recomiendo el AO defense (Nutrined). Dosis: dos cápsulas después de cenar.

Microbiota intestinal

Para entenderse hay que hablar, hay que comunicarse. Y esto es lo que hace la microbiota con los tejidos de grasa: se comunican entre ellos para saber qué hacer y sincronizarse con los ciclos de día-noche. La microbiota intestinal promueve el pardeamiento del WAT y la actividad del BAT para adaptarse a los cambios ambientales del entorno. Las estrategias para sincronizar la microbiota con las células de grasa son: exposición al frío, ayuno intermitente, restricción calórica, dieta keto, probióticos, berberina, quercetina y cafeína (café y té).

- **Exposición al frío.** La exposición al frío ambiental provoca cambios a nivel intestinal modificando la microbiota y aumentando los SCFA que sirven para activar el BAT, fabricar más calor y reducir la obesidad. Mira hacia abajo, a tu intestino. Si te expones al frío, le ocurrirá esto:
  - **Cambio en la composición de la microbiota intestinal.** La exposición al frío aumenta los SCFA y modifica la composición de la microbiota intestinal al disminuir los bacteroides, las proteobacterias, los tenericutes, las actinobacterias, la verrucomicrobia y las cianobacterias, al tiempo que mejora los firmicutes, las bacterias productoras de butirato (Clostridial IV y XIVa) y la ratio firmicutes/bacteroidetes, asociada a una mejor salud digestiva, pérdida de peso y mayor producción de calor en el BAT. En estudios experimentales han visto que incluso el trasplante fecal de microbiota fría mejoraba más la activación del BAT que cuando no era fría. No sé qué decir, son alucinantes las conversaciones que mantienen el intestino y la grasa. Ahora estaba pensando si mi perro, cuando se come las cacas de la calle, las nota calientes o frías... Mejor que lo dejemos estar, que igual estás a punto de comer y te da asquito.
  - **Mayor fabricación hepática de bilis a partir del colesterol (CYP7B1).** La bilis que se libera al intestino previene el estreñimiento (efecto impulsor del movimiento intestinal) y el sobrecrecimiento bacteriano (SIBO, efecto antimicrobiano), reduce las inflamaciones y mejora la inmunidad. El camino sería este: el hígado fabrica ácidos biliares primarios (conjugados con taurina y glicina) que luego se almacenan en la vesícula biliar y se liberan

en grandes cantidades en el intestino delgado para digerir y absorber las grasas y vitaminas liposolubles (A, D, E y K) que hemos comido. La bilis aporta su color característico a las heces y, cuando llega al intestino, lo normal es que salgan de color marrón oscuro. Sabrás que no hay suficiente si tus heces son marrón claro, anaranjado o incluso gris, si tienes cálculos que obstruyen el paso de la bilis desde la vesícula biliar hasta el intestino delgado. Puedes aumentar la producción de bilis con la exposición al frío. Y luego añade plantas amargas con efecto colerético (síntesis) y colagogo (drenaje) de la bilis, como alcachofa, boldo, cardo mariano, rábano, escarola, berenjena, café, té, achicoria, aceite de oliva, romero, jengibre, ruibarbo, diente de león y alcaravea. Como suplemento, recomiendo el Elixir de Hierbas Suecas de María Treben (contraindicado si tienes diarrea o cálculos en la vesícula biliar).

- **Ayuno intermitente, restricción calórica y dieta keto** (solo a corto plazo). Pueden aumentar la *Akkermansia muciniphila*, los *Lactobacillus* y el pardeamiento del WAT, además de activar el BAT para producir calor y regular el metabolismo de los lípidos (vía PPARα/FGF21).
- **Evita la sobrenutrición crónica y favorece la restricción calórica.** La sobrenutrición promueve el mal funcionamiento del BAT. En lugar de llenarte hasta los topes en cada comida (*ad libitum*), la restricción calórica comiendo hasta llenarte un 70 % puede reducir las inflamaciones debido a la infiltración de macrófagos M2 y eosinófilos en el WAT, células inmunitarias que impulsan el proceso de pardeamiento y mejoran el reclutamiento y la activación del BAT. Cuando conseguimos un IMC y un ICC normal, mejoran la actividad del BAT y la termogénesis, y se reduce el riesgo cardiovascular al eliminar la glucosa y los lípidos circulantes. Yo «soy de buen comer», y recuerdo que esto lo mejoré mucho cambiando los platos que usaba para la comida por otros bastante más pequeños.

- **Probióticos**. Mejoran la lipólisis y la activación del BAT, como los *Bifidobacterium*, *Lactobacillus paracasei*, *Akkermansia muciniphila*, *Faecalibacterium prausnitzii*, *Clostridium leptum*.

  Recomiendo: ProAKK (Xevi Verdaguer). Dosis: dos cápsulas repartidas después de comer.
- **Berberina.** Tiene un efecto prebiótico, ya que aumenta la *Akkermansia*, la *Blautia spp*. (*Clostridium* clúster XIVa) y la *Alistipes spp*. Suplementada durante tres meses, mejora el microbioma y aumenta la masa y la activación del BAT.

  Recomiendo: Berberina (Xevi Verdaguer). Dosis: dos o tres cápsulas repartidas antes de comer.
- **Quercetina.** Reduce la proporción de firmicutes y bacteroidetes en la microbiota. Está presente en las frutas (manzanas, uvas, aceitunas, cítricos, bayas...) y las verduras (tomates, cebollas, brócoli y alcaparras).
- **Cafeína.** Mejora el microbioma, aumenta la riqueza del microbioma del colon (especialmente *Alistipes* y *Faecalibacterium*) y reduce las *Erysipelatoclostridium spp*., todos ellos cambios asociados a una mejor utilización de la glucosa y las grasas.

  Recomiendo: Cafés Xevi Verdaguer (Novell), que contiene probióticos. Dosis: dos al día por la mañana.

Si sigues estas recomendaciones, comprobarás que la conversación entre el intestino y el tejido graso mejora. Todo está pensado para que consigas cambios en la microbiota y sus metabolitos. Después, ellos ya sabrán lo que tiene que hacer. Bajarás de peso, reducirás el diámetro de la cintura, disminuirá el WAT que almacena triglicéridos y aumentará la grasa con actividad termogénica (beige y BAT).

Mientras escribo esto, hoy ha sido uno de esos días buenos. ¿Sabéis qué intento hacer en otoño e invierno, cuando llueve y hace frío o viento, como hoy? Son oportunidades para comprobar que estoy vivo. He salido a correr cincuenta minutos por la montaña sin camiseta para matar dos pájaros de un tiro. La gente con bufanda, chaqueta y guantes me decía «¡Te resfriarás!», pero es que no lo hago por mí, sino por mi intestino, mi grasa parda y mi reloj maestro. Y creo que están contentos, porque nunca me resfrío, me dan mucha energía y hago muy bien de vientre.

Las hormonas tiroideas tiroxina (T4) y triyodotironina (T3 libre)

La hormona del tiroides tiroxina (T4) se convierte en una forma más activa, triyodotironina (T3 libre), en los tejidos periféricos como el hígado, los riñones y el BAT. Aumentan el pardeamiento del WAT y la señalización β-adrenérgica, y estimulan el BAT. Las hormonas T4 y T3 tienen una ritmicidad circadiana que aumenta durante el día gracias al estímulo de la luz de la mañana en la retina (vía retino-hipotalámica) y disminuye por la noche, con la oscuridad, gracias a la melatonina, que inhibe la actividad del eje tiroideo y frena la actividad del BAT. La luz azul activa el eje hipotalámico-pituitario-tiroideo y pone en marcha la fabricación de T4 y T3, además de la activación de la termogénesis de la BAT, situación que se ve favorecida por los meses de primavera y verano respecto del invierno, cuando hay menos horas de luz.

- La T4 fabricada en el tiroides se puede convertir en su forma activa —T3 libre (enzima deiodinasa D2)— o inactiva —T3 reversa (enzima deiodinasa D3)— en función de lo que necesite tu cuerpo con la información que le llega del entorno. Valora en tu próxima analítica de sangre los niveles en ayunas de la TSH, T4 libre, T3 libre y T3 reversa, y comprueba si la T3L está más elevada que la T3 reversa (T3 libre > T3 reversa), lo que reflejaría que la grasa parda está activa y que el sistema inmunitario descansa. Es importante ver cómo tienes la ratio T3 libre/T3 reversa para saber si estás en modo *on* o en modo *off*.
    - Cuando la T3 libre está más elevada, aporta energía a los órganos periféricos (intestino, fertilidad, músculos y cé-

lulas BAT, para aumentar la temperatura corporal). También es normal que lo esté cuando los días son largos (primavera-verano) gracias a un mayor estímulo del sol, de manera que sientes que estás en modo *on*.

- Cuando la T3 reversa está más elevada que la T3 libre (T3 reversa > T3 libre), indica que el cuerpo está intentando ahorrar energía para destinarla al sistema inmunitario, ya sea porque tienes inflamación, disbiosis, infección, tóxicos, estrés crónico, falta de sueño o de nutrientes clave para el tiroides (yodo, hierro, zinc, B12, selenio...). La T3 reversa es un reflejo de la actividad del sistema inmunitario. Por lo tanto, si está elevada, indica que en ese instante el sistema inmunitario está fabricando inflamaciones y sustancias resolutorias para salvarte la vida. En ese caso, lo normal es que, hasta la resolución del reto inmunitario, te sientas fatigado, sin energía, con la cabeza nublada y apático, con ganas de que te dejen tranquilo y con dolores crónicos. Estos síntomas desparecen cuando tratas el origen y la T4 libre vuelve a polarizarse en T3 libre, dando por resuelta la alarma ambiental del huésped. En ese caso desaparecen la fatiga y los dolores y vuelves al modo *on*. Es bueno que en este punto hayas deducido que, si tienes problemas digestivos, de fertilidad, lesiones o dolores musculares crónicos o si eres una persona friolera, te interesa saber cómo está la ratio T3 libre/T3 reversa, ya que la T3 reversa siempre estará más alta (T3 libre < T3 reversa) y seguirás con estos problemas hasta tratar la causa. Esto no se arregla con medicamentos como el Eutirox, que es básicamente la hormona T4 libre. Hay personas que, por ejemplo, reducen las inflamaciones dejando de comer trigo y tratan la infección del estómago por la bacteria patógena *Helicobacter pylori*. Solo con estas dos mejoras se reduce la T3 reversa y aumenta la T3 libre, lo que hace sentir que vuelve la energía y desparece el dolor de cabeza, por ejemplo. En ese caso, se considera que ya están en modo *on*.

El trabajo por turnos nocturnos, el desfase horario, los trastornos del sueño, la deuda de horas de sueño a tu cerebro, así como la mala higiene circadiana alimentaria, pueden ser disruptores que alterarán el sistema de sincronización circadiano endógeno y pueden provocar patologías del tiroides como el hipotiroidismo (aumento de la TSH y falta de T4 libre), enfermedades autoinmunitarias del tiroides (tiroiditis de Hashimoto o de Graves) o cánceres de tiroides, enfermedades que aumentan más a finales de otoño e invierno.

La dieta

A continuación te detallo el efecto de la dieta y de algunos nutrientes sobre la grasa termogénica (beige y BAT). El efecto térmico de la alimentación es entre un 20 y un 44 % más alto por la mañana que por la noche. Por la noche, la grasa parda se apaga, descansa, y por lo tanto no necesitamos comer tanto como en el desayuno. No te saltes el desayuno si quieres adelgazar o si eres diabético tipo 2 o friolero.

Después de una comida rica en hidratos de carbono, la glucosa aumentará en sangre tras la absorción en el intestino delgado. La consecuente elevación de la insulina aumenta cinco veces la absorción de glucosa en el BAT, que, a su vez, incrementa directamente la actividad del sistema nervioso simpático y del BAT desarrollando la termogénesis. ¿Qué calienta más tu cuerpo un frío día de invierno, una crema de verduras con patata, boniato, chirivía y calabaza o una tortilla? La insulina liberada después de comer los tubérculos de la crema de verduras favorece la absorción de glucosa y aumenta la actividad del BAT.

Ni cerdo ni pollo; la única fuente proteica que aumenta la actividad del tejido adiposo marrón interescapular, mejora la termogénesis y previene la obesidad son los lácteos de origen animal. Este efecto se debe a la caseína, aminoácidos de cadena ramificada (BCAA, valina, leucina e isoleucina), la glicina y la prolina. Te recomiendo los fermentados de cabra u oveja (yogur, queso o kéfir).

La ingesta de alimentos que estimulan los receptores de la boca sensibles al picante-calor (TRPV1) y que elevan la noradrenalina (TRPV1/TRPA1) aumentan el pardeamiento del tejido graso blanco en beige, crean nuevas mitocondrias y mejoran la termogénesis del BAT.

Los siguientes alimentos reducen el apetito y el sobrepeso, de manera que deberían formar parte de tu día a día:

- Cinamaldehído (picante): canela.
- Isotiocianatos de alilo y bencilo (picantes): mostaza, jengibre y wasabi (rábano picante japonés).
- Tiacremonona (compuesto azufrado): ajo.
- Capsaicina: guindilla, chile, jalapeño y jengibre.
- Alicina y aliina: ajo y cebolla.
- Cinamaldehído (picante): canela.
- Isotiocianatos de alilo y bencilo (picantes): mostaza, jengibre y wasabi (rábano picante japonés).
- Tiacremonona (compuesto azufrado): ajo.
- Gingerol, shogaol y el 6-paradol: raíz de jengibre.
- Curcumina: aumenta la NA, que activa el receptor β3 (β3-AR) y la producción de calor por la BAT. Recomiendo: Curcumin Complex (Xevi Verdaguer). Dosis: dos al día, por la mañana y por la noche.
- Resveratrol: uvas, uvas pasas, mosto de uva, vino tinto, cacahuetes, bayas, col lombarda y espinacas.
- Oleuropeína (amargo, picante de las aceitunas): extracto de hoja de olivo.
- Antocianinas (frutos rojos, uvas, soja negra y frijoles rojos). Son conocidas ante todo por su fuerte poder antioxidante, pero también han sido reevaluadas por su acción termogénica para estimular la secreción de adrenalina y el metabolismo energético en los humanos.

- Quercetina: frutas (manzana, uvas, aceitunas, cítricos, bayas) y verduras (tomate, cebolla, brócoli, col rizada y alcaparras). Además, también inhiben la metilación que provoca el acúmulo en sangre de las hormonas de estrés, como la noradrenalina, que activa la oxidación de las grasas y la producción de calor de la grasa parda.
- Flavan-3-oles: dosis de 400 a 600 mg diarios de flavan-3-oles pueden reducir el colesterol, el azúcar, la presión arterial y el riesgo asociado con enfermedades cardiovasculares y diabetes. Para obtener estas cantidades de flavan-3-oles con alimentos/bebidas recomiendo:
    - Tomar una o dos tazas de té verde o negro.
    - Añadir moras, frambuesas, arándanos y uvas pasas al yogur, los cereales integrales o la ensalada.
    - Añadir pasas y tres cuadrados de chocolate > 80 % cacao a la granola de avena integral.
    - Comer una manzana como refrigerio o añadirla a una ensalada.

El consumo habitual de té verde (~100 mg/kg de peso corporal de catequinas) induce la pérdida de peso y aumenta la termogénesis del BAT. Además, inhibe las enzimas de la metilación (catecol-O-metiltransferasas, COMT), que degradan la dopamina, la noradrenalina y la adrenalina (catecolaminas). Esto provoca el acúmulo en sangre de las hormonas del estrés, como la noradrenalina, que activa la oxidación de las grasas y la producción de calor del BAT.

Los polifenoles son los antioxidantes que fabrica la naturaleza para protegerse de las inclemencias y de los depredadores cuando están en su punto óptimo de maduración. Son los fitoquímicos que dan color intenso a algunas especies, raíces, frutas y vegetales de proximidad. Los siguientes polifenoles aumentan el pardeamiento del WAT y estimulan la producción de calor por el BAT.

La berberina es otro alcaloide que se encuentra en varias plantas del género *Berberis* y aumenta el número de mitocondrias y la producción de calor del BAT. Recomiendo: Berberina (Xevi Verdaguer).

La suplementación oral de butirato mejora la oxidación de grasas y la activación del BAT por un aumento del flujo simpático hacia este. Te recomiendo Butyflam (Nutrined) y que además incorpores a tu dieta ghee y alimentos ricos en almidón resistente (plátano verde, avena integral o tubérculos y cereales o legumbres cocidas enfriados en la nevera durante más de veinticuatro horas).

Los ácidos grasos omega 3 y los ácidos linoleicos conjugados (CLA) producen el pardeamiento en el WAT. El ácido eicosapentaenoico (EPA) y el ácido docosahexaenoico (DHA) estimulan el pardeamiento y la termogénesis en el BAT, especialmente el EPA.

Recomiendo: EPA rTG (Xevi Verdaguer). Dosis: 4 al día (2-0-2), después del desayuno y la cena.

Todas las mañanas tengo la costumbre de salir al jardín con un café americano recién hecho. Tanto el café como la exposición al frío matutino activan el sistema nervioso simpático; luego, la noradrenalina activará el BAT para aumentar la temperatura. De hecho, me quedo allí hasta que noto que me sube la noradrenalina. ¿Que cómo lo sé? Primero se me pone el vello de punta (piel de gallina) y después viene el temblor. Una vez conseguidas estas dos reacciones, entro en casa y me termino el café; ya estoy seguro de que he conseguido lo que quería: un excelente pico de noradrenalina sincronizador para el resto del día. Lo siguiente que noto cuando sube la noradrenalina es la activación del colon descendente, es decir, que tengo ganas de ir al baño a primera hora de la mañana. Los días que puedo, salgo a correr después del café, en ayunas, para impulsar un poco más la noradrenalina. No soy friolero ni tiendo a tener sobrepeso, y creo que mi rutina mañanera me ayuda mucho. Si alguien te dice «Abrígate, que te resfriarás» solo porque tienes la piel de gallina, estate tranquilo y dile que estás entrenando a la fiera parda que llevas dentro, una que quema glucosa y grasa.

Durante la noche, en cambio, nos interesan estímulos para apagar la actividad del BAT y reducir la temperatura corporal, como los siguientes: acurrucarse, calor en la piel, efecto del baño tibio y el ayuno nocturno o la TRE matutina.

- **Acurrucarse.** Si te acurrucas con tu pareja, tus hijos o tu mascota, te interesará saber que esta acción mejora la supervivencia: estabiliza la temperatura corporal; reduce el gasto de energía entre un 6 y un 53 %, la ingesta de alimentos, la pérdida de masa corporal y de agua; y aumenta el crecimiento. Todos necesitamos amor, compañía y calentarnos. Los pájaros construyen nidos e, igual que otros animales, se acurrucan para crear un microclima cálido y ahorrar energía. Por nuestra parte, los seres humanos también tenemos conductas termorreguladoras: nos abrigamos, nos encogemos y nos acurrucamos para reducir la zona corporal que se expone al frío y minimizar la pérdida de calor a través del calentamiento de la temperatura ambiente que nos rodea. Esto nos permite reducir nuestro gasto de energía para así poder reasignar la energía ahorrada a otras funciones, como el crecimiento, la inmunidad o la reproducción. Si duermes acompañado durante la noche, el tejido marrón estará menos activo y mejorará la asignación energética a tu sistema inmunitario, que tiene que estar más activo en la fase NREM, durante la oscuridad de la noche. Ahora ya sabes por qué la compañía de nuestras mascotas por la noche, aunque se metan entre las sábanas, nos hace sentir tan bien.
- **Calor en la piel.** Induce el enfriamiento del cuerpo y del cerebro, además del inicio del sueño. La piel está conectada con el hipotálamo preóptico, y sabemos que su calentamiento directo puede acortar la latencia de sueño y promover el NREM. El enfriamiento cerebral durante el sueño NREM induce una mayor actividad del sistema inmunitario y cam-

bios transcripcionales en genes que facilitan las funciones de limpieza cerebral. Lo normal es que tardemos menos de veinte minutos en dormirnos, así que una sauna, una ducha relajante o una bolsa de agua caliente antes de acostarte pueden ser una buena orden para tu cerebro que le permita relajarse y conciliar el sueño.

- **Efecto del baño tibio**, que ya hemos comentado antes.
- **El ayuno nocturno o la TRE matutina.** Durante el ayuno hay una disminución de los niveles de las hormonas tiroideas y de la actividad del BAT; al no tener sustratos metabólicos de glucosa ni grasas, reduce su capacidad termogénica. Ya sabes que es mejor saltarte la cena que el desayuno, pues si no cenas, descansan el BAT y el sistema digestivo, y así facilitamos que, durante la noche, la asignación energética vaya fisiológicamente hacia el sistema inmunitario. Despertarás con más energía, más foco, menos ansiedad por comer hidratos de carbono y te mostrarás menos hostil o irritable con quien estés durante el día.

La piel y las zonas sin pelo conectan con tu cerebro

En los labios, la palma de las manos y de los pies, y en la punta de los dedos se establece un mágica conexión con el cerebro. Es curioso, todas ellas son zonas donde nunca crece pelo. La piel de estas partes del cuerpo tiene más cantidad de conexiones directas entre arterias y venas (anastomosis arteriovenosas) que están muy inervadas por fibras vasoconstrictoras del sistema nervioso simpático (noradrenalina). Algo tan sencillo como el estímulo del frío en estos lugares dará la orden inmediata al cerebro para calentar la temperatura central del cuerpo.

Durante la fase diurna, el estímulo del frío en las manos, los pies y los labios es una señal que recogen los receptores de la piel que va directa al hipotálamo (vía cutivisceral) y calienta el cuerpo, aumentando la temperatura central (abdomen y tórax), donde están los órganos vitales diurnos. Es justo lo que necesitas para tu digestión, por ejemplo.

Por esta razón, es muy importante que por la mañana te expongas al frío ambiental y te laves las manos, la cara y los pies con agua fría. Y cuando digo «agua fría en la cara» es porque doy por supuesto que tocará la manos y los labios, que son las zonas que dan el latigazo al hipotálamo. Es buena idea ir descalzo por las mañanas si el suelo de tu casa, de la terraza o del jardín están fríos. En principio, los estudios indican que exponerse al frío significa enfriarnos justo por encima de la temperatura de escalofríos (sin temblores). Si quieres pasar a otro nivel, mantente durante cinco minutos dentro de una bañera con agua fría y hielo. En un estudio se comprobó que la exposición de las manos al frío sin temblores durante cinco minutos provoca un aumento muy localizado de la temperatura de la piel de la zona supraclavicular, indicador de activación del BAT en esta área, la más activa en la edad adulta.

Mis pacientes suelen preguntarme: «Xevi, ¿tiene que estar muy fría el agua?». No tengo una respuesta exacta, pero el hipotálamo (área preóptica hipotalámica) lo tiene todo controlado: cuando veas que se te pone la piel de gallina, el sistema nervioso simpático empezará a activarse, pero aún creo que puedes aumentar más el estímulo de frío. Cuando comiences a temblar (escalofríos), sabrás que has llegado a la vasoconstricción máxima de la piel y que, por tanto, justo esa temperatura fría que te has expuesto es una muy buena señal para ti. Objetivo cumplido, ya puedes continuar con tu día.

Piensa que el eucalipto, el mentol (menta) y la icilina o el tacrólimus (químicos) estimulan el receptor del frío TRPM8 de la piel. En concreto, el mentol que encontramos en los chicles, la pasta de dientes o las cremas tópicas estimula estos receptores nerviosos TRPM8, que nos aportan esa sensación de frescor-frío, y también los TRPA1, que además estimulan el sistema nervioso simpático y aumentan las hormonas del estrés. Así, el mentol o chupar una hoja de menta por la mañana puede activarte y calentarte el cuerpo. En este momento, ya puedes deducir que los chicles de menta, por ejemplo, te los recomendaría antes de entrenar o cuando no quieras dormirte conduciendo, ya que aumentan las hormonas del estrés y la temperatura del cuerpo. O que las infusiones de menta y la pasta dental con menta no las recomiendo antes de acostarte, durante la fase oscura, cuando ya ha oscurecido. Yo tengo dos tipos de pasta de dientes: la que lleva mentol la uso por la mañana y la otra por la noche. Lavarte los dientes o usar un champú con mentol antes de acostarte sería una liada desincronizadora para el hipotálamo.

Durante la fase oscura, el agua caliente en manos, pies y labios será un buen estímulo para enfriar la temperatura central durante la noche. Te recomiendo que uses zapatillas o calcetines abrigados para mantener los pies calientes después de que se haga de noche. Si quieres ir a otro nivel, te recomiendo una sauna simple o con infrarrojos. Sabrás que el BAT está apagado si la temperatura de la piel supraclavicular está fría, un indicador de que el BAT de esta zona, el más activo en la edad adulta, está silenciado.

Esto es algo friki, pero a ti te lo puedo contar: cada noche, cuando me acuesto, pongo los dedos en la fosa supraclavicular de un lado y de otro, y palpo la piel que hay por encima de las clavículas para comprobar si está fría, indicativo que la grasa BAT supraclavicular que está justo ahí debajo está silenciada. Como ya hemos visto, de noche debemos tener la piel supraclavicular fría y las manos y los pies calientes. Estas son mis señales preferidas para asegurarme de que todo está a punto para enfriar el cuerpo, subir la melatonina y activar la inmunidad y la limpieza del cerebro.

Si un paciente me dice que le gusta ducharse con agua caliente, ahora ya sabemos los dos que solo puedo responderle: «Pues si quieres ducharte con agua caliente, hazlo de noche, nunca en la fase diurna». No puedes liar a tu hipotálamo con este pequeño detalle.

El bostezo

El bostezo es la puerta al tronco cerebral y al hipotálamo, que evolucionó para cumplir una importante función neurofisiológica: el enfriamiento del cerebro.

Bostezar ayuda a reducir el estrés (cortisol), la fatiga y la temperatura cerebral, además de mantener el estado de alerta y mejorar las funciones cognitivas. Cuando algo que estás escuchando deja de parecerte interesante y tu atención disminuye, el bostezo vendrá al rescate para aumentar la alerta antes de que pierdas la paciencia. No es por sueño o aburrimiento, sino para reducir la fatiga y para mantener su dopamina y atención.

Cuando estoy dando clase y veo que alguien bosteza, nunca lo interpreto como un signo de que el alumno se esté aburriendo o sea un maleducado. Solo pienso en que lo que explico ya lo debe saber, no le interesa o me lo ha oído otras veces y está esforzándose por mantenerse atento y no desconectar, con lo cual mi reacción es adelantarme, explicar algo nuevo. Así, también ayudo a mejorar los niveles de alerta, de atención y cognitivos de aquel a quien pillo la señal hipotalámica del bostezo.

Creo que es interesante prestar atención a los momentos en que bostezamos. El bostezo es un mensaje del hipotálamo que te advierte de que necesita reequilibrar algo que no está bien, un guiño de la naturaleza para que le hagas caso.

Cuando naciste, ya sabías bostezar

El bostezo se realiza ya en las etapas fetales (a partir de la semana once de gestación) y seguimos bostezando toda la vida. Es una conducta evolutiva que se originó como un comportamiento fisiológico para enfriar el cerebro y que evolucionó para funcionar también como una señal social de empatía, por la que la mayoría de las personas responden a un bostezo con otro. Los humanos y todos los animales que tienen columna vertebral hemos aprendido este enigmático comportamiento. Es curioso observar que los animales que tienen la cabeza grande abren más la boca para enfriar el cerebro que los que la tienen pequeña, o que los gatos y los perros bostezan más que los humanos porque el pelo de la cabeza no les permite disipar el calor tan eficientemente como a nosotros. Los fetos bostezan en su vida intrauterina unas veinticinco veces al día, pero, al nacer, la frecuencia se reduce. Los adultos bostezamos entre cinco y diez veces al día (menos de tres bostezos en quince minutos) y la duración suele ser de ocho a diez segundos.

El aumento de la frecuencia o de la duración del bostezo se asocia con una mayor masa cerebral o más actividad neuronal y con incrementos de la temperatura cerebral, seguidos de sus correspondientes descensos. Cuando la temperatura del cerebro descienda, la necesidad de bostezar y la frecuencia de los bostezos disminuirá.

El bostezo también sigue un patrón circadiano que se produce con mayor frecuencia antes y después de dormir. Si bostezas cuando te acuestas, tu hipotálamo te estará diciendo que el cerebro sigue demasiado caliente. Lo puedes corroborar con otra señal que ya has aprendido: tendrás las manos y los pies fríos y la piel de la fosa supraclavicular más caliente. Como ya sabes, estas señales indican que la temperatura central del cuerpo y la de la cabeza siguen demasiado altas, con las hormonas del estrés elevadas (SNS, noradrenalina) y, por lo tanto, será imposible que fabriques suficiente melatonina o que el sistema inmunitario y el sistema linfático del cerebro puedan activarse de forma óptima.

Te recomiendo que reduzcas las hormonas del estrés y la temperatura corporal central: evita la luz azul utilizando gafas de filtro, medita, respira, date un baño caliente... Por otro lado, haz algo para reducir la temperatura del cerebro, eliminar las inflamaciones y limpiar el cerebro. Sigue leyendo para saber cómo.

El cerebro representa casi el 2 % de la masa del cuerpo humano, pero en reposo consume el 20 % del total de oxígeno y energía del organismo. Como ocurre con el BAT, el cerebro tiene una alta actividad metabólica y es un órgano muy costoso energéticamente.

En las páginas anteriores ya hemos visto que, durante las veinticuatro horas del día, la temperatura del cuerpo fluctúa +/−1 °C (entre 36,5 y 37,5 °C) y que la termorregulación está muy bien controlada para adaptarnos al entorno con mecanismos dependientes de la noradrenalina-melatonina, la luz-oscuridad, la piel (sobre todo sin pelo), los músculos, el BAT y el intestino. En este momento quiero compartir contigo que la temperatura del cerebro fluctúa algo más, unos 3-4 °C cada día, así que lo normal y fisiológico es que, de vez en cuando, tengamos un aumento de la temperatura cerebral (hipertermia) que suele producirse durante la fase diurna, ya que la energía utilizada por el metabolismo cerebral se transforma en calor. Siempre se mantendrá estable, dentro de unos umbrales de normalidad. El sobrecalentamiento del cerebro provoca daños cerebrales y está asociado a cambios neurodegenerativos y complicaciones potencialmente mortales. ¿Alguna vez te han «calentado la cabeza»?

Si te calientan la cabeza, bostezarás más.

Los factores que aumentan la temperatura de la cabeza (hipertemia) y desencadenan el bostezo son:

- **El cortisol y la fatiga.** En el tronco cerebral, el córtex motor y el hipotálamo tenemos receptores del cortisol. Niveles altos de cortisol (estrés) aumentan la temperatura de la cabeza y desencadenan el bostezo y la fatiga seguidos de la reducción de la temperatura cerebral. ¿Y qué incrementa peligrosamente el cortisol? Pues la hiperactivación del eje de estrés (HHA) —causado por el estrés físico y, sobre todo, psíquico—, la deshidratación, las hipoglucemias o la falta de sueño o los trastornos del sueño (como las apneas).

  Si tienes niveles de cortisol crónicamente elevados por cualquiera de estas causas o por la suma de estar deshidratado y dormir poco, por ejemplo, bostezarás más, lo que podría ser un síntoma de fatiga adrenal, una situación de agotamiento que provoca problemas digestivos, reflujo, irregularidad menstrual, fatiga constante, hipotiroidismo, depresión, ansiedad, insomnio crónico, aumento de peso o diabetes.

  Tal vez solo bosteces por los nervios antes de un partido de fútbol. Si crees que vas muy estresado porque tienes mucha exigencia mental, pero no bostezas ni estás cansado, estate tranquilo. Puedes tirar, no es para tanto. Tu hipotálamo te avisará cuando los niveles de cortisol sean excesivos: aumentará la temperatura cerebral y aparecerán la señal del bostezo y la sensación de fatiga. Solo debes estar atento a estas dos señales: bostezo y fatiga. Si las tienes, tu fatiga adrenal va en serio. El exceso de bostezos y unos niveles de cortisol demasiado elevados se usan como biomarcadores precoces de enfermedades neurológicas graves (como la esclerosis múltiple) asociadas con un exceso de calor en el cerebro.

- **La actividad cerebral (metabolismo neuronal).** La activación de las neuronas que liberan serotonina y dopamina aumenta la temperatura del cerebro durante la transición del sueño a la vigilia y de la inactividad a la actividad. Son momentos diurnos en que la sangre se distribuye de la periferia hasta el cerebro por vasoconstricción periférica distal.
- **Los comportamientos motivadores naturales.** Beber, comer y el sexo aumentan la temperatura del cerebro. Pues sí, cuando mantienes relaciones sexuales, tienes el cerebro más caliente, pero no es nada patológico, tranquilo. Lo mismo sucede cuando ingerimos alimentos sólidos que nos obligan a masticar (contracción de los músculos masticatorios).
- **Ejercicio físico.** El ejercicio físico no quita el hambre *per se*, solo aumenta la temperatura del cuerpo. Y es el incremento de la temperatura cerebral, específicamente la del núcleo arqueado, la que suprime el apetito.
- **Aumento del calor ambiental.** Bostezamos poco en ambientes fríos (1-4 °C) y empezamos a hacerlo más cuando nos acercamos o se superan los 37 °C de temperatura corporal. Cuando la temperatura exterior está por encima de los 40 °C, aumenta la temperatura corporal y cerebral, lo que incrementa la frecuencia de los bostezos para enfriar la cabeza. El interruptor del calor del hipotálamo (núcleo arcuato) elimina el apetito, de manera que los días calurosos y húmedos de verano tienes menos hambre y los días de frío ambiental, más.

A veces, podemos tener hipertemia patológica por realizar actividad física en días muy calurosos y húmedos o bien por llevar ropa poco transpirable que provoca el calentamiento de la sangre arterial que llega al cerebro. Las temperaturas ambientales altas son críticas para las personas que toman drogas psicoactivas porque, a diferencia de si las toman en días fríos, su consumo puede tener un efecto exponencial en el calentamiento del cerebro y en la hiperfunción cerebral. El cerebro prefiere la sangre fría de la periferia para refrigerarse bien.

- **Drogas.** El consumo de drogas como la cocaína, la heroína, el éxtasis (MDMA) y la metanfetamina (METH) —con las que se tratan la narcolepsia o el trastorno de déficit de atención e hiperactividad (TDAH)— también puede causar hipertemia en el cerebro. Cuanto más consumo, más sobrecalentamiento cerebral.
- **Infecciones que aumentan el calor interno (fiebre, infecciones o vacunas).** Las infecciones virales o por bacterias patógenas —*Helicobacter pylori*, *Escherichia coli*, *Clostridium perfringens*, *Clostridioides difficile*...— junto con sus toxinas (LPS, lipopolisacáridos) provocan inflamaciones sistémicas, fatiga y el aumento de la somnolencia y de la temperatura corporal y cerebral. Por esta razón, durante la enfermedad y cuando tienes fiebre, la frecuencia de los bostezos para enfriar la cabeza es mayor.
- **Enfermedades del sistema nervioso central (esclerosis múltiple, esclerosis lateral amiotrófica, migraña, epilepsia).** Se ha comprobado que las personas con esclerosis bostezan más de tres veces cada quince minutos, y que los bostezos y la fatiga suelen ser premonitorios de una crisis de migraña.

  La falta de dopamina por neuroinflamación y el exceso de cortisol explican la asociación entre las migrañas, la fatiga, los ciclos menstruales y el síndrome de piernas inquietas (falta de dopamina), aspectos integrados en el hipotálamo. Bostezar te ayudará a enfriar el hipotálamo y a reducir los síntomas.
- **La estimulación del receptor del dolor TRPV1**. Las células hipotalámicas del núcleo arqueado tienen muchos receptores de TRPV1 que responden a la capsaicina, la molécula que da el sabor picante al chile, la guindilla... Cuando la ingieres,

provoca sensación de calor, aumenta la temperatura del hipotálamo y reduce el apetito.

Fíjate en cómo estás cuando aparece el bostezo. El exceso de bostezos puede ser una señal de mayor permeabilidad intestinal y cerebral de la barrera hematoencefálica causada por patógenos en el intestino, o quizá padezcas de fatiga crónica. Cuando el cerebro está demasiado caliente por cualquiera de estas razones, bostezaremos en exceso (más de tres veces en quince minutos). Además, como el centro hipotalámico del apetito (núcleo arcuato) también se calienta, perdemos la sensación de hambre. Cuando alguien bosteza mucho y deja de comer, sabrás que su cerebro está demasiado caliente, inflamado, lo que puede ser indicio de un exceso de permeabilidad de la barrera hematoencefálica y de neuroinflamación.

¿Cómo se enfría el cerebro?

Si quieres dejar de bostezar, debes enfriar el cerebro. Para ello, lo primero es tratar las causas que pueden provocar este aumento de la temperatura. Para reducir la temperatura cerebral, necesitas activar las neuronas gabaérgicas del área preóptica del hipotálamo. Estas inducen la hipotermia y la somnolencia gracias a la información que les llega de los termorreceptores de la piel y del metabolismo. Como ya hemos visto, hay una serie de trucos que podemos implementar para enviar señales a este núcleo antes de acostarnos: mantener la temperatura ideal en la habitación, el efecto del baño tibio, dormir con unos calcetines calientes, acurrucarse (otros preparan nidos), y usar una almohada y un colchón transpirables.

Sin embargo, lo más fácil es invertir ocho o diez segundos en provocarnos un bostezo con una de estas dos técnicas:

1. **Mírate al espejo.** Si eres una persona empática, cuando te veas bostezando, se activarán las neuronas espejo del cerebro y se desencadenará de forma refleja el bostezo por imitación.

2. **Bosteza voluntariamente en tres pasos:**
    1. Retrae la punta de la lengua hacia atrás y hacia abajo con la boca abierta.
    2. Inspira suavemente por la boca mientras abres la mandíbula y mantienes la lengua en el suelo de la boca (atrás y abajo).
    3. Haz una mueca y cierra los ojos mientras terminas de inspirar y de abrir la boca.

Si has bostezado, seguro que habrás bajado la temperatura cerebral. Este enfriamiento hará que te venga la somnolencia y empieces a fabricar melatonina.

Al inspirar aire frío por la boca y estirar los músculos que rodean la cavidad bucal simultáneamente, el bostezo aumentará el flujo de sangre arterial fría al cerebro y, por tanto, tendrá una función termorreguladora, tal como lo explica el investigador Gallup: la inspiración profunda hace que el líquido cefalorraquídeo descienda y aumente el flujo sanguíneo en la vena yugular interna, lo que facilita el intercambio de calor entre la sangre venosa y el aire del ambiente, más frío. Massen J. nos diría: «Acabas de expulsar la sangre hipertérmica del cráneo y, al mismo tiempo, has aportado sangre arterial más fría, además de oxígeno y nutrientes, a través de la transferencia convectiva de calor y de la pérdida de calor por evaporación».

Pues eso, que has bostezado y el bostezo asegura el enfriamiento del cerebro. Existen diversos suplementos gabaérgicos que enfrían el hipotálamo, como el magnesio treonato (150 mg antes de acostarte) y la L-glicina (3 g antes de acostarte).

Recomiendo: NREM Sleep (Xevi Verdaguer) o Magnesium C-Complex (Nutrined).

Protección para la barrera hematoencefálica (BHE) del cerebro

Cierra las puertas del cerebro. Si evitas que le entren tóxicos y calor de la circulación sanguínea proveniente de todo el cuerpo a través de la BHE, conseguirás protegerte del calentamiento, incluidas las células del núcleo arqueado, donde está el centro del apetito. Para cerrar las puertas de la BHE, debemos recurrir de nuevo al eje intestino-cerebro, donde tenemos la microbiota intestinal como fuente de señales que inducen la expresión de proteínas que cierran las puertas de esta barrera y mantienen al cerebro al margen de lo que circula en la sangre que viene de todo el cuerpo.

Las señales son esos metabolitos divinos que se producen en el colon después que las bacterias sanas fermenten la fibra soluble y el almidón resistente que comemos (MAC). El más estudiado es el butirato; lo puedes aumentar ingiriendo directamente ghee y quesos de cabra y oveja, o con suplementos orales.

Recomiendo: Berberina Aristata (Xevi Verdaguer), 1,5 g al día, o Butyflam (Nutrined), 3 g al día.

La suplementación de butirato (tributirina) antes de acostarte consigue, durante las siguientes cuatro horas, que:

- Disminuya la temperatura corporal entre 0,4 y 1,2 °C y que aumente la somnolencia. El butirato absorbido en el intestino delgado estimula el nervio vago; al llegar al hígado, estimula los macrófagos (células de Kupffer) y lo calienta. Cuando el hígado se calienta a nivel local, enfría el cerebro y aumenta el sueño NREM y mejora la limpieza glinfática.
- Se incremente en un 47 % el sueño NREM.
- Aumente la actividad del córtex prefrontal y mejore la percepción de jerarquía social. El butirato hace que seas más dominante socialmente, menos sumiso, en beneficio de los estados de ansiedad.

Hagamos un paréntesis: ¿conoces a gente de tu familia que sea sumisa? Sí, me refiero a esas personas que siempre necesitan a alguien porque no saben hacer las cosas solas. Si estás afirmando con la cabeza, piensa: esta persona que estás imaginando —y que, por lo que he explicado, no tiene tanta actividad en el córtex prefrontal—, ¿padece problemas digestivos o de piel, tiene ansiedad o es muy nerviosa? Esto es lo primero que suele aparecer cuando no fabricas butirato en el intestino ni tienes las bacterias que lo producen. Es fuerte, ¿no? El carácter de la gente suele mostrarnos de qué pie cojea.

Si crees en el más allá, es mejor que las bacterias productoras de butirato estén presentes en tu intestino, ya que serán claves para el sueño, la termorregulación y la salud inmunitaria.

Analiza tus heces y valora si tienes las bacterias productoras de butirato (*Faecalibacterium*, *Roseburia*, *Eubacterium*, *Anaerostipes*, *Coprococcus*, *Subdoligranulum* y *Anaerobutyricum*).

Otras estrategias que enfrían el cerebro y hacen que bosteces menos

Algunas de las estrategias para conseguirlo son las siguientes:

- **Respirar por la nariz.** La respiración nasal aumenta el óxido nítrico, una sustancia vasodilatadora que facilita un mayor flujo sanguíneo al cerebro, una disminución de la temperatura cerebral y, en consecuencia, una reducción de los bostezos. Suelo usar una cinta bucal antirronquidos en la boca para asegurarme que, durante la noche, solo puedo respirar por la nariz. Pruébalo y dime qué tal despiertas.
- **Enfriar la frente.** Ponerse una toalla fría en la frente disminuye la frecuencia de los bostezos.
- **Enfriar el cuello** (zona de las carótidas). La temperatura de la sangre de las arterias carótidas que irrigan el cerebro predice su temperatura interna. Ponerse una toalla fría justo en la piel por donde circula la arteria carótida disminuye la temperatura del cerebro y los bostezos. Y viceversa: si calientas la piel de esa zona, aumenta la sangre que se suministra al cerebro, su calor y los bostezos.
- **Mascar chicle.** Mascar un chicle duro aumenta más la temperatura en el área del músculo masetero que hacerlo con un chicle blando. Tras el esfuerzo de la masticación, la temperatura cerebral desciende poco a poco (bostezarás me-

nos), aunque no vuelve al estado inicial hasta pasados treinta minutos.

- **No estimular el receptor TRPM8** (refrescante-frío). El mentol (menta) y el eucaliptol (eucalipto) activan el TRPM8 en las neuronas sensoriales del hipotálamo y te calentará rápido. Por la noche, usa pasta dental que no lleve menta o eucalipto para enfriar el cerebro.
- **No estimular el receptor TRPV1** (capsaicina). Los alimentos que estimulan el receptor del picante y del calor (TRPV1) del núcleo arqueado del hipotálamo calientan el cuerpo y reducen el hambre. Por lo tanto, evita estos alimentos si quieres enfriar el cerebro antes de acostarte, después de practicar deporte, en días calurosos o cuando veas que bostezas mucho (indicativo de hipertermia cerebral). Estas sustancias son:
    - Capsaicina: guindilla, chile, jalapeño y jengibre.
    - Alicina y aliina: ajo y cebolla.
    - Cinamaldehído (picante): canela.
    - Isotiocianatos de alilo y bencilo (picantes): mostaza, jengibre y wasabi (rábano picante japonés).
    - Tiacremonona (compuesto azufrado): ajo.
    - Gingerol, shogaol y el 6-paradol: raíz de jengibre.

Después de tanto estudiar el enfriamiento del cerebro, hay algo que despierta mi curiosidad: estoy pensando en lo que te explicaba al principio, en eso de que los animales con pelo en la cabeza necesitan bostezar más para enfriar el cerebro. Entre nosotros, las personas calvas, en comparación con las que tienen pelo, ¿enfrían mejor el cerebro y bostezan menos o no? ¿Deberíamos raparnos para dormir mejor? Si se nos cae el pelo al envejecer o en situaciones del estrés (cortisol), como las alopecias, ¿puede que la pérdida de pelo de la cabeza y el bostezo sean una señal evolutiva para enfriar el cerebro y prevenir enfermedades neuroinflamatorias? Nunca lo he leído ni lo he comprobado, la verdad. Discúlpame esta reflexión, pero me lo preguntaba porque veo que, con los años, unos se rapan la cabeza y otros se hacen trasplantes capilares, y me gustaría entender si esas decisiones mejorarán su salud y longevidad o no.

He dejado para el final el bostezo con función social: el contagioso. Ver u oír bostezar a una persona, o bien leer sobre el tema, desencadena el bostezo por un comportamiento social, por la acción de la dopamina y las neuronas del núcleo paraventricular del hipotálamo que liberan oxitocina. Durante el embarazo o la lactancia, las mujeres tienen más bostezos contagiosos por el aumento de la oxitocina, la hormona del amor y del vínculo afectivo entre personas y mascotas. Curioso, ¿eh?

Cuanta más empatía y mayor sentido de pertenencia tengas al grupo social de la persona que ves u oyes bostezar, más probable es que se te contagie y repitas la acción. Si bosteza uno de tus familiares, es más probable que bosteces que cuando ves que lo hace un extraño. Dependiendo del vínculo empático que establezca el cerebro —y si lo hace—, es imposible resistirse, ya que está programado para socializarse. Es curioso observar que los niños con problemas de sociabilización, como los que padecen autismo o esquizofrenia, no tienen este bostezo contagioso.

Ya hace días que nos conocemos. Este libro nos ha unido y es bonito sentir que nos entendemos sin necesidad de hablarnos ni mirarnos. Sabes que estás en un lugar seguro donde eres la persona más importante, y deseo que sientas mi empatía y agradecimiento por compartir tu valioso tiempo libre conmigo. ¡Ahí lo tenemos! Deseo que este bostezo que espero que acabes de hacer (o harás) sea nuestro vinculo y que, al mismo tiempo, contagie a las personas que te sanarán.

Hidratación

Si en algún momento has pensado que tu vida es muy estresante o que siempre has sido muy nervioso, en este apartado descubrirás que la deshidratación crónica puede ser la culpable tanto de tus problemas digestivos y contracturas como del nerviosismo (cortisol elevado). Tras leerlo, algunas personas dejarán de tener ansiedad, insomnio, problemas de gases e hipertensión, ya que te mostraré cómo hidratarte de forma óptima.

Si debes agua al cuerpo y estás deshidratado, el cortisol (hormona del estrés) estará elevado, y tu cuerpo te hará pagar tus deudas modificando tu comportamiento para salvarte la vida: te despertarás durante la segunda mitad de la noche, antes de que suene el despertador (quizá para ir al baño o a beber agua), y padecerás síntomas como cansancio crónico, dolor de cabeza, alteraciones digestivas, cardiovasculares... Hasta que no devuelvas a tu cuerpo lo que le debes, no cesarán.

La deshidratación crónica altera el sistema neuroendocrino e inicia la actividad del eje de estrés (hipotálamo-pituitario-suprarrenal, HHA), imitando los síntomas del estrés psicosocial, las consecuencias de haber dormido poco o el padecimiento de infecciones crónicas. Independientemente de las preocupaciones que tengas en la vida, la deshidratación te convertirá en una máquina de fabricar cortisol y tendrás un futuro incierto.

El agua es el compuesto más abundante en el organismo (60-65 %). Es esencial para la vida —tal cual, esencial— y para la digestión, la absorción de nutrientes, el metabolismo, la eliminación de residuos, la lubricación de las articulaciones, el tejido conjuntivo del cuerpo y la regulación de la temperatura corporal.

El agua corporal total solo varía de un día a otro entre 600 y 900 ml (lo que representa menos de un 1 % de la masa corporal), por lo que me pregunto si mi ingesta de líquidos es suficiente para reemplazar las pérdidas y permitir la excreción de solutos por parte del riñón.

Esta ingesta total de líquidos proviene de múltiples fuentes, incluida el agua y otras bebidas, el agua de los alimentos y la que producimos en el cuerpo a través del metabolismo oxidativo.

Es muy poco habitual sufrir una deshidratación grave (pérdida de más del 5 % del peso corporal), pero puedo asegurarte que la deshidratación leve (pérdida del 1 al 2 % del peso corporal en forma de agua) sí lo es. Somos muchos los que estamos crónicamente deshidratados varios días a la semana, porque la sed, el único síntoma reconocible, no se percibe hasta que se pierde el 1 o 2 % del peso corporal y, cuando tienes esa sensación, es muy probable que ya estés deshidratado desde hace una eternidad. Al beber, la sensación de sed desaparece antes que la de saciedad al comer, por lo que es habitual que comamos en exceso por el hambre, pero, en cambio, que dejemos de beber antes de estar bien hidratados.

La hidratación subóptima es un paradigma de riesgos asociados, como alteraciones digestivas y del metabolismo, enfermedades degenerativas e incluso la muerte prematura. Así de claro lo explican en recientes publicaciones los investigadores Stavros y Allen junto con sus equipos, en las que añaden la desconfianza hacia los biomarcadores de referencia que actualmente utilizamos en consulta para saber si estamos o no deshidratados. Su conclusión sugiere que los valores sanguíneos de los laboratorios considerados normales no son los deseados para evitar el riesgo de enfermedades crónicas en el futuro. Por esta razón compartiré contigo los parámetros específicos que debes mirar a partir de ahora, según los umbrales de normalidad recomendados por la ciencia.

Cuando la ingesta de agua no es suficiente para compensar las pérdidas diarias que tenemos a través de los pulmones, la piel, los riñones y el sistema gastrointestinal, el cuerpo se quejará y lo pagaremos. La falta de hidratación y la elevación crónica de la hormona antidiurética (VP, vasopresina) y del cortisol se relacionan con un envejecimiento biológico o mortalidad prematura y con un mayor riesgo de:

- Enfermedades digestivas: estreñimiento, reflujo, úlcera de estómago, hinchazón abdominal, hiperpermeabilidad intestinal y colon irritable.
- Ansiedad, depresión, inquietud, tensión.
- Fatiga, falta de energía.

- Menor rendimiento cognitivo, confusión mental.
- Síndrome metabólico. Presencia de un mínimo de tres de estos síntomas: aumento de la presión arterial (valor deseado, 130/85 mm/Hg), glucosa (valor deseado < 100 mg/dl) y triglicéridos (valor deseado < 150 mg/dl); disminución del HDL-colesterol (valor deseado > 40 mg/dl en hombres y > 50 mg/dl en mujeres) y obesidad abdominal con un perímetro de la cintura superior a > 94 cm en los hombres o > 88 cm en las mujeres).
- Diabetes tipo 2.
- Enfermedad renal crónica.
- Osteoporosis. La arginina vasopresina (AVP) estimula los osteoclastos (células óseas que destruyen hueso) e inhibe los osteoblastos (las que fabrican hueso).
- Cálculos renales o infecciones urinarias de repetición.
- Hipertensión y enfermedad cardiovascular. Si te deshidratas, la falta de agua en la sangre hace que disminuya el volumen sanguíneo y que aumente la presión arterial. Por cada 1 % de pérdida de peso corporal, la frecuencia cardiaca aumenta en siete latidos por minuto. Los niveles crónicamente elevados de cortisol son un factor de riesgo cardiometabólico que no solucionarás tomando suplementos de plantas adaptógenas como la ashwagandha (baja el cortisol cuando tenemos demasiado estrés) si lo que te ocurre es que el cortisol está elevado porque estás deshidratado.
- Menor rendimiento físico.
- Dolor crónico.

A colación de esto último: ¿sabías que, cuando tienes sed, se activan zonas del cerebro que aumentan la sensación de dolor? La deshidratación provoca mayor sensibilidad al dolor por un aumento de la percepción en los centros cerebrales (alteración de la respuesta cerebrovascular) y porque también produce un aumento del cortisol en sangre y una disminución de la testosterona, una hormona masculina que reduce la sensación de dolor al suprimir la actividad del tálamo y del córtex prefrontal medio. Estas áreas están involucradas en la percepción sensorial (córtex sensorial, tálamo, ínsula) y cognitiva (tálamo, córtex prefrontal y córtex cingular anterior) del dolor. Tener el cortisol alto y la testosterona baja hacen que el umbral a partir del cual empiezas a sentir dolor sea más bajo. Así, uno puede creer que tiene dolor crónico y sentir miedo o ansiedad sin que exista una lesión o una inflamación que lo produzcan.

Casi el 30 % de los adultos europeos consumen menos de 1,5 litros de agua al día y padecen hidratación subóptima. Además, se ha evidenciado que, cuando se reduce la ingesta de agua (1,3 litros al día o menos), los niveles de cortisol al despertar por la mañana están más elevados (analizados en saliva y en sangre).

Son muchas las personas que tienen una buena oportunidad para resolver estos problemas de salud y mejorar su proceso de envejecimiento. Por otra parte, se ha demostrado que el cortisol va reduciéndose progresivamente cuando aumentamos la ingesta de agua. Lo ideal es entre 2,5 y 3,2 litros al día. La solución está en tus manos, sigue leyendo un poco más.

Lo de solucionar el estreñimiento quizá ya te lo esperabas, pero ¿te imaginas recuperar la energía, el descanso nocturno, el peso corporal, el colesterol o la presión arterial al mejorar la hidratación?

La hipohidratación (o deshidratación) es un desequilibrio entre los líquidos que ingieres y los que eliminas. La ingesta total de líquidos en veinticuatro horas es la suma del agua, las bebidas y el agua que contienen los alimentos, en especial las frutas, los vegetales y las legumbres. La Autoridad Europea de Seguridad Alimentaria (EFSA) y la Academia Nacional de Medicina de Estados Unidos recomiendan una ingesta total de líquidos de 2,5 litros al día para los hombres y 2,0 litros al día para mujeres (ambos mayores de catorce años). La ingesta de alimentos aporta entre un 20 y un 30 % de la ingesta total, lo que implica que los hombres deben beber 2 litros al día y las mujeres, 1,6.

	Ingesta adecuada (l/día)	
Edad	**Ingesta total de agua/día**	**Ingesta de líquidos**
0-6 meses	0,68	0,68
6-12 meses	0,80-1,00	0,64-0,80
1-2 años	1,10-1,20	0,88-0,90
2-3 años	1,30	1,00
4-8 años	1,60	1,20
Niños	2,10	1,60
Niñas	1,90	1,50
>14 como adultos		
Chicos	2,50	2,00
Chicas	2,00	1,60
Adultos		
Hombres	2,50	2,00
Mujeres	2,00	1,60
Mujeres embarazadas	+ 0,30	
Mujeres lactantes	+ 0,60-0,70	
Ancianos	Como adultos	Como adultos

Perdemos agua por la orina, los pulmones (respiración), la piel (sudor) y el sistema digestivo (cacas pastosas o diarrea). Cualquier infección puede provocar una mayor pérdida de agua (deshidratación por la fiebre, diarrea, vómitos) y más necesidad de rehidratar y mineralizar el organismo. Asimismo, la sudoración excesiva (ejercicio, clima cálido o fiebre) en situaciones en las que debemos enfriar el cuerpo implica que debemos reponer los líquidos perdidos para no deshidratarnos. Cuidado con los medicamentos diuréticos o el alcohol, el café o el té: aumentan la producción de orina y pueden empeorar la deshidratación. También enfermedades como la diabetes, la enfermedad renal y la fibrosis quística pueden afectar a la capacidad del cuerpo para retener agua y provocar deshidratación crónica si no se tratan.

La cantidad de agua que necesitamos a diario depende del nivel de actividad física, de lo que sudemos, de la temperatura ambiental y del consumo de alcohol o estimulantes. Una misma persona puede necesitar una cantidad diferente de agua para mantenerse hidratada por las diferentes condiciones de humedad, la estación del año o la intensidad del ejercicio. Durante la noche, mientras dormimos, perdemos agua a través de la piel y la respiración. Es fácil despertarnos deshidratados, igual que cuando se hace ejercicio en días calurosos.

La mayoría de las personas pasan el 90 % del día en interiores (casa o trabajo). En la actualidad, la temperatura interior es más elevada que hace unas décadas, con lo cual el cuerpo transpira más y no necesita activar tanto el BAT para fabricar calor. Las consecuencias lógicas son que perdemos más agua y ganamos más peso, especialmente cuando hacemos ejercicio en interiores cálidos que nos deshidratan con rapidez.

Esto podría explicar la realidad que vemos en consulta: el 30 % de la gente está deshidratada, con la AVP y el cortisol crónicamente más altos de lo normal (como he dicho, los niveles de cortisol aumentan con la deshidratación).

El 30 % de la población tiene estrés crónico por estar deshidratados, sin tener en cuenta el estrés emocional que podamos añadirle cada uno. Este exceso de cortisol provoca alteraciones del estado de ánimo, como mayor tensión, nerviosismo, confusión, fatiga, depresión y menor vigor o rendimiento cognitivo por la degeneración de las neuronas del hipocampo. Por suerte, es muy fácil reducir este cortisol y esta AVP: cuando empiezas a hidratarte, todo vuelve a la normalidad y te alejas del riesgo de padecer enfermedades.

Cómo saber si estás bien hidratado

Supongo que te habrás preguntado por qué hay mañanas que te levantas con los ojos, la cara y los dedos de las manos hinchados, pero, después de beber agua y desayunar, te miras al espejo y te ves mejor, además de que los anillos ya no te aprietan.

Es importante identificar los síntomas que podrías tener para saber si estás deshidratado y tal vez hacerte una analítica para confirmarlo. Los síntomas más comunes que causa la deshidratación crónica son:

- No tener sed. No tener nunca sed es síntoma de estar deshidratado. Todos tenemos sed cuando la hormona antidiurética está elevada, pero los que están deshidratados tienen una menor sensación de sed.
- Padecer estreñimiento.
- Tener dolor de cabeza (zona de la frente) o dolor crónico.
- Sentir mareos (reflejo barorreceptor). Si al levantarte rápido de la cama o de una silla te mareas con facilidad, quizá estés deshidratado y tengas la vasopresina y la copeptina elevadas.
- Fatigarse.
- Padecer calambres musculares.
- Tener dolor de espalda. Los discos intervertebrales de la espalda están formados por un casi 80 % de agua. El dolor de espalda que empeora con el movimiento, el dolor muscular y la rigidez son algunos de los síntomas más comunes relacionados con la deshidratación.
- Sentir alteraciones en el estado de ánimo y la cognición: mal humor, irritabilidad, letargia, mente lenta o espesa.
- Tener menos concentración, ser menos consciente y reducir la ejecución de habilidades.
- Tiempos de reacción más lentos. Los conductores deshidratados cometen la misma cantidad de errores que los ebrios: se salen del carril, frenan tarde y pisan o cruzan la línea sonora.
- Presentar los ojos hundidos.
- Tener la piel, las axilas y los ojos secos, y la boca seca o pegajosa. Cuando el cuerpo no tiene suficiente hidratación, intenta conservar el agua y reducir la producción de saliva, de manera que la piel se vuelve seca y menos elástica, y los labios, agrietados y secos.

- Perder la turgencia de la piel. Haz este test: pellízcate la piel del dorso de la mano (a la altura del tercer o cuarto dedo) y tira hacia arriba como si quisieras despegarla tanto como puedas sin hacerte daño. Luego ¡suéltala! Lo normal sería que la piel volviera a la posición inicial enseguida, al instante. Si estás deshidratado, tardará unos segundos en bajar y regresar a la posición inicial, como si lo hiciera a cámara lenta. Cuanto más tarde en volver, más deshidratado estás. Este test no tiene valor para las personas mayores de sesenta años ni para las que padecen enfermedades del tejido conjuntivo (esclerodermia o el síndrome de Ehlers-Danlos, EDS), ya que pierden esta flexibilidad o turgencia de la piel.
- Aumentar la frecuencia respiratoria y cardiaca.
- Tener convulsiones y morir.

Cómo evaluar tu nivel de hidratación

Voy a compartir contigo unas valiosas técnicas que están en tu mano para autoevaluar tu hidratación de forma rutinaria y fácil:

- **Controla tu peso corporal.** Durante unos días, al despertar, pésate en una báscula digital precisa y anota el resultado matutino para determinar tu peso promedio. Usándolo como base, si al despertarte tienes una pérdida de peso de medio kilo, querrá decir que esa noche te has deshidratado. Por lo tanto, al día siguiente deberás consumir agua por encima de tu ingesta habitual para recuperar la hidratación.
- **¿Cuántas veces al día haces pipí?** Orinar poco puede indicar que te falta agua. Diversas investigaciones han determinado que las personas que orinan siete veces o más al día están bien hidratadas, mientras que las que lo hacen menos de cinco veces probablemente estén deshidratadas.

  Por lo general se orina, como mínimo, una vez cada dos horas, así que si te has sumergido en el libro y han pasado más de ese tiempo desde que fuiste al baño por última vez, puede ser una pista de que necesitas beber. Tranquilo, que yo te espero. Lo normal es orinar un total de hasta dos litros al día. Si sacas menos de 500 ml al día, estás deshidratado, y si orinas más de 300 ml en una hora, habrás ingerido demasiada agua.

- **No te fíes de la sed.** La sensación aparece cuando aumenta la secreción de la hormona antidiurética y hay un exceso de osmolalidad (o de concentración de sal) y/o un déficit de hidratación, que se corresponde a una pérdida de peso corporal del 1 o el 2 %. Por lo tanto, como ya hemos dicho, la sensación de sed nos llega tarde. Mientras que si la sentimos al despertar es una clara señal de deshidratación, la de sed por sí misma no nos sirve para determinar si bebemos lo suficiente. La sed se calma decenas de minutos antes de que el agua ingerida llegue a la circulación y mejore la composición de la sangre, y nos sacia antes de que se restablezca la homeostasis de los líquidos.
- **El color de la orina.** Este detalle puede ser muy útil y una forma fácil de saber si estás hipohidratado, en especial después de practicar ejercicio en ambientes calurosos y húmedos. De hecho, la orina no solo indica si has bebido suficiente, ya que su producción (en concreto, su concentración) es el resultado final que refleja la necesaria regulación de los riñones para mantener el equilibrio hídrico en el cuerpo como respuesta a los diferentes niveles de ingesta y pérdida de agua. Investigadores como Armstrong, McKenzie y Perrier nos facilitan una tabla validada científicamente de ocho colores de orina: cuanto más oscura, más deshidratado estarás. A medida que el cuerpo se deshidrata, el hipotálamo libera vasopresina y el color de la orina se oscurece porque los riñones reabsorben y conservan agua para que orines menos. Así evita que pierdas agua y mueras deshidratado. Por ejemplo, si eres de los que beben menos de 1,2 litros al día, la primera orina de la mañana será de menor cantidad y más concentrada (color oscuro, entre los números 5, 6, 7 u 8 de la escala *Hydration check*), lo que indica que ese día los niveles san-

guíneos de vasopresina, cortisol y creatinina se elevarán más de lo normal.

Al consumir un mayor volumen de agua y alimentos ricos en agua (fruta, vegetales y legumbres), reducirás la vasopresina, el cortisol y la creatinina. Por otra parte, aumentará la producción de un mayor volumen de orina, más diluida, de color más claro, y todo esto es beneficioso para tener menos estrés o ansiedad y para los riñones, el tracto urinario y todos los sistemas fisiológicos que sufren de deshidratación.

Te animo a que vayas al baño y mires el color de tu orina. Tranquilo, espero. Hazlo sobre todo si sueles tener dolor de cabeza, sobrepeso, fatiga, mareos, náuseas o aturdimiento. Aquí estaré cuando vuelvas sabiendo si estás bien hidratado o no. Venga, cuéntame qué has visto.

Vigila el color de tu orina: si todo va bien, no tiene que ser transparente ni oscura, sino de color amarillo claro. Como la interpretación del estado hídrico varía a lo largo del día, es aconsejable autoevaluar el estado de hidratación utilizando dos o más de estas técnicas.

Recomiendo: usa el baremo de colores de la orina que aparece en este estudio como guía. Imprímelo y pégalo detrás de la puerta del baño: *Review—Point-of-Care Urinalysis with Emerging Sensing and Imaging Technologies* (Mahoney, E.; Kin, J.; Smieja, M., y Fang, Q.).

- o Si el color de la orina es ≥ 5, hay deshidratación y una pérdida de masa corporal de más del 2 %. Si es amarilla oscura, anaranjada o ámbar (colores 6, 7, 8) con olor fuerte, los riñones están reabsorbiendo y conservando agua por deshidratación. Tranquilo, cuando decidas añadir un vaso más de 250 ml (el normal), el color de la próxima orina subirá a una tonalidad más clara.
- o Si es del color 1, 2, 3 o 4, amarilla clara, pajiza, sin olor fuerte y poco concentrada, estás bien hidratado.
- o Si orinas tres o cuatro muestras consecutivas que aparecen de color casi transparente como el agua (color 1),

probablemente indique que tus riñones están eliminando un exceso de agua ingerida en poco tiempo. Es lo que ocurre si andas despistado toda la mañana y a mediodía te bebes tres vasos de golpe; en menos de una hora lo habrás orinado todo otra vez.

Te recuerdo que ciertos suplementos (como la *Echinacea* o la vitamina B2) y alimentos (setas, remolacha, espárragos...) pueden cambiar el color de la orina. Si alguna vez has tomado un suplemento de vitamina B, seguro que has visto el pipí de color amarillo fosforito, ¿verdad? Se debe a la vitamina B2, no te preocupes. Es normal, puedes seguir tomándola.

Si la orina es turbia, puede ser por una infección o por un exceso de glucosa en la sangre (diabetes o prediabetes).

Si hace espuma, estás perdiendo proteínas por la orina o el riñón no filtra bien (albúmina alta en la orina y baja en la sangre). En este caso acude a tu médico, urólogo o nefrólogo, y busca el origen de la alteración renal (insuficiencia renal crónica, lupus eritematoso sistémico, diabetes, hipertensión, etc.). En cualquier caso, si la coloración de tu orina no es normal y se acompaña de fiebre, dolor o color rojo, visita al especialista.

¿Tienes sed?

La elevación de la vasopresina (copeptina en sangre) activa la sensación de sed, pero te encantará saber qué hay detrás de ese momento en el que dices «Vaya, tengo sed». Esta sensación puede venir desencadenada por sed homeostática (la que sentimos cuando tenemos un déficit de agua en el cuerpo) o anticipadora (circadiana, por hambre o estrés) para prevenir una deshidratación inminente. Qué locura, ¿verdad? Si ahora tuviera sensación de sed, pensaría: «Xevi, no te distraigas, que tu cuerpo intenta decirte algo». Quiero que tú también aprendas las causas. ¡Acompáñame!

Sed homeostática

Los estímulos homeostáticos que provocan la secreción de vasopresina y la sensación de sed responden a las siguientes reacciones:

- Aumento de la osmolalidad plasmática (hiperosmolalidad) por falta de agua o exceso de solutos, es decir, proteínas de origen animal y sal de la dieta.
- Aumento de la concentración de sodio (exceso de sal, hipernatremia).
- Disminución del volumen sanguíneo (hipovolemia) y bajada de la presión arterial.
- Dolor e inflamación (IL-1β, IL-6). Si padeces dolor crónico o inflamaciones digestivas o cardiovasculares, es habitual que tengas más sensación de sed por culpa de la vasopresina. Trata estas patologías, reduce las inflamaciones y la vasopresina volverá a la normalidad.

Por lo tanto si tienes inflamaciones crónicas o la presión arterial baja, tendrás más sensación de sed a pesar de que, tal vez, no estés deshidratado.

Sed homeostática y regulación osmótica (electrolitos/líquidos)

Los dos protagonistas para regular el equilibrio de los líquidos y los electrolitos son la sed y la vasopresina (o antidiurética, ADH).

El hipotálamo es muy sensible a los cambios de la osmolalidad (concentración total de solutos extracelulares, en especial de sodio) y del volumen circulante. Cuando detecta un aumento del 1-2 % de la osmolalidad en la sangre (sobre todo de sodio) o falta de agua, ordena la liberación de vasopresina, que modifica la conducta al aumentar la sensación de sed para recuperar el equilibrio osmótico con los valores deseados entre los estrechos límites de 275-285 mOsmol/kg.

La vasopresina regula la eliminación y reabsorción de agua en los riñones, y facilita la respuesta fisiológica adaptativa de la sed para mantener equilibradas en la sangre la concentración del agua (volemia) y de los solutos (osmolalidad, principalmente sodio y glucosa).

Si no tienes la glucosa elevada (hiperglucemia, diabetes insípida) ni insuficiencia renal, solo hace falta que en tu analítica de sangre te fijes en la concentración de sodio, que es el principal determinante de la osmolalidad plasmática (representa el 96-98 % del valor normal de la osmolalidad).

Si eres un profesional sanitario o un apasionado y quieres ser preciso al leer una analítica de sangre, te interesará saber que el umbral de osmolalidad a partir del que se empieza a estimular la secreción de vasopresina y a percibir la sensación de sed parte de 281 mOsmol/kg, que corresponde a unos 140-142 mmol/l de sodio sérico (en sangre). Si en las analíticas ves niveles más elevados de estos valores, indican deshidratación, exceso de vasopresina e hiperactivación de las hormonas del estrés.

Sed anticipadora (hambre, estrés circadiana)

El cuerpo es muy listo y usa estímulos anticipadores que provocan la sensación de sed para prevenir un déficit inminente de agua. Tener sed antes de comer es una respuesta anticipadora previa al inminente aumento de la osmolalidad y la temperatura corporal tras la ingesta de alimentos.

¿Sabías que, cuando tienes hambre, quizá es solo sed? ¿Y que la fatiga mental (estrés crónico) aumenta la vasopresina y la sensación de sed para mejorar el rendimiento? Antes creíamos que, cuando teníamos sed, estábamos deshidratados, pero ahora sabemos que tal vez el cerebro nos está indicando que tenemos hambre o fatiga mental. La toma de decisiones de necesidades fisiológicas —como comer cuando tienes hambre o beber cuando tienes sed— se produce en el córtex prefrontal. Sin embargo, los humanos podemos confundir estas necesidades porque las sensaciones que controlan las acciones motivacionales de comer o beber pueden no estar bien controladas cognitivamente. Jamás estarás seguro de si, cuando sientes sed, es por falta de agua o por hambre. Por eso te recomiendo que, antes de comer, siempre bebas un vaso de agua. Muchas veces, de esa manera reducirás el apetito, de manera que esta simple acción puede ser de gran ayuda para mantener tu peso corporal.

Respecto a la fatiga mental y la sed, ambas percepciones están representadas y reguladas por la corteza cingulada anterior e insular, zonas que se vuelven más activas a medida que aumenta la percepción de fatiga mental y de sed, por lo que no sabrás si, cuando tienes sed, necesitas agua o estás agotado a nivel mental. Por eso te recomiendo que bebas y compruebes si, en pocos minutos, mejora la fatiga y sientes como si te hubieran recargado las pilas. Esta novedosa relación entre la fatiga mental y la sed nos sugiere que tal vez sientas sed como una estrategia del cerebro para ayudarte a mantener y prolongar tu rendimiento cognitivo y, asimismo, que la falta de hidratación perjudica la función cognitiva.

Si tienes que estudiar muchas horas y estás cansado, te recomiendo que te prepares un vaso de agua con hielo, lo dejes a lado de los apuntes y te recrees con los cubitos dentro de la boca antes de tragarte el agua.

Si quieres mejorar el rendimiento físico y cognitivo, haz enjuagues de café o mentol durante cinco o diez segundos (sin tragártelo), ya sea en ayunas o durante el ejercicio, para estimular los receptores orofaríngeos que conectan con el sistema nervioso central, que ofrecen una mejora del rendimiento físico.

Tener sed antes de irte a dormir es otra respuesta anticipatoria previa al inminente desafío circadiano de la posible deshidratación nocturna. El reloj central del hipotálamo sabe que te acostarás y se avanza impulsando la ingesta de agua, lo que estimula la secreción de la hormona antidiurética vasopresina para reducir la pérdida de agua durante el sueño.

El cuerpo no tiene sed por la noche

Los ritmos circadianos han evolucionado para adaptar el comportamiento y la función de los órganos al ciclo de veinticuatro horas de la luz terrestre.

Las señales de oscuridad y la sal de la dieta (sí, lo que lees) regulan la activación coordinada de las neuronas que fabrican vasopresina, la hormona responsable de la sed anticipadora antes de que oscurezca, antes de acostarnos y al despertar.

Cuando anochece, se libera vasopresina en el cerebro (por activación del núcleo supraquiasmático, NSQ) y en los ojos (glándulas lagrimales y retina) por los estímulos fóticos de la oscuridad y por los no fóticos del sodio, la sal (NaCl, neuronas gabaérgicas).

Lo normal y esperado es que, dos horas antes de la transición de la luz a la oscuridad, justo antes de la puesta del sol, el hipotálamo empiece a fabricar vasopresina para preparar el cuerpo a la deshidratación gradual que se produce durante el sueño nocturno, por lo que es normal sentir una clara sensación de sed antes de que oscurezca. Es la sed que te impulsa a beber anticipándose a la llegada de la noche, que, evidentemente, el cerebro asocia con una reducción del consumo de agua. Son momentos en que el reloj central también bajará la temperatura corporal y cerebral para enfriar el cuerpo, reducir la pérdida de agua durante el sueño y facilitar la asignación energética hacia el sistema inmunitario, que está a punto de ponerse a trabajar.

Mantener una adecuada hidratación mientras dormimos es un buen reto para el organismo, ya que son unas horas en las que no beberemos y hay pérdidas de agua por la evaporación al respirar y al producir orina. Por esta razón, lo normal es que el sistema nervioso central, después de ese primer impulso circadiano para que bebamos durante la tarde-noche, vuelva a lanzar otro impulso de sed dos horas antes de acostarte. Fíjate: ¡es alucinante lo que ocurre dentro de ti mientras estás haciendo mil cosas! Son momentos muy importantes para escuchar estas señales del hipotálamo que te pide ingerir agua o líquidos. El vaso de agua antes de dormir puede ser clave si vas justo de hidratación.

La sal es otro buen recurso para aumentar la osmolalidad, estimular la fabricación de vasopresina y reducir la temperatura corporal (perderemos menos agua por evaporación al respirar). La sal apaga la actividad del BAT y la termogénesis sin escalofríos, con lo que te ayuda a dormir mejor. Los genes Clock de tu cerebro detectan la sal (vía circuitos GABA) y, si comes algo salado por la noche, el hipotálamo no puede sincronizar los ritmos circadianos.

Te recomiendo que cenes algo salado: sopa de miso, salsa de soja, algas, aceitunas, bacalao, salmón, anchoas, marisco o frutos secos salados. A continuación, date un baño con agua caliente a 55 °C con 600 g de sales de Epsom (sulfato de magnesio) durante doce minutos, tómate un vaso de agua y acuéstate. Si has hecho bien los deberes, te espera un sueño sin interrupciones, que es lo que queremos. Durante la noche, la vasopresina irá aumentando progresivamente y tendrá un pico hacia la mitad o al final para promover la reabsorción de agua por parte del riñón (acción antidiurética, retenemos agua), reduciendo la producción de orina para que podamos dormir y no nos levantemos a orinar. ¿Recuerdas que te expliqué que si dormías menos de cinco horas o si tenías un sueño interrumpido al día siguiente estarías menos centrado y no encontrarías las palabras que tienes en la punta de la lengua? El descanso favorece la formación de los recuerdos en el hipocampo y mejora el aprendizaje y la memoria.

Al despertar, la primera orina será más oscura, tendrás poca cantidad y estará más concentrada. Todo eso está bien, ya que, por la mañana, la liberación de vasopresina se suma a la activación de los ejes de estrés (HHA/SNS). De esta forma, la vasopresina y la hormona liberadora de hormona adrenocorticotrópica (CRF, por sus siglas en inglés) tienen un fuerte efecto sinérgico para estimular la secreción de la hormona ACTH (hipófisis) y provocar el pico matutino del cortisol y la NA, que ponen fin a la actividad inmunitaria nocturna para facilitar la asignación energética a todos los órganos periféricos, con un aumento de la temperatura corporal y la vasoconstricción de los vasos sanguíneos, además de hipertensión. Todo vuelve a funcionar en horario diurno.

Hay reacciones que no son normales en esta respuesta circadiana y osmorreguladora de la vasopresina, como levantarse a medianoche para orinar o por tener sed. Del mismo modo, no tener sed justo antes de la puesta del sol ni dos horas antes de acostarse tampoco es normal. Esta alteración se debe a que no has fabricado suficiente vasopresina o a que no se han sincronizado bien los ciclos día-noche. Para que esto suceda, lo primero que debes hacer al despertar es ver la luz natural (por la mañana y todo lo que puedas durante el día) para que tus ojos estimulen la liberación de vasopresina en el hipotálamo. Esto hará que tengas la sensación normal de sed y estimularán la ingesta de agua. Si no ves la luz natural, lo más seguro es que durante el día no tengas sed y bebas poco. Curioso, ¿verdad?

Recuerda hidratarte bien, no tomes alcohol, bebe agua dos horas antes de acostarte y añade un vaso de agua extra justo antes de meterte en la cama. No tengas miedo: el agua que beberás en ese momento no la orinarás ni te despertará, sino que se reabsorberá y quedará dentro de ti para aguantar por la noche sin deshidratarte. Para que esto ocurra, necesitas GABA, es decir, nada de estrés. Por tanto, te recomiendo que no tomes estimulantes doce horas antes de acostarte y, tras el atardecer, respeta la luz tenue y la oscuridad extrema cuando te metas en la cama (yo uso las gafas de RA Optics y duermo con antifaz). Durante el anochecer permite que tus ojos vean la oscuridad sin estímulos de luz azul de lámparas led (luz artificial, del televisor o tecnológicas) para permitir la sed anticipadora de la puesta de sol y las dos horas antes de acostarse.

Todas estas intervenciones sincronizan la vasopresina (copeptina en la sangre). Recuerda: si está muy elevada, existe un mayor riesgo de patologías digestivas, cardiovasculares, metabólicas o renales. Además, no te sentirás orgulloso de tu comportamiento social y te convertirás en una persona más agresiva y ansiosa por culpa del exceso de hormonas del estrés.

La sed y las estaciones del año

¿Sabías que hay más infartos en invierno? La secreción de la vasopresina sigue un patrón estacional, de manera que existen más riesgos de salud en las época del año en que está más elevada, pues también aumentan las hormonas del estrés (cortisol) y el riesgo de enfermedades por deshidratación.

Con la llegada del invierno y la disminución de las horas de luz, aumenta la fabricación de melatonina (hormona de la oscuridad), que implica una mayor duración del sueño y noches más largas que en esta época podrían dilatar el tiempo sin hidratación. El hipotálamo se anticipa y aumenta la secreción de vasopresina en las estaciones oscuras, y, si te despistas, puede aumentar aún más si bebes menos agua debido a las bajas temperaturas. Toma líquidos que te calienten, como infusiones, caldos o sopas, pero no te olvides de hidratarte. El aumento de vasopresina en invierno se asocia con una orina más concentrada (oscura), con niveles más elevados de cortisol y un mayor riesgo de depresión, melancolía, hipertensión, infarto cardiaco o elevación de la glucosa, los triglicéridos y el colesterol en sangre.

Una pregunta indiscreta: ¿has analizado tus niveles de colesterol alguna vez? Seguro que sí. Fíjate: suele estar más alto en invierno que en verano. Si te has hecho un análisis en invierno, tal vez la conclusión del médico haya sido que necesitas medicamentos para reducirlo (estatinas o arroz rojo fermentado). Qué fuerte, ¿verdad? En cambio, si te lo haces en verano, el colesterol lo encontrarás más bajo: primero, porque te hidratas más y mejor y, segundo, porque tu cuerpo lo metaboliza con el estímulo del sol en la piel para producir vitamina D. Durante las estaciones cálidas bebemos más agua, y esta mayor ingesta induce un descenso en la fabricación de vasopresina (copeptina en la sangre) asociada a niveles más bajos de cortisol, glucosa, colesterol y mejoras anímicas. Tú y tus analíticas ya no sois los mismos que en invierno.

¡Vamos a hidratarnos!

La ingesta de líquidos es necesaria para la vida, pero su influencia va mucho más allá de saciar la sed, ya que la estimulación de los receptores sensoriales de la zona orofaríngea que se produce después de beber es el inicio de una información que llegará al cerebro y afectará al rendimiento y a la conducta.

Por eso creo que es necesario que uses los cuatro trucos que te he explicado para autoevaluarte (peso corporal, número de evacuaciones, sed y color de la orina) y, cuando lo creas oportuno, te hagas una analítica de sangre y de orina para tener la seguridad de que te estás hidratando bien. Mira el gráfico de la página 397 y sabrás cuánta agua y líquidos debes tomar.

Dieta e hidratación. Recomendaciones dietéticas

Si aumentamos la ingesta de agua, conseguiremos reducir la osmolalidad, pero los investigadores están de acuerdo en que, si estás deshidratado y quieres optimizar el agua que vas a beber, es mejor adaptar la dieta y reducir al mismo tiempo la carga osmolar que proviene del metabolismo de las proteínas y la sal (NaCl). Comprueba en tu analítica de sangre los niveles de sodio y urea, los parámetros que debes controlar para saber si debes reducir la ingesta de sal y el nivel de proteínas de tu dieta.

Una dieta rica en proteínas y alimentos salados aumenta la osmolalidad y provoca más carga renal, retención de líquidos y necesidad de beber agua porque eleva la vasopresina. Se manifiesta con dolor de cabeza, hipertensión y cansancio. Pero esto solo son síntomas que te indican que estás alterando tu sistema neuroendocrino, aumentando el cortisol, la noradrenalina, la aldosterona y la angiotensina (ANGII). En ese caso, estás en riesgo de padecer futuras enfermedades digestivas, renales y cardiacas. Fíjate si por la mañana te levantas con la cara y los ojos hinchados, o si los anillos te aprietan. Esto es solo el principio de lo que provoca la vasopresina (antidiurética). Sabes que la pasada noche has retenido líquidos porque le debes agua al cuerpo, y si mañana quieres levantarte con mejor cara debes reconciliarte con tu vasopresina. Empieza bebiendo agua antes de acostarte y ajusta tu dieta.

Te recomiendo una dieta de baja osmolalidad, pues favorece mejoras más rápidas y que la cantidad de agua requerida para su reducción sea menor.

La dieta de baja osmolalidad es:

- **Baja en proteínas** (cantidad diaria recomendada, 0,8 gramos/kg de peso corporal). Evita la carne y los embutidos, los lácteos de origen animal y sus derivados (queso, yogur, nata...), el pescado y los huevos. Una dieta basada en vegetales y proteínas de origen vegetal disminuye el soluto urinario total y las necesidades de agua para bajar la osmolalidad a los niveles deseables en sangre (< 285 mOsmol/kg). Se ha demostrado que la sustitución de proteína animal por proteínas de origen vegetal como la soja (Heura, tofu, tempeh, yogur, germinados) o la quinoa reduce los niveles de creatinina, urea y amoniaco en una analítica y mejora las enfermedades de riñón (quistes, infecciones y cálculos).

- **Baja en urea.** Evita los conservantes, los aditivos alimentarios, los agentes de carga y la goma de mascar. La urea es un compuesto nitrogenado derivado de la digestión de proteínas. Una dieta baja en proteínas de origen animal reduce rápidamente los residuos de urea y, como consecuencia, también los niveles de vasopresina.
- **Baja en sodio** (Na, 1.500 mg/día). El sodio proviene de la sal de mesa (NaCl, cloruro de sodio) y, sobre todo, de la sal añadida a los alimentos procesados. Da sabor y sirve como conservante, pero aumenta la secreción de vasopresina como si tomaras poca agua. La sal de mesa es otro contribuyente importante en la carga osmolar de veinticuatro horas que deberán procesar los riñones cada vez que la añadas a tu comida. Por lo general, la ingesta diaria máxima de sodio es de 2.300 mg Na, lo que equivale a una cucharadita diaria de sal de mesa (5,8 g NaCl). Esto es lo normal, pero si hay patología renal o deshidratación, te recomiendo reducir la sal a menos de media cucharadita al día (Na, 1.500 mg/día). Sobre todo, evita los alimentos procesados y empaquetados como patatas fritas, galletas, carnes, aves y marisco, congelados, comida rápida, sopas, etc., que son el escondite de la sal.
- **Compuesta por alimentos con un alto contenido en agua.** Piensa en sopas, frutas, verduras, legumbres, yogures o requesón. Una vez que tienes claro que una dieta rica en vege-

tales puede contribuir a tus necesidades diarias de hidratación —por ejemplo, la sandía tiene un 92 % de agua y los pepinos, un 96 %—, se me generan preguntas respecto al agua y los líquidos: ¿debo beber grandes dosis pocas veces al día o pequeñas en varias ocasiones? ¿Bebo solo cuando tenga sed? ¿Qué puedo beber?

Dieta e hidratación. Recomendaciones de hidratación

También debemos aprender a beber: hay que deglutir el agua, saborearla, darle tiempo para que acaricie la mucosa y que los receptores del sistema nervioso capten la composición de la comida y la bebida, que la perciba. Cuando bebemos, la sequedad de la boca y de la faringe mejoran, y el sistema nervioso de esta zona orofaríngea envía una señal al hipotálamo para que reduzca rápidamente (en menos de tres minutos) la fabricación de vasopresina y la sensación de sed. Esto ocurre instantes después de beber, antes de que el agua se haya absorbido en el colon y de que el volumen plasmático y o la osmolalidad hayan cambiado. Las neuronas de la sed de la boca y la faringe son muy rápidas. En estudios experimentales con animales se ha comprobado que, si después de que beban agua se les quita ese líquido del estómago a través de un drenaje, la sensación de sed también se reduce, aunque nunca puede mejorar la hidratación corporal porque el agua se elimina y no se absorbe en el colon para mejorar la osmolalidad y la hidratación.

Seguro que has oído muchas veces «Bebe cuando tengas sed», pero, aunque parezca mentira, es un mal consejo. La sensación de sed aparece cuando empezamos a deshidratarnos y el hipotálamo comienza a secretar vasopresina como señal de alarma. La sed responde a cambios neuroendocrinos que nos impulsan a beber agua para no morir deshidratados. En ese momento ya vamos tarde. Además, la sed se alivia antes de lograr la rehidratación completa, ya que las señales orofaríngeas que llegan al cerebro disminuyen rápidamente la concentración plasmática de vasopresina (70-85 % en solo tres minutos) y desencadenan la saciedad antes de que el volumen de agua que nos faltaba se restablezca por completo.

Beber mucha agua de golpe no hidrata, así que tómatelo con calma. No puedes rehidratarte en un instante tragando grandes cantidades de golpe, ya que eso reduce la vasopresina y la intensidad de la sed, pero hidrata peor que el beber pequeños sorbitos.

Cuando bebes una gran cantidad de agua o líquido (hipotónico) de golpe (1,2 litros en cuatro minutos o más de un vaso cada cuarto de hora), el líquido se absorbe, llega a la sangre y los riñones excretan un gran volumen de orina diluida para defenderse de esta sobrecarga de líquido antes de que cambie la osmolalidad. Beber así hará que orines más y la orina te saldrá mucho más clara, casi transparente, de manera que eliminarás lo que acabas de tomar. Por otra parte, aunque desaparezca la sensación de sed, tu cuerpo no estará hidratado.

Las señales orofaríngeas que viajan hasta el cerebro informando del tsunami de agua que acabas de beber disminuyen la concentración plasmática de la vasopresina un 75 % en tres minutos y la sed se va. Sin embargo, en menos de setenta minutos, tendrás unas ganas irresistibles de ir a orinar para vaciar lo que te has tragado sin asimilar ni equilibrar los líquidos intra y extracelulares.

Puedes volver a leer este fragmento: orinar mucha cantidad y de color transparente setenta minutos después de beber de golpe es indicativo que no te has hidratado. Ya lo decía mi abuela: si comes y bebes rápido, «*no et farà profit*». *Iaia, et trobo molt a faltar*.

Recuérdalo: si inundas el estómago con dos vasos de agua seguidos, no tendrás sed, pero tampoco te habrás hidratado. Para evitarlo, te recomiendo que bebas agua a intervalos y de forma regular durante el día, aunque no tengas sed. Así conseguirás mantenerte hidratado y adquirir hábitos que fomenten el consumo de agua o líquidos sin esperar a tener sed.

Durante las primeras diez horas diurnas después de despertar, los riñones funcionan de manera eficiente para filtrar; luego, por la noche, la producción se reduce. Beber durante las horas de vigilia hará que no te despiertes para ir al baño de noche. Si bebes un vaso de agua cada hora de manera regular, mantendrás más tranquilos durante el día tanto la vasopresina como el cortisol, te hidratarás mejor, no tendrás urgencia para ir al baño en los siguientes setenta minutos y los pipís te saldrán de color amarillo claro, ni transparentes ni con tanto volumen como si bebes mucho de golpe (o como si bebes de baja mineralización).

Lo mejor es beber un vaso de agua antes de las comidas principales, ya que su ingesta previa a comer alimentos ricos en minerales nos ayudará a absorber mejor el agua y a hidratarnos. Además, al reducir la vasopresina y el cortisol, te sentirás saciado antes, de manera que comerás con menos ansiedad y menos cantidad.

Hay dos momentos delicados: el desayuno, cuando hay que devolver las deudas de agua perdidas durante la noche; y la cena, que prepara al cuerpo para las ocho horas de ayuno nocturno sin agua. Por eso recomiendo que el vaso de agua de antes del desayuno vaya acompañado de alguna pieza o batido de fruta y que, el de antes de la cena, vaya seguido de alimentos ricos en agua (sopa, crema de verduras, gazpacho, salmorejo, espaguetis de pepino, etc.).

Es bueno beber un vaso de agua cuando te levantes: «*A cup of warm water a day keeps the doctor away*». Empezar el día con un vaso de agua tibia (37 °C) en ayunas, antes de desayunar, te ayuda a rehidratarte y devolver tus deudas de agua después de las pérdidas nocturnas por la respiración o el sudor (transpiración). Además, relaja los músculos del esófago, evitando el reflujo del ácido del estómago, y promueve el movimiento intestinal (efecto laxante), lo que ayuda a eliminar gases y heces. No está mal lo que puede hacer un solo vaso de agua, ¿verdad?

Como te decía, un vaso de agua antes de meterse en la cama te permite asumir el reto de estar ocho horas sin beber durante la noche. Si te olvidas del vaso de antes de la cena y luego del de antes de acostarte, es muy probable que te levantes a mitad de la noche, durante la segunda mitad del descanso, por la subida precoz de la vasopresina y el cortisol.

¿Qué bebes?

- **Agua mineral natural y bebidas ricas en minerales (agua de coco, agua de mar, kéfir de agua):** el sodio, el potasio y el cloruro son indispensables para hidratar el cuerpo. A diferencia de las aguas de mineralización débil (bajo residuo seco), el agua del grifo y las aguas embotelladas ricas en minerales (alto residuo seco) son las que más nos hidratan. Las bebidas ricas en sodio como el agua de mar (o si al agua normal le añades un poco de sal) te ayudarán a absorber el agua más rápido, retenerla, rehidratarte y orinar menos. Si vives en el campo, ya sabes lo importante que es vigilar que no les falte la piedra de sal (minerales) a esos animales que pasan la vida en libertad, como los caballos o las vacas, para que mantengan la hidratación. Un día que fui a correr muy temprano por las montañas del Pirineo catalán, vi unas vacas que estaban bebiendo de un pequeño lago. Me miraron con esos ojos saltones y empezaron a caminar hacia mí. Eran muchas, más grandes que yo, así que salí corriendo en dirección contraria al creer que iban a atacarme. Mientras bajaba del monte, le pregunté a un campesino si esas vacas eran agresivas, ya que me habían perseguido un buen rato, y él me contestó que solo querían mi mochila porque creían que les llevaba sal. Aquel día descubrí que las vacas corren más rápido que yo y que ellas también necesitan sal para vivir.
  - **Agua de coco natural.** Es rica en potasio, sodio, magnesio y antioxidantes, y es una excelente alternativa al agua para hidratar y remineralizar el cuerpo, sobre todo después del ejercicio físico o en días calurosos. En un reciente estudio (Kedia, S.) se comprobó que el agua de coco induce un efecto antiinflamatorio especialmente beneficioso en las personas que sufren colitis ulcerosa.
- **Tés herbales.** Van muy bien para hidratarse, pero no abuses de los tés diuréticos (aumentan la eliminación de líquidos), como el diente de león, la cola de caballo, el abedul, el té de hibisco, verde o negro, o bien del perejil.

- **Jugo de pepinillos** (pepinillos, agua, vinagre y sal). Es una bebida fermentada que se ha hecho popular y que se conoce como «remedio para la deshidratación, calambres musculares y bajar de peso». Dosis: tres cucharadas soperas o bien tomar el suplemento NO-CRAMP (Scientiffic Nutrition). Mantenlo en la boca unos segundos y luego, si quieres, trágatelo (o no). El mecanismo por el que desaparecen los calambres en unos segundos se explica por el efecto del ácido acético del vinagre en los receptores nerviosos de la boca, que desencadenan un reflejo orofaríngeo que inhibe la actividad de las motoneuronas alfa que inervan el músculo. Si eres hipertenso, mejor no lo tomes (tiene un alto contenido en sal) o consulta con tu médico.

¿Y si bebo bebidas vegetales?

Las bebidas vegetales son poco nutritivas, pero pueden hidratarte. Están compuestas por agua, un ingrediente económico que se ha añadido a un envase no tan económico. Mi abuelo decía: «El que ha inventado esto de los tetrabriks hará un buen negocio». Por ejemplo, si tomas un vaso de bebida de almendras, tal vez ahí dentro solo tengas una almendra. En las bebidas de cereales (arroz, espelta, avena…) ocurre lo mismo, pero tienen el problema añadido de que provocan subidas bruscas de glucosa en la sangre por el azúcar presente de forma natural del cereal (o los añadidos), ya que es un producto procesado. Los cereales integrales son saludables, pero, que yo sepa, de momento no existen bebidas vegetales integrales. Si deseas tomarlas de forma esporádica, tal vez las bebidas de almendras, coco, quinoa o avena sean las más saludables para los adultos. En lugar de tomarte la bebida vegetal sola, será mucho más saludable si las acompañas con un bol de copos de avena integral, uvas pasas, plátano, açaí, frutas del bosque y frutos secos o semillas. Así añadirás excelentes fuentes de fibra para mejorar la microbiota y la regulación de los niveles de glucosa, además de la sensación de saciedad.

¿Y el alcohol o el café?

El etanol (alcohol) y la cafeína (café) son diuréticos, reducen la secreción de vasopresina (vasopresina) y, por lo tanto, disminuyen la reabsorción de agua en los riñones y aumentan el volumen de orina que eliminamos: orinarás más. El consumo de alcohol te deshidratará, ya que reduce la vasopresina (y las neuronas que la producen) durante más horas, lo que hará que tengas que ir más al baño que cuando solo bebes agua. Fíjate cómo orinan los que toman cerveza a diario. «Y si mezclo el vino con agua?» me preguntan con cara amable algunos pacientes. Sonrío y continúo. Si sueles beber alcohol (cerveza, vino, licores...) o un día abusas, su efecto diurético te cronificará la deshidratación con síntomas como sensación de asco, dolor de cabeza, náuseas, sequedad en la boca y fatiga. Y si al día siguiente quieres salvar la situación con un café, quizá sea peor idea, ya que también es diurético (reduce la vasopresina), así que orinarás más y te rehidratarás peor. Por otra parte, la cafeína es vasoconstrictora (estrecha los vasos sanguíneos y aumenta la presión arterial), y eso puede empeorar el dolor de cabeza si estás deshidratado. Los granos de café son muy saludables, pero no son mágicos ni te salvarán de los efectos del alcohol.

Evita las aguas con sabores y azúcares (bebidas deportivas y otras)

El número de calorías del agua que compres debe ser cero. El consumo de bebidas azucaradas se ha asociado con disbiosis intestinal e impulsividad en los adolescentes y los padres que suelen tomarlas. En muchas casas se come con bebidas azucaradas, de cola o beben agua con sabor a X. Evítalas.

Evita los zumos de fruta

Aunque sean caseros, los zumos son un drama si eres un gran consumidor de ellos, ya que la fructosa provoca disbiosis intestinal, resistencia a la insulina, más glucosa en la sangre y aumento de peso, en especial si tienen añadidos otros azúcares o jarabe de maíz alto en fructosa (JMAF). No hay problema si se come la fruta entera o se toma el zumo con la pulpa, ya que mantiene la fibra (*smoothie*).

Mis trucos finales

1. **Rodéate de botellas de agua.** Si te tropiezas con el agua, es más fácil que hagas los deberes. Guarda una botellita en el bolso, en la mochila, junto a la cama, en el baño, en el coche, en el despacho... Si no es de plástico, mejor: además de evitar los disruptores endocrinos, harás un favor al planeta. Si bebes agua embotellada, no elijas agua de «mineralización débil». Compra la que tenga más «residuo seco» (minerales).
2. **Mezcla agua fría y agua carbonatada con hielo.** Debido a la estimulación de los receptores orofaríngeos del sistema nervioso, las percepciones sensoriales que tienen mayor capacidad para saciar la sed cuando bebemos son el estímulo del gas carbónico (CO_2) y el del frío. La carbonatación sacia más la sed debido al picor percibido en los receptores de la boca —más ácida que el agua normal (pH 4 frente 5,4)—, al efecto del llenado gástrico y a la mejora de la percepción del frío.

   El interior de la boca está a una temperatura de 33 °C, así que todo lo que sea beber líquidos que estén por debajo de esta temperatura provocará un enfriamiento de la cavidad oral y una estimulación de los receptores del frío que envían señales al cerebro y reducen la sensación de sed antes que el agua llegue al estómago, se absorba y nos hidrate. Por esta razón, las personas deshidratadas tienen un mayor deseo de tomar líquidos fríos (a unos 6 °C) que a temperatura ambiente (21 °C), aunque ambos están a una temperatura más baja que el interior de su boca (33 °C). Cuando piensas «¡Qué fresquita está el agua!», significa que la temperatura de la que has ingerido está por debajo de 33 °C, de manera que tu cerebro la percibirá más picante cuanto más fría esté. Por otro lado, la percepción química del frío viene de la sensación de frialdad percibida en la boca por los receptores sensibles del frío y el mentol (TRPM8). La menta hace aumentar la percepción picante del agua con gas y, viceversa, el agua con gas (CO_2) se percibe como más fresca debido a la coestimulación sensorial que se integra en el cerebro y hace que esta agua (fría o con menta) sensibilice los receptores y nos sacie antes. Además, tenemos la percepción de haber ingerido un volumen de agua mayor del que hemos bebido. En conclusión, la sensación más gratificante y que más sacia la sed son las bebidas carbonatadas frías (con o sin menta).

Toda esta información me lleva a pensar que, si después de beber, los estímulos orales y gástricos del agua fría y carbonatada alivian la sed mucho antes de que la hayamos absorbido, tendremos que vigilar, ya que la mayoría dejaremos de beber antes de que la hidratación sea completa. Si nos despistamos, tendremos más posibilidades de beber menos de lo que debemos, ¿verdad?

3. **Chupa hielo.** Se ha demostrado que chupar cubitos de hielo durante treinta minutos provoca una disminución de la sed y una caída rápida y sostenida de la vasopresina plasmática. En cambio, cuando bebemos pequeños volúmenes de agua (100 ml) a 25 °C o hacemos gárgaras, estos estímulos no funcionan para quitar la sed ni para reducir la vasopresina, ya que no estimulan lo suficiente en el plano orofaríngeo.

El agua más saludable

Por lo que se refiere a la calidad del agua, debes saber que tanto en la embotellada como en la de grifo se han encontrado microplásticos con efectos tóxicos, y, aunque son aguas potables, no son saludables. Recomiendo consumir agua del grifo filtrada por osmosis inversa para asegurarse que esté libre de tóxicos. Si lo deseas añade un poco de zumo de un sabor ácido (limón fresco o lima), menta o pepino. Todos fomentan la salivación, reducen la sequedad de la boca y la sed. Es el Sensehacking, el poder de los sentidos que nos explica Charles Spence.

Un paso más hacia la excelencia sería enriquecer esta agua osmotizada limpia con hidrógeno molecular H_2 para hacer que tenga además propiedades antiinflamatorias, antioxidantes y que mejoren los linfocitos T reguladores y la actividad de las mitocondrias aumentando nuestra energía y rendimiento. El agua enriquecida con hidrógeno está de moda por sus beneficios metabólicos y por mejorar la microbiota que fabrica propionato y butirato, SCFA que reducen las inflamaciones y la permeabilidad intestinal. Recientes investigaciones científicas indican que reduce los triglicéridos, el colesterol total LDL-C y la grelina, y mejora la actividad del BAT y el pardeamiento del WAT. Recomiendo instalar en casa la máquina Direct Life (Xevi Verdaguer) o las tabletas de H2 molecular (Researched Nutritionals).

Habitualmente, antes de salir de casa, me preparo esta agua filtrada y con hidrogeno añadido para beber durante el día y le sumo también un poco de agua de mar (rica en sodio) y un poco de agua de coco (rica en potasio), así los minerales me ayudan a asimilarla mejor y a no orinarla tan rápido.

Cronocomunicación social o profesional

La interacción social, el aislamiento, la soledad y los horarios sociales afectan a los ritmos circadianos. Sin embargo, existen adaptaciones sociales y propuestas de intervenciones que mejoran la higiene circadiana.

La interacción social modula la actividad del núcleo SCN y los ritmos circadianos impulsados por la luz y la oscuridad. Para estar en sincronía con el entorno, nuestro marcapasos tiene que coordinar las señales ambientales de la luz con otras no fóticas, como las interacciones sociales.

Debemos conectar socialmente durante la fase luminosa, es decir, la comunicación y el contacto social han de restringirse a las horas diurnas. En cambio, tenemos que desconectarnos en la fase oscura, durante la noche. Esto significa que, después de la puesta del sol, es mejor no usar el móvil, el ordenador ni cualquier tecnología con la que puedas conectarte para apagar esta señal ambiental y no desincronizar el hipotálamo. Esta recomendación incluye también el hecho de que, si te despiertas en mitad de la noche, no mires el móvil o el televisor ni tampoco respondas a un mensaje.

En cambio, levantarte por la mañana, cuando ya ha amanecido, y conectar socialmente al mirar el móvil, responder a un wasap o un e-mail son señales que ayudan a sincronizarte.

El aislamiento social obligado durante todo el día, como ocurrió durante la pandemia del COVID-19, empeoró los ciclos de sueño-vigilia, las funciones fisiológicas y el comportamiento, y se asoció con un aumento de la ansiedad, la depresión, el insomnio y los suicidios.

El sentimiento de soledad crea un estado mental de alerta en el que el cerebro percibe las pequeñas amenazas de la vida como situaciones más estresantes de lo normal. Las consecuencias de sentirse solo son las mismas que dormir poco o fumar tabaco, es decir, se han asociado a más irritabilidad y riesgo de deterioro cognitivo.

Para mantener la higiene circadiana, deberíamos poner en práctica algunos cambios sociales:

- Tenemos un reto social y político en la cronocomunicación de los estudiantes y los trabajadores por turnos que están desincronizados por su cronotipo nocturno y por los horarios laborales, respectivamente. En ambos casos, debemos estabilizar los horarios sociales con la vigilia y recomendar adaptaciones circadianas para mejorar el rendimiento académico, por un lado, y para prevenir futuras enfermedades como la obesidad, la depresión o el suicidio, por otro.
- Deberíamos adaptar los horarios de escuelas, institutos y uni-

versidades. Los patrones de sueño de los adolescentes y adultos jóvenes son incompatibles con los horarios escolares matutinos. No es que ellos quieran irse a dormir más tarde ni que odien madrugar, lo que ocurre es que ya no son aquellos niños de cronotipo matutino. Los adolescentes son personas de cronotipo nocturno, y lo normal es que tengan un retraso de la fase del sueño y que les cueste levantarse por la mañana. Por lo tanto, los actuales horarios escolares matutinos afectan de forma negativa a su rendimiento académico. Propongo retrasar el horario de inicio de las clases o realizar turnos de tarde.

- También es necesario eliminar la tecnología de los dormitorios. Hay que educar a los adolescentes y adultos jóvenes advirtiéndoles de que el uso prolongado de dispositivos electrónicos con pantallas iluminadas por la noche se asocia con una reducción de la somnolencia, un retraso de fase y una disminución en la producción nocturna de melatonina, una peor calidad del sueño, un aumento de la temperatura corporal, una menor activación inmunitaria, niveles de atención diurna disminuidos, peor rendimiento académico, baja autoestima y ansiedad social. Si eres padre de un niño en edad escolar, vuelve a leer el párrafo anterior. Conozco a padres que permiten que su hijo juegue al ordenador o mire la tele hasta antes de acostarse y, como había un bajo rendimiento en el colegio, su decisión ha sido cambiarlo de escuela pensando que esto lo mejoraría. Pero no han obtenido buenos resultados. Piénsalo.
- Para las personas que trabajan en turnos de noche, también deberían hacerse adaptaciones sociales. Ellas no siguen el patrón diurno del sistema de sincronización circadiana, y además los años trabajados en turnos de noche repercuten proporcionalmente en un mayor riesgo de problemas de salud mental, cardiovasculares, metabólicos y o bien de padecer cáncer. Para reducir estos riesgos por desincronización social, recomiendo:

- Echarse siestas de quince a treinta minutos antes o durante el turno nocturno para mitigar la fatiga, reducir la presión del sueño y mantener el estado de alerta y el rendimiento durante los turnos de trabajo.
- Usar gafas de filtro que bloqueen la luz azul en el viaje a casa después del turno y filtros para las pantallas digitales.
- Adaptar la iluminación en el entorno de trabajo.
- Tomar suplementos de melatonina (1,9 mg treinta minutos antes de acostarse) reduce la desalineación circadiana y el peso corporal.
- Practicar actividad física regular entre las siete de la tarde y las diez de la noche parece reducir la fatiga de los trabajadores de ese turno.
- Ayunar durante el turno nocturno, hidratarse y no tomar bebidas estimulantes.
- Ingerir alimentos saludables y mantener horarios de comida adecuados para favorecer el ritmo circadiano.

Normalmente no es necesario que los trabajadores de supermercados, gimnasios, servicios de limpieza y tiendas en general trabajen las veinticuatro horas del día. Hay algunos sectores clave en la sociedad —como la seguridad, la atención sanitaria o el suministro de energía— que no pueden dejar de funcionar, de manera que sus trabajadores deben cubrir las veinticuatro horas del día los siete días de la semana. Para estos casos se han creado unas recomendaciones consensuadas por los especialistas con objeto de minimizar los efectos negativos del trabajo nocturno, como el riesgo de accidentes y lesiones, y la posible aparición de problemas de salud como el cáncer de mama, de próstata o de colon. Sé que estás pensando en ese enfermero o médico con turnos de noche que un día te cuidó en el hospital. Ellos también lo saben. Desde aquí deseo ayudarlos compartiendo las recomendaciones investigadas y consensuadas para los trabajadores de turno nocturno:

- Deberían limitarse a ≤ 3 turnos nocturnos consecutivos.
- Los intervalos de los turnos deberían ser ≥ 11 horas.
- La duración del turno ha de ser ≤ 9 horas.
- Las embarazadas no deberían trabajar más de un turno nocturno a la semana.

Biomarcadores de hipohidratación

Las personas poco hidratadas (0,7-1,6 l/día) suelen beber poca agua y viven de forma crónica con una vasopresina plasmática algo elevada. Curiosamente, tienen menos sensación de sed y se sienten menos motivadas para beber. Ingestas inferiores a 1,8 l/día se asocian con niveles altos de vasopresina (copeptina), de osmolalidad y de sodio (hipernatremia) y con una mayor densidad de la orina (más concentrada, oscura). Son analíticas de personas que están en riesgo de padecer enfermedades.

Pruebas de laboratorio para valorar el equilibrio hídrico

Recientes investigaciones de Allen y Armstrong nos advierten de que, cuando te haces una analítica de orina o de sangre, los electrolitos plasmáticos (como el sodio) y los biomarcadores clínicos (vasopresina/copeptina y osmolalidad) pueden mantenerse dentro del rango de referencia de un laboratorio y dar la sensación de que «Todo ha salido normal». Sin embargo, puede que, en lugar de que estos valores indiquen normalidad, estemos deshidratados y que los resultados se expliquen por la activación compensatoria de mecanismos homeostáticos. En ese caso tendríamos un mayor riesgo de disfunción y daño multiorgánico por tales actividades homeostáticas correctivas en caso de deshidratación leve crónica.

Si buscas una medicina de precisión, voy a explicarte el escenario ideal y los de riesgo respecto a los niveles de sodio-hidratación para que compruebes en tu analítica de sangre dónde está tu sodio e hidratación actualmente. Al final te explicaré cómo arreglarlo:

- **Análisis de orina.** Densidad de la orina (normal, 1.010-1.020 g/l). Cuando la densidad de la primera orina de la mañana está más elevada de 1.030 g/l, indica posible deshidratación y mayor riesgo de formación de cálculos renales, además de disminución de la función renal.

- **Análisis de sangre.** En ayunas, para valorar la osmolalidad, el sodio y la copeptina:
- **Osmolalidad.** Los valores normales para los laboratorios son entre 275-295 mOsmol/kg (275-295 mmol/kg). Sin embargo, nuestros valores de referencia serán:
    - Osmolalidad ideal: entre 275-281 mOsmol/kg. Niveles de osmolalidad < 285 mOsmol/kg se corresponden con niveles de sodio en sangre ideales de entre 140-142 mmol/l.
        - Osmolalidad > 285 mOsmol/kg: el cerebro enciende las alarmas. Es el umbral a partir del cual empieza la secreción de vasopresina.
        - Osmolalidad más elevada de lo normal: > 295 mOsmol/kg. Está asociada con la deshidratación (falta de agua) y se corresponde con valores de sodio elevados (≥ 140 mmol/l, exceso de sodio, hipernatremia). Un nivel elevado de la osmolalidad también puede responder a una dieta desequilibrada por exceso de proteínas de origen animal (subproductos del nitrógeno, urea), niveles elevados de glucosa o diabetes insípida. Cuando la osmolalidad en la sangre es alta, el cerebro fabrica la vasopresina (hormona antidiurética), que hace que los riñones reabsorban agua. De esta manera, orinarás menos y tendrás la orina más concentrada (amarilla oscura).
- **Sodio.** Niveles de sodio (Na) en sangre (Dmitrieva, 2023):
    - Rango normal para el laboratorio: 135-146 mmol/l.
    - Mi recomendación de rango ideal: 137-142 mmol/l.
        - **Na 137-140 mmol/l.** Menor riesgo de desarrollar enfermedades crónicas o mortalidad prematura.
        - **Na > 140 mmol/l.** Aumento de un 63 % más de probabilidades de desarrollar enfermedades crónicas.
        - **Na > 142 mmol/l.** Además de sufrir enfermedades crónicas prematuras, estos valores son un factor de riesgo cardiaco (hipertrofia ventricular izquierda e insuficiencia cardiaca) y de envejecimiento prematuro con una edad biológica mayor que tu edad cronológica (la del DNI).

- **Na > 144 mmol/.** Aumento del 20 % de mortalidad prematura.

La disminución de la hidratación eleva los niveles de sodio en la sangre y por esta razón lo utilizamos como indicador del estado de hidratación. Cuanto más alto está el sodio en la sangre, más deshidratado estás. Suelo hacerme esta analítica de sangre una o dos veces al año para controlar mi hidratación porque sé las consecuencias que me esperan si no hago los deberes, y mi hipotálamo, al darse cuenta, pone en marcha una respuesta adaptativa para que yo, el huésped, no muera deshidratado.

Los niveles de Na en plasma considerados normales por el laboratorio son 135-146 mmol/l, pero debemos ser más precisos, ya que no es lo mismo estar cerca del 135 (umbral inferior) que del 146 (umbral superior). Demasiado margen de normalidad. No te fíes de si hay o no asteriscos en estos resultados de laboratorio para saber si todo está bien. Por ejemplo, los niveles en la mitad superior del rango normal, 140-146 mmol/l, deben tratarse como un factor de riesgo clínico que incita a los profesionales sanitarios a recomendar a los pacientes un aumento de la ingesta de agua y una reducción de la sal (sodio). Los estudios científicos nos dicen que el umbral superior debería ser de 142 mmol/l, y podemos afirmar que niveles más elevados de esta cantidad nos indican un defecto del riñón en la capacidad de concentración de orina y pueden predecir un ritmo más rápido de envejecimiento biológico y una mayor carga de enfermedades inflamatorias crónicas en las etapas posteriores de la vida, incluidas insuficiencia cardiaca, accidente cerebrovascular, enfermedad vascular periférica y fibrilación auricular, diabetes insípida, enfermedad renal crónica, enfermedad pulmonar crónica y demencia.

Niveles normales para saber que estás bien hidratado:
137-142 mmol/l

- **Copeptina (marcador de la vasopresina).** La copeptina es una parte de la provasopresina que se libera en cantidades equimolares en el hipotálamo, como la vasopresina. Utilizaremos la copeptina plasmática como biomarcador para conocer los niveles de vasopresina (antidiurética) porque es un parámetro más fiable y estable. No recomiendo analizar la vasopresina (poco precisa y fluctuante).

- **Valores normales de copeptina** (en lugar de cortisol):
  - Niveles normales= 1-12 pmol/l.
  - Nivel medio previsto: 5,81 pmol/l.
  - 7,18 pmol/l para hombres.
  - 4,44 pmol/l para mujeres.

  Puede incrementarse cuando los estrógenos están elevados (día 10-25 del ciclo menstrual) y aumentar la retención de líquidos. La elevación de la copeptina en sangre (vasopresina) puede indicar estrés crónico (HPA/cortisol), aumento de la osmolalidad (falta de líquidos o exceso de sal) o una disminución de volumen y de la presión arterial. Por eso se relaciona con:
  - Enfermedades cardiovasculares (hipertensión, accidente cerebrovascular, insuficiencia cardiaca, infarto). La vasopresina (o copeptina) aumenta el tono vascular y provoca más vasoconstricción (hipertensión), resistencia vascular periférica y que crezca el gasto cardiaco. Sabrás que esta coordinación cardiovascular se está alterando si al levantarte rápido de la cama o de una silla te mareas con facilidad (reflejo barorreceptor). Tiene efectos proaterogénicos (más agregación de plaquetas y formación de placas en las arterias). Ante un infarto de miocardio, aumenta precozmente la copeptina y dos o tres horas después sube la troponina, lo que indica el inicio del infarto (muerte de células del corazón).
  - Síndrome metabólico (SM), como hiperinsulinemia, deposición de grasa visceral, hipertensión sistémica, elevación de los triglicéridos y alteración en la regulación de la glucosa, sin importar la obesidad.
  - Diabetes mellitus tipo 2 (DM2). La vasopresina estimula la producción de glucosa hepática o la liberación de insulina del

páncreas y puede afectar negativamente a la respuesta del cuerpo a la insulina.

- Enfermedades poliquísticas renales.
- Infecciones, sepsis o neumonía.

La copeptina es un buen biomarcador que debes seguir en tus analíticas si tienes problemas digestivos, hipertensión, insuficiencia renal, niveles elevados de glucosa, triglicéridos, LDL-colesterol o diabetes tipo 2. Unos niveles altos predicen progresión de la enfermedad, peor desenlace y mayor mortalidad por todas las causas. Las mejoras en la hidratación reducen los niveles de copeptina y te alejan del riesgo de envejecimiento-muerte prematura y de riesgos digestivos, metabólicos y cardiovasculares.

6

Reacciones adversas a los alimentos

¿Te peleas con los alimentos a diario?

En un país industrializado y con hábitos de vida las veinticuatro horas los siete días de la semana, como el nuestro, las reacciones adversas a los alimentos tienen una incidencia del 20 % en la población. Y esto no es normal: en una mesa de diez personas, dos necesitan leer este capítulo con atención.

«Ya no sé qué comer, Xevi», me dicen. Tranquilo, tu vida no corre peligro, pero es una gran noticia saber que estás interesado en resolver esta situación. Voy a ayudarte.

El desafío médico es diagnosticar qué alimentos desencadenan gases, hinchazón, diarreas, eccemas, urticarias, dolor de cabeza y dolores musculares, entre otros, para así poder encontrar de manera resolutiva el origen del problema. En caso contrario, muchas personas que nos están leyendo pueden creer que sus problemas de salud e intolerancias son crónicos, y no es así.

Gracias a las nuevas tecnologías, estamos aprendiendo que existe una interacción clave entre la microbiota intestinal y el sistema inmunitario, de manera que los microorganismos que componen el sistema digestivo son los auténticos directores de orquesta de la salud neuroinmunoendocrina.

El futuro es esperanzador si aprendemos a mejorar la microbiota y la inmunidad. El equilibrio del conjunto de microorganismos que componen la microbiota intestinal depende de los hábitos de vida, tales como la alimentación, la crononutrición (cuándo comemos), la hidratación, el ejercicio físico, la sincronización circadiana, el descanso nocturno, el estrés (en la infancia y la edad adulta) y también el nacimiento y la lactancia. Cuando la microbiota está equilibrada, tus heces saldrán alargadas como un churro que se hundirá, sin exceso de gases ni distensión abdominal como si fueras una mujer embarazada.

Si tienes una buena salud intestinal, cada vez que comes, bebes o tragas saliva, el intestino digiere y absorbe los nutrientes, y te protege de las toxinas y proteínas dañinas. Ahí abajo está la primera línea de defensa, el sistema inmunitario intestinal, que, durante todo el día, tiene que distinguir lo bueno de lo malo: absorbe los nutrientes beneficiosos y responde a las toxinas o los patógenos que circulan por el intestino mediante mecanismos (enzimas digestivas, ácido del estómago, secreción de IgA, uniones estrechas del epitelio y péptidos antimicrobianos [defensinas, Reg3γ y catelicidinas]) que dependen de cómo te cuidas.

En cambio, una alteración de la microbiota intestinal siempre se asocia a una respuesta inflamatoria del sistema inmunitario que provoca síntomas digestivos como exceso de gases, hinchazón, distensión, reflujo, estreñimiento o heces pastosas, o bien otros síntomas alejados del intestino que llevan al paciente a buscar ayuda en distintos especialistas sanitarios para vivir dignamente el día siguiente.

Sabemos que las intolerancias alimentarias —es decir, la pérdida de la tolerancia oral— aparecen cuando esta primera línea de defensa fracasa. La existencia de inflamaciones en la capa mucosa y de un desequilibrio de la microbiota intestinal provocan reacciones inflamatorias en el sistema inmunitario al ingerir ciertos alimentos.

El 60 % de las personas diagnosticadas de colon irritable, dispepsia funcional o reflujo gastroesofágico suelen sentir dolores articulares o musculares, fibromialgia, cefaleas, migrañas, bajo estado de ánimo, cansancio, cabeza nublada, problemas de insomnio o enfermedades autoinmunes por una reacción inflamatoria a ciertos alimentos. Las proteínas de la leche de vaca (caseína A1), del trigo (gluten, inhibidores de la amilasa y la tripsina o ATI, lectinas) y de la soja (lectinas) pueden inflamar la mucosa y alterar la primera línea de defensa porque son imposibles de digerir por el intestino humano. Cuando te tomes un cortado, un yogur, un bocadillo de queso de vaca o un plato de pasta de trigo, observa si hay cambios en la consistencia de tus deposiciones o en tus gases. Mi mensaje para ti es este: preocúpate por tu intestino y desaparecerán tus preocupaciones.

A pesar de que la ciencia nos indica que el origen de las intolerancias está en un desequilibrio de la microbiota intestinal, la mayoría de las personas siguen tratamientos antiinflamatorios, antigases, antidepresivos, etc., sin estudiar la causa mediante un estudio personalizado de las heces o de la orina para equilibrarla.

Hay quienes no toleran el pan o la pasta de trigo; otros, las legumbres; y hay gente que no tiene ningún problema. Los alimentos no son los culpables de que tu cuerpo sufra reacciones adversas y lo haga generando inflamaciones locales en el intestino y el resto del organismo. Sin embargo, es necesario identificarlos para no exponerse a ellos hasta que se haya resuelto el origen del problema.

Los compuestos alimentarios más sospechosos de generar reacciones adversas (intestinales y extraintestinales) son:

- Gluten o trigo: enfermedad celiaca o sensibilidad al gluten no celiaca (NCGS, por sus siglas en inglés).
- Níquel: reacciones adversas a alimentos que lo contienen (mucositis de contacto alérgica al níquel, Ni ACM).
- Lactosa: relacionado con una deficiencia enzimática (intolerancia).
- Fructosa y polioles: trastornos relacionados con la ingesta de oligosacáridos, disacáridos, monosacáridos fermentables y polioles (FODMAP).
- Salicilatos: reacciones adversas a los derivados del ácido acetilsalicílico (aspirina).
- Histamina: intolerancia a la histamina (histaminosis no alérgica).

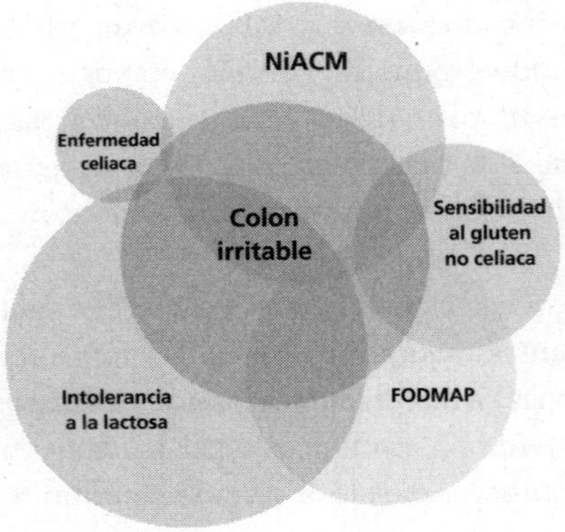

La inflamación de la mucosa intestinal y el desequilibrio de la microbiota (disbiosis) son los mecanismos comunes que originan la intolerancia a estos alimentos y que debemos resolver de forma personalizada. Mientras tanto, la abstinencia es un buen comienzo. ¿Los descubrimos? Vamos a identificar cuál es el que te inflama.

Gluten o solo el trigo

¿El pan te hincha y provoca que tus heces sean blandas? ¿Te sientes cansado, con dolor de cabeza o tienes la mente espesa?

Enfermedad celiaca

La celiaquía (intolerancia al gluten) es una enfermedad autoinmune causada por una activación de los linfocitos del sistema inmunitario (L-Th1) tras ingerir proteínas con gluten (trigo, espelta, kamut, cebada o centeno), asociada a la disbiosis intestinal y a una mayor infiltración de mastocitos en las mucosas del intestino, que las inflaman constantemente al liberar histamina y otras sustancias que tienen en su interior. Estos síntomas suelen ser causados por los cereales con gluten, como los que acabo de mencionar. Aunque sean integrales y con masa madre, todos ellos tienen gluten.

La gliadina y la glutenina son las proteínas del trigo que, por su viscosidad y elasticidad, permiten hacer realidad sus fantasías a los panaderos y pasteleros que elaboran pan, pasta, pizzas, cruasanes, galletas, pasteles y un largo etcétera. Ambas proteínas son imposibles de digerir por el intestino humano y provocan:

- Activación del sistema inmunitario innato y adaptativo.
- Aumento de los eosinófilos.
- Cambios en la microbiota y aumento de la densidad de uniones TLR4/LPS.
- Incremento de la permeabilidad intestinal.

El fragmento liberado de la digestión incompleta de la gliadina del trigo (gliadorfina-7) puede activar los receptores opiáceos del intestino, el cerebro y otros órganos internos, y es posible que provoque dolor crónico, artritis, depresión, esquizofrenia, autismo, déficit de atención e hiperactividad.

Cuando compres pan, pasta, harina o cualquier derivado de panadería, es preferible que elijas cereales sin gluten, como la tapioca, el mijo, el trigo sarraceno, la quinoa, el amaranto, la avena, el arroz, el maíz, el sorgo o el teff. Si es posible, mejor que sean integrales, así incorporarás la fibra que necesitan tus bacterias sanas.

Para averiguar si tienes la enfermedad celiaca, debes realizarte un análisis de sangre con positividad para:

- Anticuerpos IgA antitransglutaminasa.
- Anticuerpos IgA antiendomisio.
- Anticuerpos IgA antigliadina.

Si al menos uno de estos tres parámetros sale positivo, debe confirmarse la celiaquía mediante una gastroscopia diagnóstica (biopsia).

Si tienes intolerancia al gluten, el tratamiento consiste en seguir una estricta dieta *gluten free* durante toda la vida. Además, te recomiendo que evites la lactosa de los lácteos de origen animal las primeras ocho semanas después del diagnóstico. ¿Por qué? Las personas celiacas tienen alterada la microbiota, y el epitelio de su intestino delgado estará inflamado y será hiperpermeable. Este escenario condicionará una menor expresión de las enzimas digestivas como la lactasa, que perjudicará a la digestión de la lactosa. Cuando el intestino ya no esté inflamado y la microbiota se recupere, ya podrán reintroducir los lácteos, pero solo de cabra u oveja (no de vaca, A1).

	NCGS (Trigo)	**CD (enfermedad celiaca)**
Síntomas intestinales	Diarrea Dolor abdominal Hinchazón Estreñimiento Náuseas Vómitos	Diarrea Dolor abdominal Hinchazón Estreñimiento Náuseas Vómitos
Síntomas extraintestinales	Dolor de cabeza Migraña Niebla mental Fatiga Rojeces en la piel Dolor muscular Entumecimiento Cambios anímicos	Anemia Osteoporosis Niebla mental Alteraciones neurológicas (ataxia, temblores) Retraso puberal Dermatitis herpetiforme Linfoma
Aparición de los síntomas	Horas o días después de la ingesta	Horas o meses después de la ingesta
Biomarcadores	Zonulina Ac. antigliadina IgG-AGA	Zonulina Ac. antigliadina IgA-AGA Ac. antitransglutaminasa IgA tTGA Ac. antiendomisio IgA EMA
Dieta recomendada	Sin trigo Sin fructanos (FOS, Inulina). Ver páginas 108 y 451.	Sin gluten (trigo, espelta, kamut, cebada, centeno)

Los celiacos que no siguen una dieta estricta sin gluten tienen el riesgo de padecer retraso de la pubertad, osteoporosis, dermatitis herpetiforme, anemias crónicas, enfermedades autoinmunes (diabetes tipo 1, síndrome de Sjögren, artritis, esclerosis múltiple, lupus, hepatitis autoinmune, enfermedad de Crohn, colitis ulcerosa, etc.) y cáncer de esófago, intestino delgado o linfoma no Hodgkin. Me siento mal al escribir estas líneas con los descubrimientos que se han hecho últimamente sobre los problemas asociados al gluten, ya que en casa nos afectó de manera impactante. Si eres celiaco, debes ser estricto con la dieta *gluten free*.

Sensibilidad al gluten no celiaca

La sensibilidad al gluten no celiaca (NCGS) provoca síntomas intestinales y extraintestinales después de ingerir alimentos que contienen gluten, los cuales desaparecen al retirarlo de la dieta. Sin embargo, no todos los cereales con gluten son igual de problemáticos. En una revisión sistemática, Molina-Infante y su equipo comprobaron que, entre la población occidental —ya sea por nuestro estilo de vida o por la nutrición que nos caracteriza—, existe una alta incidencia de sensibilidad al trigo, en especial en las personas con colon irritable. Por eso, en la actualidad, ya no hablamos de NCGS, sino de sensibilidad al trigo no celiaca (NCWS, por sus siglas en inglés).

Los síntomas de la NCWS son:

- **Gastrointestinales:** dolor abdominal, distensión, estreñimiento o diarrea.
- **Extraintestinales:** migrañas, mente nublada, dolor de cabeza, fatiga, depresión y anemia.
- **Dolores articulares y musculares:** entumecimiento de piernas o brazos.
- **Dermatológicos:** eccema o erupción cutánea.

Todo este desastre mejora con una dieta sin trigo o *wheat free*. Los efectos adversos y las inflamaciones provocadas por el trigo específicamente responden a unas proteínas (gluten, ATI, lectinas) e hidratos de carbono (fructanos) que reúne él solito. El intestino humano no puede digerir bien esos componentes del trigo, aunque esté sano:

- **Gluten.** Gliadina y la glutenina del trigo.
- **ATI.** Los cereales con gluten tienen mayores concentraciones de ATI (albúmina), otra proteína que, a través de la estimulación del receptor TLR4, activa las células inmunitarias innatas e induce la liberación de citoquinas y quimiocinas proinflamatorias. Cuando comemos fideos o un trozo de pan de trigo, los ATI, resistentes a las proteasas y al calor, aumentan la inflamación intestinal. Por eso se asocian con el eccema, el asma y las alergias alimentarias.
- **Lectinas.** Proteínas que no podemos digerir ni absorber. Bloquean la absorción de la sal (Na, sodio) y tienen un efecto diarreico. Son ricos en lectinas el trigo, la soja, los frijoles, las habas o las patatas.
    - **Lectina del trigo.** La aglutinina es la lectina del trigo, que daña el epitelio y aumenta la inflamación y la permeabilidad intestinal.
    - **Lectinas de las alubias blancas y rojas.** Inhiben la absorción de la sal (Na, sodio) y pueden producir diarrea (interesante como laxante) e hipersecreción bronquial (interesante en la fibrosis quística).
    - **Lectinas de la patata.** Activan los basófilos y los mastocitos, lo que aumenta la histamina y los mediadores proinflamatorios. Por eso se desaconseja la patata a las personas que tienen piel atópica.

      Consejo: En caso de estreñimiento o fibrosis quística, podrías tomar agua de mar (rica en sodio) con lectinas (legumbres, patatas, trigo), ya que, si los unes, pueden tener un efecto osmótico laxante que quizá te interese para evacuar.
- **Fructanos** (fructooligosacáridos, inulina). Cadenas de fruc-

tosas altamente fermentables para los intestinos sensibles que provocan mucha sintomatología. A las personas con sensibilidad al trigo se les recomienda una dieta baja en fructanos, tanto el procedente del trigo como el de los demás alimentos (encontrarás el listado en la página 436).

Cada vez hay más personas celiacas o sensibles al trigo (NCWS) debido al exceso de nitrógeno en los fertilizantes que se aplican al cultivo y a la carga inflamatoria a la que sometemos al intestino con nuestros hábitos de vida y las disbiosis de la microbiota. El origen del problema para quienes tienen NCGS es una inflamación de bajo grado de la mucosa y el epitelio del intestino delgado (duodeno), cambios en la proporción de las vellosidades y criptas, y una reducción de los linfocitos T reguladores.

Para diagnosticar NCGS o NCWS, debemos realizar estos análisis de sangre:

- Positividad para anticuerpos IgG antigliadina (en unos pocos casos también pueden salir positivos los anticuerpos IgA antigliadina).
- Negatividad para anticuerpos IgA antitransglutaminasa e IgA antiendomisio.

Si padeces algunos de los síntomas que te he indicado y confirmas el diagnóstico con la analítica de sangre, eliminar el trigo de la dieta quizá te cambie la vida. Te recomiendo que sigas una dieta sin trigo hasta que mejore la inflamación y recuperes la microbiota intestinal, que suele estar alterada por el sobrecrecimiento de bacterias gram negativas (patógenas) y la falta de bacterias productoras de butirato (sanas), las que aumentan los linfocitos T reguladores.

Tras el diagnóstico de la celiaquía o de la NCGS, seguir una dieta sin gluten o sin trigo respectivamente produce un efecto positivo en los síntomas gastrointestinales, ya que ayuda a restaurar la población de la microbiota y reduce las pseudomonas, especies proteolíticas proinflamatorias que están aumentadas en el duodeno del intestino delgado. A estas bacterias les gusta el trigo; si tú no lo comes, ellas tampoco, y se van muriendo. Es la mejor manera de que dejen de molestar.

Las bacterias sanas presentes en el yogur y el kimchi tienen la capacidad de fabricar la misma enzima DPP4 que producimos en el epitelio intestinal, lo que ofrece la posibilidad de atenuar el dolor y la actividad opiácea de la gliadorfina-7 del trigo. Tómalos cada día (o cuando quieras) y tu intestino estará contento.

Aumentar los niveles de *Lactobacillus* puede ayudar a reducir la reacción inflamatoria del sistema inmunitario cuando algún día comes sin querer algún alimento con trigo y tu cuerpo reacciona contra el gluten y los ATI. También puedes tomar suplementos de bacterias productoras de la enzima DPP4 (*Prevotella spp.*, *Lactobacillus rhamnosus*, *Lactobacillus sakei* o *Streptococcus*).

Consejo: No hagas caso de lo que diga la gente. Si no tienes un diagnóstico positivo de celiaquía o sensibilidad al trigo, no dejes de comer gluten. Quienes no presentan celiaquía ni sensibilidad al trigo, pero deciden seguir una dieta *gluten free*, pueden causar el agotamiento de sus especies beneficiosas, como las bifidobacterias, en favor de patógenos oportunistas, como las *Enterobacteriaceae* y la *Escherichia coli*.

Níquel

¿Los pendientes de bisutería te hacen sangrar la piel de las orejas? ¿La parte metálica de las pulseras, los relojes o los botones te irrita la piel? ¿Tienes colon irritable y endometriosis? ¿Has eliminado el gluten de la dieta y te encuentras peor? ¿El sudor te provoca picores en la piel?

Si estás asintiendo mientras lees porque ya te habías dado cuenta de que el níquel te provoca dermatitis de contacto, te alegrará saber que estás a punto de descubrir que esta hipersensibilidad también es la que te inflama el intestino y te está amargando la vida.

La hipersensibilidad al níquel afecta al 17 % de las mujeres y al

3 % de los hombres de la población occidental. Suelen ser chicas con la piel seca (sobre todo en las manos). Puede aparecer a cualquier edad, persistir durante años e incluso mantenerse toda la vida.

Sus síntomas se asocian con dermatitis por contacto directo de la piel con metales que llevan níquel, inflamación de la mucosa intestinal cuando se ingieren alimentos ricos en níquel (mucositis, Ni ACM) y síntomas de endometriosis por la acción hormonal del níquel, ya que es un metal (xenoestrógeno) que aumenta la actividad estrogénica del receptor de estrógenos ERα+. Se sabe que es un nuevo disruptor endocrino de riesgo para padecer cáncer de mama, migrañas, ansiedad, dolor en la articulación de la mandíbula y endometriosis intestinal. Quizá por eso estas patologías asociadas con el níquel son más frecuentes en las chicas que en los chicos. Creo que nunca he tratado a un hombre con hipersensibilidad al níquel...

La Ni ACM es la inflamación de bajo grado que aparece en la mucosa intestinal (aumento de los L-T4 y L-T8) tras la ingesta de alimentos ricos en níquel, lo que provoca los síntomas del colon irritable, dispepsia o reflujo gastroesofágico. Parece que su origen se explica por una mayor densidad vascular en las vellosidades del intestino con más L-T8 e inflamación de la lámina propia.

Los alimentos ricos en níquel que debemos evitar son el tomate (incluida la salsa y el zumo), el cacao, las legumbres (soja y cacahuetes incluidos), las nueces, las almendras, la harina integral de trigo, maíz, mijo, avena o trigo sarraceno; la cebolla, el ajo, la col, la coliflor, el repollo, la lechuga y las espinacas, el marisco, los champiñones, la margarina y el regaliz.

Los únicos cereales permitidos son el pan de centeno integral, la quinoa y el arroz o la pasta de arroz.

Es habitual que haya quienes descubran su problema con el níquel cuando empiezan una dieta *gluten free*, ya que los cereales sin gluten más consumidos (avena, maíz o trigo sarraceno) son muy altos en níquel. Si eres celiaco y continúas con problemas digestivos o incluso estás peor siguiendo la dieta sin gluten, quizá también debas considerar la hipersensibilidad al níquel y valorar la necesidad de seguir una dieta sin gluten y sin níquel, reduciendo o eliminando cereales como la avena, el maíz o el trigo sarraceno, que no tienen gluten pero sí contienen un alto nivel de níquel. Hay personas que lo descubren porque la avena no les sienta bien y el sudor les provoca picores en la piel, o porque saben que, si no se ponen la camiseta por dentro de los pantalones, la parte metálica del botón les irrita la piel.

Los síntomas de la hipersensibilidad al níquel (Ni ACM y dermatitis de contacto) son:

- Digestivos: hinchazón, distensión o dolor abdominal, flatulencias, borborigmos o heces blandas.
- Extraintestinales: fatiga, dolor de cabeza y mente nublada, mareos, fiebre, cistitis, fibromialgia y síndrome de fatiga crónica.
- Dermatológicos crónicos: picores, eccemas, dermatitis, urticaria o angioedema.
- Endometriosis.

Como puedes ver, los síntomas desencadenados por el níquel son muy parecidos a los de la NCGS producidos por el trigo. Los pacientes con Ni ACM sufren de más dolor pélvico, y los que presentan NCGS tienen una gravedad mayor de la dermatitis y del dolor de cabeza.

Estos síntomas de hipersensibilidad al níquel también podrían parecerse a los que padecen las personas con intolerancia a la lactosa, pero esta no provoca problemas en la piel. Para diagnosticar la sensibilidad al níquel hay que hacer un análisis de sangre que incluya el test MELISA (permite diagnosticar la hipersensibilidad tanto al níquel como a otros metales) y también la prueba de parche en la piel o en la mucosa oral para el níquel (realizada por un alergólogo o un dermatólogo). El tratamiento de esta hipersensibilidad se basa en evitar los alimentos que lo contienen y, probablemente, también la lactosa, ya que el 75 % de los pacientes con problemas con el níquel tienen malabsorción de la lactosa. Además, se recomienda minimizar la exposición ambiental, evitando el contacto con la piel de:

- Champús, tintes y acondicionadores del cabello, maquillajes, cremas corporales o tratamientos faciales.
- Joyas, bisutería, relojes, cremalleras y el gancho o el aro del sujetador.
- Móviles, la montura metálica de las gafas, llaves, monedas. Por eso provocan picores y sequedad de manos que no mejoran con las cremas hidratantes.
- Utensilios de cocina con níquel. Recomiendo los cubiertos de acero inoxidable.
- Tabaco, sobre todo los cigarrillos electrónicos.
- Tatuajes, sobre todo su eliminación con láser.
- Prótesis (rodilla, cadera...), *stents* y marcapasos.
- Exposición dental: ortodoncias, amalgamas, implantes de titanio. Sobre todo no enjuagar el flúor, que hace que los metales liberen más níquel.

Te recomiendo:

- Beber agua filtrada por osmosis inversa.
- Suplementos: vitamina C (500 mg, tres veces al día), A y hierro (evita carencias).
- Equilibrar la microbiota intestinal.
- Probióticos para el eje intestino-piel: *Lactobacillus rhamnosus* 19070-2 y *Lactobacillus reuteri* 12246. BioGaia Protectis (*Lactobacillus reuteri* DSM 17938).

Notarás las mejoras tan rápido como en tus orejas cuando te quitas los pendientes de bisutería.

Me gustaría que conocieras testimonios inverosímiles de pacientes que un día descubrimos que eran hipersensibles al níquel y solucionaron sus problemas crónicos de fatiga, cefaleas y dolor cuando dejaron de fumar y eliminaron el tomate, la avena, el regaliz y el chocolate.

Las medidas higiénicas que recomiendo cariñosamente a las chicas con problemas con el níquel son:

- Las joyas deben ser de oro o de plata, nada de bisutería.
- Los tintes del cabello que te dejaban la cabeza roja durante días ahora serán de un tinte natural sin níquel.
- Pon una funda al móvil y al iPad.
- Como las monedas de euro te dan alergia, dile a tu pareja que tú te quedas los billetes y él las monedas. Indícale que lo has leído en libro de Xevi (aunque sepas que la cajera del supermercado y la de la gasolinera tal vez usan guantes si las monedas les dan alergia, no se lo digas).

Lactosa, fructosa y sorbitol

La intolerancia a los alimentos con lactosa, fructosa y sorbitol es una de las reacciones adversas más comunes, que provoca síntomas digestivos y extradigestivos tras la ingesta de estos azúcares.

Cuando el intestino está inflamado, estos hidratos de carbono de cadena corta no pueden absorberse bien y tienen un efecto osmótico (atraen agua a la luz del intestino delgado), así que te sentirás el vientre hinchado, lleno de agua. A continuación, estos azúcares no absorbidos en el intestino delgado llegarán al colon, donde las bacterias los fermentarán con rapidez y eso producirá un exceso de metabolitos y gases, así que te sentirás el vientre doblemente hinchado: por exceso de gases y por el agua que llega del intestino delgado. Cuando tu intestino no puede absorberlos y sigues ingiriéndolos, lo normal será que tengas distensión, dolor e hipersensibilidad intestinal.

El diagnóstico para confirmar la malabsorción se realiza a través del test del aliento para la lactosa, la fructosa o el sorbitol. Puede salir positivo para más de uno: si el intestino delgado está inflamado, lo normal y esperado es que no pueda realizar de manera adecuada su función de absorber los nutrientes (ni un azúcar ni otro).

	Hiper-sensibilidad al níquel	**Intolerancia a la lactosa**	**Intolerancia a la fructosa y polioles**
Síntomas digestivos	Hinchazón Distensión o dolor abdominal Flatulencias Borborigmos o heces blandas	Hinchazón Distensión o dolor abdominal Flatulencias Borborigmos o heces blandas Náuseas Diarrea o estreñimiento	Distensión o dolor abdominal Flatulencias Diarrea o estreñimiento
Síntomas extraintestinales	Fatiga Dolor de cabeza Mente nublada Mareos Fiebre Cistitis Fibromialgia y síndrome de fatiga crónica Picores Eccemas Dermatitis Urticaria o angioedema Endometriosis	Fatiga Dolor de cabeza Mente nublada Migraña Dolor articular y muscular Aftas en la boca Ganas de orinar con frecuencia	Fatiga Migraña Dolor articular y muscular Fibromialgia Depresión Hipoglucemia Cefalea Irritabilidad

Lactosa

¿La leche del desayuno te hace correr para ir al baño y tienes heces pastosas o explosivas? ¿Orinas muchas veces? ¿Te duele la cabeza, estás fatigado o padeces dolores crónicos?

Si la lactosa no se absorbe en el intestino delgado, el exceso de productos de fermentación en el colon provocará síntomas digestivos (dolor, distensión, hinchazón, gases, borborigmos, náuseas, diarrea o estreñimiento) y extradigestivos (dolor de cabeza, migraña, cabeza nublada, dolor articular y muscular, fatiga, aftas en la boca o ganas de orinar frecuentemente).

La lactosa se encuentra en la leche de origen animal y sus derivados, como el queso, el kéfir, el yogur o la nata, o bien se añade a las comidas procesadas, las sopas, los helados o los embutidos.

Cuando elimines la lactosa, no te preocupes por la falta de calcio. También lo puedes encontrar en las almendras, las avellanas, la yema de huevo, las semillas de sésamo, la chía, las sardinas, las hojas verdes y alimentos altos en FODMAP, como el coco, el brócoli, los garbanzos y los anacardos.

Fructosa y polioles

¿El ajo y la cebolla te hinchan? ¿Te han diagnosticado fatiga crónica o fibromialgia? ¿Las cerezas o el melocotón te hacen ir al baño y tener las heces más blandas? ¿Los chicles sin azúcar (con sorbitol) te provocan gases y urgencia por ir al lavabo?

La intolerancia a la fructosa o al sorbitol se produce cuando en el intestino delgado hay malabsorción y atracción de agua en la luz intestinal (efecto osmótico) y después, en el colon, se da una excesiva fermentación con muchos gases que provocan síntomas digestivos como dolor abdominal, distensión abdominal, flatulencias, estreñimiento o diarrea, y síntomas extradigestivos como fatiga, hipoglucemia, cefalea, migraña, depresión, irritabilidad, dolor articular y muscular o fibromialgia.

El colon irritable y la fibromialgia se asocian con las intolerancias (sobre todo a la fructosa). Gracias a recientes investigaciones, hemos visto que el origen de muchos de los síntomas de la fibromialgia son los bajos niveles de serotonina que caracterizan a estas personas que conviven con la que antes pensábamos que era una enfermedad crónica.

Revisando las mejores recomendaciones para diagnosticar y tratar a las personas que sufren fibromialgia, el equipo de investigación de Macfarlane nos explicó en 2016 que los factores etiopatológicos son multifactoriales, es decir, no hay un único origen que provoque todos estos síntomas, de manera que no hay un tratamiento que sirva a todos los afectados por igual. Existen distintas hipótesis de tratamiento, farmacológicas y naturales, pero hoy parece que lo que más beneficia a las personas que sufren fibromialgia es el ejercicio físico junto con la recuperación del sistema gastrointestinal, el encargado de fabricar el 90 % de la serotonina del organismo. Deberás escuchar a tu intestino y personalizar tu solución.

Al principio se observó que los pacientes que tenían fibromialgia empeoraban sus dolores generalizados y su rigidez después de desayunar fruta, mermelada, cereales de trigo o pan de centeno. Por tanto, la fructosa estaba involucrada como factor desencadenante.

Ya en el siglo XXI, el equipo de investigación de Ledochowski advirtió de que la malabsorción de la fructosa y el sorbitol podían provocar problemas en la absorción del triptófano a nivel intestinal, un aminoácido esencial imprescindible para fabricar serotonina y melatonina. La carencia de serotonina y otros metabolitos derivados del triptófano condicionan, en consecuencia, problemas digestivos, cambios anímicos, depresión, ansiedad, insomnio y más.

Seguimos avanzando y, en 2017, gracias a las investigaciones de Silvia Maria Lattanzio, de la Universidad de Padua (Italia), publicadas en *Frontiers in Medicine*, ampliamos nuestro conocimiento y ahora sabemos que la presencia en el intestino de moléculas no absorbidas correctamente puede provocar:

- Menor absorción intestinal del triptófano que va hacia la circulación sanguínea.
- Menor cantidad de triptófano biodisponible para fabricar serotonina.
- Carencia de serotonina, que desencadena los síntomas de la fibromialgia.

¿Cuáles son estas moléculas no absorbidas? La fructosa, la lactosa y el sorbitol. En estudios observacionales se ha comprobado que las personas con intolerancia a estos azúcares respecto a las que presentan una buena absorción tienen más problemas depresivos y dolores crónicos por la afectación de la síntesis de serotonina en el intestino y la alteración del sistema neuroinmunoendocrino.

Ledochowski y su equipo de investigación explicaron que los altos niveles de lactosa en el intestino de las personas intolerantes interfieren en la absorción del triptófano. El mecanismo fisiopatológico propuesto es la formación de complejos entre la lactosa no absorbida y el triptófano circulante en el intestino, lo que afecta negativamente a su absorción. Además, en sus investigaciones se encontraron resultados similares entre los pacientes con intolerancia al sorbitol, y en especial a la fructosa, la molécula más estudiada.

Como la fructosa no se absorbe en el intestino delgado, se deposita en el intestino, se enlaza con el triptófano de la dieta y bloquea su absorción. Esta insuficiente absorción del triptófano causa una reducción de la síntesis de serotonina y provoca síntomas depresivos, ansiedad por comer dulces, colon irritable y todos los demás problemas de quienes sufren de fibromialgia.

Todos los pacientes con malabsorción de la fructosa tienen altos niveles de esta molécula depositados o circulando por el intestino, y esto es lo que se debe resolver para revertirla. La malabsorción de la fructosa está asociada con síntomas depresivos o fibromialgia porque condiciona bajos niveles de triptófano y serotonina, zinc, ácido fólico, hierro y ferritina.

La serotonina (5-HT) es necesaria para la motilidad y la absorción del agua y los nutrientes en el intestino delgado, lo que evita que se encharque el camino por el que deben absorberse los alimentos. El colon irritable y la fibromialgia son dos patologías relacionadas con las alteraciones en la fabricación de serotonina («ruta de la serotonina») en las que el triptófano prioriza la llamada «ruta de la quinurenina». Esta está más activa cuando hay inflamaciones o niveles elevados de cortisol por culpa de inflamaciones o estrés crónicos. Además, cambia el metabolismo para activar la inmunidad, alterando la función serotoninérgica. La reducción de las inflamaciones y el estrés devolvería la actividad hacia la «ruta de la serotonina», lo que mejoraría las enfermedades asociadas con el metabolismo del triptófano, como el colon irritable y la fibromialgia.

La síntesis de serotonina en el intestino (células enteroendocrinas) depende de la abundancia de las bacterias sanas que saben fabricarla (formadoras de esporas, *Streptococcus*, *Enterococcus*, *Akkermansia muciniphila*, *Escherichia* y *Clostridium*) y sobre todo de la suficiente ingesta de triptófano. Si ingerimos una cantidad por debajo de la necesaria, seguro que los niveles de serotonina en el intestino y el cerebro serán más bajos.

Sin embargo, una vez se facilita lo básico, el foco está en eliminar los factores causales del estrés y las inflamaciones, y recuperar el equilibrio del eje microbiota-intestino-cerebro para mantener más activa la «ruta de la serotonina» que la «ruta de la quinurenina». Por eso las mejoras alimentarias para las personas con intolerancia a estos azúcares —lactosa, fructosa y sorbitol— y que sufren de colon irritable y fibromialgia son:

- Seguir una dieta baja en FODMAP.
- Evitar el aspartamo (E-951), el glutamato (E-621) y la sacarosa (azúcar de mesa).
- Ingerir suficiente triptófano.

Recuerda: Una dieta rica en triptófano y baja en FODMAP mejora los síntomas del colon irritable y la fibromialgia.

Dieta baja en FODMAP

Esta dieta consiste en la reducción de un grupo de carbohidratos de cadena corta que se absorben mal en el intestino delgado, donde además tienen un efecto osmótico (llenan de agua la luz intestinal), y son muy fermentables cuando llegan al colon, donde inflaman la mucosa y acidifican el pH en exceso.

La dieta baja en FODMAP reduce la ingesta de:

- **Fructosa:** presente en alimentos como la miel, las manzanas y los mangos.
- **Lactosa:** presente en la leche, el queso y el yogur (deficiencia de lactasa).
- **Fructanos:** presentes en el trigo, la cebolla, el ajo, la alcachofa, etc.
- **Galactooligosacáridos:** presentes en las legumbres.
- **Polioles** (principalmente el sorbitol, E-420, y el manitol, E-421): presentes en la coliflor, las manzanas, las peras, las cerezas, los albaricoques, las setas y los edulcorantes (chicles y caramelos duros sin azúcar, postres congelados, confitería y productos horneados).

La Universidad de Monash (Australia) es pionera en la investigación y divulgación de la dieta baja en FODMAP. Te recomiendo la guía detallada de la app Monash FODMAP (<https://www.monashfodmap.com/>).

Alimentos altos en FODMAP que debes evitar	
Grupo fructosa	Frutas: manzana, pera, melón, melocotón, mango, cereza, sandía, higos, fruta enlatada en jugo natural.
	Edulcorantes: miel, fructosa, sirope de arce, sirope de agave, jarabe de maíz de alta fructosa, mermeladas light con fructosa.
	Verduras: espárragos, alcachofa, guisantes, cebolla, ajo negro, brócoli.
	Grandes dosis de fructosa: concentrados de fruta, grandes raciones de fruta, fruta deshidratada (pasas, ciruelas pasas, dátiles), zumo de fruta.
	Vino dulce, ron.

Grupo lactosa	Leche (de vaca, cabra u oveja), helado, nata.
	Yogur, natillas, cuajada, kéfir.
	Quesos suaves y frescos (ricotta, cottage, requesón, mascarpone…).
Grupo fructanos	Cereales: trigo, centeno y cebada, cuando se consumen en grandes cantidades (por ejemplo: pan, pasta, cuscús, galletas saladas, galletas).
	Verduras: alcachofa, espárrago, remolacha, col de Bruselas, col, brócoli, repollo, hinojo, puerro, cebolla, ajo, guisantes, achicoria.
	Frutas: plátano maduro, caqui, sandía, albaricoque, nectarina, melocotón, granada, chirimoya, melón verde.
	Frutos secos: anacardos, pistachos. Fruta deshidratada: dátiles, higos secos, ciruelas pasas, pasas de Corinto, orejones.
	Suplementos naturales con FOS o inulina (probióticos, laxantes, bebida de soja). Manzanilla (infusión o suplemento)
Grupo galactanos	Legumbres: alubias, garbanzos, guisantes, lentejas, soja, yogur de soja.
Grupo polioles	Frutas: manzana, albaricoque, pera, nectarina, sandía, chirimoya, melocotón, caqui, lichi, cereza, ciruela, pasas, mora, aguacate (máximo ¼), coco, aloe vera, fruta deshidratada (ciruelas pasas, dátiles, orejones).
	Verduras: coliflor, apio, champiñones, guisantes, pimiento verde, maíz dulce.
	Edulcorantes (chicles, caramelos sin azúcar, procesados): sorbitol (E420), manitol (E421), xilitol (E967), maltitol (E965), isomaltitol (E953) y otros que terminan en «-ol».

Alimentos altos en FODMAP		
Verduras	**Frutas**	**Otros**
Cebolla, ajo, parte blanca de puerros y cebolletas, repollo, champiñones, frijoles, frijoles rojos, lentejas, guisantes, col de Bruselas, coliflor, espárragos, remolacha, alcachofa, hinojo.	Manzana, pera, melocotón, albaricoque, nectarina, ciruela, mango, sandía, cereza, lichi, zumo de fruta, fruta enlatada en jugo natural, fruta deshidratada.	Trigo, cebada, centeno, pan, pasta, cuscús, galletas, pasteles.
		Leche y productos lácteos (queso, yogur, nata…), leche de soja.
		Miel, edulcorantes que contienen fructosa (siropes, jarabe de maíz).
		Edulcorantes como sorbitol, manitol, xilitol, isomalta, maltitol y otros con nombres que terminan en «-ol».

Ingrediente alto en FODMAP	Alternativa baja en FODMAP
Cebolla y puerro (la parte blanca)	Las puntas verdes o la zona de transición del verde al blanco de la cebolla o el puerro. Cebolla encurtida.
Ajo	Aceite infusionado con ajo.
Champiñón	Gírgola (champiñón ostra), hongos negros, hongos shimeji, champiñón común en lata y en remojo con agua.
Caldo	Caldo casero elaborado con ingredientes bajos en FODMAP.
Pan, pasta, cuscús, ñoquis de trigo, centeno, cebada, kamut, amaranto, espelta (> 200 g)	Arroz, fideos chinos de arroz, polenta, trigo sarraceno, quinoa, avena, tapioca, mijo, espelta (< 200 g), elaboraciones hechas con masa madre.

Fruta deshidratada, aguacate	Arándanos rojos deshidratados, limitar el consumo a ¼ de aguacate.
Legumbres: alubias rojas, garbanzos, guisantes, soja, productos de soja	Lentejas o garbanzos en lata (en remojo).
Anacardos, pistachos	Nueces de Brasil, de macadamia, almendras, avellanas…
Harina de trigo	Harina de arroz, coco (tres cucharadas) o sorgo.
Leche de vaca, yogur, queso, yogur con sabor a fruta	Leche de avena o almendras, leche de cabra u oveja sin lactosa, leche de coco (media taza), agua de coco (250 ml), yogur de coco, queso vegano de almendras, kéfir de avena.

Alimentos que puedes tomar en una dieta baja en FODMAP	
Lácteos pobres en lactosa	Lácteos y derivados de cabra y oveja sin lactosa.
	Quesos curados, brie, camembert, cheddar, feta, mozzarella de búfala, parmesano.
	Bebidas vegetales (de almendras, arroz, avena).
Cereales	Espelta, arroz, maíz, tapioca, polenta, mijo, quinoa, avena, trigo sarraceno.
Verduras y hortalizas	Patata, boniato, chirivía, calabacín, calabaza, daikon, espinacas, judía verde, pimiento rojo, pepino, lechuga, endivia, tomate, zanahoria, apio, maíz dulce.
	Perejil, cilantro, albahaca, menta, chile, orégano, tomillo, romero, jengibre.
Grasas	Aceites vegetales virgen extra (oliva, girasol), ghee, aceite de lino o sésamo.
Frutos secos	Almendras, nueces de macadamia, avellanas, cacahuetes, semillas de girasol y calabaza.

Frutas y frutas secas	Plátano verde, uva, melón amarillo y cantalupo, kiwi, higo chumbo, lima, limón, mandarina, naranja, papaya, piña, frambuesa, fresa.
Edulcorantes	Estevia, mermelada de frutas permitidas.
Bebidas	Infusiones, cacao, café natural (no torrefacto).
	Refrescos azucarados o edulcorados con edulcorantes permitidos.
	Vinos secos.
Forma de cocinado (evitando ajo y cebolla)	Para cocinar y aliñar, se puede utilizar cilantro, albahaca, hierba de limón, menta, chile, perejil, mejorana, orégano, tomillo, romero.

Esta dieta baja en FODMAP reduce las inflamaciones y la histamina en el organismo; elimina el agua del intestino delgado, lo que mejora la absorción de minerales, vitaminas y aminoácidos (zinc, ácido fólico y triptófano); y disminuye los gases del colon y aumenta la fabricación de serotonina y melatonina. Las guías clínicas y diversos metaanálisis recomiendan esta dieta para tratar los trastornos funcionales digestivos, como el colon irritable, el reflujo y la dispepsia funcional, ya que ha demostrado ser muy eficaz para reducir los síntomas digestivos (fatiga, dolor y distensión abdominal, flatulencias, estreñimiento o diarrea) y extradigestivos (fatiga, cefalea, dolor articular y muscular…). Las mejoras de los síntomas empiezan a partir del segundo día.

Evita el aspartamo, el glutamato y la sacarosa

Estos podrían ser los ingredientes perfectos para el cóctel que puede arruinar tu salud.

- **Aspartamo (E-951).** Este edulcorante artificial está prohibido en países como Islandia, Noruega y Japón, pero es legal en España. Está compuesto por ácido aspártico (40 %), fenilalanina (50 %) y metanol (10 %). Su consumo regular provoca estrés oxidativo, disbiosis intestinal e inflamación sistémica. Asimismo, el aspartamo provoca un aumento de la fenilalanina (su principal componente), que reduce la entrada de triptófano en el cerebro. Resultado: una menor síntesis de la serotonina (5-HT) y ya sabes qué significa eso, ¿recuerdas? Tú decides. Lo encontrarás en los chicles sin azúcar, bebidas dulces como la Coca-Cola Zero, zumos de frutas o yogures *light* e incluso en suplementos naturales o medicamentos.

- **Glutamato (E-621 o GMS).** Este aminoácido altera el eje neuroendocrino HHA (la producción normal de cortisol) y la producción de energía de las mitocondrias, lo que provoca fatiga como síntoma principal. Además, tiene efectos excitatorios y desmielinizantes en el sistema nervioso central y periférico (esclerosis múltiple y otras enfermedades neuroinflamatorias). Las células inflamatorias fabrican esta sustancia neurotóxica, pero también se añade en muchos alimentos con un efecto potenciador del sabor que hará que no puedas dejar de comer (glutamato monosódico). Lo encontrarás en muchos procesados, como aceitunas rellenas, patatas de bolsa, kikos, bocas de mar, jamón de York, sopas y pipas, por ejemplo. Si empiezas a comer, no podrás parar.
- **Sacarosa.** Azúcar de mesa. Es un edulcorante formado por una molécula de la fructosa y otra de la glucosa. A pesar de ser considerado bajo en FODMAP, el azúcar de mesa provoca disbiosis intestinal (*E. coli*, cándida, etc.) e inflama el intestino de cualquier persona sana. Si tienes un SIBO o SIFO y buscas algo dulce y seguro, solo te recomiendo usar estevia, la fruta del monje (sin eritritol) o azúcar de coco (una cucharadita).

Ingerir suficiente triptófano

Una dieta rica en triptófano y baja en FODMAP facilita su absorción en el intestino delgado. Es muy importante que ingieras suficientes alimentos con triptófano, el aminoácido precursor de la síntesis de la serotonina y la melatonina. Una ingesta insuficiente reduce la síntesis en el intestino y el cerebro.

El triptófano está presente en las proteínas:

- **De origen animal:** lácteos como queso y yogur (cabra u oveja), carne (pollo, pavo, cordero, ternera), huevos, pescado (atún, halibut, bacalao, salmón) y marisco.
- **De origen vegetal:** brócoli, coliflor, col, patatas, calabaza, soja, lentejas, garbanzos, semillas de girasol, chía, sésamo y lino, pipas de calabaza, pistachos, nueces, anacardos, cacahuetes, almendras, avena y arroz integral, maíz, trigo, plátano, aguacate y chocolate.

Una dieta rica en triptófano y baja en FODMAP facilita la absorción del primero en el intestino delgado.

Y si combinas triptófano con hidratos de carbono mejorarás su absorción a nivel cerebral por el efecto de la insulina. Se ha comprobado que, después de la ingesta de carbohidratos, aumentan los niveles de insulina, y esto facilita que los aminoácidos ramificados se absorban en los músculos (disminuyan en la sangre) y que el triptófano se absorba en el cerebro a través de la barrera hematoencefálica. El triptófano, junto con la glucosa (insulina), no se encuentra con competidores, así que tiene vía libre para entrar en el cerebro y fabricar serotonina y melatonina.

Si sigues una dieta hiperproteica (o solo comes proteínas), el triptófano se absorbe peor en el cerebro porque otros aminoácidos presentes de forma natural en las proteínas compiten con él para el transporte a través de la barrera hematoencefálica, la puerta de entrada del cerebro. Lo mismo ocurre con las dietas altas en grasas y bajas en carbohidratos, como la cetogénica, que reducen los niveles de insulina y quizá también los de triptófano, con la consecuente reducción de serotonina y melatonina en el cerebro si se sigue a largo plazo.

Es mejor tomar las proteínas de origen animal en el desayuno o la comida, ya que favorecen la producción de dopamina y noradrenalina, responsables del despertar y la motivación.

Contenido de triptófano					
Alimentos con alto contenido de FODMAP	**Contenido de triptófano (g) (por 100 g de alimento)**	**Fibra dietética soluble en agua (g) (por 100 g de alimento)**	**Alimentos con bajo contenido de FODMAP**	**Contenido de triptófano (g) (por 100 g de alimento)**	**Fibra dietética soluble en agua (g) (por 100 g de alimento)**
Manzana	0,0030	2,44	**Banana**	0,0118	1,04
Mango	0,0056	1,10	**Naranja**	0,0003	0,56
Trigo	0,1168	4,67	**Maíz**	0,0632	0,94
Cebada	0,2080	3,01	**Arroz**	0,0860	0,82
Centeno	0,1080	15,1	**Ragi**	0,0664	1,67
Repollo	0,0230	2,47	**Berenjena**	0,0156	1,20
Coliflor	0,0291	2,51	**Pimiento**	0,0124	0,73
Anacardo	0,2226	3,30	**Almendra**	0,1851	2,52
Pistacho	0,2811	10,3	**Nuez**	0,1622	0,65
Queso	0,2002	0,00	**Yogur**	0,1550	0,00
Leche	0,0452	0,00	**Avena**	0,1785	3,81
Miel	0,0042	0,23	**Frijoles**	0,2790	2,62
Champiñón	0,0356	1,02	**Calabaza amarga**	0,0204	3,10
Raíz de remolacha	0,0142	2,84	**Ocra**	0,0093	1,33

Por la noche es preferible que el triptófano provenga de proteínas de origen vegetal, en concreto de las nueces y las almendras, ricas en triptófano y magnesio, además de que mejoran el insomnio. Te recomiendo que las combines con hidratos de carbono fáciles de absorber, como el almidón de los tubérculos (patata, boniato, chirivía y calabaza) o de los cereales bajos en FODMAP, como la quinoa o el arroz cocidos.

Si estás sano y no padeces inflamación intestinal, no necesitas seguir una dieta baja en FODMAP. De noche, puedes comer soja (Heura, tofu, tempeh, miso o edamame), lentejas o garbanzos, por ejemplo. Estos alimentos son ricos en triptófano y almidón, que combinan muy bien. Como recordarás, después de digerir el almidón, la glucosa se absorbe en la sangre y la secreción de insulina posterior facilita que el triptófano se dirija al cerebro mientras que los aminoácidos con los que compite se desviarán hacia los músculos. Así el triptófano tendrá vía libre para la síntesis de la serotonina y la melatonina.

Otras buenas opciones para aumentar la serotonina son:

- Exponerse a la luz natural (o una luz artificial brillante) durante las horas diurnas. Incluso se dice que los niveles de serotonina son más altos en el cerebro *post mortem* de personas que han fallecido en verano, en comparación con quienes han fallecido en invierno.
- Meditar y pasar tiempo en la naturaleza.
- Hacer ejercicio físico aeróbico de intensidad baja-moderada de forma regular (treinta minutos al día). La intensidad ideal sería aquella que te permita hablar pero no cantar. Esto mejora la serotonina y las enfermedades relacionadas con ella. El ejercicio físico aumenta el triptófano en sangre y disminuye los niveles de los aminoácidos de cadena ramificada (BCAA) (leucina, isoleucina y valina), que compiten con el triptófano para su transporte hacia el cerebro.

Salicilatos (aspirina)

¿Tienes alergia a la aspirina o el ibuprofeno? ¿Tienes pólipos en la nariz o asma? ¿Te sienta mal la cúrcuma o el orégano?¿Sigues una dieta sana y te da la sensación de que te cae mal todo?

El ácido salicílico y sus derivados (ácido acetilsalicílico o aspirina) son fármacos muy populares que se usan como analgésicos, antiinflamatorios o para bajar la fiebre (antipirético). Pero estoy aquí para explicarte que también los encontramos de forma natural en muchos alimentos considerados antiinflamatorios. Si tienes alergia a la aspirina o intolerancia a los AINES (ibuprofeno), nunca se te ocurriría tomarte uno de estos fármacos, ¿no? Pues ¿te imaginas cómo debe encontrarse alguien que coma alimentos a los que es alérgico? Si los ingieres, dispararás las alertas del sistema inmunitario y provocarás inflamaciones o reacciones adversas.

Los síntomas más frecuentes son respiratorios (pólipos nasales, rinitis, sinusitis, asma), digestivos, eccemas, urticaria, fatiga y dolor crónico.

Alimentos ricos en salicilatos	**Alimentos bajos en salicilatos**	**Alimentos libres de salicilatos**
Frutas: fresas, ciruelas, uvas, frambuesas, sandía, piña, manzana, dátiles, frutos secos (almendra, castaña).	Frutas: plátanos, manzanas, limones…	Frutas: manzanas y peras peladas, alguna variedad de manzana. Nota: Una manzana Pink Lady sin pelar tiene 9,0 mg/kg de salicilatos; pelada, 2,9 mg/kg.
Vegetales: pepinos en escabeche, pimiento, encurtidos, coliflor.	Vegetales: zanahoria, repollo, calabaza, cebolla, cebolletas.	Aves, huevos y pescado, berenjena sin piel.

Legumbres: lentejas, frijoles.	Lácteos (queso, yogur), lentejas rojas.	Lácteos: leche, mantequilla…
Cereales: trigo sarraceno, avena, maíz.	Aceite de oliva.	Cereales: mijo, cebada, trigo…
Hierbas y especias, vino, té verde.	Carnes: ternera y cerdo.	Manteca de cerdo.

La propuesta será una dieta baja en salicilatos, la suplementación de enzimas digestivas que contengan xilanasa y favorecer el metabolismo para mejorar la tolerancia oral en el futuro. Para más información, te recomiendo leer el capítulo de la sulfatación y la glucuronidación del hígado (enzimas que detoxifican los salicilatos) de mis libros *Transforma tu salud* y *Cuídate*.

Histamina

Cuando te pica un mosquito, ¿te deja una gran marca roja en la piel? ¿Sientes dolor cuando te baja la regla o sueles tener cefaleas, migrañas y la presión arterial baja? ¿Te sonrojas cuando practicas deporte o cuando pasas vergüenza? Si te identificas con estos síntomas, es probable que todo se deba a un exceso de histamina en tu cuerpo.

Estos síntomas, entre muchos otros, se producen cuando hay un exceso de histamina en el cuerpo. Las reacciones adversas o la intolerancia a la histamina se conocen como «histaminosis no alérgica» debido a que los síntomas se parecen mucho a las reacciones alérgicas (IgE elevadas) que mejoran con antihistamínicos, pero en este caso el origen y el tratamiento son muy distintos.

En pequeñas cantidades, la histamina tiene funciones beneficiosas y muy importantes en nuestro organismo, pero el problema surge cuando hay un exceso de ella y no se degrada correctamente. Es decir, la intolerancia a la histamina ocurre cuando hay un desequilibrio entre la que tenemos en el cuerpo y nuestra capacidad de eliminarla. Cuando se acumula la histamina, activa sus receptores y genera muchos síntomas por todo el cuerpo.

Síntomas de intolerancia a la histamina	
Sistema gastrointestinal	Distensión abdominal (92 %), plenitud posprandial (73 %),diarrea (71 %), dolor abdominal (68 %), estreñimiento (55 %), gastritis, hinchazón, flatulencia, náuseas, vómitos.
Sistema nervioso	Dolor de cabeza, migraña, contracturas, fibromialgia y fatiga crónica, nerviosismo, ansiedad, ataques de pánico, depresión. Insomnio, alteraciones del sueño, despertarse entre las tres y las cuatro de la madrugada.
Piel	Prurito, enrojecimiento, urticaria, dermatitis, hinchazón.
Sistema reproductivo	Dolor menstrual y cefalea relacionados con el ciclo menstrual.
Sistema respiratorio	Rinitis, congestión nasal, disnea, estornudos, tos, sibilancias, asma bronquial.
Sistema cardiovascular	Hipotensión, taquicardia, arritmias.

La histamina puede provenir de la dieta, de las bacterias que la producen (*Lactobacillus*, *Streptococcus* y *Enterococcus*), de las bacterias proteolíticas, de las células inmunes (mastocitos, eosinófilos, basófilos, células dendríticas, linfocitos T, plaquetas) y de las neuronas histaminérgicas (ritmo circadiano, estrés). Seguro que ya puedes deducir cuáles son los factores que nos llenarán más de histamina: el estrés crónico, la mala salud intestinal, las infecciones que activan la respuesta inmunitaria y los alimentos altos en histamina. En cualquier caso, debes eliminar la histamina que tengas en el cuerpo de forma normal, y aquí tenemos los campeones que se encargarán de ello: las enzimas que degradan y eliminan toda la histamina del cuerpo son la DAO (diamino oxidasa) y la metilación (histamina-

N-metiltransferasa, HNMT). Ambas deben estar siempre activas para evitar el acúmulo tóxico e inflamatorio de la histamina.

Una disminución de la actividad de la DAO —que está justo en el epitelio del intestino— o de la metilación —que está dentro de nuestras células— provocará que se acumule la histamina y producirá síntomas típicos de la intolerancia a la histamina. Si se acumula en el intestino, provocará una hipersensibilidad del sistema nervioso intestinal al aumentar la liberación de la sustancia P, que hace que sientas dolor en el abdomen y en cualquier parte del cuerpo, contracturas y ansiedad. La histamina puede provocar tantos síntomas que al final tal vez tengas la sensación de que «a ti te pasa de todo».

Cuando alguien tiene una alergia alimentaria mediada por IgE, la reacción histamínica se produce muy rápidamente tras ingerir el alérgeno (menos de una hora). En cambio, en el caso de la intolerancia a la histamina, si una persona ingiere alimentos ricos en ella, los síntomas suelen aparecer hasta cuatro horas después de la ingesta. Si se trata de síntomas que padece de forma crónica, estos empeoran.

Los alimentos ricos en histamina son:

Carne	Embutidos, salchichones, carnes envasadas, en conserva, paté, jamones…
Pescados y mariscos	Secos, ahumados, marinados, en escabeche, enlatados o en conserva (arenque, atún, caballa, sardina y anchoa), sopas y salsas de pescado y marisco.
Quesos	Duros o blandos. Cuanto más curados, más histamina contendrán.
Verduras	Berenjena, tomate (incluso su jugo o en salsa), chucrut, kimchi, encurtidos, espinacas, soja fermentada (salsa de soja, shoyu, tamari, miso, tempeh).
Bebidas, salsas con vinagre y líquidos	Vinagre, mayonesa, regaliz, picantes, cacao, pasta de cacao o alcohol de todo tipo, en especial vino tinto, cerveza, champán, whisky y coñac. El alcohol reduce la degradación de la histamina y aumenta la permeabilidad del intestino, de manera que puede empeorar los síntomas de la intolerancia a la histamina.

Además, debemos tener cuidado con los alimentos fermentados (especialmente el queso y el pan, aunque este sea de masa madre), puesto que contienen bacterias, mohos y, a menudo, micotoxinas que provocan la liberación tóxica de histamina. Por lo tanto, no los recomiendo hasta que recuperemos la actividad normal de las enzimas y el equilibrio de la microbiota.

Una dieta baja en histamina debe formar parte de la solución del problema, porque, al reducir la que entra a través de la dieta, a las enzimas les costará menos degradar la restante en el cuerpo. Cuando una persona con intolerancia a la histamina empieza una dieta de esta clase, lo normal es que en cuatro semanas mejoren claramente los síntomas que creían que eran crónicos, como el dolor de regla, las contracturas, la cefalea y los problemas digestivos.

Diagnóstico de intolerancia a la histamina

Si te identificas con dos o más de los síntomas que se han mencionado antes, es muy probable que se deba a un exceso de histamina en el cuerpo, es decir, que tengas una intolerancia a la histamina. Recomiendo hacer un análisis de sangre, orina y heces.

- En sangre: analizar la histamina en sangre no nos ofrece información fiable, así que recomiendo valorar los siguientes datos:
  - Para la enzima DAO: actividad de la DAO, vitamina B6, vitamina C, cobre y zinc.
  - Para la metilación: homocisteína, magnesio, zinc y ácido fólico intraeritrocitarios, vitamina B6 y holotranscobalamina (B12 activa). Si los niveles de homocisteína son más elevados de 10, indicará que metilas lento, así que debes mejorar la metilación para facilitar que el cuerpo elimine la histamina. Te recomiendo leer los capítulos dedicados a la metilación de mis libros *Transforma tu salud* y *Cuídate*, donde explico en profundidad cómo mejorarla y ofrezco ejemplos de dietas.

Si eres perfeccionista, autoexigente, meticuloso, obsesivo, y aprietas los dientes por la noche, creo que te entusiasmará entender cómo mejorar la metilación.

Algunas personas han notado que tienen dos o más síntomas de exceso de histamina, se han hecho la analítica de sangre y entonces han comprobado que tienen una baja actividad de la enzima DAO. Otras personas descubren que su problema reside en la metilación. Y unas cuantas se encuentran con que tienen baja actividad de los dos. No pasa nada: todo se soluciona, pero vayamos por pasos. Habla con un profesional especializado para revisar la disbiosis subyacente y el origen de la posible carencia de los cofactores (vitaminas y minerales) de la enzima DAO o de la metilación que has analizado en sangre.

- En orina: hay que valorar la N-metilhistamina (orina recopilada a lo largo de veinticuatro horas). Es el metabolito final de la degradación de la histamina, y los valores demasiado elevados se asocian con inflamaciones intestinales o intolerancia a la histamina.
- En heces: se debe hacer un estudio del microbioma. La intolerancia a la histamina se asocia con patógenos y un desequilibrio de la microbiota intestinal, con mayor abundancia de genes bacterianos que producen histamina, en comparación con los genes bacterianos que la degradan.

Descartar otras enfermedades con síntomas parecidos

A través de la analítica de sangre debemos descartar las alergias alimentarias por IgE (IgE totales y test de ISAC o ALEX2), la celiaquía (anticuerpos IgA antigliadina y antitransglutaminasa), los trastornos del tiroides (TSH, T4 libre, T3 libre, T3 reversa, anticuerpos antitiroperoxidasa [TPO], el síndrome de activación de los mastocitos (triptasa en sangre > 20 ng/ml) y el síndrome de taquicardia postural ortostática (POTS). El POTS es una afección que aumenta la frecuencia cardiaca cuando pasas de estar sentado a ponerte de pie, y suele manifestarse en mujeres hiperlaxas (muy flexibles) y con intolerancia a la histamina.

Tratamiento de la intolerancia a la histamina

La propuesta de tratamiento se basa en seguir una dieta baja en histamina, tratar los desequilibrios de la microbiota intestinal, mejorar la actividad de las enzimas que metabolizan la histamina (DAO y metilación) y modular la actividad de los receptores de la histamina (H1R, H2R, H3R, H4R). Todo esto ayudará a prevenir el acúmulo y la hiperactividad de la histamina. Qué pesadilla esto de la histamina, ¿verdad?

Dieta baja en histamina

Mi abuelo decía: «*Es que arriba un moment en què en tens la pipa plena*».* Pues eso: lo mejor es que sigas una dieta baja en histamina para así reducir la que entra en el cuerpo. Hay que ponerles las cosas fáciles a la DAO y a la metilación antes de que se les termine la paciencia.

Añade alimentos antihistamínicos a tu dieta como quinoa, trigo sarraceno, legumbres germinadas (brotes de guisantes especialmente), berros, manzana al horno, mangostán, granada, alcaparras, ortiga, cúrcuma, comino negro, loto, jengibre, moringa, albahaca sagrada (tulsi), cilantro, perejil, laurel, hoja de olivo, manzanilla, hibisco, menta, rooibos y tomillo.

Cuanto menos fresco es un alimento, más histamina contiene. Recomiendo priorizar la frescura de los alimentos y evita comer sobras, procesados, enlatados, envasados, ahumados, marinados o fermentados, que pueden tener más histamina por la actividad bacteriana.

Por ejemplo, puedes cambiar:

* «Es que llega un momento en el que tienes la pipa llena».

- La ensalada de tomate y espinacas por una ensalada de quinoa, berros, albahaca y germinados.
- La tortilla de espinacas por la tortilla de ortigas.
- Los alimentos procesados o envasados por alimentos frescos.
- El salmón enlatado por salmón salvaje congelado.
- La kombucha o el vino tinto por una infusión o té de plantas antihistamínicas.
- Las nueces, anacardos o cacahuetes por nueces pecanas, de macadamia, almendras o pistachos.

Mejorar el microbioma

La intolerancia a la histamina nace en el intestino, y por eso es importante tratar el origen de la inflamación de la mucosa, el epitelio y las disbiosis intestinales.

Una actividad baja de la DAO se asocia con una inflamación de bajo grado en el epitelio del intestino, que es donde se expresa esta enzima. Y si el intestino está inflamado, habrá que ver si es por la disbiosis o si tiene su origen en otras causas. A veces esta inflamación se debe al gluten; otras solo al trigo, tal vez por la hipersensibilidad al níquel; y en otras ocasiones se produce por alteraciones circadianas, como dormir poco o cenar tarde. Hay personas que me dicen: «Xevi, solo con eliminar de la dieta el trigo, la leche y los derivados de la vaca, noto que el intestino se me ha desinflamado y la DAO ha recuperado su actividad normal. Ahora ya estoy bien y no me hace falta seguir una dieta baja en histamina».

Las personas con intolerancia a la histamina debido a una baja actividad de la DAO se ha demostrado que tienen una disbiosis intestinal por exceso de proteobacterias y carencia de bifidobacterias, o por un exceso de bacterias productoras de histamina y falta de bacterias que la degraden.

La actividad de la DAO puede recuperarse si reparamos la mucosa inflamada del epitelio intestinal y equilibramos la microbiota intestinal, donde muchas veces encontramos infecciones por bacterias proteolíticas, cándidas, parásitos o virus. Está claro que cuantas más infecciones tengas en el intestino, más histamina liberarán las células inmunes para defenderte y más síntomas tendrás por culpa de la histamina. Este es el gran descubrimiento. Al erradicar las disbiosis, ya sean por un parásito, un SIBO o un SIFO, la cantidad de histamina que circula por el río revuelto de tu intestino delgado enseguida se reducirá, y las enzimas lo tendrán más fácil para evitar que se acumulen, aunque seas poco estricto con la dieta baja en histamina.

Para las infecciones, me gustan la berberina, la artemisa y el aceite de orégano. Recomiendo Berberina Aristata (Xevi Verdaguer) y HPLR (Xevi Verdaguer).

Respecto a los probióticos, hay que ir con mucho cuidado, porque la mayoría de las bacterias fabrican histamina. Tras eliminar los patógenos, es el momento de pensar en los probióticos, pero solo recomiendo suplementar de forma personalizada: probióticos específicos que degradan la histamina (Multi-Biome, de Researched Nutritionals) o bien bifidobacterias (BUTIBIFIDUSbiota, de NPro) o *Lactobacillus reuteri* (BioGaia).

Sabrás que la situación mejora porque el intestino te lo dirá de la única manera que sabe: fíjate en tus gases y heces, que serán menos pastosas. A estas alturas del libro ya eres un experto en todo esto.

Mejorar la actividad de la DAO y la metilación

Debemos mejorar la actividad de las enzimas clave que eliminan la histamina:

- La actividad de la enzima DAO puede disminuir por inflamaciones de la mucosa intestinal o infecciones intestinales (especialmente SIFO o SIBO), exceso de estrógenos, fármacos (ibuprofeno, aspirina, metformina...), alcohol (acetaldehído), carencias de cofactores (vitamina B6 o C, cobre, zinc) o mutación genética (AOC1).
- La actividad de la enzima de la metilación puede disminuir por inflamaciones, exceso de estrógenos, fármacos, carencia

de cofactores (magnesio, B6, B9, B12, zinc), mutación genética de la metilación o activación del ácido fólico (MTHFR).

Algunas personas afirman que les ha bastado con eliminar el trigo de la dieta y dejar de tomar las pastillas anticonceptivas (con estrógenos) para notarse el intestino desinflamado y recuperar la actividad de la DAO. Otras explican que la clave fue respetar el ayuno nocturno de doce horas para mejorar la mucosa. Y otras personas me están leyendo para seguir buscando el origen de su problema.

Suplementos para la enzima DAO y la metilación

Para recuperar la actividad endógena *in situ* de nuestra querida DAO, algunos profesionales aconsejamos tomar suplementos naturales con esta enzima, además de seguir una dieta baja en histamina y tratar la microbiota y las inflamaciones de la mucosa y del epitelio intestinal. Yo recomiendo el suplemento de origen vegetal Natur-DAO (una cápsula antes de cada comida), que ayuda a degradar la histamina que entra a través de la dieta o que circula por el río revuelto del intestino, evitando que se acumule y que provoque tantos síntomas.

Ten en cuenta que ningún suplemento de DAO mejora la actividad *in situ* de la DAO intestinal, porque el responsable de eso eres tú.

Nota: No recomiendo los suplementos de DAO de origen de riñón de cerdo porque no ayudan en la degradación completa de los metabolitos de la histamina.

Si metilas lento y tienes la homocisteína alta, recomiendo estos suplementos naturales: Magnesio Bisglicinato (Sura Vitasan), Methylation (Nutrined) y Me B12 + MTHF (Nutrined). Este último es de formato sublingual.

Nota: Solo recomiendo suplementos de vitaminas B (B6, B9, B12) que estén en sus formas activas (P5P, metilfolato, metilcobalamina).

Equilibrio hormonal

Debemos promover que se reduzcan los estrógenos y aumente la progesterona. Las hormonas sexuales femeninas también tienen una gran influencia en la intolerancia a la histamina, dado que se retroalimentan: los estrógenos aumentan la histamina, y la histamina aumenta los estrógenos (a través del receptor H1 de la histamina).

Por un lado, los estrógenos aumentan la actividad del eje de estrés (HPA) y la liberación de histamina (activan los mastocitos y los eosinófilos), así que un exceso de estrógenos en el cuerpo hará crecer en demasía la histamina. Y, además, los estrógenos también inhiben las dos enzimas que degradan la histamina (DAO y metilación). Parece que los estrógenos lo hacen aposta para que se acumule la histamina.

En cambio, por otro lado, la progesterona hace todo lo contrario: tiene efectos calmantes, ansiolíticos (ayuda a dormir) y aumenta la actividad de la DAO y la metilación, lo cual favorece la eliminación de la histamina. Sabrás que te falta progesterona si tienes ciclos menstruales cortos (menos de veintiocho días), si manchas marrón antes de la regla y si, cuando la tienes, notas más nerviosismo y sensibilidad en los pechos.

Si te interesa este tema, te recomiendo que consultes mis dos libros anteriores, *Cuídate* y *Transforma tu salud*, donde lo explico detalladamente.

Conseguiremos mejorar la actividad de la DAO y la metilación cuando mejoremos el metabolismo y la eliminación de los estrógenos a través de la dieta. Para ello, recomiendo ingerir verduras crucíferas y tomar suplementos de sulforafano, vitamina B6, B9 y B12, junto con plantas como el *Vitex agnus-castus*, que mejora la progesterona.

Para regular la regla, reducir los estrógenos y subir la progesterona, recomiendo el suplemento natural Ciclofitofem Fertility (Xevi Verdaguer), dos cápsulas diarias durante cuatro meses.

Los investigadores han comprobado que los síntomas de la intolerancia a la histamina son mucho más frecuentes en mujeres que en hombres, especialmente en época fértil. Si eres mujer, fíjate en si te duele más la cabeza o la espalda los días antes de ovular, cuando tienes los estrógenos elevados y más flujo vaginal. Tampoco es ninguna coincidencia que, si tienes exceso de flujo vaginal y dolor de regla (exceso de estrógenos), también tengas muy a menudo dolor de cabeza o contracturas. Saber todo esto tranquiliza, ¿verdad? Es bonito descubrir que el origen del exceso de histamina puede deberse a un exceso de estrógenos o una falta de progesterona. Y esto te ahorrará mucho dinero, porque lo puedes resolver tú sola.

Me encanta escuchar la sabiduría de la gente mayor, como cuando las abuelas le explican a sus nietas lo que ahora mismo te estoy contando. «Cariño, ¿qué medicamento te estás tomando? Un segundo, que quiero explicarte algo. De jovencita yo siempre tenía migrañas y dolor crónico, sobre todo en las cervicales, y me dijeron que sería para siempre, que me tenía que tomar tal medicamento y tal otro. Pero con los años he ido viendo que no era crónico, cielo. No siempre he tenido esos dolores. Durante el embarazo de tu madre y de tus tíos estaba perfecta, pero no entendía el porqué. Y ahora, desde la menopausia, ya no he tenido más migrañas ni ese dolor crónico. Hay épocas en la vida en las que tenemos menos estradiol, como durante el embarazo y en la menopausia, y ahora me he dado cuenta de que mis problemas de joven eran porque tenía los estrógenos demasiado altos. Y me pasé la vida medicándome para poder vivir un poco mejor… Cariño, yo también me tomaba cosas para el dolor, pero vigila si tienes dolores de regla, dolor de espalda o de cabeza, o si te pones roja con facilidad cuando sales de la ducha y cuando haces deporte. No creas que todo esto es crónico, no naciste para estar mal. Después de muchos años vividos, solo quiero recomendarte que reduzcas los estrógenos y tomes menos alimentos que los aumentan, como los lácteos derivados de vaca, la carne roja y los embutidos, el alcohol, los azúcares y el trigo. Además, disminuye la histamina y no abuses de alimentos como el zumo de naranja, que ya has notado que no te sientan bien».

Y ahora te toca a ti explicarle todo lo que estás descubriendo. Podrías añadir: «Y si algún día te apetece saltarte esta dieta y tomar algún alimento rico en histamina, como una tapa de queso, jamón, anchoas, una cerveza o tal vez un zumo de naranja, pídele permiso a tu enzima DAO, a ver qué le parece la idea. Porque hay días en que la DAO tiene más trabajo que otros. Es posible que te responda: "Haz el favor de no comer tanta histamina en los días en que yo ya tengo mucha por eliminar, como antes de ovular, si has dormido poco o si tienes mucho estrés. Porque quizá yo no pueda con todo, y ya sabes qué ocurre si no puedo eliminar toda la histamina". Es mejor que comas estos alimentos altos en histamina cuando tengas menos trabajo, te sientas en calma, hayas dormido bien o los días antes de la regla, cuando tus estrógenos están bajos. Así nos será más fácil eliminarla y luego tú no te enfadarás por encontrarte mal».

Modular la actividad de los receptores de la histamina (H1R, H2R, H3R, H4R)

La histamina que circula por nuestro cuerpo tiene actividad biológica cuando se junta con sus receptores, que pueden ser antiinflamatorios (H2R) o proinflamatorios (H1R, H3R y H4R). Te recomiendo:

- Aumentar la actividad del H2R: *Lactobacillus reuteri* (Gastrus, de BioGaia).
- Disminuir la actividad de los H1R, H3R y H4R: los fármacos y las plantas antagonistas de estos tres receptores proinflamatorios nos permiten mejorar la inmunidad de las mucosas y nos protegen tanto de las alergias como de las inflamaciones y las enfermedades autoinmunes (artritis reumática, psoriasis, rinitis, asma, prurito crónico, dermatitis). Recomiendo tomar comino negro (Immerfit, de NATURAfit) y cúrcuma (Curcumin Complex, de Xevi Verdaguer).

Nota: No tomes suplementos probióticos, multivitamínicos o enzimas, ni sigas dietas restrictivas sin antes consultar con un especialista para estudiar y resolver las intolerancias alimentarias tal como te mereces, descartando primero enfermedades inflamatorias, celiaquía, infecciones e interacciones con ciertos medicamentos.

Tratamiento de las intolerancias

Tanto la intolerancia a la histamina como a los azúcares (lactosa, fructosa y sorbitol) se caracterizan por un desequilibrio específico de la microbiota, y al analizarla a través de las heces podremos saber a qué dieta responderá mejor el paciente. La mayoría de las personas que están diagnosticadas de colon irritable, dispepsia funcional o SIBO suelen seguir una dieta baja en histamina o en FODMAP para mejorar su calidad de vida, sin la certeza que esta dieta sea la más adecuada.

Actualmente, gracias a las nuevas tecnologías, las evidencias científicas nos recomiendan realizar estudios personalizados a cada persona para analizar el ADN de la microbiota intestinal (estudio de heces) y la metabolómica (estudio de orina). Según ambos, a veces está indicado seguir una dieta baja en histamina o en FODMAP, una combinación de las dos u otras pautas para desinflamar la mucosa intestinal, equilibrar la microbiota y reparar el epitelio y la permeabilidad intestinal.

Nota: Respecto al análisis de heces, las únicas tecnologías que recomiendo para el estudio del ADN de la microbiota (microbioma) son la NGS (*next generation sequencing*), como el *shotgun* o el 16S rRNA, y la novedosa *third generation sequencing*.

La intolerancia a la histamina, la lactosa, la fructosa o el sorbitol son reversibles. Cuando se hayan resuelto los mecanismos patogénicos que han provocado esta malabsorción, deberemos reintroducir progresivamente todos los alimentos de forma individualizada.

En la dieta, seguiremos tres fases:

1. **Eliminación.** Dieta baja en FODMAP o histamina durante de seis a ocho semanas (o tal vez menos).
2. **Reintroducción de los alimentos eliminados.** Mejor que sea de forma progresiva.

3. **Personalización.** A largo plazo, el paciente podrá controlar sus síntomas consumiendo alimentos que contienen FODMAP e histamina según su límite de tolerancia.

A largo plazo, no se recomienda seguir una dieta baja en histamina o en FODMAP, pues reducen los síntomas pero no resuelven la raíz del problema. Si las mantenemos a largo plazo, la microbiota empeorará, porque muchos alimentos ricos en histamina y FODMAP son saludables y necesarios para tener un intestino y una inmunidad en buen estado.

Hay una gran cantidad de frutas, vegetales y legumbres ricos en FODMAP que son excelentes fuentes de fibra (prebióticos) para nuestra microbiota. Por lo tanto, limitar su ingesta puede reducir la cantidad total de bacterias sanas —especialmente de las bifidobacterias y el *Faecalibacterium prausnitzii*— y aumentar otras patógenas (*Bilophila wadsworthia*) y los metabolitos, como el acetato. Todo esto es muy relevante para solucionar definitivamente el dolor abdominal, las inflamaciones, el sobrepeso y problemas neuroinmunoendocrinos.

Por este motivo, la dieta restrictiva debe ser temporal y enfocarse específicamente en lo que no toleres. Para saber si el problema reside en la histamina o el azúcar (lactosa, fructosa o sorbitol), deberás hacerte estas pruebas diagnósticas: la analítica de la DAO en sangre o el test del aliento para el azúcar que sea más sospechoso. Tal vez des positivo en más de uno, porque si el epitelio está inflamado lo normal es que la DAO y la lactasa tengan una actividad menor. Y lo mismo pasa con los transportadores de fructosa y sorbitol.

El problema básico de ser intolerante a la histamina, la lactosa, la fructosa o el sorbitol es que estos componentes alimentarios no se digieren ni se absorben del todo en el intestino delgado. Mientras este órgano no esté bien, el paciente seguirá encontrándose mal. La hipnosis clínica dirigida al intestino es igual de eficaz que las dietas restrictivas gracias a su efecto en el nervio vago, que conecta el sistema nervioso intestinal y el central. Así pues, debemos reparar la inflamación del intestino y recuperar su capacidad de digerir y absorber estos azúcares, para que así pueda comer con normalidad.

El éxito de estas dietas restrictivas y su posterior reintroducción están asociados con la recuperación exitosa de la primera línea de defensa (la mucosa y el epitelio), el microbioma intestinal, el eje intestino-cerebro y el equilibrio hormonal (estrógenos-progesterona).

Mira tus cacas, utiliza la escala de Bristol para valorar cómo evolucionas y lleva a cabo el test del maíz, que aprendiste en el primer capítulo, para comprobar tu velocidad de tránsito. Así sabrás si tu microbiota va mejorando. (Creo que Xevi quiere explicarte todo esto pronto).

Cuando el profesional sanitario o tú mismo lo creáis oportuno, habrá que repetir el estudio de la DAO (en sangre) o el test del aliento del azúcar que te saliera alterado. De este modo podréis confirmar si el tratamiento ha funcionado y si puedes volver a la normalidad.

Si quieres más información sobre las intolerancias alimentarias y la hipnosis, te recomiendo visitar la Academia Xevi Verdaguer.

7

Nacemos con tres cosas imprescindibles: un intestino, un cerebro y una vida

La forma más rápida y efectiva de mejorar tu vida es escuchar a los dos primeros: intestino y cerebro.

El eje intestino-cerebro se basa en la comunicación bidireccional entre el sistema nervioso intestinal y el central. Tiene la clave para la comprensión de la salud y la enfermedad.

Seguro que has podido comprobar la influencia recíproca cerebro-intestino cuando te has enfrentado a una situación de estrés inminente. Después de vivirla, lo normal es hacer la caca pastosa o diarreica, y vuelves a hacer bien de vientre cuando recuperas la calma mental. Y viceversa: al mirar tus heces comprenderás esta influencia recíproca y comprobarás que lo que ocurre en el intestino y en la microbiota intestinal afecta a tu cerebro, en la salud y en la enfermedad.

El intestino se comunica con el primer cerebro por vía sanguínea y linfática, y también a través del sistema nervioso parasimpático (principalmente del nervio vago), que envía señales que se originan en la luz intestinal —microbiota, gases, metabolitos, hormonas, neurotransmisores, inmunomensajeros y tóxicos— e influye en las funciones del cerebro y el descanso nocturno.

Escucha a tu intestino...

El intestino tiene su propio sistema nervioso, con más de doscientos millones de neuronas repartidas en dos plexos neuronales, de ahí el alias «segundo cerebro» o «pequeño cerebro intestinal». Sin embargo, recientes investigaciones indican que ni es el segundo cerebro ni tampoco es pequeño. Resulta que, a nivel evolutivo, el sistema nervioso intestinal se desarrolla antes que el central y, por lo tanto (no reveles el secreto), el intestino es nuestro «primer cerebro». Además, el sistema nervioso intestinal ha resultado ser bastante inteligente, ya que puede funcionar como un pequeño cerebro independiente dentro del intestino y aprender y memorizar igual que el que tenemos dentro del cráneo (sistema nervioso central). El cerebro intestinal puede recordar y memorizar lo que ocurre en las épocas sensibles del neurodesarrollo —experiencias adversas en la infancia y adolescencia o en la vida intrauterina— y, de forma inconsciente, provocar en la edad adulta patologías como dolor crónico, fatiga crónica, problemas digestivos, dermatitis, obesidad y enfermedades autoinmunes.

Incluyendo estudios y revisiones científicas de metaanálisis (Meijun, H., 2022; Mukhetar, K., 2019), los autores siguen insistiendo en la importancia de esta comunicación directa entre el cerebro y el intestino —y en la influencia directa de los factores psicosociales estresantes, el soporte social y las experiencias adversas en la infancia— en el inicio o la cronificación de patologías digestivas como reflujo gástrico, gases, hinchazón abdominal o colon irritable. Todos nos enfrentamos a presiones en todos los aspectos de la vida, y la ansiedad, el nerviosismo y la depresión suelen subyacer a los síntomas digestivos. No te distraigas tratando solo los síntomas ni siguiendo dietas interminables; presta atención a los dos cerebros con los que naciste y cuídalos, porque tienen buena memoria.

Es indispensable que escuches el eje microbiota intestino-cerebro para que te conviertas en su mejor aliado al cuidar la dieta, la crononutrición, el descanso nocturno, la actividad física, la hidratación y la gestión del estrés, además de valorar la suplementación con probióticos (bacterias sanas presentes de forma natural en los alimentos fermentados) o tal vez antibióticos, antiparasitarios, antifúngicos...

Escucha a tu cerebro…

El cerebro modula la función intestinal a través de la activación del nervio vago (sistema nervioso parasimpático), el sistema nervioso simpático y el eje HHA (noradrenalina y cortisol).

Un exceso de actividad del sistema nervioso simpático (más tono simpático o adrenérgico, que induce el escenario de «estrés y supervivencia») puede impedir que te recuperes de las infecciones e inflamaciones. Por ejemplo, la noradrenalina que liberas durante situaciones de estrés estimula la proliferación de patógenos intestinales y provoca inflamaciones. Por su parte, el cortisol que liberas si tiene estrés crónico, deshidratación, insomnio o apneas nocturnas también provoca problemas digestivos e inflamatorios.

En cambio, las situaciones que activan el nervio vago y mejoran el tono vagal (el sistema nervioso parasimpático) que induce el escenario de «calma y digestión» tendrán un efecto antiinflamatorio y beneficioso para la salud.

La ruta del nervio vago es la más rápida y directa para mejorar el eje intestino-cerebro, y estimular este nervio mejora los dos cerebros.

El tono vagal: biomarcador del eje microbiota-intestino-cerebro

El nervio vago es el principal componente del sistema nervioso parasimpático y conecta con el corazón, los pulmones y el cerebro. Tiene funciones muy importantes, como el control del estado de ánimo, la respiración, la digestión, la motilidad intestinal, la frecuencia cardiaca, la respuesta inmunitaria y la limpieza glinfática del cerebro. Conecta directamente el cerebro y el tracto gastrointestinal, y, a través de sus fibras nerviosas aferentes, envía información al cerebro sobre el estado de los órganos. Es responsable de la relajación, la digestión y la sensación de saciedad, y de disfrutar de un buen descanso y sueño nocturno y también de tus buenas decisiones emocionales. Una mayor actividad del nervio vago mejora la sincronización de la respuesta del sistema inmunitario y del sistema nervioso ante cualquier amenaza o reto inflamatorio.

Te recomiendo que valores la función del nervio vago o tono vagal para averiguar cómo está el eje intestino-cerebro y decidir si es necesario que lo optimices o no. Es muy útil para saber si las mejoras alimentarias y tus tratamientos realmente han mejorado el equilibrio del sistema nervioso vegetativo (simpático-parasimpático) y el eje intestino-cerebro.

Puedes medir el tono vagal a través de la frecuencia cardiaca en reposo y la recuperación después de un esfuerzo, la frecuencia respiratoria, la función digestiva y la variabilidad de la frecuencia cardiaca.

Frecuencia cardiaca en reposo (basal)

La frecuencia cardiaca (FC) es el número de latidos del corazón por minuto y nos interesa que sea bajo. Comprueba tus pulsaciones en reposo y apúntalas:

- Según la Asociación Estadounidense del Corazón, la FC en reposo normal es de sesenta a cien latidos por minuto. En reposo, es mejor que estés a cincuenta pulsaciones por minuto que a setenta.
- Se considera anormal cuando la FC en reposo es superior a noventa pulsaciones por minuto.

Recuperación de la FC después de un esfuerzo

La frecuencia de los latidos del corazón debe reducirse en más de doce latidos por minuto durante los primeros sesenta segundos después de realizar un ejercicio a intensidad máxima o tras un cambio postural, como, por ejemplo, pasar de la posición sentada a de pie. Vamos a hacer este ejercicio práctico:

1. Comprueba tus pulsaciones mientras estás sentado y en silencio.

2. Ahora levántate y comprueba que tus latidos suben de forma fisiológica en más de doce de tu valor basal. El sistema nervioso simpático debe subirlos.
3. Quédate quieto, de pie y sin hablar, y comprueba que, durante el próximo minuto, las pulsaciones volverán al valor basal gracias al sistema nervioso parasimpático. Es lo normal. Tu tono vagal y el eje intestino-cerebro están bien. Cuanto más rápido vuelvas a tu FC basal, mejor tono vagal. Un 20 % de las personas aparentemente sanas no son capaces de reducir la FC en doce latidos por minuto sesenta segundos después de realizar un esfuerzo (ponerse de pie). Esta alteración del sistema nervioso por falta de actividad vagal es un claro predictor que multiplica por cuatro el riesgo de morir por enfermedad coronaria o por cualquier otra causa en los próximos cinco años.

La recuperación de la FC después del ejercicio es importantísima para saber si tu sistema parasimpático o tono vagal inhibe la activación del sistema nervioso simpático, el del estrés.

Frecuencia respiratoria

Una frecuencia respiratoria normal sin estrés es de doce a veinte respiraciones por minuto. Durante la inspiración se activa el simpático y, en la espiración, el parasimpático. Las espiraciones largas y respirar seis veces por minuto (o menos) es una buena forma de aumentar el tono vagal y reducir el tono simpático de estrés.

Memoriza la ratio 5:1 (frecuencia cardiaca basal: frecuencia respiratoria): si tu FC suele ser demasiado alta o la ratio entre esta y la frecuencia respiratoria es más de 5:1, quizá tengas un tono vagal deficiente.

Función digestiva

Si tienes poco tono vagal (poca actividad parasimpática), puede que notes síntomas como los siguientes: boca seca por falta de saliva (necesidad de ingerir agua en cada bocado), falta de ácido en el estómago, reflujo, digestiones lentas, sensación de plenitud, distensión abdominal (el predominio del tono simpático bloquea el diafragma en la inspiración y el abdomen queda prominente), exceso de gases, dolor abdominal, náuseas, vómitos o estreñimiento. A lo anterior súmale un mal descanso nocturno.

Variabilidad de la frecuencia cardiaca

La variabilidad de la frecuencia cardiaca (VFC) es un reflejo de la función vagal. Se considera un biomarcador científicamente validado para evaluar el equilibrio del sistema nervioso vegetativo, formado por el simpático (tono adrenérgico) y el parasimpático (tono vagal). La variabilidad de la frecuencia cardiaca se refiere a las sutiles y rítmicas fluctuaciones de la FC que se producen con la respiración. Al inspirar, la FC se acelera de forma leve (activación del simpático) y, al espirar, se ralentiza un poco (activación del parasimpático). El corazón late y cambia su frecuencia como respuesta a las emociones, el estrés o el estado inflamatorio. Por lo tanto, la variabilidad de la FC nos permite estudiar cómo nos afectan diversas enfermedades y la capacidad de cada uno para adaptarse al estrés agudo y crónico. Para medirla, puedes usar dispositivos y tecnologías fiables como la cinta Polar H10 o el Oura Ring.

- **Variabilidad de la frecuencia cardiaca alta.** Cuanto más alta es, más tono vagal, más actividad parasimpática («calma y digestión»), mayor actividad del córtex prefrontal, menos inflamaciones y mejor salud.
- **Variabilidad de la frecuencia cardiaca baja.** Cuanto más baja es, menos tono vagal, menos actividad parasimpática, más actividad del sistema simpático («estrés, lucha o huida»), menor actividad del córtex prefrontal, más inflamaciones y enfermedades, más estrés y peor salud. Una VFC baja se asocia con tomar malas decisiones alimentarias (dieta de mala calidad), la alteración de los relojes circadianos, insomnio, la

> mala regulación de la diabetes y enfermedades inflamatorias como migraña, fibromialgia, fatiga crónica, colon irritable, endometriosis, depresión, ansiedad, enfermedades autoinmunes, cardiovasculares y psiquiátricas, alzhéimer y párkinson o envejecimiento. Todas las personas que sufren estas enfermedades tienen una VFC baja y poco tono vagal. Por ejemplo, quienes padecen inflamaciones intestinales, colon irritable o endometriosis tienen una reducción del tono vagal proporcional al grado de inflamación, disbiosis e hiperpermeabilidad intestinal. A medida que vayas resolviendo y mejorando estos problemas hormonales y digestivos, podrás ir valorando la VFC, que tiene que crecer de forma paulatina. Cuando hay una infección o disbiosis intestinal, aumentan las inflamaciones y las hormonas del estrés para resolver ese reto inmunitario. Esto reduce temporalmente el tono parasimpático y la variabilidad cardiaca. Es normal. Sin embargo, si se cronifica, aparecerán enfermedades inflamatorias.

Lo interesante es que los estudios han demostrado que incluso el tono vagal se transmite de madre a hijos. Las madres deprimidas, ansiosas y enojadas durante el embarazo tienen más tono simpático y una menor actividad vagal. Una vez que dan a luz, el recién nacido también presenta una actividad vagal baja y niveles bajos de dopamina y serotonina, lo que se asocia con las futuras enfermedades que ya hemos visto. Las neuronas del cerebro intestinal lo guardan en su memoria para protegernos de las amenazas en la vida adulta.

Puedes utilizar este truco de la VFC como una estrategia muy fiable para optimizar el eje intestino-cerebro y tu salud general. Además, de esta manera podrás identificar cómo te afectan los factores que aumentan el tono simpático, como la falta o los trastornos del sueño, las infecciones o reactivaciones virales, el exceso de estrés, el sobrepeso o el sobreentrenamiento. Todos estos factores alteran el tono vagal y el eje intestino-cerebro, pero ¿tu sistema nervioso lo está aguantando o es demasiado para él? Si estás expuesto a esta carga y tienes poco tono vagal (parasimpático) y una baja VFC, eso indica que el cuerpo no responde de forma óptima a tu ritmo de vida ni de entrenamiento. Toma medidas para ser mejor compañero de tus dos cerebros y trata todos estos factores sospechosos. Los deportistas suelen utilizar las mediciones de la VFC para determinar cuándo pueden entrenar más duro y cuándo necesitan descansar. Por experiencia, los pacientes con estas enfermedades intestino-cerebro deben utilizar las mediciones de la VFC como seguimiento y para saber si lo que intentan mejorar equilibrará el sistema nervioso simpático-parasimpático o no será suficiente. Si los tratamientos aumentan la VFC y el tono vagal, señal de que vamos bien.

Sé que quieres preguntármelo: «¿Y cómo estimulamos el nervio vago?».

¡Vamos a activar al vago que tenemos dentro!

Voy a enseñarte cómo activar el nervio vago (parasimpático), el nervio intracraneal más largo e importante para sanar tu organismo, por lo que debes mantenerlo en forma. Recientes investigaciones asocian su actividad con cambios en la microbiota intestinal que ayudan al sistema inmunitario y reducen las inflamaciones. La activación del nervio vago mejora el tono vagal, la VFC, la actividad del sistema nervioso parasimpático (calma y digestión) y del córtex prefrontal, reduciendo la producción de citoquinas inflamatorias (TNF-α e IL-6) y nuestra salud física y mental. Este sería el escenario deseado por todos porque mejora la resiliencia en situaciones de estrés o cuando padecemos inflamaciones y por la regulación emocional en una mejor toma de decisiones.

Estrategias para estimular el tono vagal y mejorar el descanso y la digestión

Existen diversas estrategias para que el tono vagal sea óptimo y puedas disfrutar de un sueño reparador y una digestión tranquila. Veámoslas.

Practica la meditación y el *mindfulness*

La práctica diaria de más de veinte minutos de meditación durante un mes mejora el tono vagal, el estado de ánimo y la ansiedad. Las meditaciones que se focalizan en la respiración son las que más favorecen la VFC. Si eres una persona perfeccionista que te estresas y obsesionas en intentar de hacer la meditación de forma perfecta, obtendrás menos beneficios.

Realiza ejercicios de respiración

Respirar importa. Sobre todo, porque es una función que te mantiene vivo y facilita la oxigenación y eliminación del dióxido de carbono del cuerpo. Ya lo aprendiste en el colegio, pero los estudios confirman que nos hemos quedado muy cortos. Una persona sana sin estrés respira unas 23.040 veces al día (12-20 por minuto), y durante la noche respiramos unas 7.200 veces, pero esto puede verse alterado por las apneas, los ronquidos o la respiración bucal, que activan las hormonas del estrés mientras duermes.

La respiración conecta directamente con tu sistema nervioso autónomo, el simpático y el parasimpático. Por eso su ritmo y profundidad influyen en el tono vagal o la VFC y, en consecuencia, en la FC, la presión arterial, la función pulmonar, la oxigenación, el estado de ánimo y el sueño. Por ejemplo:

- Cuando inspiras, se activa el simpático (hormonas del estrés) y aumenta la FC, los niveles de alerta y el aprendizaje.
- Cuando espiras, se activa el parasimpático (hormonas de la relajación) y disminuye la FC, la presión arterial y el estado de alerta, lo que mejora el descanso y el sueño.
- La respiración lenta a un ritmo de menos de seis respiraciones por minuto reduce la FC y la presión arterial, y mejora la oxigenación. Por ejemplo, inspira cinco segundos, quédate en apnea tres segundos, espira siete segundos y quédate en apnea tres segundos. Repítelo.

- La respiración nasal: la nariz sirve para oler y respirar. ¡Respira por la nariz! Por un lado, el sistema olfativo está muy relacionado con las regiones límbicas del cerebro que influyen en la emoción, el comportamiento y la memoria. Respirar por la nariz (aunque tengas la boca abierta) ofrece un punto de entrada a las áreas límbicas del cerebro y mejora la función cognitiva (los tiempos de reacción ante estímulos aterradores y la precisión del reconocimiento visual de los objetos). Ostras, lo repito en voz baja: estado emocional, conducta, memoria, cognición... Otros beneficios de respirar por la nariz, en comparación con respirar por la boca, son una mejor oxigenación (20 %) de todo el cuerpo, mejor foco mental, mejor irrigación del corazón y del cerebro y una mayor producción de óxido nítrico (radical libre de nitrógeno), que mejora la circulación sanguínea y nuestra capacidad para eliminar patógenos y prevenir infecciones crónicas, y también reduce el estrés, la presión arterial y las apneas del sueño. ¿Sabes que hay gente que no tiene olfato y respira por la boca? Yo tengo buen olfato, pero ahora incluso duermo con un myotape en la boca y un dilatador nasal para garantizarme la respiración nasal nocturna.
- El suspiro implica una espiración más prolongada, lo que estimula el sistema nervioso parasimpático y ayuda a calmarse.

Existen varias técnicas de respiración que pueden estimular el tono vagal parasimpático y la VFC, y provocar cambios fisiológicos. ¿No tienes curiosidad por conocerlas? ¡Qué nervios!

¿Cuál es la técnica de respiración más efectiva para mejorar el estado de ánimo y la relajación, además de reducir la FC?

El doctor Andrew Huberman, neurocientífico y profesor de Neurobiología y Oftalmología en la facultad de Medicina de la Universidad de Stanford (Estados Unidos), lo ha investigado y tiene la respuesta. Antes de explicarte las tres técnicas respiratorias para mejorar el tono vagal, te comparto una reflexión del doctor Huberman y su equipo:

> ¿Puedes recordar algún momento en tu vida en el que te encontraste sin aire mientras llorabas sin consuelo? Si puedes, quizá recuerdes haber hecho dos inspiraciones rápidas seguidas de una espiración larga. Este es un comportamiento natural y espontáneo llamado «suspiro cíclico» o «suspiro fisiológico». Los suspiros cíclicos llevan a las personas a un estado de relajación: nuestros cuerpos saben cómo hacerlo de forma natural. Ahora es una técnica de respiración reconocida para cambiar de forma intencionada el estado del sistema nervioso autónomo.

Los beneficios de las técnicas de respiración superan a la meditación en la mejora del tono vagal y el estado de ánimo, y la disminución de la ansiedad, la frecuencia respiratoria y la cardiaca. Además, con los ejercicios de respiración tendrás que invertir menos tiempo. Solo necesitas cinco minutos diarios para obtener estos beneficios (mejoran con la práctica y el tiempo).

Las mejores técnicas respiratorias para aumentar la VFC son (por este orden):

1. **Suspiro cíclico.** Técnica que implica una doble inspiración (80 % + 20 %) que enfatiza una espiración prolongada y lenta.

   Voy a enseñarte a practicarlo: siéntate en una silla o, si lo prefieres, acuéstate. Programa cinco minutos en un cronómetro.

   a) Inspira despacio y, una vez que los pulmones se expandan, inspira una vez más para llenarlos al máximo. Es posible que la segunda inspiración sea más corta en duración y menor en volumen que la primera.
   b) Espira lenta y completamente todo el aliento.
   c) Repite este patrón de respiración durante cinco minutos. De forma ideal, ambas inspiraciones se reali-

zan por la nariz y se espira por la boca, pero, si lo prefieres, puedes usar solo la nariz.

d) Pasados los cinco minutos, vuelve a respirar con normalidad.

2. **Respiración de caja.** Técnica que tiene la misma duración en inspirar, espirar y mantener, y repite el patrón de inspirar-mantener-espirar-mantener.

Para practicarla, siéntate o acuéstate. Antes tienes que haber hecho el test de tolerancia al CO_2 para adaptar los tiempos del ejercicio de respiración de caja que te explicaré a continuación. Luego, en un lugar visible, pon un cronómetro con un contador de segundos y sigue estos pasos:

a) Primero haz cuatro respiraciones (inspiración + espiración = respiración). Lo ideal es que lo hagas todo por la nariz.

b) Ahora respira lo más hondo posible y, cuando los pulmones estén llenos, espira lo más lento que puedas por la nariz o la boca.

c) Calcula el tiempo que tardas (en segundos) en vaciar tus pulmones; esta será la duración de tu descarte de CO_2 (Nos interesa solo el tiempo de respiración lenta).

d) No contengas la respiración con los pulmones vacíos. Cuando lo estén, registra la duración del descarte.

e) Usa la duración del descarte para determinar cuánto tiempo deben alargarse tus inspiraciones, espiraciones y contenciones respiratorias para el protocolo de respiración de caja según esta tabla:

Tasa de descarte del CO_2	Duración de las inspiraciones, espiraciones y contenciones
0-20 segundos	3-4 segundos
25-45 segundos	5-6 segundos
50-75+ segundos	8-10 segundos

f) Ahora, sentado o acostado, programa cinco minutos en el cronómetro y realiza el protocolo de respiración de caja: inspira (durante el tiempo que indica la tabla anterior), contén la respiración a lo largo de idéntico periodo, y espira durante el mismo tiempo. Luego contén la respiración de nuevo durante los mismos segundos (por ejemplo, inspira cuatro segundos, contén cuatro segundos, espira otra vez cuatro segundos y mantén cuatro segundos). Repite este patrón durante cinco minutos.

   Si en algún momento tienes que esforzarte para alcanzar estos tiempos, reduce la duración de las inspiraciones, espiraciones y contenciones. Respira por la nariz, si es posible, pero si sientes la necesidad de respirar por la boca, hazlo. Cuando acabes, vuelve a respirar con normalidad.

3. **Hiperventilación cíclica con retención.** Técnica que se basa en inspirar durante más tiempo y a mayor intensidad, y que va seguida de una espiración rápida más corta (una proporción de 2:1).

   Para practicarla, siéntate o acuéstate y programa cinco minutos en el cronómetro.

   a) Inspira hondo (mejor por la nariz; si no es posible, por la boca) y espira dejando que el aire pasivamente «salga de la boca». Realiza treinta respiraciones (ritmo 2:1) y después, en la última respiración, espira todo el aire por la boca y espera con los pulmones vacíos durante quince segundos. A este ciclo de treinta inspiraciones y espiraciones, seguido de una espiración para vaciar los pulmones y una contención de la respiración de quince segundos con los pulmones vacíos, lo llamamos «Ronda 1».
   b) Haz lo mismo en una «Ronda 2» y una «Ronda 3».
   c) Cuando termines, respira con normalidad.

   Atención: No realices esta técnica de hiperventilación en condiciones peligrosas (en el agua o conduciendo). Después de hiperventilar, la presión parcial de CO_2 disminuye a niveles tan bajos que el cerebro no se estimula para respirar, lo que induce la hipoxia cerebral o el riesgo de desmayos.

4. **Método de respiración de Wim Hof (WHBM).** Técnica de respiración en tres rondas. Consiste en hiperventilar entre treinta y cuarenta veces y luego contener un volumen pulmonar bajo. Vamos a practicarlo.
   a) Realiza treinta inspiraciones y espiraciones. Coge aire por la nariz, llena el abdomen y el tórax, y deja que salga por la boca sin forzarlo.
   b) En la última respiración espira todo el aire y espera con los pulmones vacíos durante un minuto. Esto será la «Ronda 1». En la «Ronda 2» aguanta un minuto y medio. En la «Ronda 3», dos minutos.
   c) Cuando acabes, inspira completamente y aguanta la respiración durante quince segundos.
   d) Suelta el aire y vuelve a empezar.

   El plan B para principiantes sería: «Ronda 1», treinta segundos; «Ronda 2», un minuto y «Ronda 3»: un minuto y medio.

La hipnosis

Desde muy joven sentí curiosidad por saber qué era la hipnosis y por qué funcionaba. La que has visto alguna vez por televisión con la pérdida de conciencia de sus participantes para generar espectáculo no tiene nada que ver con la hipnosis clínica, que se creó para ayudar a las personas.

Personalmente, la única que conozco y recomiendo es la hipnosis clínica o ericksoniana. La hipnosis es un estado de la conciencia que se caracteriza por una atención muy enfocada a las sugerencias que, una vez finalizado el estado de trance, están destinadas a influir de manera favorable en el comportamiento de las personas.

Provoca cambios en la actividad cerebral de áreas responsables de la cognición y las emociones que permiten que las experiencias inconscientes se conviertan en una forma modificada de ver la realidad, mejorando el dolor, la ansiedad, el estrés postraumático, los problemas digestivos y mucho más.

Aprendí esta maravillosa técnica de la mano de Jacqueline Hitchcock, alumna y amiga del padre de la hipnosis, Milton H. Erickson. Me siento feliz, Jacky. Cierro los ojos y sigo sintiendo tu amor en cada trance hipnótico que tuve la suerte de vivir. Cuando quiero sentirme acompañado de tu bondad y sabiduría, utilizo el anclaje que me enseñaste. Por cierto, quizá conozcas a su tío, Alfred Hitchcock, famoso director de películas de suspense. En las últimas décadas, las investigaciones mediante métodos de neuroimagen (PET, ERP, EEG, fMRI) han facilitado el estudio de la neurociencia de la hipnosis, que ha evolucionado en fascinantes técnicas hipnóticas enfocadas a los problemas digestivos y avaladas científicamente. La hipnosis dirigida al intestino está de moda, y consigue cambios neurofisiológicos que aumentan el tono vagal y la VFC, y mejoran el eje intestino-cerebro. Te lo explicaré más adelante.

La apnea

La suspensión voluntaria de la respiración durante los ejercicios respiratorios o el buceo a pulmón (libre) viene acompañada de profundos cambios en el funcionamiento del cuerpo:

1. La apnea tras la inspiración aumenta la presión intratorácica, lo que activa los barorreceptores y los receptores de estiramiento cardiaco que provocan la activación del parasimpático.
2. Se produce una caída en los niveles de CO_2 en la sangre y aumenta la cantidad de lactato. Los quimiorreceptores carotideos detectan que aumenta la acidez de la sangre, y eso activa el parasimpático y baja la FC.
3. Durante la apnea se produce una contracción del bazo, que libera glóbulos rojos y, por tanto, oxígeno a la circulación.

4. Se movilizan las reservas de oxígeno, almacenadas en forma de mioglobina, neuroglobina y citoglobina. Los apneistas dan fe de los grandes beneficios emocionales de su deporte de riesgo preferido. Si no lo has visto, te recomiendo el documental *La inspiración más profunda*.

Exponte al frío

Al entrar en contacto con el agua fría, aumenta al instante la FC y se produce una vasoconstricción periférica, lo que provoca un aumento de la actividad simpática y las hormonas del estrés. Entre veinte y treinta segundos más tarde, la FC empieza a disminuir y se activa el parasimpático, lo que reduce las hormonas del estrés. Disfruta del frío durante el último minuto de tu ducha diaria (poco a poco podrás aguantar dos, tres o cuatro minutos) mientras te concentras en mantener una respiración lenta y profunda que activará el nervio vago y el sistema parasimpático de una forma muy eficaz.

Realiza una inmersión facial en agua fría (< 5 °C)

El reflejo trigémino cardiaco se activa por la sensación de humedad y frío en la cara y las fosas nasales, y es responsable de activar las ramas del nervio vago del sistema nervioso parasimpático. El buceo aumenta la actividad parasimpática, en especial si es en agua fría, pero la clave está en sumergir la cara. La inmersión de la cabeza en agua fría o salpicarse la cara provoca el reflejo trigémino cardiaco y la actividad parasimpática. Y, además, el frío en el resto del cuerpo provoca una activación de los barorreceptores y los receptores de estiramiento cardiacos, que refuerzan la vasoconstricción periférica distal (manos, pies) y la distribución de la sangre en la zona central del cuerpo (*core*), que aumenta la actividad parasimpática del corazón. La centralización de la sangre en las partes más vitales del cuerpo y el predominio de la actividad del parasimpático disminuyen el consumo de oxígeno y aumentan el tiempo de supervivencia bajo el agua (Lundell, R. V., 2023).

Duerme sobre el lado derecho

Dormir sobre el lado derecho con un cojín entre las piernas es la posición idónea para tu corazón y para mejorar el tono vagal y la VFC. Tumbarse en decúbito supino (boca arriba) es la peor postura, como ya hemos comentado. Si te quieres dormir rápido y bien, ya sabes qué postura elegir. Por cierto, supongo que lo recuerdas: si padeces reflujo gastroesofágico está contraindicado dormir sobre el lado derecho; hazlo sobre el izquierdo, con el cabezal de la cama elevado.

Ten una actitud positiva, ríete, conecta con la sociedad y practica el perdón

Los vídeos graciosos, los espectáculos divertidos y los chistes disfrutados en sociedad son una gran forma de estimular el nervio vago. Tal como has aprendido en capítulos anteriores, la conectividad social, no sentirse solo, rechazado o aislado, considerarse valorado, incluido, especial y querido por las personas que te importan son aspectos tan importantes como la alimentación para reducir inflamaciones y mejorar la respuesta inmune, la salud y el estado de ánimo.

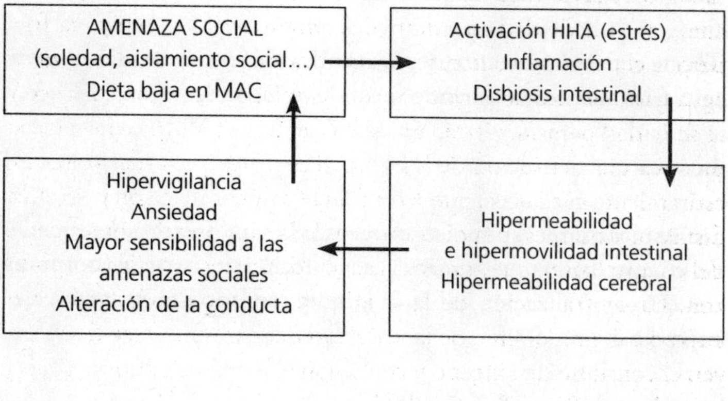

Practica ejercicios físicos y de cuerpo-mente

El yoga, el taichí, el qi gong, el pilates y el ejercicio físico aeróbico de resistencia de intensidad moderada o alta pueden mejorar tu respuesta a las situaciones de estrés.

Tararea, canta o recita una canción

El canto y la vibración sostenida que produce la palabra «om» (práctica sagrada del hinduismo) en los músculos faríngeos y laríngeos de la zona posterior de la boca estimulan el nervio vago, que aumenta el tono parasimpático y mejora la digestión y los estados de ansiedad.

Haz gárgaras

Dos veces al día, haz gárgaras en la zona posterior de la garganta de forma enérgica después de lavarte los dientes. Tus ojos deberían lagrimear si lo haces bien. Puedes utilizar sal del Himalaya o aceite esencial de orégano o árbol del té para añadir el efecto antibacteriano a la estimulación del vago.

Activa el reflejo nauseoso (faríngeo)

Tócate el paladar blando (de forma bilateral) con el cepillo de dientes varias veces al día cuando te laves los dientes.

Bosteza

La inspiración y espiración exagerada de un bostezo desencadena la actividad parasimpática y la reducción del cortisol (hormona del estrés). Ya hemos hablado largo y tendido del bostezo en el capítulo 5.

Escucha música y sonidos binaurales (432 Hz)

Las canciones más relajantes del mundo —Marconi Union con su *Weightless* y Mozart con sus sonatas K448 y K545 (a 432 Hz)— han demostrado científicamente que la música puede ser igual de eficaz que el midazolam (ansiolítico y sedante) e incluso reducir los ataques de epilepsia, ya que activa el parasimpático y aumenta la VFC. Detente un momento y busca estas maravillas. El «efecto Mozart» se refiere a las mejoras del eje intestino-cerebro, además de a la salud cognitiva y emocional. Se recomienda escucharla cada noche durante seis meses. Os estoy escribiendo con lágrimas en los ojos mientras escucho esta mágica música y pienso en lo que ocurrirá en el interior de tu mente experta.

Cuida tu alimentación y mantén una restricción calórica

La variabilidad cardiaca y el tono vagal aumentan con la dieta mediterránea, basada en las frutas y verduras ecológicas, las proteínas de origen vegetal, el pescado rico en omega 3 (salmón, sardinas, anchoas, arenque o bacalao), las grasas insaturadas procedentes del aceite de oliva, las semillas y los frutos secos (en especial los pistachos), baja en grasas saturadas y sin grasas trans, ni azúcares, edulcorantes o carbohidratos refinados de alto índice glicémico.

Si estás sano y no tienes inflamación intestinal, te recomiendo alimentos fermentados (yogur, kéfir, chucrut, kimchi y vinagre de sidra de manzana, entre otros) junto con hidratos de carbono accesibles para la microbiota (MAC), por su efecto prebiótico que mejora la diversidad y la actividad de la microbiota intestinal, y la producción de SCFA (acetato, butirato y propionato), que pueden estimular el nervio vago a las células neuroendocrinas del epitelio, pues fabrican el 90 % de la serotonina que estimulará el receptor 5-HT_3 del nervio vago e informará al cerebro. Una mayor diversidad bacteriana se asocia con un mejor tono vagal, más VFC y menos inflamaciones.

En cambio, si padeces una inflamación intestinal o una reacción adversa a algún alimento, las restricciones alimentarias se personalizarán según los estudios clínicos que te hayan hecho, atendiendo al cuidado de la microbiota intestinal y la fabricación de los neurotransmisores, como la acetilcolina, la serotonina y la dopamina.

Toma agua hidrogenada

El agua enriquecida con hidrogeno (H_2) reduce la actividad del sistema nervioso simpático y aumenta el tono vagal, lo que mejora el estado de ánimo y la ansiedad. El hidrógeno es antiinflamatorio, antioxidante e inmunorregulador. Recomiendo la máquina que tenemos en casa, la Direct Life de Xevi Verdaguer.

Exponte al sol tres veces al día

La exposición a la luz solar sobre la piel mejora la VFC y el descanso nocturno. El mejor momento para la exposición solar es:

- Treinta minutos después de amanecer.
- Dos o tres veces durante el día.
- Treinta minutos después de que se ponga el sol.

Si no puedes estar al aire libre durante todo el día, da permiso a tus ojos para que reconozcan los diferentes rayos solares que nos regulan de forma circadiana: las ondas rojas, infrarrojas y amarillas durante el amanecer y el atardecer, y las ondas azules, verdes, violetas y ultravioletas a mediodía.

Sal a la naturaleza

El contacto con la naturaleza y caminar descalzo (*earthing* o *grounding*) con los pies en el suelo mejora el tono vagal y la VFC. La conexión con la tierra parece corregir el síndrome de deficiencia de electrones. Existen diversas investigaciones que afirman que el contacto directo de los pies con los electrones antiinflamatorios de la superficie terrestre induce cambios fisiológicos positivos: mejora de las inflamaciones, el dolor, el estrés, la vitalidad, el sueño y la coagulación sanguínea. Se trata de reconectar con los electrones de la tierra incluso dentro de casa, usando sistemas que transfieren la energía del suelo al cuerpo mientras estamos sentados o durmiendo.

Acupuntura

Los puntos de acupuntura para aumentar el tono vagal y reducir la FC y la inflamación son los siguientes: GV20, CV12, CV17, PC6, LU7, HT7, ST36, ST9 y BL13. En la oreja también hay puntos que pueden estimular el nervio vago (auriculopuntura). Se recomienda hacerla una o dos veces al mes.

Estimulación eléctrica transcutánea auricular

Estas tecnologías estimulan la zonas cutáneas de la oreja que están inervadas por el nervio vago y mejoran el tono vagal.

Reflexoterapia podal y masajes

Aumentan el tono vagal y la VFC, además de ser relajantes y muy placenteras.

Terapia manual visceral

La manipulación visceral puede mejorar la circulación sanguínea del hígado, la vesícula biliar, el páncreas, el bazo, los riñones, el intestino delgado, el colon ascendente y el colon transverso.

Fármacos

Los β-bloqueantes y los inhibidores de la enzima que convierte la angiotensina ayudan a aumentar el tono vagal.

Suplementación

Recomiendo la suplementación de probióticos y omega 3 de forma individualizada en función de las prioridades y bajo la supervisión de un médico o especialista.

Suplementos:

- **Psicobióticos.** Probióticos, prebióticos y paraprobióticos (componentes de bacterias inactivadas) que modifican el eje intestino-cerebro y favorecen un microbioma que mejora la salud cognitiva y emocional de las personas. Las bacterias específicas que estimulan el nervio vago son el *Bifidobacterium longum* NCC3001, el *Lactobacillus rhamnosus* (JB-1) y el *Lactobacillus gasseri* NK109. Asimismo, algunas bacterias sanas producen neurotransmisores en la luz intestinal que pueden estimular los receptores del nervio vago del intestino y, en milisegundos, transmitir esta señal antiinflamatoria al cerebro en cuanto mejora el tono vagal.
    - Serotonina: *L. rhamnosus GG*, *Lactobacillus plantarum* PS128, *L. reuteri* DSM 17938, *Bifidobacterium longum*, *Akkermansia muciniphila* (Amuc_1100) y *Escherichia coli Nissle* 1917, *Streptococcus* y *Enterococcus*, cándida.
    - Triptofano (precursor de la serotonina): *Bifidobacterium infantis*.
    - GABA: *Lactobacillus plantarum* DSM 19,463, *Bifidobacterium*, *Enterococcus faecium* BS5.
    - Dopamina: *Bacillus* y *Serratia*.
    - Acetilcolina: *L. plantarum*.
- **Omega 3.** La suplementación de DHA está relacionada con un mayor tono parasimpático, la reducción de la FC y el aumento de la VFC. Es muy relevante durante el embarazo, tanto para la madre como para el feto. Independientemente de la dieta, la dosis del suplemento debe superar los 800 mg de DHA diarios para aumentar el tono vagal y reducir el riesgo de parto prematuro. Las dosis inferiores a 200 mg, que es lo

que contienen la mayoría de los suplementos naturales para el embarazo, no tienen estos beneficios. Recomiendo el DHA rTG (dos al día) o el DHA vegano (cuatro al día) de Xevi Verdaguer. Estudios recientes indican que la suplementación durante dos años de 1 g al día de omega 3 (460 mg de EPA y 380 mg de DHA) mejora el tono vagal y reduce la FC y el riesgo cardiovascular.

Toma café

Notarás sus beneficios tanto si te lo bebes como si te lo aplicas en enema. La cafeína ingerida de forma oral estimula los receptores nicotínicos de la acetilcolina (neurotransmisor del nervio vago) que tienes en el intestino y activa la motilidad intestinal, lo que previene el estreñimiento. La cafeína en forma de enema estimula el eje enterovagal frontopontino (activa el nervio vago). Esto ocurre cuando, después del enema de café, contienes (reprimes) las ganas de hacer de vientre lo más posible. Esto obliga a activar más estas conexiones nerviosas entre el cerebro y el nervio vago, lo que aumenta la motilidad intestinal. Si tienes estreñimiento, te recomiendo que lo hagas regularmente. Aguanta todo lo que puedas para entrenar este eje intestino-cerebro y activar el vago para que luego, sin la ayuda del enema, se reeduquen y activen los nervios que controlan la motilidad intestinal.

El nervio vago siempre te tratará como mereces

Como ves, son muchas las estrategias que puedes elegir para mejorar el tono vagal y regular el eje intestino-cerebro. Ahora cuentas con una información muy valiosa. Todos merecemos estar informados de la importancia de los dos cerebros con los que naciste para recuperar la tolerancia a las situaciones de estrés, las infecciones o los días que has dormido mal, y para mejorar la tolerancia a los alimentos. Tal vez sea un buen momento para ir un poco más allá.

La respuesta a los alimentos puede ser diferente en función de cómo estén la microbiota, las hormonas y nuestro estado emocional; en definitiva, de cómo nos sintamos. Estar deprimido, triste, rabioso o no sentirse querido se relaciona con más síntomas de histamina (dermatitis, picores, rojeces al rascarte, dolor de cabeza, etc.). Sin embargo, estos síntomas pueden mejorar a través de la hipnosis dirigida al intestino sin necesidad de seguir una dieta baja en histamina.

La hipnosis clínica dirigida al intestino es un poderoso tratamiento para reducir los síntomas digestivos y extradigestivos, al igual que la dieta baja en FODMAP o en histamina. Esto significa que, con la hipnosis, las personas pueden obtener el mismo beneficio y control de los síntomas sin tener que restringir la dieta. ¡Impresionante! La inducción hipnótica te permite acceder a procesos cerebrales inconscientes que, a través del eje intestino-cerebro, modulan la información asociada a situaciones de estrés psicosocial actual, de la infancia o intrauterino. Tu mente inconsciente es la parte de ti que controla lo que haces, y ya sabemos que los problemas digestivos los tienes, en realidad, con tu mente inconsciente, que aprende y tiene memoria. El resultado posthipnótico es que disminuye la percepción subjetiva del dolor, así como hay una menor respuesta inflamatoria relacionada con el estrés o la disbiosis intestinal, lo que reduce los síntomas dolorosos del intestino (hipersensibilidad visceral) y de todo el cuerpo.

Los científicos (Gerson, J., 2023; De Benedittis, G., 2022; Csaszar-Nagy, N., 2022; Hasan, S. S., 2021; Williamson, A., 2019; Peters, S. L., 2016, 2015; Chiarioni, G., 2008) indican las ventajas de la hipnosis dirigida al intestino (*gut-directed hypnotherapy*):

- No tiene un alto coste económico.
- Modula el eje cerebro-intestino.
- Los beneficios persisten durante, al menos, cinco años.
- No tiene efectos secundarios (a diferencia de las dietas restrictivas).
- Puede complementar otros tratamientos.
- Se puede hacer a todas las edades, de manera individual o en

grupo, de forma virtual o presencial, siempre con resultados comparables.

- Reduce las hormonas del estrés del sistema nervioso simpático (lucha o huida).
- Aumenta la actividad del nervio vago y el sistema nervioso parasimpático al tiempo que activa la «calma y digestión».
- Mejora el dolor, la fatiga, la calidad de vida, la ansiedad, la depresión, la función cognitiva y el sueño.
- Mejora la intolerancia a la histamina, la hiperactivación de los mastocitos y la intolerancia a los azúcares (lactosa, fructosa y sorbitol).
- Mejora los trastornos funcionales digestivos (reflujo, dispepsia y colon irritable) y los casos graves que no responden al tratamiento convencional (sin necesidad de seguir restricciones en la dieta).
- En el tracto gastrointestinal superior se ha demostrado que la hipnosis puede:
    - Modular la secreción de ácido gástrico.
    - Acelerar el vaciado gástrico.
    - Modificar el tiempo de tránsito orocecal (medido usando la prueba del aliento con hidrógeno de lactulosa).
- En el tracto gastrointestinal inferior se ha demostrado que la hipnoterapia:
    - Mejora la actividad del reflejo gastrocólico posprandial.
    - Mejora la motilidad colónica.
    - Reduce la hipersensibilidad visceral (menos dolor abdominal).
    - Mejora la hinchazón y la función intestinal.
    - Mejora la consistencia de las heces (menos diarrea) y el tiempo de tránsito intestinal (biomarcadores de la composición microbiana).

¿Te has planteado cuántas pastillas toma la gente para mejorar cada uno de estos síntomas? ¿Y cuántas cuentas de Instagram o pódcast están siguiendo para encontrar la respuesta a estos síntomas?

Escuchan a la comunidad en busca de la receta perfecta, el suplemento ideal, pero todos alejados de su ser. Recuerda que la forma más rápida de cambiar tu vida es escuchar a los dos cerebros con los que has nacido: intestino y mente.

Para conseguir estos beneficios en la parte alta digestiva y en la parte baja intestinal, los médicos y nutricionistas a menudo solo pensamos en dietas, fármacos y suplementos. De hecho, es lo que aprendiste durante el viaje del pedo. Fue maravilloso escucharlo, pues te contó sus vivencias ahí dentro en primera persona. Pero en realidad no estabas ahí, no estabas escuchando a tu cerebro intestinal para saber qué han aprendido esas neuronas y qué recuerdos tienen de la vida que has vivido. Siéntete orgulloso de oírlo en silencio y conocer tu ser con la sorpresa que te ha preparado.

Ahora entrarás en tu mente, porque esto no te lo puedes perder. Cierra los ojos y relájate: quiero hablar con tu mente inconsciente. ¿Me das permiso? Si es tu primera vez, no hace falta que vayas muy profundo.

Escúchame aquí:

Muchas gracias por darme permiso.

Epílogo

Todo el mundo debería saber lo que has aprendido

Tu salud empieza aquí. ¿Dónde has encontrado tu mejor inspiración?

Hemos estado juntos en un lugar seguro y hemos compartido secretos que te ayudarán a mejorar tu salud. Ahora tu mente está muy receptiva a todo lo que yo te diga y sea bueno para ti. Es tan potente que pensarás lo que te pida que pienses, sentirás lo que te diga que sientas, verás lo que te pida que veas y harás lo que diga que hagas. Lo que esperabas en este libro, seguro que se hará realidad. Todo lo que te diga se hará realidad para ti. Lograr el 70 % de lo imposible es mejor que el 100 % de lo ordinario. Muchas gracias por permitir que me sienta especial estando aquí, contigo. Aunque no hemos estado solos…

El pedo se fue muy rápido después del primer capítulo del libro, pero me dijo que él también quería sentirse especial. Quería despedirse con esta fábula. Una breve historia para contarnos cómo empezó su vida en el cuerpo humano y dejar claro quién manda aquí. Dice así:

¿Quién debería ser «el jefe» en el cuerpo humano?

Cuando se formó el cuerpo humano, todas las partes querían ser «el jefe». ¿Y quién merece serlo?

El cerebro, desde lo más alto, dijo: «Como yo lo controlo todo y pienso por todos, debería ser "el jefe"».

Los pies se opusieron: «Como nosotros recargamos el cuerpo de electrones y lo transportamos donde el cerebro quiere y le permitimos hacer lo que él desea, deberíamos ser "los jefes"».

Las manos dijeron: «Como nosotras hacemos todo el trabajo y gracias a las palmas podemos ayudar a regular la temperatura del cuerpo y asignar la energía al sistema inmunitario, deberíamos ser "las jefas"».

El nervio vago no estuvo de acuerdo: «Como yo ayudo a que el cerebro descanse y se limpie cada noche, y yo solito puedo regular la función del corazón, los pulmones y el intestino, está claro que yo debería ser "el jefe"».

Y así siguieron los ojos, el corazón, las orejas, los pulmones y los otros órganos. Por fin habló el ano y también pidió ser «el jefe».

Las otras partes del cuerpo se echaron a reír ante la idea de que el ano pudiera ser «el jefe». Este enfureció, se enfadó como nunca y se cerró. Se negó a funcionar. Entonces, los residuos y gases del colon no pudieron salir nunca más. El intestino empezó a intoxicar todo el cuerpo. Rápidamente, el cerebro también enfermó y se volvió triste, apático. El nervio vago y la VFC empeoraron al instante. Los ojos estaban demasiado cansados para brillar; los pies, demasiado débiles para andar; las manos, sin fuerzas para acariciar; y el corazón, los pulmones y los riñones luchaban por sobrevivir.

Cuando se dieron cuenta de la situación, todas las partes del cuerpo le suplicaron al cerebro que cediera y le permitiera al ano ser «el jefe». ¡Y ASÍ SE HIZO! A partir de aquel momento, todo lo que salía por el ano era un regalo.

Todas las partes del cuerpo hacían su trabajo mientras el ano se encargaba de la mierda, tal como hace cualquier «jefe» digno de ese título.

Moraleja 1: No hace falta ser un cerebro para llegar a ser «el jefe», el ano tiene más posibilidades.

Moraleja 2 (de Xevi): Preocúpate por tu intestino y desaparecerán tus preocupaciones.

Este libro es un reconocimiento a todos los investigadores de la microbiota intestinal, los ritmos circadianos, la neurociencia y la psiconeuroinmunología que me han inspirado.

Y tú has sido el protagonista. Todos vivimos bajo el mismo cielo, pero no todos vemos el mismo horizonte ni tenemos las mismas preocupaciones. Sin duda, el respeto por uno mismo pasa por hacer lo correcto incluso cuando nadie está cerca para darse cuenta. Estate tranquilo con lo que decidas. Al final, todo estará bien.

La vida siempre nos sorprenderá, siempre.

Cuantos más años cumplas, más velas soplarás y más y más larga será tu espiración para conseguirlo. Esta gran espiración para apagar las velas que iluminan el presente que te garantiza año tras año una mayor activación del vago que te conectará con la paz y la calma interior. Cada año, precisamente el día de tu cumpleaños, tus más allegados pondrán las velas en la tarta para recordarte que te quieren. Si cierras los ojos antes de soplar, verás que todos están presentes. Eres su inspiración, y te desean una larga espiración para vivir contigo los bonitos momentos que te regale la vida.

¡Nos vemos!

XEVI VERDAGUER

Agradecimientos

Muchas gracias por haberme permitido acompañarte en tu valioso tiempo libre. Si has llegado hasta aquí, quizá este libro se te haya hecho corto, pero los compañeros de la editorial me han dicho que de corto nada…

Espero que después de leer estas páginas hayas aprendido que tu bienestar, y el de cualquier ser humano, puede empezar en la caca o en el pedo, pero que la buena salud depende de un intestino saludable, de los ritmos circadianos y de un buen descanso nocturno.

Quiero confesarte algo: en varios momentos, mientras escribía, me he emocionado pensando en casos reales de personas a las que he atendido en mi consulta porque habían sufrido momentos de oscuridad. Deseo que estas páginas iluminen y ayuden a miles de personas a las que tal vez nunca llegue a conocer.

Soy consciente de que este libro supone una gran responsabilidad para mí porque, gracias a todo lo que he aprendido y ahora plasmo en *Tu salud empieza aquí*, son muchas las personas que disfrutarán de una vida mejor.

Este maravilloso proyecto es fruto del estudio y la evolución constantes de las novedades científicas que han ido alimentando mi motivación por compartir esta información revolucionaria que nos ayuda a todos, a ti y a mí, a comprender mejor las claves de la salud.

Para que todo esto haya sido posible, en mi vida han tenido que ocurrir cosas y tienen que existir personas sin las que no podría hacer lo que hago, respirar como respiro y ser feliz como lo soy. Estoy pensando en mi familia, en los momentos en que no he estado físicamente con ellos, aunque mi corazón siempre está ahí. Gracias a mis hijas, Aina y Laia, y a mi querida compañera de vida, Sílvia, por tanto apoyo, tanta paciencia y tanta comprensión. Os quiero, guapis.

Gracias a mis maravillosos padres, hermanos, tía y a toda mi familia, que me desborda de amor y tanto aporta a mi vida. Vuestra felicidad es mi tranquilidad.

Gracias a todos los compañeros del Instituto Xevi Verdaguer (Olot, Barcelona y Madrid) y de la Academia Xevi Verdaguer por vuestra generosidad. Formar parte de este grupo humano que hace posible vivir esos momentos en los que ocurren cosas buenas me hace feliz. Sois una constante fuente de inspiración para ayudar a las personas que han acudido a nosotros porque lo necesitaban.

Gracias a los compañeros del máster en PNIE y a las universidades, academias, empresas, pódcast o medios de comunicación que me ofrecéis vuestra casa para divulgar y dar sentido al tiempo que dedico a mi pasión.

Aquí hago una doble inspiración y una pausa (recuerdas qué significa esto, ¿verdad?) para recordar a quien un día confió en mí y me brindó la primera oportunidad de publicar. Muchas gracias, especialmente, a mi querida editora Laura Álvarez, y también a Carlos Martínez y a todo el equipo de Penguin Random House, que tanto me ha cuidado durante los últimos años. Sí, han tenido mucha paciencia. Me han dado fuerzas y ánimos en esos momentos de estrés en los que, a pesar de yo querer, no estaba alineado con mis ritmos circadianos y las cosas no siempre salían como me habría gustado.

Sinceramente, escribo estas líneas con una gran sonrisa dibujada en la cara: me siento muy afortunado y orgulloso de estar rodeado y de compartir mi vida con el cariño de personas maravillosas que suman.

Muchas gracias a todos por permitir que viva este sueño.

XEVI

Bibliografía

En este enlace encontrarás
las referencias bibliográficas
con las que he trabajado para
la redacción de este libro:

<www.xeviverdaguer.com/es/bibliografia3/>